Praktische Allergologie

Praktische Allergologie

Schwerpunkt HNO-Heilkunde

Herausgegeben von
Werner Heppt und Claus Bachert

Mit Beiträgen von

C. Bachert
S. C. Bischoff
A. Constien
H. Enzmann
G. Feller
M. Golenhofen
U. Gronemeyer
U. Hauser
B. Hauswald
W. Heppt
A. Kapp
L. Klimek
A. G. Kühn
R. Merget
H. Merk
H. Müsken
P. K. Plinkert
I. Prinz
B. Przybilla

G. Rasp
H. Renz
M. Röcken
S. Röseler
T. Rothe
F. Rueff
A. Schapowal
M. Schmitz
M. Schönermark
N. Y. Schürer
H.-U. Simon
P. Thomas
C. Vogelmeier
M. Wagenmann
R. Wahl
U. Wahn
T. Werfel
A. Wichelhaus
H.-P. Zenner

199 Abbildungen
139 Tabellen
28 Farbtafeln

1998
Georg Thieme Verlag Stuttgart · New York

Zeichnungen:
Günther Bosch, Stuttgart

Umschlaggrafik:
Martina Berge, Erbach/Ernsbach

Bild: G. Zeck-Kapp, aktivierter eosinophiler Granulozyt, TEM.

Die Deutsche Bibliothek – CIP-Einheitsaufnahme

Praktische Allergologie : Schwerpunkt HNO-Heilkunde ; 132 Tabellen / hrsg. von Werner Heppt und Claus Bachert. Mit Beitr. von C. Bachert ... – Stuttgart ; New York : Thieme, 1988

© 1998 Georg Thieme Verlag
Rüdigerstraße 14, D-70469 Stuttgart
Printed in Germany

Satz und Druck: Gulde-Druck,
72072 Tübingen

ISBN 3-13-106811-6   1 2 3 4 5 6

Wichtiger Hinweis: Wie jede Wissenschaft ist die Medizin ständigen Entwicklungen unterworfen. Forschung und klinische Erfahrung erweitern unsere Erkenntnisse, insbesondere was Behandlung und medikamentöse Therapie anbelangt. Soweit in diesem Werk eine Dosierung oder eine Applikation erwähnt wird, darf der Leser zwar darauf vertrauen, daß Autoren, Herausgeber und Verlag große Sorgfalt darauf verwandt haben, daß diese Angabe **dem Wissensstand bei Fertigstellung des Werkes** entspricht.

Für Angaben über Dosierungsanweisungen und Applikationsformen kann vom Verlag jedoch keine Gewähr übernommen werden. **Jeder Benutzer ist angehalten**, durch sorgfältige Prüfung der Beipackzettel der verwendeten Präparate und gegebenenfalls nach Konsultation eines Spezialisten festzustellen, ob die dort gegebene Empfehlung für Dosierungen oder die Beachtung von Kontraindikationen gegenüber der Angabe in diesem Buch abweicht. Eine solche Prüfung ist besonders wichtig bei selten verwendeten Präparaten oder solchen, die neu auf den Markt gebracht worden sind. **Jede Dosierung oder Applikation erfolgt auf eigene Gefahr des Benutzers.** Autoren und Verlag appellieren an jeden Benutzer, ihm etwa auffallende Ungenauigkeiten dem Verlag mitzuteilen.

Geschützte Warennamen (Warenzeichen) werden **nicht** besonders kenntlich gemacht. Aus dem Fehlen eines solchen Hinweises kann also nicht geschlossen werden, daß es sich um einen freien Warennamen handele.

Das Werk, einschließlich aller seiner Teile, ist urheberrechtlich geschützt. Jede Verwertung außerhalb der engen Grenzen des Urheberrechtsgesetzes ist ohne Zustimmung des Verlages unzulässig und strafbar. Das gilt insbesondere für Vervielfältigungen, Übersetzungen, Mikroverfilmungen und die Einspeicherung und Verarbeitung in elektronischen Systemen.

Anschriften

Bachert, C., Prof. Dr. med.
University Hospital
ENT Department
De Pintelaan 185
B-9000 Gent

Bischoff, S.C., Dr. med.
Medizinische Hochschule Hannover
Abt. Gastroenterologie
Carl-Neuberg-Str. 1
30625 Hannover

Constien, A.,
Dermatologische Klinik und Poliklinik
der Medizinischen Hochschule
Ricklinger Str. 5
30449 Hannover

Enzmann, H., Prof. Dr. med.
Univ.-HNO-Klinik
(Charité)
Schumannstr. 20/21
10098 Berlin

Feller, G., Dr. med.
Hautklinik
Klinikum Mannheim GmbH
Fakultät für Klinische Medizin Mannheim
der Universität Heidelberg
Theodor-Kutzer-Ufer 1–3
68167 Mannheim

Golenhofen, M., Dr. med.
Rohrbacher Str. 22
69115 Heidelberg

Gronemeyer, U., Prof. Dr. med.
Univ.-Augenklinik
Knappschaftskrankenhaus
In der Schornau 23
44892 Bochum Langendreer

Hauser, U., Dr. med.
Klinikum der Universität
HNO-Klinik
Moorenstr. 5
40225 Düsseldorf

Hauswald, B., Dr. med.
Univ.-HNO-Klinik
Fetscherstr. 74
01307 Dresden

Heppt, W., Priv.-Doz. Dr. med.
Städtisches Klinikum
HNO-Klinik
Moltkestr. 90
76133 Karlsruhe

Kapp, A., Prof. Dr. med.
Dermatologische Klinik
und Poliklinik der Medizinischen Hochschule
Ricklinger Str. 5
30449 Hannover

Klimek, L., Dr. med.
Univ.-HNO-Klinik
Langenbeckstr. 1
55131 Mainz

Kühn, A.G., Dr. med.
Univ.-HNO-Klinik
Ismaninger Str. 22
81675 München

Merget, R., Priv.-Doz. Dr. med.
Berufsgenossenschaftliche Kliniken Bergmannsheil
Bürkle-de-la-Camp-Platz 1
44789 Bochum

Merk, H., Prof. Dr. med.
Dermatologische Klinik
Medizinische Fakultät der TH
Pauwelsstr. 30
52057 Aachen

Müsken, H., Dr. med.
Allergie- und Asthma-Klinik
Lindenstr. 26
33175 Bad Lippspringe

Plinkert, P. K., Prof. Dr. med.
Univ.-HNO-Klinik
Silcherstr. 5
72076 Tübingen

Prinz, I., Dr. med.
Univ.-HNO-Klinik
(Charité)
Schumannstr. 20/21
10098 Berlin

Przybilla, B., Prof. Dr. med.
Dermatologische Klinik und Poliklinik
Ludwig-Maximilians-Universität
Frauenlobstr. 9–11
80337 München

Rasp, G., Priv.-Doz. Dr. med.
HNO-Klinik
Ludwig-Maximilians-Universität
Marchioninistr. 15
81377 München

Renz, H., Priv.-Doz. Dr. med.
Klinikum Rudolf Virchow
Institut für klinische Chemie und Biochemie
Augustenburger Platz 1
13353 Berlin

Röcken, M., Priv.-Doz. Dr. med.
Dermatologische Klinik und Poliklinik
Ludwig-Maximilians-Universität
Frauenlobstr. 9–11
80337 München

Röseler, S., Dr. med.
Klinikum der Universität
HNO-Klinik
Moorenstr. 5
40225 Düsseldorf

Rothe, T., Dr. med.
Luzerner Höhenklinik
Montana
CH-3962 Montana-Vermala

Rueff, F., Dr. med.
Dermatologische Klinik und Poliklinik
Ludwig-Maximilians-Universität
Frauenlobstr. 9–11
80337 München

Schapowal, A., Dr. med.
Scalettastr. 17
CH-7270 Davos-Platz

Schmitz, M., Dr. med.
Hochgebirgsklinik Davos-Wolfgang
Abt. Pneumologie I
CH-7265 Davos-Wolfgang

Schönermark, M., Dr. med.
Medizinische Hochschule Hannover
HNO-Klinik
Carl-Neuberg-Str. 1
30625 Hannover

Schürer, N. Y., Priv.-Doz. Dr. med.
Klinikum der Universität
Hautklinik
Moorenstr. 5
40225 Düsseldorf

Simon, H.-U., Priv.-Doz. Dr. med.
Schweizerisches Institut für Allergie- und
Asthmaforschung
Obere Str. 22
CH-7270 Davos

Thomas, P., Dr. med.
Dermatologische Klinik und Poliklinik
Ludwig-Maximilians-Universität
Frauenlobstr. 9–11
80337 München

Vogelmeier, C., Priv.-Doz. Dr. med.
Medizinische Klinik I
Klinikum Großhadern
Marchioninistr. 15
81366 München

Wagenmann, M., Dr. med.
Klinikum der Universität
HNO-Klinik
Moorenstr. 5
40225 Düsseldorf

Wahl, R., Dr.
Allergopharma KG
Hermann-Körner-Str. 52
21462 Reinbek/Hamburg

Wahn, U., Prof. Dr. med.
Klinik und Poliklinik für Kinderheilkunde
und Kinderchirurgie, Abt. für Pädiatrie mit
Schwerpunkt Pneumologie und Immunologie
Augustenburger Platz 1
13353 Berlin

Werfel, T., Priv.-Doz. Dr. med.
Dermatologische Klinik und Poliklinik
der Medizinischen Hochschule
Ricklinger Str. 5
30449 Hannover

Wichelhaus, A., Priv.-Doz. Dr. med.
Universitätsklinik für ZMK-Heilkunde
Poliklinik für Kieferorthopädie
Albert-Einstein-Allee 11
89070 Ulm

Zenner, H.-P., Prof. Dr. med.
Univ.-HNO-Klinik
Silcherstr. 5
72076 Tübingen

Vorwort

Allergische Erkrankungen haben in den vergangenen Jahren in allen Fachbereichen der Medizin an Bedeutung gewonnen. Nur wenige andere Krankheitsbilder haben Wissenschaftler zu umfangreicheren grundlagenorientierten Studien herausgefordert und gleichzeitig ein ähnlich hohes Interesse in der Bevölkerung geweckt. Der allergologisch tätige Arzt muß dieser Entwicklung Rechnung tragen und aktuelles Grundlagenwissen in der täglichen Behandlung von Patienten umsetzen. Er ist angehalten, fachübergreifende Problematiken zu erkennen und interdisziplinäre Diagnostik- und Therapiekonzepte zu entwerfen.

Aus der Sicht des HNO-Arztes ist speziell die allergische Rhinitis bedeutsam. Sie gehört mit ihren Folgeerkrankungen zu den häufigsten allergischen Manifestationen; etwa 15% der Bevölkerung leiden an einer saisonalen, perennialen oder kombinierten Rhinitis.

Ziel des Buches „Praktische Allergologie" ist es, dem Arzt und interessierten Studenten aktuelle immunologische Zusammenhänge allergischer Erkrankungen kurz und prägnant darzustellen, um dann die vielen Fragen der praktischen Allergologie anzugehen. Dies beinhaltet die Beschreibung der Allergene in einem Lexikon der Allergenkunde sowie die Schilderung der unterschiedlichen diagnostischen Verfahren. Ein besonderes Anliegen ist es den Herausgebern, dem Leser ein fachübergreifendes Wissen zu vermitteln und die verschiedenen therapeutischen Konzepte, einschließlich der komplementären Verfahren, umfassend und kritisch darzustellen.

Zu besonderem Dank für ihre Beiträge sind wir unseren Kollegen aus der HNO-Heilkunde, der Dermatologie, Pneumologie, Pädiatrie, Gastroenterologie, Zahn-, Mund- und Kieferheilkunde, Ophthalmologie, Immunologie und Labormedizin verpflichtet. Herrn Dr. Urbanowicz, Frau Güner und Herrn Fleischmann vom Thieme-Verlag danken wir herzlich für ihre große Mühe sowie ihr Geschick bei der Bearbeitung der Manuskripte und der Gestaltung des Buches.

Karlsruhe, Gent	Werner Heppt
April 1998	Claus Bachert

Inhaltsverzeichnis

1 Epidemiologie allergischer Erkrankungen 1

2 Immunologie allergischer Erkrankungen 5

    2.1 Immunologische Grundlagen 6
        2.1.1 Allergene 6
        2.1.2 T-Zell-Aktivierung durch Allergene 7
        2.1.3 IgE-Produktion und IgE-vermittelte Mastzellausschüttung 11
        2.1.4 Mechanismen der eosinophilen Entzündung 13
    2.2 Allergische Rhinosinusitis 15
        2.2.1 Allergische Rhinitis 15
        2.2.2 Allergische Sinusitis 19
    2.3 Asthma bronchiale 21
        2.3.1 Pathogenese des allergischen Asthma bronchiale 21
        2.3.2 Nervale Regulation der Bronchialmuskulatur 22
    2.4 Exogen allergische Alveolitis 24
        2.4.1 Typ-III-Reaktion 24
        2.4.2 Typ-IV-Reaktion 24
        2.4.3 Antigenunabhängige Reaktionen 25
    2.5 Allergische Kontaktdermatitis, atopische Dermatitis, Urtikaria 26
        2.5.1 Allergische Kontaktdermatitis 26
        2.5.2 Atopische Dermatitis 27
        2.5.3 Urtikaria 30
    2.6 Gastrointestinale Allergie 33
        2.6.1 Das intestinale Immunsystem 33
        2.6.2 Pathophysiologie intestinaler Überempfindlichkeitsreaktionen 33
        2.6.3 Intestinale Nahrungsmittelallergie und Pseudoallergie .. 35

3 Diagnostik allergischer Erkrankungen 37

    3.1 Anamnese 38
        3.1.1 Anamnesetechnik 38
        3.1.2 Inhalt der speziellen Allergieanamnese 38
        3.1.3 Schwierigkeiten der Anamneseerhebung 39
        3.1.4 Kasuistiken 39
    3.2 Allergenidentifikation und Extraktherstellung 40
        3.2.1 Pollen: Sammlung und Bestimmung 40
        3.2.2 Schimmelpilze: Erfassung und Identifikation 43
        3.2.3 Hausstaub: Probengewinnung und Analysen 44
        3.2.4 Allergene am Arbeitsplatz ... 45
        3.2.5 Testextrakte aus nativem Material 45
    3.3 Hauttestung 47
        3.3.1 Reibtest 47
        3.3.2 Scratchtest 47
        3.3.3 Pricktest 48
        3.3.4 Intrakutantest 50
        3.3.5 Epikutantest 50
    3.4 Nasaler Provokationstest 55
        3.4.1 Grundlagen der Rhinomanometrie 55
        3.4.2 Indikationen, Kontraindikationen, Karenzfristen 56
        3.4.3 Technik und Auswertung des nasalen Provokationstests ... 56

3.4.4 Nasaler Provokationstest mit nativen Allergenen 58

3.5 Bronchiale Provokationstests 60
    3.5.1 Bronchiale Provokation mit pharmakodynamischen Substanzen (BPPS) 60
    3.5.2 Provokation mit Allergenen . 64
    3.5.3 Arbeitsplatzbezogene inhalative Provokation 65

3.6 Konjunktivale Provokation 67
    3.6.1 Praktische Durchführung 67
    3.6.2 Indikation und Kontraindikation 67

3.7 Orale und Intestinale Provokation ... 69
    3.7.1 Allergensuchkost, Eliminationsdiät 69
    3.7.2 Eliminationsdiät 69
    3.7.3 Oraler Provokationstest 69
    3.7.4 Koloskopischer Allergenprovokationstest (COLAP-Test) .. 70

3.8 Insektenstichprovokation 72
    3.8.1 Stellenwert der Stichprovokation 72
    3.8.2 Indikationen und Kontraindikationen 72
    3.8.3 Durchführung der Stichprovokation 72

3.9 In-vitro-Diagnostik 74
    3.9.1 Gesamt-IgE 74
    3.9.2 Spezifisches IgE 74
    3.9.3 Spezifisches IgG 76
    3.9.4 Histamin-Release-Test (Basophilen-Degranulationstest) 76
    3.9.5 Zellulärer Allergen-Stimulationstest (CAST) 76
    3.9.6 Mediatoren 77
    3.9.7 CIE, CRIE, Immunoblot 77

3.10 Zytologie und Histologie der Nasenschleimhaut 80
    3.10.1 Aufbau der normalen Nasenschleimhaut 80
    3.10.2 Zytologie der allergischen Rhinitis 80
    3.10.3 Zytologische Therapie- und Verlaufskontrolle 82
    3.10.4 Histologie der allergischen Rhinitis 82

4 Therapie allergischer Erkrankungen ... 85

4.1 Allergenkarenz 86
    4.1.1 Pollen 86
    4.1.2 Milben 88
    4.1.3 Pilze 91
    4.1.4 Tierallergene 92
    4.1.5 Insektengifte 92
    4.1.6 Nahrungsmittel 92
    4.1.7 Medikamente 93
    4.1.8 Kosmetika 93
    4.1.9 Berufsallergosen 93

4.2 Medikamentöse Therapie der allergischen Rhinitis 94
    4.2.1 α-Sympathomimetika 94
    4.2.2 Anticholinergika 95
    4.2.3 Antihistaminika 95
    4.2.4 Glucocorticosteroide 96
    4.2.5 DNCG, Nedocromil-Natrium . 97
    4.2.6 Therapieplan der allergischen Rhinitis 98
    4.2.7 Besonderheiten der antiallergischen Therapie 98
    4.2.8 Ursachen einer insuffizienten antiallergischen Therapie 99

4.3 Spezifische Immuntherapie (SIT) ... 101
    4.3.1 Pathophysiologische Überlegungen 101
    4.3.2 Indikationen 101
    4.3.3 Kontraindikationen 102
    4.3.4 Auswahl der Allergengruppen 103
    4.3.5 Praxis der SIT 103
    4.3.6 Nebenwirkungen unter SIT .. 104

4.4 Therapie des anaphylaktischen Schocks 106
    4.4.1 Begriffsbestimmung der Überempfindlichkeitsreaktionen 106
    4.4.2 Richtlinien zur Stufentherapie 107

4.4.3	Besonderheiten bei Insektengift- und Nahrungsmittelallergien ...	109	
4.5	Ernährungstherapie bei Nahrungsmittelallergien und -intoleranzen ...	111	
4.5.1	Diagnostische Kostformen ...	111	
4.5.2	Therapeutische Kostformen .	112	
4.5.3	Präventive Kostformen	112	
4.5.4	Pseudoallergische Reaktionen (PAR) ...	113	
4.6	Rhinochirurgische Eingriffe	115	
4.6.1	Deformitäten der Nasenhaupthöhle ...	115	
4.6.2	Chronische Sinusitis ...	115	

4.7	Komplementäre Methoden ...	118
4.7.1	Allgemeine Überlegungen ...	118
4.7.2	Klassische Naturheilverfahren ...	118
4.7.3	Traditionelle chinesische Medizin ...	120
4.7.4	Klassische Homöopathie	122
4.7.5	Klinische Ökologie ...	123
4.7.6	Symbioselenkung und mikrobiologische Therapie ..	124
4.7.7	Methoden der unspezifischen Hyposensibilisierung .	124
4.7.8	Reflextherapien ...	125
4.7.9	Energetische Regulationstherapien ...	128

5 Synopsis allergologischer Krankheitsbilder ... 131

5.1	Allergische Rhinokonjunktivitis	132
5.1.1	Allergene und Pathophysiologie ...	132
5.1.2	Klinik ...	132
5.1.3	Diagnostik ...	133
5.1.4	Differentialdiagnose ...	134
5.1.5	Therapie ...	134
5.2	Rhinitis durch Berufssubstanzen	137
5.2.1	Definition und Ätiologie	137
5.2.2	Diagnostik ...	137
5.3	Allergien von Mundhöhle, Pharynx und Larynx ...	139
5.3.1	Typische Allergien und ihre Differentialdiagnose ...	139
5.3.2	Hyperplasie des Waldeyer-Rachenrings ...	139
5.3.3	Pollenassoziierte Nahrungsmittelallergie ...	139
5.3.4	Akutes Larynxödem, chronische Laryngitis ...	140
5.3.5	Allergie auf Dentalprodukte .	141
5.4	Zahnärztliche Allergologie ...	142
5.4.1	Überblick über Pathophysiologie, Klinik, Diagnostik ...	142
5.4.2	Prothesen ...	143
5.4.3	Füllungsmaterialien ...	144
5.4.4	Abdruckmaterialien ...	144
5.4.5	Metallegierungen ...	145
5.4.6	Kieferorthopädische Materialien ...	145
5.4.7	Dentalpharmaka ...	146
5.4.8	Kieferanomalien bei allergischer Rhinitis ...	147

5.5	Implantatunverträglichkeiten ...	148
5.5.1	Nickel, Chromat, Kobalt ...	148
5.5.2	Gold und andere Metalle ...	148
5.5.3	Gummichemikalien und andere organisch-chemische Verbindungen ...	149
5.5.4	Konservierungsstoffe, Kleber ...	150
5.5.5	Diagnostik und Therapie bei Verdacht auf Implantatallergie ...	150
5.6	Allergien des Ohres ...	152
5.6.1	Ohrmuschel und Gehörgang .	152
5.6.2	Mittelohr ...	153
5.6.3	Innenohr ...	154
5.7	Allergien des Auges ...	155
5.7.1	Anatomische Grundlagen ...	155
5.7.2	Urtikaria und Quincke-Ödem der Lider (Typ-I-Reaktion) ...	155
5.7.3	Kontaktekzem der Lider (Typ-VI-Reaktion) ...	156
5.7.4	Allergische Konjunktivitis vom Heuschnupfentyp (Typ I) ...	157
5.7.5	Kontaktdermatokonjunktivitis (Typ-IV-Reaktion) ...	158
5.7.6	Conjunctivitis vernalis ...	159
5.7.7	Atopische Keratokonjunktivitis ...	160
5.7.8	Riesenpapillenkonjunktivitis, makropapilläre Konjunktivitis ...	160

5.8 Allergische Kontaktdermatitis, atopische Dermatitis, Urtikaria und Angioödem 162
    5.8.1 Allergische Kontaktdermatitis 162
    5.8.2 Atopische Dermatitis 167
    5.8.3 Urtikaria und Angioödem 169

5.9 Unerwünschte Arzneimittelreaktionen der Haut 176
    5.9.1 Einteilung unerwünschter Arzneimittelreaktionen 176
    5.9.2 Sofortreaktionen 177
    5.9.3 Pseudoallergische Reaktionen 177
    5.9.4 Fixe Arzneimittelreaktion ... 178
    5.9.5 Bullöse Arzneimittelreaktionen 178
    5.9.6 Arzneimittelexanthem 178
    5.9.7 Photoallergische und phototoxische Reaktionen 179
    5.9.8 Arzneimittelinduzierte Autoimmunerkrankungen 179
    5.9.9 Diagnostik unerwünschter Arzneireaktionen der Haut .. 179

5.10 Insektengiftallergie 182
    5.10.1 Hymenopterengifte 182
    5.10.2 Klinisches Bild 182
    5.10.3 Diagnose 183
    5.10.4 Therapie 183

5.11 Asthma bronchiale 186
    5.11.1 Definition 186
    5.11.2 Epidemiologie 186
    5.11.3 Klinisches Bild des allergischen Extrinsic-Asthma 186
    5.11.4 Diagnostik 187
    5.11.5 Differentialdiagnosen 190
    5.11.6 Asthma-Management 194

5.12 Asthma durch Berufssubstanzen 198
    5.12.1 Grundlage und Definition ... 198
    5.12.2 Epidemiologie 198
    5.12.3 Atemwegsrelevante Berufssubstanzen 199
    5.12.4 Prognose 200
    5.12.5 Prävention 200
    5.12.6 Diagnostik 201
    5.12.7 Gutachterliche Aspekte 203

5.13 Exogen allergische Alveolitis 205
    5.13.1 Definition 205
    5.13.2 Epidemiologie und Ätiologie 205
    5.13.3 Pathogenese 205
    5.13.4 Klinik 205
    5.13.5 Diagnostik 206
    5.13.6 Differentialdiagnose 207
    5.13.7 Therapie 207
    5.13.8 Prognose 208
    5.13.9 EAA als Berufskrankheit 209

5.14 Intestinale Nahrungsmittelallergien 211
    5.14.1 Epidemiologie 211
    5.14.2 Klinische Symptomatik 211
    5.14.3 Diagnostik und Differentialdiagnose 211
    5.14.4 Therapie 213
    5.14.5 Prognose 213
    5.14.6 Intestinale Allergie und chronisch entzündliche Darmerkrankungen 213

5.15 Immunkomplexvermittelte Krankheiten, Serumkrankheit 215
    5.15.1 Definition 215
    5.15.2 Pathophysiologie 215
    5.15.3 Die Serumkrankheit im Tierexperiment 215
    5.15.4 Klinische Krankheitsbilder .. 216

5.16 Allergien im Kindesalter 218
    5.16.1 Determinanten der Umwelt . 219
    5.16.2 Atopisches Ekzem – Prodromalstadium allergischer Atemwegssymptome 220
    5.16.3 Nahrungsmittelallergie 220
    5.16.4 Rhinoconjunctivitis allergica 220
    5.16.5 Das allergisch geprägte Asthma bronchiale des Kindes 220
    5.16.6 Besonderheiten der Allergiediagnostik 221
    5.16.7 Spezielle Therapieempfehlungen 223
    5.16.8 Prävention 224

5.17 Allergie und Psyche 226
    5.17.1 Diskutierte Persönlichkeitsstrukturen 226
    5.17.2 Ergebnisse aus der Neuroimmunologie 226

6 Differentialdiagnose allergischer Krankheitsbilder ... 229

- 6.1 Quincke-Ödem ... 230
  - 6.1.1 Definition und Klinik ... 230
  - 6.1.2 Diagnostik ... 231
  - 6.1.3 Therapie ... 232
- 6.2 Pseudoallergische Reaktionen auf nicht steroidale Antiphlogistika ... 233
  - 6.2.1 Phänomenologie und Prävalenz ... 233
  - 6.2.2 Pathogenese ... 233
  - 6.2.3 Diagnostik ... 234
  - 6.2.4 Therapie ... 236
- 6.3 Nasale Hyperreaktivität ... 239
  - 6.3.1 Begriffsbestimmung ... 239
  - 6.3.2 Klassifikation ... 239
  - 6.3.3 Therapie ... 240

7 Allergenkunde ... 241

- 7.1 Inhalationsallergene ... 242
  - 7.1.1 Samenpflanzen (Spermatophyta) ... 242
  - 7.1.2 Pilze (Mycophyta) ... 254
  - 7.1.3 Säugetiere (Mammalia) ... 259
  - 7.1.4 Vögel (Aves) ... 265
  - 7.1.5 Arachnida (Spinnentiere) ... 267
- 7.2 Klinisch relevante Kontaktallergene ... 273
  - 7.2.1 Allergene der allergischen Kontaktdermatitis ... 273
  - 7.2.2 Wichtige Kontaktallergene (Externa) in der HNO-Heilkunde ... 276

Anhang ... 279

Sachverzeichnis ... 285

Abkürzungsverzeichnis

AAE	erworbene Angioödeme	EIA	exercise-induced asthma
ABPA	allergische bronchopulmonale Aspergillose	ELAM	endothelial leukocyte adhesion molecule
AIPT	arbeitsplatzbezogener inhalativer Provokationstest	ELISA	enzyme-linked immunoassay
APAAP	alkalische Phosphatase antialkalische Phosphatase	EPO	eosinophil peroxidase
		EPX	eosinophil protein X (syn. EDN)
APZ	Antigen präsentierende Zelle	Fc$_\varepsilon$RI	hochaffiner IgE-Rezeptor
ASS	Acetylsalicylsäure	Fc$_\varepsilon$RII	niedrigaffiner IgE-Rezeptor (CD 23)
ATP	Adenosintriphosphat	Fel d	Allergen der Katze
		FEV1	Einsekundenkapazität
BAL	bronchoalveoläre Lavage	FRC	funktionelle Residualkapazität
BHS	bronchiale Hyperreaktivität	FVC	forcierte exspiratorische Vitalkapazität
BK	Berufskrankheit		
BKV	Berufskrankheiten-Verordnung		
BPPS	bronchiale Provokation mit pharmakodynamischen Substanzen	GM-CSF	Granulozyten-Makrophagen-Kolonie-stimulierender Faktor
BPT	bronchialer Provokationstest	HA(N)E	hereditäres Angioödem
C	Komplement	HETE	hydroxyeicosatetraenoic acid
C1-INH	C1-Esterase-Inhibitor	HLA	human lymphocyte antigen (identisch MHC)
CAP	Carrier-Polymer-System		
CAST	zellulärer Allergen-Stimulationstest	HRA	histamin release assay
CD	cluster of differentiation	HRF	histamin releasing factor
CGRP	calcitonin gene related peptide		
CIE	gekreuzte Immunelektrophorese	ICAM	intercellular adhesion molecule
CLA	cutaneous lymphocyte antigen	IEF	isoelektrische Fokussierung
COLAP	koloskopischer Allergenprovokationstest	IFN	Interferon
		Ig	Immunglobulin
COPD	chronisch obstruktive Atemwegserkrankung	IgSF	Immunglobulin-Superfamilie
		IL	Interleukin
CRIE	gekreuzte Radioimmunelektrophorese	LAR	late asthmatic reaction
DBPC	doppelblind placebokontrolliert	LPS	Lipopolysaccharide
DBPCOP	doppelblinde placebokontrollierte orale Provokation	LT	Leukotrien
		LTT	Lymphozyten-Transformationstest
Der p	Dermatophagoides pteronyssinus		
Der f	Dermatophagoides farinae	MBP	major basic protein
DNCB	Dinitrochlorbenzol	MCS	multiple sensitivity syndrome
DNCG	Dinatrium cromoglicicum	MHC	major histocompatibility complex
		MPO	Myeloperoxidase
EAA	exogen allergische Alveolitis	M-Zelle	Membran-Zelle
EAR	early asthmatic reaction		
EAST	Enzym-Allergo-Sorbent-Test	NANC	nonadrenerge noncholinerge Nerven
ECP	eosinophil kationisches Protein	NARES	nicht allergische, eosinophile Rhinitis
EDN	eosinophil derived neurotoxin	NCF	Neutrophilen-chemotaktischer Faktor

NINA	nicht infektiös nicht allergisch		RANTES	regulated upon activation, normal T cell expressed and secreted
NIOSH	national institute for occupational safety and health		RAST	Radio-Allergo-Sorbent-Test
NK-Zelle	natürliche Killerzelle		Raw	Atemwiderstand
NNH	Nasennebenhöhlen			
NO	Stickstoffmonoxid		SA	schlafbezogene Atemstörungen
NPT	nasaler Provokationstest		SDS	Natriumdodecylsulfat
NPY	neuropeptide Y		SDS-PAGE	SDS-Polyacrylamid-Gelelektrophorese
NSAID	nichtsteroidale Antiphlogistika		sGaw	spezifische Konduktanz
			SIT	spezifische Immuntherapie
OSAS	obstruktives Schlaf-Apnoe-Syndrom		SP	substance P
			sRaw	spezifische Resistance
PAF	plättchenaktivierender Faktor		SRS-A	slow reacting substance of anaphylaxis
PAR	pseudoallergische Reaktion			
PC	Provokationskonzentration		SWORD	surveillance of work-related and occupational respiratory disease
PD	Provokationsdosis			
PECAM	platelet endothelial cell adhesion molecule		TCGF	T-cell growth factor
PEF	peak exspiratory flow (exspiratorischer Spitzenfluß)		Th-Zelle	T-Helferzelle
			TNF	Tumornekrosefaktor
PEFR	peak exspiratory flow rate		TX	Thromboxan
PG	Prostaglandin		TZR	T-Zell-Rezeptor
POMC	Proopiomelanocortin			
PTK	Protein-Tyrosin-Kinase		VC	Vitalkapazität
PTP	Protein-Tyrosin-Phosphatase		VCAM	vascular cell adhesion molecule
			VIP	vasoactive intestinal peptide
RADS	reactive airways dysfunction syndrome		VLA	very late antigen

1 Epidemiologie allergischer Erkrankungen

W. Heppt

Epidemiologische Studien der letzten Jahrzehnte belegen weltweit eine Zunahme der Allergien. Nach jüngsten Untersuchungen leidet in Industrienationen mehr als ein Viertel der Bevölkerung an allergischen Erkrankungen. Die Zahl der Heuschnupfenpatienten ist heute etwa dreimal so hoch als noch vor 10 Jahren (Abb. **1**).

Legt man epidemiologische Untersuchungen zur Prävalenz atopischer Erkrankungen bei Kindern, Jugendlichen und Erwachsenen zugrunde, stellt in Mitteleuropa die allergische Rhinokonjunktivitis mit ca. 15% die häufigste klinische Manifestation dar, gefolgt von atopischer Dermatitis (ca. 10%), allergischem Asthma (ca. 5%) und der Nahrungsmittelallergie (ca. 2%). Diese Zahlen stellen nur grobe Schätzwerte für die Gesamtbevölkerung dar, da die genannten Krankheitsbilder eine erhebliche altersabhängige Häufigkeitsverteilung besitzen (Abb. **2**). Im Kindesalter dominieren atopische Dermatitis und Nahrungsmittelallergie, im Jugend- und frühen Erwachsenenalter allergische Rhinitis und Asthma. Darüber hinaus gibt es aus epidemiologischer Sicht erhebliche regionäre Unterschiede. So ist beispielsweise in Städten die Rate der allergischen Rhinitis bis zu dreimal so hoch als in ländlichen Regionen.

Epidemiologische Grundbegriffe

Epidemiologie:	Krankheitshäufigkeit, Ätiologie, Prävention
Prävalenz:	Häufigkeit einer Krankheit in der Bevölkerung zu einem bestimmten Zeitpunkt
Inzidenz:	neu aufgetretene Krankheit in einem definierten Zeitraum
Relatives Risiko:	Häufigkeit einer Erkrankung in einer bestimmten Gruppe
Odds Ratio:	relatives Erkrankungsrisiko im Vergleich zweier Populationen. Beispiele: Odds Ratio 1 = kein Effekt, 0,5 = 50% erniedrigtes Risiko, 2 = zweifach erhöhtes Risiko

Erkrankungen aus dem atopischen Formenkreis treten selten isoliert, als vielmehr kombiniert mit anderen Krankheitsbildern auf. Durchschnittlich 30% aller Patienten mit atopischem Ekzem sowie 30–50% der Asthmatiker leiden zusätzlich an einer allergischen Rhinitis; bei etwa 15–40% der Heuschnupfenpatienten liegt Asthma, bei etwa 10% ein atopisches Ekzem vor. Klinisch bedeutsam für das Krankheitsbild der allergischen Rhinitis ist, daß es nicht nur kombiniert mit anderen Allergieformen auftritt, sondern häufig Vorläufer einer Allergie der tiefen Atemwege ist. Es wird vermutet, daß es in ca. 20–30% der Fälle bei Patienten mit allergischer Rhinitis nach Jahren zu einem sog. Etagenwechsel, d.h. zum Auftreten von bronchialer Hyperreaktivität oder Asthma kommt.

Die Gründe für die erhöhte Prävalenz und Inzidenz allergischer Erkrankungen sind multifaktoriell. Sie beinhalten Faktoren, wie Infektionsrate, sozioökonomische Verhältnisse, Psyche, Schadstoffbelastung, Zunahme der allgemeinen Allergenbelastung und genetische Prädisposition.

Eine hohe Zahl frühkindlicher Infektionen und ein später Kontakt zu Allergenen schützen offenbar vor der Entwicklung einer Allergie. Zu diesem Schluß kommt man, wenn man die vergleichsweise höhere Sensibilisierungsrate bei Einzelkindern, Erstgeborenen, nicht gestillten Säuglingen und Kindern wohlhabender bzw. sozial höhergestellter Eltern betrachtet. In ähnlicher Weise können die Ergebnisse der Ost-West-Studien interpretiert werden, die in den ostdeutschen Regionen weniger Allergien als in den westdeutschen zeigten. In einer 1994 von Fritzsch veröffentlichten Studie lag die Pollinose-Häufigkeit bei Schulkindern (9–11 Jahre) in München bei 8,6%, in Leipzig dagegen nur bei 2,4%.

Die Hypothese einer schadstoffinduzierten Zunahme allergischer Erkrankungen wird derzeit in vielen experimentellen Studien untersucht. In Japan konnten bei nahe an Autobahnen lebenden Bevölkerungsschichten höhere Allergieraten festgestellt werden. Mitursächlich für diese Entwicklung sind möglicherweise erhöhte Immissionraten für Dieselruß, zumal experimentell durch Diesel eine verstärkte IgE-Produktion aus B-Lymphozyten in-

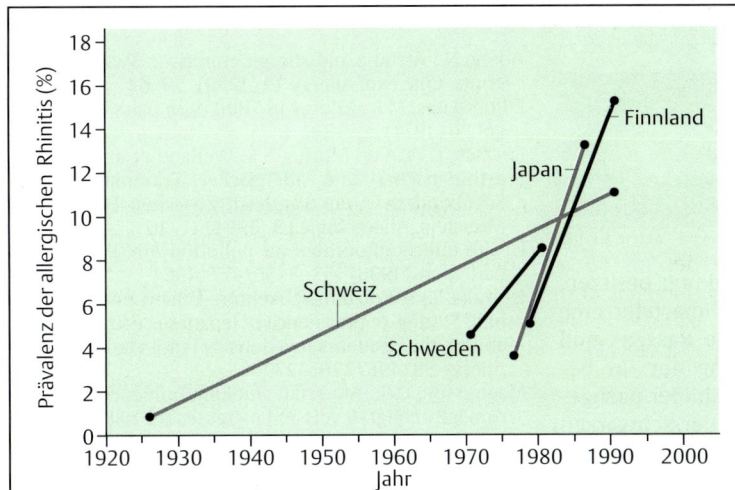

Abb. 1 Zunahme der allergischen Rhinitis in Industrienationen.

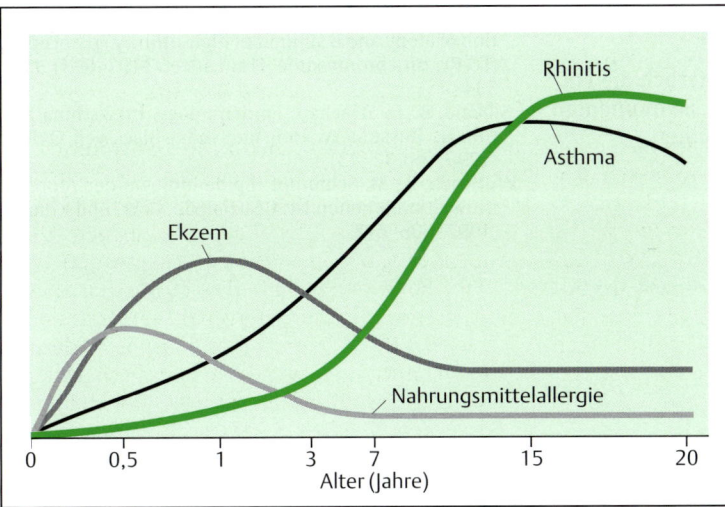

Abb. 2 Altersabhängige Häufigkeitsverteilung atopischer Erkrankungen.

duziert werden konnte. Umstritten ist bislang der Einfluß von Zigarettenrauch. Wenngleich zwischen Rauchen in der Schwangerschaft und erhöhten IgE-Werten im Nabelschnurblut eine positive Korrelation besteht, ist die Relevanz für die Zeit nach der Geburt unklar, vor allem auch deshalb, weil bei Rauchern keine erhöhte Sensibilisierungsrate gefunden werden konnte. Dennoch muß der Einwirkung von Zigarettenrauch (Passivrauchen) und anderen Umweltschadstoffen speziell in den ersten 3 Lebensmonaten – einer Phase, in der das unreife Immunsystem besonders sensibel ist – eine entscheidende Bedeutung zugemessen werden. Einen Einfluß auf die Allergisierung besitzt offensichtlich auch der frühe Kontakt mit hochpotenten, aggressiven Allergenen (z. B. Birkenpollen, Katzenhaare).

Zwillingsstudien und die familiäre Häufung atopischer Erkrankungen belegen die genetische Disposition allergischer Krankheitsbilder. Dabei scheint, unabhängig von der allgemeinen Allergieneigung für bestimmte allergische Erkrankungen, wie Asthma oder Rhinitis, eine spezielle Prädisposition zu existieren. Tabelle 1 gibt eine Übersicht über das Atopierisiko in Abhängigkeit von der Familienanamnese.

Für Kinder ist das Risiko der Entstehung einer allergischen Rhinitis besonders hoch, wenn ein

Tabelle 1 Atopierisiko bei Kindern in Abhängigkeit von der Familienanamnese

Familienanamnese	Atopierisiko
beide Eltern gesund	5–15%
ein Elternteil Atopiker	20–40%
ein Geschwisterkind Atopiker	25–35%
beide Eltern Atopiker	60–80%

oder zwei Elternteile diese Erkrankung besitzen, weniger wenn bei den Eltern Asthma oder eine atopische Dermatitis vorliegt. Eine Rassen- und Geschlechtsabhängigkeit ist bislang nur für bestimmte allergologische Krankheitsbilder nachgewiesen. Asthma ist vermehrt bei der schwarzen Rasse zu beobachten; Frauen leiden häufiger an einem allergischen Kontaktekzem, Männer an allergischem Asthma. Für die allergische Rhinitis sind über alle Altersstufen gemittelt bislang weder rassen- noch geschlechtsspezifische Korrelationen nachgewiesen.

Welche genetischen Faktoren letztlich die Entwicklung einer Atopie beeinflussen, ist momentan Gegenstand diverser Grundlagenstudien.

Literatur

Aberg, N.: Asthma and allergic rhinitis in Swedish conscripts. Clin. exp. Allergy 19 (1989): 59–63

Edfors-Lubs, M.L.: Allergy in 7000 twin pairs. Acta Allergol 26 (1971) 249–285

Fritzsch, C.: E. von Mutius, S.K. Weiland et al: Prävalenz asthmatischer und allergischer Erkrankungen bei Schulkindern – ein Vergleich zwischen Leipzig und München. Allergologie J 3 (1994) 11–16

Health effects of outdoor air pollution Am. J. Resp. Crit. Care Med. (1996) 153: 3–50, 477–498

Ishizaka, T., K. Koizumi, R. Ikemori, Y. Ishiyama, E. Kushibiki: Studies of prevalence of Japanese cedar pollinosis among the residents in a densely cultivated area. Ann. Allergy 58 (1987) 265–270

Magnusson, C.G.: Maternal smoking influences cord serum IgE and IgD levels and increases the risk for subsequent infant allergy. J. Allergy clin. Immunol. 78 (1986) 898–904

Rimpela, A.H., B. Savonius, M.K. Rimpela, T. Haahtela: Asthma and allergic rhinitis among Finnish adolescents in 1977–1991. Scand. J. Soc. Med. 23 (1995) 60–65

Sandford, A.J., T. Shirakawa, M.F. Moffatt et al.: Localisation of atopy and ß subunit of high-affinity IgE receptor (FcεRI) on chromosome 11q. Lancet 341 (1993) 332–334

Sibbald, B., D. Strachan: Epidemiology. In: Asthma and rhinitis. Busse W.W., Holgate S (eds). Blackwell, Oxford (1995) (pp. 32–43)

Wüthrich, B., M. Schlumpf: Epidemiologie der Atopien: Umweltkrankheiten Nr. 1. Sozialpäd. Prax. und Klin. 14 (1992) 606–612

Immunologische Grundlagen

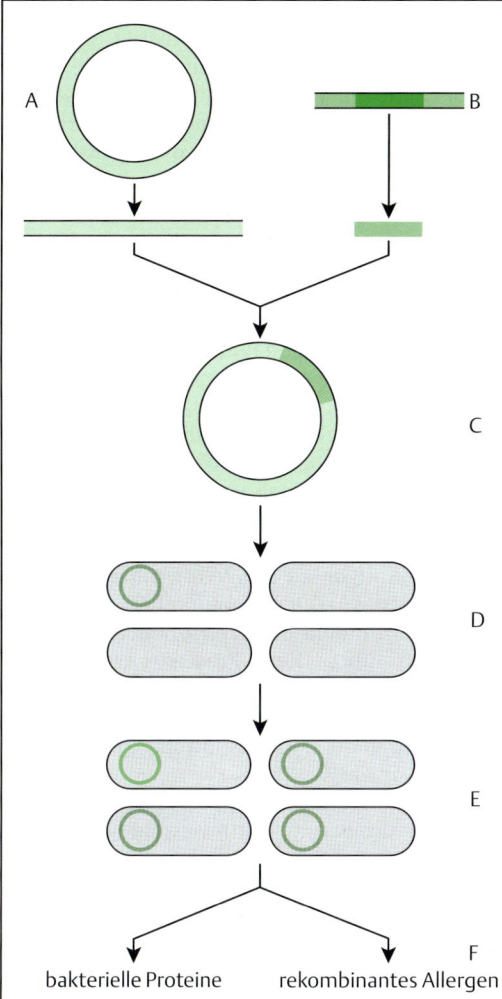

Abb. 1 Prinzip der Herstellung von rekombinanten Allergenen. A = Linearisierung des Vektors (Plasmid), B = Präparation der Allergen-cDNA, C = Ligation von Plasmid und Allergen-cDNA mit Bildung eines rekombinanten DNA-Moleküls, D = Einführung des rekombinanten DNA-Moleküls in Bakterien (Transformation), E = Wachstum und Selektion der transformierten Bakterien in Gegenwart eines Antibiotikums, F = Aufreinigung des rekombinanten Allergens.

rung noch weitestgehend mit vollständigen Allergenen. Die Verwendung von Allergen-Teilstücken, die T-Zell-, aber nicht B-Zell-Epitope enthalten, hätte den Vorteil, daß zukünftig keine anaphylaktischen Nebenwirkungen bei der Immuntherapie zu befürchten wären.

Die Spezifität serologischer Reaktionen – Möglichkeiten zum Nachweis von Allergien

Die chemischen Eigenschaften eines Antigens, und damit auch eines Allergens, bestimmen die Spezifität des Immunsystems. Spezifität ist definiert als die Fähigkeit eines Antikörpers, nur mit einem bestimmten Antigen zu reagieren. Die Spezifität der Antigen-Antikörper-Reaktion wird in der klinischen Diagnostik genutzt, um allergenspezifische IgE-Antikörper nachzuweisen. Das klassische Nachweisverfahren dafür ist der Radio-Allergo-Sorbent-Test (RAST) (s. Kap. 3.9.2).

Literatur

Benjamini, D.C. et al.: The antigenic structure of proteins: A reappraisal. Annu. Rev. Immunol. 2 (1984) 67
Novotny, J., M. Handschuhmacher, R.E. Bruccoleri: Protein antigenicity: A static surface property. Immunol. Today 8 (1987) 26
Stewart, G.A.: The molecular biology of allergens. In Busse W.W., S.T. Holgate (eds.): Asthma and Rhinitis. Blackwell, Boston (1995) (p.898)

2.1.2 T-Zell-Aktivierung durch Allergene

Übersicht

Antigen-präsentierende Zellen werden benötigt, um T-Zellen durch Antigene (Allergene) zu aktivieren. Die Antigene werden endosomal aufgenommen und dort teilweise durch limitierte Proteolyse in Peptide gespalten. Diese Peptide werden an MHC-Moleküle der Klasse II gebunden und dann den T-Helferzellen (CD4$^+$-T-Zellen) präsentiert. Der T-Zell-Rezeptor erkennt sowohl die antigenen Peptide als auch Teile des MHC-Moleküls und initiiert im Anschluß eine Kaskade von Ereignissen bis hin zur Proliferation und zur Aktivierung von Genen. Allergene führen dabei häufig zur Produktion von IL-4 und IL-5 in den T-Zellen, die den allergenspezifischen Rezeptor tragen. Beide Zytokine sind in der Pathogenese allergischer Erkrankungen von außerordentlicher Bedeutung. Nach einer normalen Immunantwort ist ein programmiertes Sterben (Apoptose) aktivierter T-Zellen zur Aufrechterhaltung der zellulären Homöostase notwendig. Störungen dieses Absterbeprozesses können zur Akkumulation aktivierter T-Zellen und permanenten Zytokinproduktion führen.

Antigenverarbeitung und -präsentation

Die Bedeutung von Antigenverarbeitung und -präsentation wurde dadurch erkannt, daß sich Antigen präsentierende Zellen (APZn) als notwendige Bestandteile der T-Zell-Aktivierung erwiesen. In der Folgezeit stellte sich heraus, daß es bezüglich der Antigenverarbeitung und -präsentation zwei verschiedene Varianten gibt.

Die eine basiert auf endogenen Antigenen, die im Zytoplasma abgebaut und im Anschluss mit MHC (major histocompatibility complex) – Molekülen der Klasse I assoziiert werden. Die andere Variante betrifft exogene Antigene (also auch Allergene), die endosomal verarbeitet und dann mit MHC-Molekülen der Klasse II präsentiert werden. Die Kenntnis dieser zwei unterschiedlichen Wege der Antigenverarbeitung hat unter anderem auch für die Entwicklung von Impfstoffen große Bedeutung: Sollen zytotoxische T-Zellen entstehen, muß das Antigen mit MHC-Molekülen der Klasse I präsentiert werden. Für Allergene (exogene Antigene) ist die Präsentation mit MHC-Molekülen der Klasse II entscheidend (Abb. **3**). Das Antigen (Allergen) wird durch die APZ aufgenommen, innerhalb von Endosomen partiell durch Proteasen gespalten und die resultierenden antigenen Peptide innerhalb der Zelle mit MHC-Molekülen der Klasse II assoziiert. Diese Komplexe, bestehend aus MHC und Antigenfragmenten, werden an die Zelloberfläche transportiert, wo sie von spezifischen CD4$^+$ T-Zellen (T-Helferzellen) erkannt werden.

T-Zell-Rezeptor-vermittelte Aktivierung CD4$^+$-T-Zellen

Ist die Verarbeitung und Präsentation von Allergenen erfolgt, kommt es im Rahmen der allergischen Entzündungsreaktion zur T-Zell-Rezeptor-vermittelten Aktivierung von CD4$^+$-T-Zellen.

Die Übermittlung des durch das Antigen (Allergen)-vermittelten Signals von der Zellmembran in den Zellkern der T-Zellen basiert auf einem zweifachen Mechanismus. Zunächst wird ein Signal durch das Antigen an der Zellmembran über die Aktivierung des T-Zell-Rezeptors (TZR) hergestellt, welches zur Produktion von Zytokinen und deren Rezeptoren führt. Diese Produkte setzen dann wiederum ein Signal an der Zellmembran (an der Originalzelle und an anderen Zellen), welches zur Aktivierung anderer Gene und zur Zellproliferation führt.

Es ist heute unbestritten, daß das erste Signal der T-Zell-Aktivierung darin besteht, TZRen einfach zusammenzuführen. Dieses sog. *cross-linking* erfolgt durch das Antigen. Vermutlich bedarf es aber noch eines zweiten Signals, eines sog. „Co-Stimulators". Es spricht vieles dafür, daß T-Zellen über CD28 (ein weiteres Oberflächenmolekül auf T-Zellen) kostimuliert werden.

Der genaue Mechanismus, *wie* bei der Stimulation des TZR durch cross-linking ein Signal in das Zellinnere weitergeleitet wird, ist unklar, wenngleich die „second messengers", die zur Genaktivierung führen, heute recht gut untersucht sind.

Die Tyrosin-Phosphorylierung intrazellulärer Proteine ist bei der Initiierung der zellulären Antwort nach cross-linking des TZR ein entscheidender Vorgang. Sie wird durch Protein-Tyrosin-Kinasen (PTK) und Protein-Tyrosin-Phosphatasen (PTP) in der Zelle gesteuert. Der TZR besitzt selbst keine PTK-Aktivität, aktiviert jedoch zytoplasmatische PTKs (Abb. **4**). Um diese Funktion wahrnehmen zu können, bedarf es bestimmter molekularer Strukturen, die sich auch im Antigenrezeptor von T- und B-Zellen oder in Ig-Rezeptoren finden lassen. Neben den PTKs ist zumindest eine PTP, be-

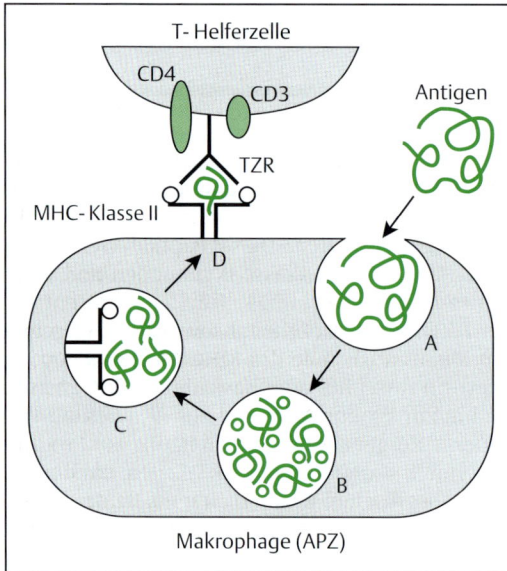

Abb. **3** Verarbeitung und Präsentation des Antigens (Allergens) durch APZen. A = Endozytose des Antigens (Allergen) durch die APZ, B = Endosomen fusionieren mit Vesikeln, die proteolytische Enzyme enthalten. Die Enzyme spalten das Antigen in Peptide, C = Assoziierung der Peptide mit MHC-Molekülen der Klasse II, D = Transport der Peptid-MHC-Moleküle zur Zelloberfläche und Präsentation zu CD4$^+$-T-Helferzellen.

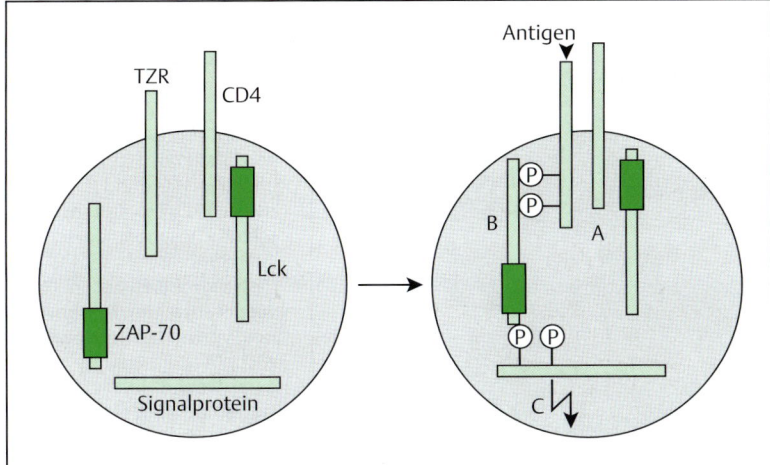

Abb. 4 Aktivierung von PTKen nach Antigenstimulation einer T-Helferzelle. Links ist eine ruhende, rechts eine aktivierte T-Helferzelle dargestellt. Nach Antigenstimulation kommt es innerhalb von Sekunden zu folgenden Ereignissen: A = TZR und CD4-Molekül rücken enger beisammen. Dadurch ist es möglich, daß die mit dem CD4-Molekül assoziierte PTK Lck den TZR phosphorylieren kann. B = Andocken der PTK ZAP-70 an den phosphorylierten TZR. C = Tyrosin-Phosphorylierung von intrazellulärem Protein durch ZAP-70 und Weiterleitung des Signals.

zeichnet mit CD45, für die Regulation der Signaltransduktion über den TZR bedeutsam. Unter den PTKs sind vor allem Mitglieder der Src- und der Syk/ZAP-70-Familien beteiligt. Die PTKs interagieren sowohl mit dem TZR als auch untereinander. Angeborene Mutationen innerhalb von PTKs können zu klinisch schweren Immundefekten führen.

Nach Änderung der Tyrosinphosphorylierung intrazellulärer Proteine erfolgen weitere biochemische Ereignisse wie die Aktivierung von Phospholipase C, Ras und verschiedener Serin-Threonin-Protein-Kinasen und Phosphatasen, um das TZR-Signal weiterzuleiten. Viele dieser Aktivierungsvorgänge wurden auf ihre Bedeutung für die verschiedensten Funktionen der T-Zelle untersucht, wobei die Induktion der Transkription des Interleukin-(IL-)2-Gens heute am besten untersucht ist (Abb. **5**).

Zytokinproduktion aktivierter CD4+-T-Zellen

Die Aktivierung CD4+-T-Zellen durch ein Antigen (Allergen) ist häufig (nicht immer) begleitet von einer temporären Induktion des IL-2-Gens über die oben geschilderten Mechanismen. Dieses Zytokin wurde 1976 im Labor von Dr. Robert Gallo am NIH in Bethesda, USA, entdeckt und ursprünglich als „T-cell growth factor" (TCGF) bezeichnet. Die Produktion von IL-2 ist obligatorisch, um die CD4+-T-Zelle zur Proliferation anzuregen. Da CD4+-T-Zellen IL-2 auch selbst produzieren, spricht man von *autokrinem Wachstum*. CD8+-T-Zellen produzieren nur wenig IL-2 und benötigen diesen Faktor deshalb von CD4+-T-Zellen. In diesem Falle spricht man von *parakrinem Wachstum*. Obwohl IL-2 ein unspezifischer T-Zell-Wachstumsfaktor ist, werden nicht alle T-Zellen des Immunsystems aktiviert.

Die Aktivierung findet nur bei den Zellen statt, die durch das Antigen (Allergen) über den TZR stimuliert wurden und dadurch den vollständigen Rezeptor für IL-2 auf ihrer Oberfläche tragen (exprimieren).

Im Rahmen von Studien zum Wachstum und zur Differenzierung von B-Zellen wurde im Labor von Dr. T. Honjo in Kyoto, Japan, ein weiterer T-Zell-Wachstumsfaktor entdeckt, der als IL-4 bezeichnet wurde. Auf den Arbeiten von Dr. T. Mosmann und Dr. R. Coffman (Palo Alto, USA) an klonierten T-Zellen im Mausmodell basiert die Einteilung der CD4+-T-Zellen in Abhängigkeit ihrer Interleukinproduktion: T-Helfer 1 (Th1)-Zellen produzieren IL-2 und γ-Interferon (IFN-γ), Th2-Zellen IL-4 und IL-5. Obwohl dieses *Th1/Th2-Konzept* allgemein akzeptiert ist, sollte beachtet werden, daß es eine starke Vereinfachung darstellt und im allgemeinen nur aus didaktischen Gründen verwendet wird.

Die Immunantwort auf Allergene ist in der Regel mit einer Th2-Aktivierung und damit mit einer erhöhten Produktion von IL-4 sowie IL-5 verbunden. IL-4 ist ein bedeutender Faktor, der B-Zellen dazu veranlaßt, statt IgM-Molekülen IgE zu produzieren. IL-5 ist entscheidend an der chronisch-allergischen, eosinophilen Entzündung beteiligt.

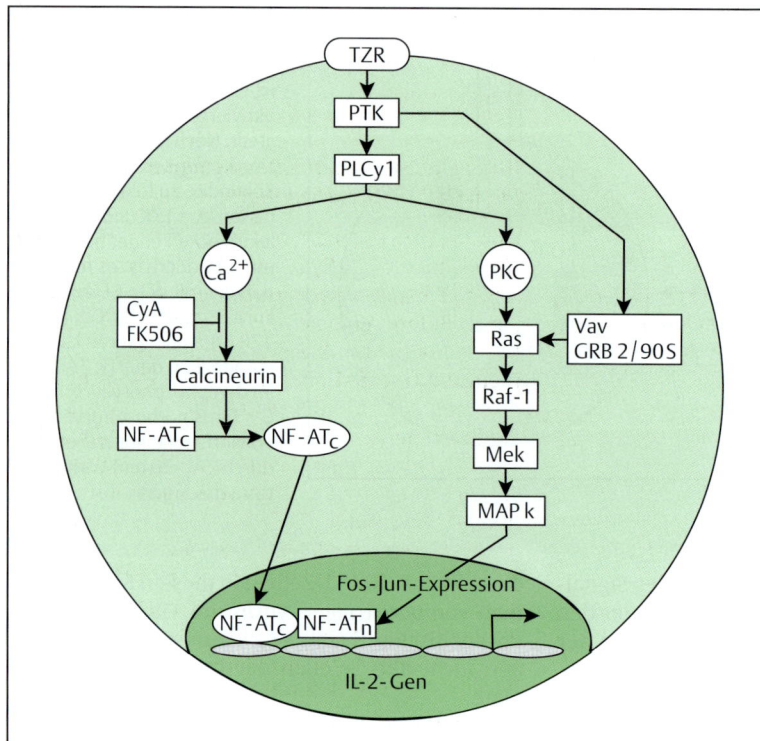

Abb. 5 Biochemische Ereignisse nach Stimulation des TZR, die zur Transkription des IL-2-Gens führen. Nach Aktivierung der PTKen Lck und ZAP-70 (Abb. 4) wird u. a. die Phospholipase C (PLC) γ1 phosphoryliert und damit aktiviert. PLCγ1 spaltet im Anschluß Phospholipide der Zellmembran, um *second messenger* herzustellen. Diese wiederum leiten die Aktivierung von mindestens zwei wichtigen Signalübertragungswegen ein, die zur Transkription des IL-2-Gens führen.

Regulation der Immunantwort

Bislang wurde aufgezeigt, daß das Allergen T-Zellen aktiviert und zur Proliferation allergenspezifischer T-Zellen führt. Damit diese Immunreaktion nach Elimination des Allergens beendet wird, sind Regulationsmechanismen erforderlich, die lange mit der Existenz von „T-Suppressorzellen" in Beziehung gebracht wurden. Die Rolle der T-Suppressorzellen ist jedoch bis heute unklar. Neue Erkenntnisse über die mögliche Regulation der Immunantwort ergeben sich aus der in den letzten Jahren weltweit sehr intensiv betriebenen Forschung auf dem Gebiet des *programmierten Zelltodes (Apoptose)*.

Apoptose ist *die* physiologische Form des Zelltodes (im Gegensatz zur Nekrose). Genauso wie Proliferationsvorgänge permanent im Organismus ablaufen, sind Apoptoseprozesse zu jeder Zeit *in vivo* anzutreffen. So ist es aus Gründen der Aufrechterhaltung der zellulären Homöostase notwendig, daß nach einer erfolgten Immunantwort die *gleiche* Anzahl antigenspezifischer T-Zellen vorhanden ist wie zuvor. Dies bedeutet, daß ein großer Teil der im Laufe der Immunantwort aktivierten T-Zellen absterben muß. Es ist denkbar, daß dieser Absterbeprozeß bei pathophysiologischen Zuständen gestört ist. Dies würde bedeuten, daß für eine chronische T-Zell-Aktivierung nicht unbedingt eine chronische antigene (allergene) Stimulation notwendig ist, sondern auch der normale Absterbeprozeß von aktivierten T-Zellen nach einer Immunantwort gestört sein könnte. Derartige aktivierte T-Zellen stellen eine potentielle Gefahr dar, da sie durch die Produktion von Zytokinen eine chronische Entzündung verursachen können.

Literatur

Berzofsky, J.A., S.J. Brett, H.Z. Streicher, H. Takahashi: Antigen processing for presentation to T lymphocytes. Immunol. Rev. 106 (1988) 5

Bochner, B.C., B.J. Undem, L.M. Lichtenstein: Immunological aspects of allergic asthma. Ann. Rev. Immunol. 12 (1994) 295

Chan, A.C., D.M. Desai, A. Weiss: The role of protein tyrosine kinases and protein tyrosine phosphatases in T cell antigen receptor signal transduction. Ann. Rev. Immunol. 12 (1994) 555

Howard, J.C.: Supply and transport of peptides presented by class I MHC molecules. Curr. Opin. Immunol. 7 (1995) 69.

Kelso, A.: Th1 and Th2 subsets: paradigms lost? Immunol. Today 16 (1995) 374

Lynch, D.H., F. Ramsdell, M.R. Alderson: Fas and FasL in the hoeostatic regulation of immune responses. Immunol. Today 16 (1995) 569

Minami, Y., T. Kono, T. Miyazaki, T. Taniguchi: The IL-2 receptor complex: Ist structure, function, and target genes. Ann. Rev. Immunol. 11 (1993) 245

Rammensee, H.-G.: Chemistry of peptides associated with MHC class I and class II molecules. Curr. Opin. Immunol. 7 (1995) 85

Romagnani, S.: Lymphokine production by human T cells in disease states. Ann. Rev. Immunol. 12 (1994) 227

Simon. H.-U. et al. 1996. Expansion of cytokine producing CD4-CD8-T cells associated with abnormal Fas expression and hypereosinophilia. J. Exp. Med. 183 (1996) 1071

Weiss, A.: T cell antigen receptor signal transduction: a tale of tails and cytoplasmic protein-tyrosine kinases. Cell 73 (1993) 209

2.1.3 IgE-Produktion und IgE-vermittelte Mastzellausschüttung

Übersicht

Die Induktion zur IgE-Produktion benötigt zwei Signale. Das erste wird durch Zytokine, IL-4 oder IL-13, geliefert. Das zweite ist ein Signal, das B-Zellen allgemein aktiviert. Wie diese beiden Signale zur IgE-Produktion führen, wurde in den letzten Jahren durch verschiedene Laboratorien auf molekularer Ebene aufgeklärt. Es wird zunächst das gegenwärtige Konzept zu den molekularen Mechanismen der IgE-Synthese vorgestellt und im Anschluß die pathophysiologischen Konsequenzen einer erhöhten IgE-Produktion bei allergischen Erkrankungen aufgezeigt.

IL-4 oder IL-13, das erste Signal für Isotype-Switching zu IgE

IL-4 und IL-13 wurden in den letzten Jahren als essentielle Faktoren der IgE-Synthese identifiziert. Dabei bedarf es entweder IL-4 oder IL-13 und nicht beider Zytokine gemeinsam. Dies liegt daran, daß IL-4 und IL-13 ähnliche molekulare Strukturen besitzen und zumindest teilweise gleiche Rezeptorbestandteile in Targetzellen erkennen. Die Rolle von IL-4 für die Induktion der IgE-Synthese wurde bereits 1986 erkannt. Zu dieser Zeit wurde beobachtet, daß IL-4 (damals noch B-Zell-stimulierender Faktor-1) zur IgE-Produktion in Lipopolysaccharid (LPS)-stimulierten B-Zellen führt. IL-13 wurde erst 1993 identifiziert. Beide Zytokine aktivieren die Transkription des IgE-Gens. Die resultierende IgE-mRNA ist jedoch „unreif" und benötigt zur Herstellung des IgE-Proteins ein zweites Signal (Abb. **6**).

Ein zweites B-Zell-aktivierendes Signal wird für die IgE-Synthese benötigt

IL-4 oder IL-13 sind *notwendig*, aber nicht *hinreichend*, um die IgE-Synthese in B-Zellen zu induzieren. LPS kann typischerweise ein solches zweites Signal liefern. Eine Reihe weiterer Signale wurden für menschliche B-Zellen beschrieben, die gemeinsam mit IL-4 oder IL-13 die IgE-Synthese induzieren. Für die Bereitstellung des zweiten Signals dürften unter *In-vivo*-Bedingungen wiederum T-Zellen eine herausragende Rolle spielen, die ja bereits IL-4 und IL-13 produzieren. Auf der anderen Seite kann die B-Zelle über Oberflächen-Immunglobuline das Allergen binden. Danach ist die B-Zelle, wie bereits weiter oben besprochen, in der Lage, als APZ zu agieren. Allergenspezifische Interaktionen zwischen T- und B-Zellen führen dabei nicht nur zur Aktivierung von T-, sondern auch von B-Zellen, die für die IgE-Synthese hinreichend sind. Weiterhin gibt es allergenunspezifische Interaktionen zwischen T- und B-Zellen (z.B. CD40-Ligand – CD40-molekulare Interaktionen), die ebenso das zweite Signal für die Induktion der IgE-Synthese in B-Zellen liefern können.

IgE-vermittelte Mastzelldegranulation – Sofortreaktion

Die nun in großer Anzahl vorliegenden IgE-Moleküle binden über hochaffine Rezeptoren an der Oberfläche von Mastzellen. Der so sensibilisierte Organismus reagiert bei einem erneuten Allergenkontakt mit einer „allergischen" Reaktion. Das Antigen führt ein cross-linking von IgE auf der Oberfläche von Mastzellen aus und induziert so ein Signal, welches zur Ausschüttung von präformierten Mediatoren, z.B. von Histamin, führt (Abb. **7**). Diese Mediatoren führen zu der dem Kliniker bekannten allergischen *Sofortreaktion*. Diese frühe Reaktion (15–30 min nach Allergenexposition) ist therapeutisch in der Regel mit Antihistaminika gut zu behandeln. Nach Allergenexposition läßt sich jedoch in vielen Fällen eine sog. *Spätreaktion* (maximal 6–8 h nach Allergenexposition) nachweisen (Abb. **8**) (s. Kap. 2.1.4).

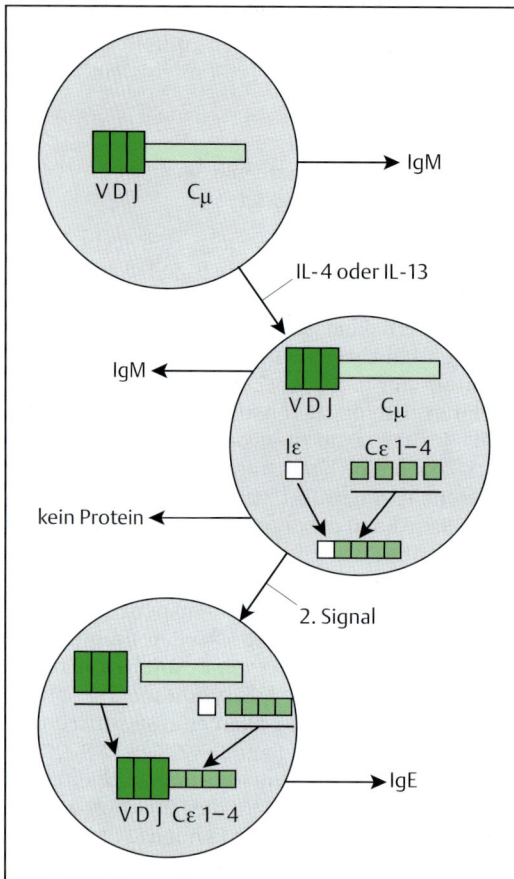

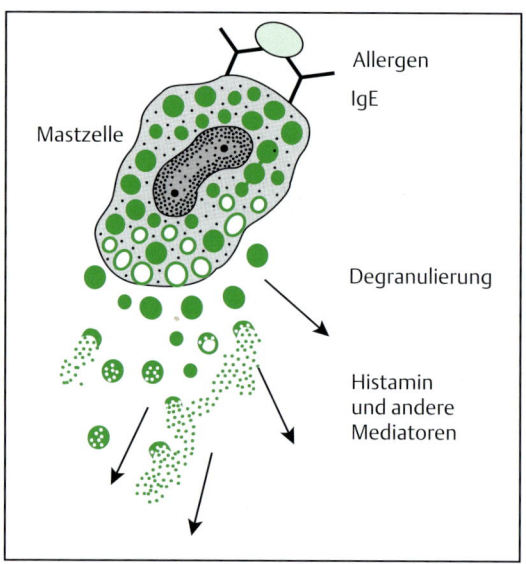

Abb. 6 Das Zwei-Signal-Modell zur Induktion der IgE-Synthese. IgM-produzierende B-Zellen werden durch IL-4 oder IL-13 zur Herstellung einer „unreifen" mRNA für den konstanten Teil der schweren Kette angeregt. Die Sequenz des ersten Teils der mRNA wird vom Exon Iε bestimmt und enthält mehrere Stopcodons. Damit ist eine Proteinsynthese in diesem Stadium unmöglich. Unter dem Einfluß eines zweiten Signals (allgemein B-Zell-stimulierendes Signal; z. B. EBV, CD40-Ligand, Hydrocortison, T/B-Zell-Kontakt) kommt es zu einer weiteren Rekombination. Der schon vorhandene mRNA-Teil, der die Aminosäuresequenz der variablen Region des Antikörpers determiniert, bindet sich an die mRNA des konstanten Teils der schweren Kette nach Abspaltung des Iε-Teils. Die neu rekombinierte mRNA produziert nun IgE, wobei die Spezifität des Antikörpers nach der Isotypänderung erhalten geblieben ist.

Abb. 7 Mediatorfreisetzung durch Mastzellen. Allergenspezifisches IgE bindet sich mit dem Fc-Teil an Fc_ε-Rezeptoren von Mastzellen. Cross-linking zweier IgE-Moleküle und damit zweier Fc_ε-Rezeptoren durch das Allergen führt zur Degranulierung.

Literatur

Gauchat, J.F., D.A. Lebman, R.L. Coffman, H. Gascan, J.E. de Vries: Structure and expression of germ-line ε transcripts in human B cells induced by interleukin 4 to switch to IgE production. J. exp. Med. 172 (1990) 463

Huang, S.-K., et al.: IL-13 expression at the sites of allergen challenge in patients with asthma. J. Immunol. 155 (1995) 2688

Jabara, H.H., S.M. Fu, R.S. Geha, D. Vercelli: CD40 and IgE: Synergism between anti-CD40 mAb and IL-4 in the induction of IgE synthesis by highly purified human B cells. J. exp. Med. 172 (1990) 1861

Kopf. M., G. Le Gros, M. Bachmann, M.C. Lamers, H. Bluethmann, G. Köhler: Disruption of the murine IL-4 gene blocks Th2 cytokine responses. Nature 362 (1993) 245

Metzger H., G. Alcaraz, R. Hoffman, J.P. Kinet, V. Pribluda, R. Quarto: The receptor with high affinity for immunoglobulin E. Annu. Rev. Immunol. 4 (1986) 419

Minty, A., et al.: Interleukin-13 is a new human lymphokine regulating inflammatory and immune responses. Nature 362 (1993) 248

Romagnani, S.: Regulation and derregulation of human IgE synthesis. Immunol. Today 11: (1990) 316

Vercelli, D., H.H. Jabara, K. Arai, R.S. Geha: Induction of human IgE synthesis requires interleukin 4 and T/B cell interactions involving the T cell receptor/CD 3 complex and MHC class II antigens. J. Exp. Med. 169 (1989) 1925

Zurawaski, G., J. E. de Vries: Interleukin 13, an interleukin 4-like cytokine that acts on monocytes and B cells, but not on T cells. Immunol. Today 15 (1994) 19

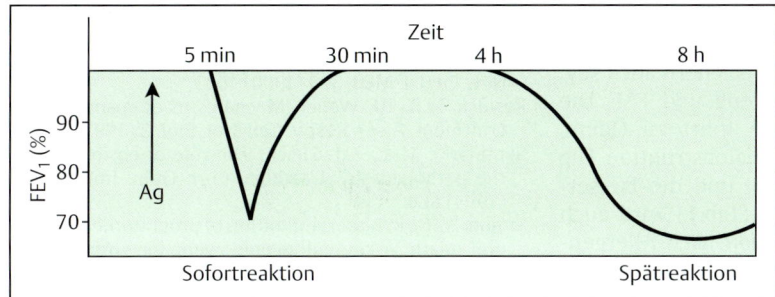

Abb. 8 Allergeninduzierte Sofortreaktion mit nachfolgender Spätreaktion bei einem Asthmatiker. Dargestellt ist die 1-Sekundenkapazität vor und nach Allergenprovokation als Funktion der Zeit.

2.1.4 Mechanismen der eosinophilen Entzündung

Übersicht

Chronisch-allergische Erkrankungen sind durch eine Eosinophilie charakterisiert. Als Ursache dieser Zellvermehrung werden Mechanismen wie die *vermehrte Produktion*, das *verlangsamte Sterben* oder das *selektive „Anlocken"* von eosinophilen Granulozyten in das Entzündungsgebiet diskutiert. Alle genannten Mechanismen beruhen offenbar auf einer vermehrten Produktion von IL-5 durch aktivierte T-Zellen.

Interleukin-5 und Eosinophilie

Wie bereits erwähnt, ist die allergische Reaktion durch eine Th2-Aktivierung charakterisiert. Th2-Zellen produzieren neben IL-4 auch IL-5. Während IL-4 die vermehrte IgE-Synthese triggert, scheint IL-5 für die bei chronisch-allergischen Erkrankungen charakteristische Eosinophilie verantwortlich zu sein. IL-5 wirkt selektiv auf Eosinophile, da nur diese Zellen einen hochaffinen IL-5-Rezeptor tragen. IL-5 erhöht die Eosinophilenproduktion, ihre Differenzierung, und beeinflußt andere vielfältige Eosinophilenfunktionen.

Eine zentrale Fragestellung bei chronisch-allergischen Erkrankungen ist die Pathogenese der Eosinophilie. Eine erhöhte Produktion von Eosinophilen wäre denkbar, wenn das am Ort der allergischen Entzündung hergestellte IL-5 zum Knochenmark gelänge. Bei Patienten mit peripherer Eosinophilie wird ein solcher Mechanismus angenommen. Wie aber entsteht die ausgeprägte Gewebseosinophilie am Ort der allergischen Entzündung? Diese Fragestellung wird gegenwärtig von vielen Forschergruppen untersucht. So konnte gezeigt werden, daß IL-5 die Eosinophilen, aber nicht die Neutrophilen „klebrig" macht. Die Zellen besitzen am Endothel eine erhöhte Adhärenz und wandern nachfolgend ins Gewebe. Andererseits wurde gefunden, daß IL-4 bestimmte Adhäsionsmoleküle auf Endothelzellen induziert, die nur die Transmigration von Eosinophilen, nicht aber von Neutrophilen vermitteln. Die Tatsache, daß im Rahmen der Frühphase der allergischen Sofortreaktion aber auch Neutrophile in das Entzündungsgebiet einwandern, stärkt die in den letzten Jahren aufgestellte Arbeitshypothese, daß die spezifische Anreicherung von Entzündungszellen vor allem auf der *Hemmung von Zelltod (Apoptose)* beruht. Hierbei geht man davon aus, daß Entzündungszellen zunächst unspezifisch in das Entzündungsgebiet einwandern und Eosinophile durch das Vorhandensein von IL-5 unnatürlich lange überleben und dadurch akkumulieren, während die rekrutierten Neutrophilen normal absterben. Die Gültigkeit dieser Hypothese konnte kürzlich am Modell des eosinophilen Nasenpolypen bewiesen werden. Kultiviert man Polypen *ex vivo* über drei Tage mit einem Anti-IL-5-Antikörper, sterben die Eosinophilen im Gewebe normal ab, während in der Kultur mit einem Kontrollantikörper keinerlei Zelltod (Apoptose) festzustellen ist (Abb. **9**, Tafel I).

Eosinophile und Entzündung – Spätreaktion

Die Tatsache, daß allergische Erkrankungen häufig mit einer Eosinophilie verknüpft sind, wirft die Frage nach der *pathophysiologischen* Funktion bei chronisch-allergischen Erkrankungen auf. Insbesondere bei Asthma bronchiale bestätigten viele Studien, daß das Ausmaß der Eosinophilie mit der Schwere der Erkrankung korreliert. Eosinophile entfalten ihre entzündliche Wirkung durch in ihren Granula präformiert vorliegende Mediatoren. Die kationischen Proteine MBP (major basic protein), EPO (eosinophil peroxidase), EDN (eosinophil-derived neurotoxin) und ECP (eosinophil cationic protein) sind direkt zytotoxisch für das Respirationsepithel. Eosinophile speichern auch sog. Lipidmediatoren, wie Leukotriene und PAF. Die Freisetzung dieser Substanzen führt zu Ödem, Schleimproduktion und Bronchialobstruktion. Die Rekrutierung von Eosinophilen und die Freisetzung eosinophiler Mediatoren (Tab.1) wird auch als Ursache der sog. *Spätreaktion* nach Allergenprovokation angesehen, die häufig in eine chronisch-allergische Reaktion übergeht (Abb. **8**).

Tabelle **1** Kationische Proteine und Lipidmediatoren eosinophiler Granulozyten

	Epithelzellschädigung	Bronchiale Hyperreaktivität	Bronchialobstruktion	Schleimproduktion
Kationische Proteine				
MBP	+	+		
ECP	+	+		
EDN	+	+		
EPO	+			
Lipidmediatoren				
Leukotriene			+	+
Prostaglandine				+
PAF			+	

Literatur

Bousquet, J., et al.: Eosinophilic inflammation in asthma. New Engl. J. Med. 323 (1990) 1033

Resnick, M.B., P.F. Weller: Mechanisms of eosinophil recruitment. Am. J. Respir. Cell Mol. Biol. 8 (1993) 349

Seminario, M.-C., G.J. Gleich: The role of eosinophils in the pathogenesis of asthma. Curr. Opin. Immunol. 6 (1994) 860

Simon, H.-U., K. Blaser: Inhibition of programmed eosinophil death: a key pathogenic event for eosinophilia? Immunol. Today 16 (1995) 53

Simon, H.-U., et al.: Direct demonstration of delayed eosinophil apoptosis as a mechanism causing tissue eosinophilia. J. Immunol. 158 (1997) 3902

Spry, C.J.F., A.B. Kay, G. . Gleich: Eosinophils 1992. Immunol. Today 13 (1992) 384

Weller, P.F.: Roles of eosinophils in allergy. Curr. Opin. Immunol. 4 (1992) 782

Weller, P.F.: Eosinophils: structure and functions. Curr. Opin. Immunol. 6 (1994) 85

2.2 Allergische Rhinosinusitis

M. Wagenmann, C. Bachert

2.2.1 Allergische Rhinitis

Die klinische Symptomatik der allergischen Rhinitis umfaßt nahezu alle Formen der Reaktionen der Nase: Niesen, Juckreiz, gesteigerte Sekretion und Obstruktion. Diese Reaktionen sind jedoch nicht pathognomonisch, sondern typische Merkmale einer Entzündung der Nasenschleimhaut. Sie können beispielsweise auch durch eine virale Rhinitis verursacht werden. Die Kenntnis der wesentlichen Unterschiede der zugrunde liegenden Pathophysiologie ist deshalb von großer Bedeutung für die Diagnose und Therapie der allergischen Rhinitis.

Histologische und immunhistochemische Untersuchungen zeigen, daß die allergische Nasenschleimhaut alle zu einer vollständigen Immunreaktion notwendigen Zellen enthält. In der Submukosa liegen Antigenpräsentierende Zellen (APC) wie Makrophagen und dendritische Langerhans-Zellen, die Antigene prozessieren und den T-Lymphozyten präsentieren. Dort findet sich auch eine Vielzahl von B- und T-Lymphozyten, wobei die B-Zellen in der Anzahl deutlich dominieren. Innerhalb der T-Zell-Population überwiegt die Zahl der CD4-positiven T-Helferzellen gegenüber den CD8-positiven T-Suppressorzellen. Während sich in der „allergischen" Nasenschleimhaut reichlich IgA-, IgM- und IgG-produzierende Plasmazellen anfärben lassen, können IgE-produzierende nicht identifiziert werden. Die Synthese des auf Mastzellmembranen gebundenen IgE in der Nase findet im nachgeordneten lymphatischen Gewebe des Waldeyer-Rachenringes und der Halslymphknoten statt. Die IgE-Moleküle binden an hochaffine Rezeptoren der Mukosa-Mastzellen, die bei Allergikern zahlenmäßig deutlich erhöht sind. Penetrieren Allergenmoleküle durch Allergenprovokation oder durch natürliche Exposition die Mukosabarriere, binden sie an diese spezifischen IgE-Antikörper. Dies führt zum sog. „Cross-linking" der Rezeptoren und zu intrazellulären Aktivierungsmechanismen, die die rasche Produktion und Freisetzung von Entzündungsmediatoren zur Folge haben. Sowohl Histamin, das aus Vesikeln der Mastzellen freigesetzt wird, als auch Prostaglandine und Leukotriene, die in der Membran dieser Zellen neu synthetisiert werden, lassen sich bereits 30 Sekunden nach dem Allergenkontakt in deutlich erhöhten Konzentrationen im Nasensekret nachweisen. Auch Tryptase, ein für Mastzellen spezifisches Enzym, kann in der Sofortphase gemessen werden (Abb. **2**). Diese und einige andere Mediatoren wirken auf Nerven, Blutgefäße und Drüsen in der Nasenschleimhaut (Tab. **1**) und führen zu den klassischen Symptomen der allergischen Sofortreaktion (Abb. **1**). *Niesen* entsteht durch Reizung sensorischer Nervenfasern im Epithel und nachfolgender Aktivierung eines Reflexbogens. Als endogene Auslöser kommen vornehmlich Histamin, aber auch Bradykinin und die über Axonreflexe freigesetzten Neuropeptide in Betracht. Abgesehen von den klinischen Symptomen unterstützen die aktivierten reflektorischen Mechanismen die allergische Entzündungsreaktion. So konnte nach einseitiger Allergenprovokation eine beidseitige Ausschüttung von Entzündungsmediatoren nachgewiesen werden.

Die *gesteigerte Sekretion* der Nasenschleimhaut hat im wesentlichen zwei Quellen: zum einen die submukösen Drüsen, die über eine parasympathische Stimulation, aber auch durch Wirkung diverser Mediatoren zur gesteigerten Produktion angeregt werden und zum anderen die Plasmaextravasation aus den im Rahmen der Entzündungsreaktion undicht gewordenen Kapillaren.

Der *Obstruktion* der Nase liegt eine Zunahme des Füllzustandes der venösen Sinusoide in der Submukosa zugrunde, der einerseits neural gesteuert ist, andererseits aber auch zu einem erheblichen Maß auf direkten Wirkungen von Entzündungsmediatoren, Neuropeptiden und Stickstoffmonoxid (NO) auf die Gefäße beruht. Histamin scheint in diesem Zusammenhang von geringerer Bedeutung als Leukotriene zu sein, was die schlechte Wirkung von Antihistaminika auf die behinderte Nasenatmung erklärt.

Für den Verlauf der allergischen Rhinitis von großer Bedeutung ist nicht nur die geschilderte Sofortphase der allergischen Reaktion, sondern speziell die Spätphase („late phase"), die an der Nase erstmals von Naclerio beschrieben wurde. Sie ist durch den mehrere Stunden nach Allergenkontakt

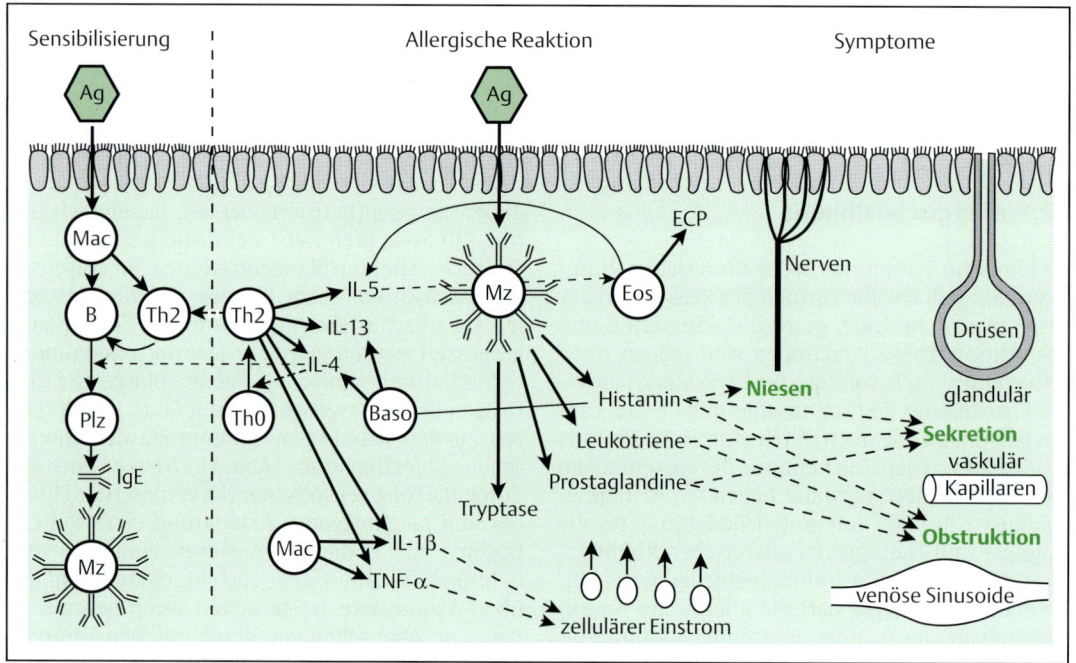

Abb. 1 Übersicht der Pathophysiologie der allergischen Rhinitis.
Ag=Allergen; Mac=Makrophage; B=B-Lymphozyt; Th0–2=T-Helferzellen Typ 0–2; Plz=Plasmazelle; Mz=Mastzelle; Baso=basophiler Granulozyt; Eos=eosinophiler Granulozyt. Im linken Teil der Grafik ist der Ablauf der allergischen Sensibilisierung dargestellt, in der Mitte der Ablauf der allergischen Reaktion und rechts die Symptome, die ausgelöst werden.

Tabelle 1 Liste wichtiger Entzündungsmediatoren der allergischen Rhinitis

Mediator	Glanduläre Sekretion	Vaskuläre Sekretion	Obstruktion	Stimulation von Nerven	Weitere Effekte	Quelle	Frühphase	Spätphase
Histamin	++	++	+	++		Mastzellen, Basophile	++	+
Tryptase	?	–	–	–	Enzymatischer Abbau von Neuropeptiden	Mastzellen	+	–
Prostaglandin D$_2$	(+)	+	–	(+)		Mastzellen	+	–
Leukotrien C$_4$	+	++	++	(+)		Mastzellen	+	–
Neuropeptide	+	+	+?	++	Mediatorfreisetzung?	Nerven	++	?
Bradykinin	(+)	+	+	+		Kininogene im Plasma	+	+
ECP	–	–	–	+	Zytotoxisch, neurotoxisch	Eosinophile	–	+
MBP	–	–	–	?	Zytotoxisch, Aktivierung von Neutrophilen	Eosinophile	–	+

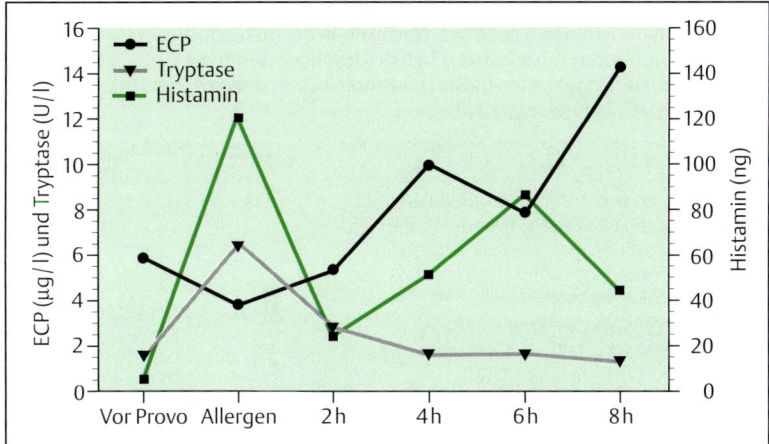

Abb. 2 ECP (eosinophil kationisches Protein), Tryptase und Histamin im Nasensekret bei positiver nasaler Provokation mit Pollenextrakten.

einsetzenden Einstrom von Entzündungszellen (Abb. 1), vor allem von Eosinophilen, Basophilen, T-Lymphozyten und Mastzellen und dem damit verbundenen biphasischen Anstieg von Symptomen charakterisiert und entspricht der Reaktion nach natürlichem, wiederholtem Allergenkontakt. Während dieser Phase findet man im Nasensekret einen Anstieg diverser Entzündungsmediatoren, beispielsweise von Histamin, Leukotrienen, eosinophil kationischem Protein und Major basic protein. Die eingewanderten Zellen bestimmen in komplexen Kaskaden den weiteren Verlauf der entzündlichen Reaktion und sind für die erhöhte Reaktionsbereitschaft der Nasenschleimhaut gegenüber erneutem Allergenkontakt verantwortlich. Dieser „Priming-Effekt" sollte nicht mit der Hyperreaktivität gegenüber unspezifischen Reizen verwechselt werden, die eine pathologisch erhöhte Reaktionsbereitschaft darstellt und ein wichtiges Merkmal nichtallergischer Rhinitiden ist.

Reguliert wird sowohl der Einstrom der Entzündungszellen als auch die Aktivierung der ortsständigen Zellen über Zytokine. Zytokine sind natürliche Proteine, die prinzipiell von allen kernhaltigen Zellen produziert werden und über kurze Distanzen Signale übermitteln. Ihre Effekte sind redundant – verschiedene Zytokine haben gleiche Wirkungen –, pleiotrop – dasselbe Zytokin kann verschiedene Wirkungen haben – und synergistisch – die Wirkung mehrerer Zytokine kann größer als die Summe der Einzeleffekte sein. Zytokinproduzenten (Tab. 2) in der allergischen Nasenschleimhaut sind vor allem Mastzellen, Basophile, Makrophagen, T-Zellen, Eosinophile und Epithelzellen (Abb. 1).

T-Helferzellen, denen bei der Steuerung der allergischen Entzündung eine zentrale Rolle zugeschrieben wird, werden in Abhängigkeit des von ihnen synthetisierten Zytokinspektrums in zwei Gruppen eingeteilt: Th1-Zellen, die vor allem die zellulär vermittelten Immunreaktionen (Tuberkulinreaktion) steuern, und Th2-Zellen, die bei der humoralen Immunreaktion (IgE-vermittelte allergische Reaktion) relevant sind (Tab. 3). Die Entwicklung der Th1- und Th2-Zellen aus Th0-Zellen wird wiederum durch Zytokine beeinflußt (Abb. 3).

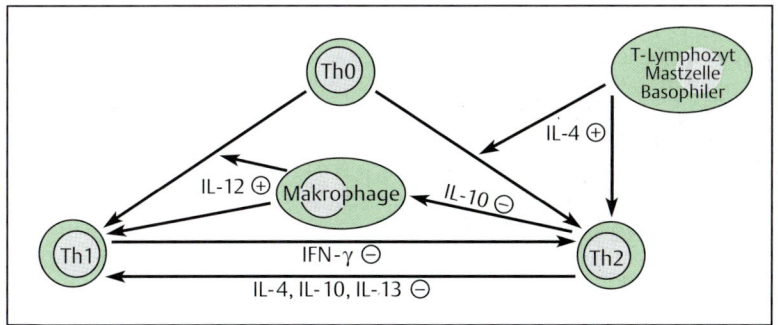

Abb. 3 Die zytokinvermittelten Wechselwirkungen zwischen Th1-, Th2- und Th0-Lymphozyten und Makrophagen, Mastzellen und Basophilen in der allergischen Reaktion.

Tabelle 2 Übersicht über Zytokine, ihre Quellen und Effekte bei der allergischen Rhinitis. Die Angaben in bezug auf die Früh- und Spätphase der allergischen Reaktion beziehen sich auf deren Nachweis in der menschlichen Nase. Abkürzungen: T-Lymphozyten (T), T-Helfer-Lymphozyten Typ 1 (Th1), T-Helfer-Lymphozyten Typ 2 (Th2), B-Lymphozyten (B), eosinophile Granulozyten (Eos), basophile Granulozyten (Baso), neutrophile Granulozyten (Neutro), Mastzellen (Mz), Gefäßendothel (Endo), Makrophagen (Mac), Epithelzellen (Epi).

Zytokin	Quellen	Effekte	Frühphase	Spätphase
IL-1ß	Mac, Epi, T, Endo	Expression von Adhäsionsmolekülen ; Aktivierung von NK-Zellen, T- und B-Zellen und Endo	(+)	+
IL-2	Th1	Aktivierung und Proliferation von T-Zellen	–	–
IL-3	T, Eos	Aktivierung und Verlängerung der Überlebenszeit von Eos; Aktivierung von Baso	–	(+)
IL-4	Th2, Baso, Mz	IgE-Synthese; selektiver Einstrom von Eos, Baso, T; Aktivierung von Th2	–	+
IL-5	Th2, Eos, Mz	Aktivierung und Verlängerung der Überlebenszeit von Eos; selektiver Einstrom von Eos	–	(+)
IL-6	Mac, T, B, Endo, Epi	Stimulation von B-Zellen; antiinflammatorische Eigenschaften	+	+
IL-8	Mac, Mz, T, Epi	Chemokin; Chemotaxis und Aktivierung von Neutro	+	+
IL-10	Th2	Hemmung von Th1; antiinflammatorische Eigenschaften	?	?
IL-12	Mac, Th1	Aktivierung von Th1; Hemmung von Th2	?	?
IL-13	Th2, Baso	IgE-Synthese; selektiver Einstrom von Eos, Baso, T; Aktivierung von Th2	–?	+?
GM-CSF	T, Eos, Mac, Epi	Aktivierung und Verlängerung der Überlebenszeit von Eos; Aktivierung von Mac und Neutro	–	+
TNF-α	Mz, Mac, T	Expression von Adhäsionsmolekülen ; Aktivierung von Mac, Epi, Neutro, T, B	+	–
IL-1RA	Mac, Epi, T, Endo	IL-1-Antagonismus	+/–	+/–
IFN-γ	Th1	Aktivierung von Th1 und Mac; Hemmung von Th2	–	–
RANTES	T, Epi	Chemotaxis von Eos, T	–	+

Tabelle 3 Zytokinproduktion von T-Helfer-Lymphozyten

Th1	Th2
IL-2	IL-4
IFN-γ	IL-5
IL-12	IL-10
	IL-13
IL-3	
GM-CSF	
zellulär vermittelte Immunreaktion (Typ IV)	Antikörper vermittelte Immunreaktion (Typ I)

In der allergischen Nasenschleimhaut lassen sich mit Hilfe der In-situ-Hybridisierung vorwiegend Zellen, die das Th2-Muster aufweisen, darstellen. Interessanterweise produzieren aber auch Mastzellen und Basophile Zytokine des Th2-Typs, speziell wenn sie über den IgE-Rezeptor (FcεRI) aktiviert werden. Die Zytokine des Th2-Typs sind für allergische Reaktionen in zweierlei Hinsicht bedeutsam: Einerseits spielen vor allem Interleukin-4 (IL-4) und IL-13 eine zentrale Rolle bei der Induktion und Unterhaltung der IgE-Synthese; andererseits sind es IL-4, IL-5 und IL-13, die für die Anreicherung von Eosinophilen, Basophilen und T-Zellen in der Schleimhaut verantwortlich sind. Dies geschieht durch die selektive Expression von Adhäsionsmolekülen, vor allem das Rezeptor-Liganden-Paar VCAM-1 und VLA-4, und die Wirkung von IL-5 als Wachstums- und Überlebensfaktor für Eosinophile im Gewebe. Eine besondere Bedeutung kommt nach experimentellen Studien auch den Zytokinen IL-1ß und TNF-α zu, die über die Expression von Adhäsionsmolekülen auf Gefäßendothelien und Entzündungszellen zum Gefäßaustritt und Gewebseinstrom der Entzündungszellen beitragen (Abb. **4**).

Diese pathophysiologischen Erkenntnisse stel-

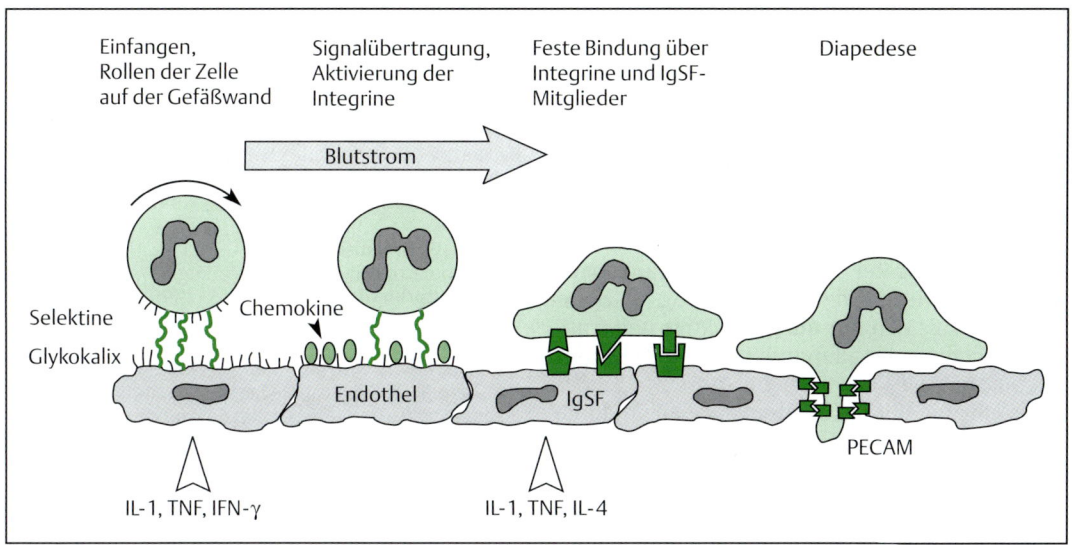

Abb. 4 Der Ablauf der Adhäsionskaskade: 1. Einfangen und Rollen der Zelle auf der Gefäßwand. 2. Signalübertragung, Aktivierung der Integrine z.B. durch immobilisierte Chemokine. 3. Feste Bindung über Integrine und Mitglieder der Immunglobulin-Superfamilie (IgSF). 4. Diapedese.

len die Basis für neue, spezifischere Therapieformen der allergischen Rhinitis dar. Vielversprechend erscheinen Ansätze mit Leukotrien-Antagonisten, 5-Lipoxygenase-Inhibitoren sowie der Einsatz von Zytokinantikörpern, Zytokin-Rezeptorantagonisten und Adhäsionsmolekül-Antagonisten.

2.2.2 Allergische Sinusitis

Zwischen Sinusitis und allergischer Rhinitis bestehen klinisch wichtige Zusammenhänge: Einerseits erkranken Allergiker häufiger an Sinusitis, andererseits ist bekannt, daß die allergische Sensibilisierung ein wichtiger Risikofaktor für Rezidive nach Nasennebenhöhlenoperationen ist. Trotz dieser klinischen Zusammenhänge ist bislang unklar, ob es eine genuine allergische Sinusitis gibt oder indirekte Mechanismen, wie Entzündungsreaktionen im osteomeatalen Komplex oder neural vermittelte Reflexmechanismen, eine Begleitreaktion der Nasennebenhöhlen auslösen. Für eine primär allergische Reaktion spricht der immunhistochemische Nachweis vermehrter IgE-positiver Mastzellen in der Nasennebenhöhlenschleimhaut bei Allergikern mit chronischer Sinusitis, dagegen die Tatsache, daß inhalierte Allergene nicht in die Nasennebenhöhlen gelangen.

Einen Sonderfall der allergischen Sinusitis stellen die allergischen Pilzinfektionen der Nasennebenhöhlen (AFS) dar, bei denen das auslösende Allergen direkt in den Nasennebenhöhlen zu finden ist. Typischerweise sind die betroffenen Patienten junge Atopiker, die an Polyposis nasi leiden und Zeichen einer Pansinusitis zeigen. Die häufigsten aus den Nasennebenhöhlen isolierten Pilzspezies sind Aspergillus, Bipolaris und Curvularia, auf die sich auch im Hauttest positive Reaktionen zeigen. AFS müssen chirurgisch behandelt werden und erfordern eine langdauernde postoperative Medikation mit Glukokortikosteroiden. Rezidive der Erkrankung sind häufig.

Die Polyposis nasi ist eine Erkrankung, bei der früher eine allergische Genese diskutiert wurde. Dies konnte jedoch sowohl aufgrund epidemiologischer Daten – Patienten mit Polyposis sind nicht häufiger allergisch als die Gesamtbevölkerung – als auch aufgrund experimenteller Untersuchungen – die zugrunde liegenden Pathomechanismen sind unterschiedlich – nicht bestätigt werden. So konnte gezeigt werden, daß das eosinophilenassoziierte Zytokin IL-5 bei der Polyposis nasi dominiert, während IL-4, dem eine zentrale Rolle bei allergischen Erkrankungen zukommt, nicht nachweisbar ist. Allerdings ist eine Allergie ähnlich wie das Vorliegen einer Aspirin-Unverträglichkeit (s. Kap. 6.2) ein ungünstiger prognostischer Faktor in bezug auf die Rezidivneigung der Polyposis.

Zusammenhänge zwischen allergischer Rhinitis und Asthma bronchiale

Die Beziehungen zwischen den allergischen Erkrankungen der Nase und der Lunge, insbesondere dem Asthma bronchiale sind von großer klinischer Bedeutung, da viele Patienten an synchronen Erkrankungen der oberen und unteren Atemwege leiden und etwa 30% aller Kinder mit einer allergischen Rhinitis später asthmatische Erkrankungen entwickeln. Die Häufigkeit dieses sog. „Etagenwechsels" läßt sich nur durch effektive und frühzeitige Therapie der allergischen Rhinitis reduzieren. Andererseits wird bei bereits vorliegender Mitbeteiligung der tiefen Atemwege allein durch Behandlung der allergischen Rhinitis die bronchiale Symptomatik positiv beeinflußt.

Die Ursache dieser engen Wechselwirkung zwischen oberem und unterem Atemweg liegt zum einen in der physiologischen Konditionierungsfunktion der Nase (Anfeuchtung, Anwärmung, Filtration der Inspirationsluft), zum anderen in der gemeinsamen nervalen Innervation (nasobronchiale Reflexe). Vor allem die erwähnten Reflexmechanismen sind klinisch offenkundig von großer Relevanz, zumal in verschiedenen Studien gezeigt werden konnte, daß nasale Allergenprovokationen bei Allergikern die bronchiale Reagibilität erhöhen.

Literatur

Adkins T.N., H.M. Goodgold, R.P.H. Hedershott, R.G. Slavin: Inhaled radiolabeled ragweed pollen fails to show uptake in the paranasal sinuses (abstract). J. Allergy clin. Imunol. 93 (1 pt 2) (1994) 234

Bachert, C., G. Schindelbeck, U. Hauser: Cellular infiltration in allergic late-phase reaction of the nose: Immunohistochemical studies. Amer. J. Rhinol 5 (1991) 227–233

Bachert, C., U. Hauser, B. Prem, C. Rudack, U. Ganzer: Proinflammatory cytokines in allergic rhinitis. Europ. Arch. Otorhinolaryngol. Suppl. 1 (1995) 44–9

Corren, J., A.D. Adinoff, C.G. Irvin: Changes in bronchial responsiveness following nasal provocation with allergen. J. Allergy clin. Immunol. 89 (1992) 611–618

De Shazo, R.D., R.E. Swain: Diagnostic criteria for allergic fungal sinusitis. J. Allergy clin. Immunol. 96 (1995) 24–35

Furukawa, C.T.: The role of allergy in sinusitis in children. J. Allergy clin. Immunol. 90 (3, part 2) (1992) 515–517

Mosimann, B.L., M.V. White, R.J. Hohman, M.S. Goldrich, H.C. Kaulbach, M.A. Kaliner: Substance P. calcitonin gene-related peptide, and vasoactive intestinal peptide increase in nasal secretions after allergen challenge in atopic patients. J. Allergy clin. Immunol. 92 (1993) 95–104

Mosmann, T.R., R.L. Coffman: TH1 and TH2 cells: Different patterns of lymphokine secretion lead to different functional properties. Ann. Rev. Immunol. 7 (1989) 145–173

Varney, V.A., M.R. Jacobson, R.M. Sudderick, et al.: Immunohistology of the nasal mucosa following allergen-induced rhinitis. Identification of activated T lymphocytes, eosinophils, and neutrophils. Amer. Rev. respir. Dis. 146 (1992) 170–6

Wagenmann, M., F.M. Baroody, M. Desrosiers, et al.: Unilateral nasal allergen challenge leads to bilateral release of prostaglandin D2. Clin. Exp. Allergy 26 (1996) 371–378

2.3 Asthma bronchiale

T. Rothe

2.3.1 Pathogenese des allergischen Asthma bronchiale

Die Pathophysiologie des durch Inhalationsallergene ausgelösten allergischen Asthma bronchiale (Abb. 1) ist mit der Immunreaktion der allergischen Rhinokonjunktivitis vergleichbar (s. Kap. 2.2). Über die Atemwege in den Körper eingedrungene Allergene werden von Makrophagen phagozytiert und danach T-Lymphozyten präsentiert. Liegt eine allergische Sensibilisierung vor, erfolgt vorwiegend eine Aktivierung der Th2-Helferzellen. Die Aktivierung bewirkt eine Freisetzung von Interleukin (IL) 4 und 5. Im Gegensatz zur allergischen Reaktion werden sonst bei Antigenkontakt (z.B. mit Viren und Bakterien) Th1-Helferzellen aktiviert, die Interferon-γ (IFN-γ) und IL-2 sezernieren. IL-4 veranlaßt B-Lymphozyten zur IgE-Produktion, IL-5 führt zur Chemotaxis und Aktivierung von eosinophilen Granulozyten.

Gewebsständige Mastzellen und basophile Granulozyten tragen auf ihrer Oberfläche hochaffine Rezeptoren für IgE-Antikörper (FcϵRI), an die sich zirkulierende IgE-Antikörper binden. Durch die Kopplung und Kreuzvernetzung eines Allergens mit mindestens 2 allergenspezifischen, zellständigen IgE-Antikörpern kommt es zu einer Mastzelldegranulation und Freisetzung von Histamin, Tryptase, PD_2 (Prostaglandin) und LTC_4 (Leukotrien). Das klinische Bild der allergischen Sofortreaktion ist überwiegend Ausdruck der Histaminwirkung auf den H_1-Rezeptor.

4–8 Stunden nach Allergenexpositon kann sich eine allergische Spätreaktion („late reaction") manifestieren. Sie ist durch eine zelluläre Infiltration der Mukosa gekennzeichnet. Bronchoalveoläre Lavagen und Schleimhautbiopsien während der late reaction identifizierten aktivierte Eosinophile und Neutrophile als vorherrschende Zellen.

Für die Chemotaxis und Aktivierung von Eosinophilen sind verschiedene Faktoren verantwortlich, u.a. IL-5 und die Bindung von IgE-Antikörpern an niedrigaffine IgE-Rezeptoren (FcϵRII = CD23) auf Eosinophilen. Die Migration von Entzündungszellen aus dem Blut in die Mukosa erfordert die Expression spezieller Glykoproteine (Integrine) auf ihrer Oberfläche. Zusätzlich sind sog. Adhäsionsmoleküle auf den Gefäßendothelien nötig. Es handelt sich dabei um ICAM-1 (intercellular adhesion molecule 1) und VCAM-1 (vascular cell adhesion molecule 1). VCAM-1 scheint für Eosinophile selektiver zu sein. IL-4 stimuliert die Expression von VCAM-1 auf den Gefäßendothelien. Die zelluläre Infiltration der Mukosa im Rahmen der late reaction bewirkt durch die Freisetzung von Mediatoren eine entzündliche Reaktion, die zu einem Anstieg der bronchialen Reaktivität führt. Die wichtigsten Mediatoren sind Proteine aus Eosinophilengranula (MBP = major basic protein, ECP = eosinophilic cationic protein, EDN = eosinophil-derived neurotoxin) sowie Prostaglandine, Leukotriene und PAF. In die Atemwege gelangte Eosinophile können als Curschmann-Spiralen und Charcot-Leyden-Kristalle nachgewiesen werden. Durch die Wirkung von MBP abgelöste Flimmerepithelien bilden sog. „Creola-bodies" im Sputum. Der ECP-Spiegel im Sputum oder Serum dient als klinischer Parameter zur Abschätzung der Aktivität der asthmatischen Entzündung.

Die Tatsache, daß aktivierte T-Zellen und Eosinophile nicht nur in der bronchoalveolären Lavage

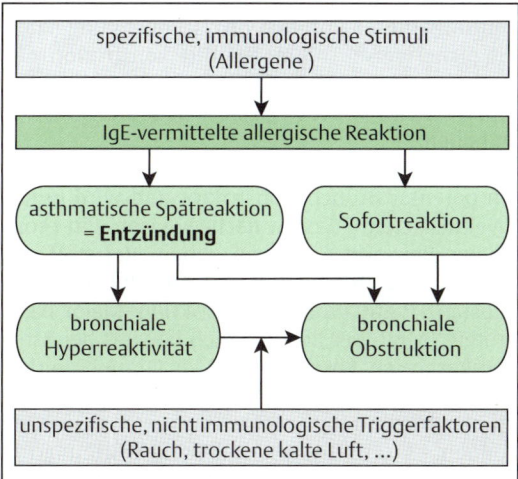

Abb. 1 Schema der asthmatischen Reaktion (nach Cockroft und Holgate).

von Allergikern, sondern auch von Intrinsic-Asthmatikern nachweisbar sind, zeigt, daß es sich bei Asthma um eine uniforme Reaktion handelt. Es erscheint denkbar, daß bei den nicht allergischen Asthmaformen die oben beschriebene entzündliche Reaktion durch Autoantikörper unterhalten wird. Darüber hinaus könnte es sich beim Intrinsic-Asthma um eine frustrane Form des Churg-Strauss-Syndrom handeln.

Die Klinik der allergischen Sofortreaktion ist vorwiegend Ausdruck eines Spasmus der Bronchialmuskeln, der durch Inhalation von β-Stimulatoren weitgehend reversibel ist. Die entzündliche Infiltration der Mukosa in der late reaction bzw. beim chronischen Asthma führt zu einer Schwellung der Schleimhaut mit konsekutiver Einengung des bronchialen Lumens. Die resultierende obstruktive Ventilationsstörung ist auf Gabe von β-Stimulatoren nur teilweise reversibel. Sie bessert sich erst nach längerfristiger Allergenkarenz bzw. durch die antiinflammatorische Wirkung therapeutisch eingesetzter Corticosteroide. Die entzündlichen Veränderungen können aber auch zu einem „remodeling" der Atemwege mit irreversiblen anatomischen Veränderungen und fehlender Steroidsensitivität führen.

2.3.2 Nervale Regulation der Bronchialmuskulatur

Im gesamten Bronchialbaum finden sich glatte Muskelzellen, die durch Kontraktion das Eindringen von Staubpartikeln in die Alveolen verhindern und die Atemwege bei forcierter Atmung stabilisieren. Bei Asthmatikern sind die Muskelzellen vermutlich aufgrund häufiger bronchokonstriktorischer Reize hypertrophiert.

Die Funktion der Muskelzellen wird durch verschiedene neurale Mechanismen reguliert. Acetylcholin, cholinergisch wirksame Medikamente und die Stimulation des N. vagus bewirken eine Kontraktion der Bronchialmuskulatur, die durch atropinartige Substanzen antagonisierbar ist. Die Bronchokonstriktion beruht auf dem Vorhandensein von Acetylcholinrezeptoren, deren Dichte in den zentralen Atemwegen höher ist als in den peripheren Bronchiolen. An ihrer Reizung ist ein vagales Reflexsystem beteiligt. Die sensorische Afferenz dieses Reflexes läuft über schnelleitende, myelinisierte Fasern der sog. „irritant receptors" und über nicht myelinisierte, langsam leitende C-Fasern. Ein gastroösophagealer Reflux kann ebenfalls über einen vagalen Reflex eine Bronchokonstriktion auslösen. Der vagale Tonus ist bei Asthmatikern häufig, vornehmlich nachts, erhöht.

Das sympathische Nervensystem übt einen relaxierenden Effekt auf die Bronchialmuskulatur aus. Dieser beruht vor allem auf $β_2$-Rezeptoren, die durch humoral wirkendes Adrenalin stimuliert werden. Die β-adrenerge Stimulation führt zur Aktivierung der Adenylatzyklase und Umwandlung von ATP zu cAMP. Dieser Prozess führt zur Relaxation der Bronchialmuskulatur.

Der Einsatz von $β_2$-Agonisten zur Therapie der Bronchokonstriktion bewirkt eine „down-regulation" der $β_2$-Rezeptoren der Muskelzelle. Corticosteroide, systemisch oder inhalativ appliziert, können die Rezeptorzahl wieder anheben. Abgesehen von der sympathischen Aktivierung führen auch andere Mechanismen zur Relaxation der Bronchialmuskulatur. Phosphodiesterasehemmer, z.B. Theophyllin, bewirken durch Erhöhung des cAMP-Spiegels eine Relaxation.

Der Tonus der Bronchialmuskeln wird noch durch ein weiteres System von Nervenfasern, das sog. nonadrenerge-noncholinerge Nervensystem (NANC) reguliert. Das NANC übt seine Effekte auf den Bronchialmuskel über Neuropeptid-Transmitter aus. Zu den inhibitorischen (relaxierenden) Transmittersubstanzen zählen NO (Stickstoffmonoxid) und VIP (vasoactive intestinal peptide). VIP ist in vitro ein hundertmal potenterer Bronchodilatator als Isoproterenol. Die Bronchialmuskulatur besitzt Rezeptoren für beide Transmitter. VIP und NO kommen auch in vagalen Nervenfasern als Cotransmitter von Acetylcholin vor. Die genaue Bedeutung dieser Interaktion ist noch ungeklärt. Möglicherweise sollen sie die konstriktorische Wirkung des Acetylcholins abbremsen. Beim Menschen scheint NO eine größere Bedeutung als VIP zu haben.

Substanz P, ein exzitatorischer Transmitter, ist ein potenter Bronchokonstriktor und wird in unmyelinisierten C-Fasern nachgewiesen. Ein bronchialer Reiz mit Capsaicin, einem Reizstoff der Pfefferschote, führt über die Ausschüttung von Substanz P zur Bronchokonstriktion. Major basic protein (MBP) der Eosinophilen bewirkt bei Asthmatikern eine Abschilferung der Flimmerepithelien. Dadurch werden C-Fasern freigelegt, die durch Entzündungsmediatoren gereizt werden können. Es wird diskutiert, daß diese Stimulation durch einen Axonreflex die Ausschüttung von Substanz P aus kollateralen Zweigen der C-Fasern bewirkt und zu konsekutiver Bronchokonstriktion und Verstärkung des entzündlichen Prozesses in der Mukosa führt. Das System des NANC wurde bisher überwiegend im Tierversuch studiert. Die Übertragbarkeit auf den Menschen ist noch nicht gesichert.

Literatur

Barnes, P.J.: Pathophysiology of asthma. Br. J. Clin. Pharmacol. (1996) 42: 3–10

Sandford A., T. Weir, P. Paré: The genetics of asthma. Am. J. Crit. Care Med. (1996) 153: 1749–1765

Smith L., E.R. McFadden Jr.: Bronchial hyperreactivity revisited. Ann. Allergy Asthma Immunol. (1995) 74: 454–469

Stephens N.L.: Airway smooth muscle. Amer. Rev. respir. Dis. (1987) 135: 960–975

2.4 Exogen allergische Alveolitis

C. Vogelmeier

Die wiederholte Inhalation verschiedenartiger organischer Stäube kann zur Ausbildung einer exogen allergischen Alveolitis (EAA) führen. Die EAA gehört zur Gruppe der interstitiellen Lungenerkrankungen und geht bei einem Teil der Patienten mit einer irreversiblen Lungenfibrose einher. Der Fibrose geht eine Alveolitis, d.h. eine Entzündung im Alveolarraum und im Bereich des Lungeninterstitiums, voraus. Die Pathogenese der EAA ist bislang nur teilweise aufgeschlüsselt. Vermutlich handelt es sich um die Kombination einer Typ-III- und Typ-IV-Reaktion. Die Palette an relevanten Antigenen umfaßt u.a. verschiedene thermophile Aktinomyceten (Saccharopolyspora rectivirgula, Thermoactinomyces vulgaris), Schimmelpilze (Aspergillus fumigatus, Aureobasidium pullulans, Alternaria tenuis) und Proteine aus Serum, Federstaub (Puder) sowie Kot verschiedener Vogelarten. Darüber hinaus scheinen pathogenetisch auch Komponenten der organischen Stäube von Bedeutung zu sein, die keinen Antigencharakter haben (Abb. **1**). Hinzu kommen nicht näher charakterisierte endogene Faktoren, nachdem die Prävalenz der EAA nur etwa 5% (bis 15%) der exponierten Bevölkerung beträgt.

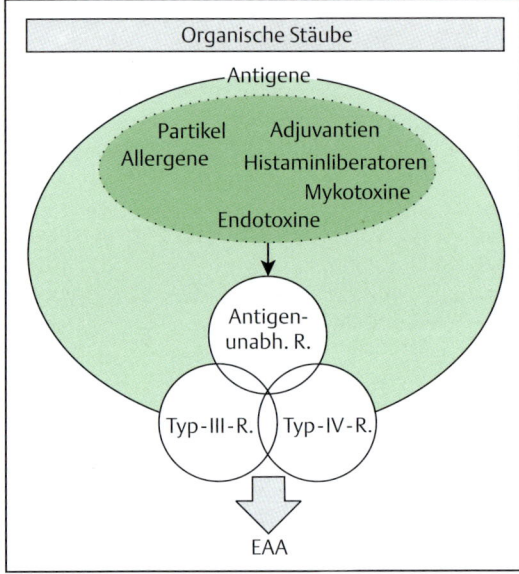

Abb. **1** Komponenten organischer Stäube mit potentieller Bedeutung für die Entwicklung einer exogen allergischen Alveolitis (EAA) und die durch sie möglicherweise ausgelösten Reaktionen (nach Vogelmeier u. Mitarb., 1995)

2.4.1 Typ-III-Reaktion

In den 60er Jahren wurde als Pathomechanismus für die EAA eine einfache Typ-III-Reaktion nach Coombs und Gell, d.h. eine Aktivierung des Komplementsystems durch Antigen-Antikörper-Komplexe, angenommen, nachdem Pepys im Blut von Patienten mit Farmerlunge den Nachweis von präzipitierenden Antikörpern gegen im Heu enthaltene Antigene führen konnte. Später wurden neben diesen antigenspezifischen Antikörpern der Klasse IgG auch Antikörper der Klassen IgA und IgM sowohl im Plasma als auch in der bronchoalveolären Lavageflüssigkeit (BAL) von Patienten mit EAA entdeckt. Auch konnten in der BAL von EAA-Patienten erhöhte Spiegel der Komplementfaktoren C1q, C3 und C5a gemessen werden.

Gegen eine primäre Typ-III-Reaktion – bei der definitionsgemäß eine Vaskulitis vorliegt – spricht, daß in Lungenbiopsien von Patienten mit EAA nur vereinzelt der Nachweis einer Vaskulitis gelang. Daneben korreliert weder der Nachweis von Präzipitinen mit der Prävalenz von Symptomen noch das Ausmaß der beobachteten Alveolitis mit den Antikörperspiegeln. Außerdem fanden sich in der BAL und im Serum von Patienten mit EAA und von asymptomatischen exponierten Personen überlappende Spiegel an antigenspezifischen IgA- und IgG-Antikörpern.

2.4.2 Typ-IV-Reaktion

In der BAL von Patienten mit EAA findet sich in den ersten 24 bzw. 48 Stunden nach Antigenexposition eine ausgeprägte Vermehrung der neutrophilen Granulozyten. Später stellt sich eine lymphozytäre

Alveolitis ein, bei der im allgemeinen die T-Suppressorzellen überwiegen. Die histologische Untersuchung von Lungengewebe von Patienten mit EAA zeigt neben Granulomen hauptsächlich aus Makrophagen und Lymphozyten bestehende interstitielle und alveoläre Infiltrate. Diese zytologischen und histologischen Befunde führten zu der Hypothese, daß eine Typ-IV-Reaktion, d.h. eine zellvermittelte Immunreaktion, zur Pathogenese der EAA beiträgt. Unterstützt wird diese Vermutung durch den Nachweis von aktivierten Alveolarmakrophagen in Gewebsläsionen sowie von aktivierten T-Zellen in der BAL. Darüber hinaus wurden im Blut von Patienten mit EAA sensibilisierte antigenspezifische T-Lymphozyten erfaßt, die *in vitro* Lymphokine freisetzen und eine antigeninduzierte Blastogenese zeigen.

Gegen eine überwiegende Bedeutung der lymphozytären Alveolitis für die Pathogenese der EAA spricht, daß auch bei asymptomatischen Exponierten häufig eine signifikante Vermehrung der Lymphozyten in der BAL vorliegt, die teilweise über Jahre persistiert. Zudem konnte keine Korrelation zwischen der Lymphozytenzahl und den nachweisbaren Lungenfunktionsveränderungen festgestellt werden.

2.4.3 Antigenunabhängige Reaktionen

Zahlreiche Befunde sprechen dafür, daß auch antigenunabhängige Mechanismen maßgeblich an der Entstehung der EAA beteiligt sind. So enthält Farmerstaub u.a. inerte Partikel wie pflanzliche Abbauprodukte, Stärkekörner und Bodenbestandteile einschließlich Silikaten. Solche inerten organischen Partikel können – entsprechende Mengen vorausgesetzt – eine signifikante Komplementaktivierung auslösen. Schließlich enthalten organische Stäube Typ-I-Allergene, proteolytische Enzyme (die das Komplement- und das Kallikreinsystem aktivieren können), Histaminliberatoren, Mykotoxine und Endotoxine. Die Endotoxine sind von besonderem Interesse, da sie in der Lage sind, klinische Reaktionen auszulösen, die mit dem akuten Schub der EAA vergleichbar sind. Endotoxine oder Lipopolysaccharide (LPS) sind Zellwandbestandteile von gramnegativen Bakterien, die unter anderem in Exkrementen von Vögeln enthalten sind. LPS regen Makrophagen zur Synthese und Freisetzung verschiedener Zytokine an, wodurch die typischen Endotoxinreaktionen wie Fieber und Schüttelfrost vermittelt werden.

Literatur

Bergmann, K.-Ch.: Die Pathogenese der exogen-allergischen Alveolitis: Eine Immunregulationsstörung? Allergologie 13 (1990) 85–90

Costabel, U.: The alveolitis of hypersensitivity pneumonitis. Europ. Respir. J. 1 (1988) 5–9

Fink, J.N.: Hypersensitivity pneumonitis. Clin. Chest Med. 13 (1992) 303–309

Malmberg, P.: Health effects of organic dust exposure in dairy farmers. Amer. J. Ind. Med. 17 (1990) 7–15

Reynolds, H.Y.: Hypersensitivity pneumonitis: correlation of cellular and immunologic changes with clinical phases of disease. Lung 166 (1988) 189–208

Salvaggio, J.E.: Hypersensitivity pneumonitis. J. All. clin. Immunol. 79 (1987) 558–571

Salvaggio, J.E.: Recent advances in pathogenesis of allergic alveolitis. Clin. exp. Allergy 20 (1990) 137–144

Sennekamp., H.-J.: Exogen allergische Alveolitis und allergische bronchopulmonale Mykosen. Bücherei des Pneumologen, Band 10. Thieme, Stuttgart 1984

Vogelmeier C., G. Mazur, A. Pethran, T. Beinert, R. Buhl, W.-M. Becker: Immunpathogenese der exogen-allergischen Alveolitis. Immun. Infekt. 23 (1995) 86–91

2.5 Allergische Kontaktdermatitis, atopische Dermatitis, Urtikaria

T. Werfel, A. Kapp

2.5.1 Allergische Kontaktdermatitis

Die allergische Kontaktdermatitis stellt eine Hypersensitivitätsreaktion vom verzögerten Typ dar. Nach der zwar stark vereinfachenden, aber aus didaktischen Gründen noch immer gebräuchlichen Einteilung von Coombs und Gell (Tab. **1**) handelt es sich bei der allergischen Kontaktdermatitis um eine Typ-IV-Reaktion.

Die allergische Kontaktdermatitis wird in der Regel durch niedermolekulare Haptene hervorgerufen, die erst durch Bindung an körpereigene Proteine zum Allergen werden. Unter normalen Umständen penetrieren insbesondere Moleküle unter 1 kD in die Haut. So konnte das Hapten Dinitrochlorbenzol (DNCB) innerhalb von 30 Minuten nach epikutaner Applikation in der Epidermis nachgewiesen werden. Die meisten Haptene binden kovalent an Trägermoleküle (Serumproteine, Zellmembranproteine). Die meisten Kontaktallergene führen nur bei einer Minderheit der exponierten Menschen zur Sensibilisierung. Das bedeutet, daß Toleranzmechanismen für die Mehrzahl der Exponierten wirksam sind. Sicher ist jedoch, daß es eine große Variabilität in der Anfälligkeit für eine Sensibilisierung gibt. In experimentellen Studien konnte gezeigt werden, daß ein kleiner Teil der Bevölkerung auch nicht gegenüber starken Allergenen wie DNCB sensibilisiert werden kann. Sicher ist auch, daß die allergene Potenz von vielen Kontaktallergenen mit einer gleichzeitig hautirritativen Wirkung assoziiert ist. Experimentelle Studien mit DNCB, aber auch Zwillingsstudien und Tierexperimente sprechen für eine genetische Prädisposition als Risikofaktor für die allergische Kontaktdermatitis. Die Rolle von HLA-Antigenen wird dabei z.Z. kontrovers diskutiert. Wie für DNCB gezeigt, dauert die Sensibilisierung nach Erstkontakt ca. 14 Tage. Das Kontaktallergen bindet an epidermale Langerhans-Zellen, die dieses dann internalisieren. Die Sensibilisierung wird durch Langerhans-Zellen, die mit dem entsprechenden Allergen aus der Epidermis über afferente Lymphgefäße in Lymphknoten einwandern, eingeleitet. Die Antigenpräsentation findet in Assoziation zu MHC-Klasse-II-Molekülen (HLA-DR, -DP, -DQ) an T-Lymphozyten in den parakortikalen Regionen der Lymphknoten statt. Die klinische Symptomatik (s. Kap. 5.8.1) wird nach wiederholtem Allergenkontakt ausgelöst, wenn Antigen präsentierende Zellen spezifische Lymphozyten sowohl in regionalen Lymphknoten als auch in der Haut aktivieren. Dabei kommt es zur Proliferation von Lymphozyten und zur Sekretion von Lymphokinen.

Die allergische Kontaktdermatitis ist für das hierzulande häufigste Kontaktallergen Nickelsulfat besonders detailliert untersucht. Daher werden am Beispiel der Nickelallergie exemplarisch derzeit bekannte Mechanismen der allergischen Kontaktdermatitis dargestellt: Nickelsulfat gelangt in der Regel von außen, selten über den Blutweg (über nickelhaltige Nahrungsmittel wie z.B. Schokolade, Soja oder Hülsenfrüchte) in die Haut. Das Metallion bindet vorzugsweise an die Aminosäure Histidin in körpereigenen Peptiden. Ein Teil dieser nun nickelhaltigen Peptide bindet wiederum an MHC-Klasse-II-Moleküle, die konstitutionell in der Haut auf Antigen präsentierenden Langerhans-Zellen oder dendritischen Zellen exprimiert werden. Nickel induziert außerdem unspezifisch die Expression von Adhäsionsmolekülen auf Endothelzellen, die bei der Auswanderung von Lymphozyten in die Haut von funktioneller Bedeutung sind. Nach der Sensi-

Tabelle **1** Einteilung der allergischen Reaktionen nach Coombs und Gell

Typ	Auslöser der Reaktion	Zeit[1]	Klinische Beispiele
I	Antigen und IgE	s/min.	Urtikaria, Angioödem
II	Antigen, Antikörper, Komplement	6–12 h	Purpura
III	Antigenhaltige Immunkomplexe	6–12 h	Vaskulitis, Urtikariavaskulitis
IV	Antigen und T-Lymphozyten	24–96 h	allergische Kontaktdermatitis, allergische Kontaktstomatitis

[1] zwischen Allergenkontakt und Auftreten von Symptomen bei vorhandener Sensibilisierung

bilisierungsphase kommt es bei erneutem Allergenkontakt zur „Booster"-Reaktion im regionalen Lymphknoten und zur Zunahme spezifischer T-Lymphozyten in der Zirkulation (Tab. 2). Die Auswanderung in die Haut wird wahrscheinlich durch die Bindung zwischen sog. „Homingfaktoren" auf ihren Membranen, wie dem „cutaneous lymphocyte antigen" (CLA), und hochregulierten Adhäsionsmolekülen auf kutanen Gefäßen, wie dem „endothelial leukocyte adhesion molecule 1" (ELAM-1), eingeleitet. Dort treffen nickelspezifische Lymphozyten aufgrund der enorm großen Zelloberfläche der dendritischen Zellen mit hoher Wahrscheinlichkeit auf den trimolekularen Komplex, bestehend aus Nickel-Peptid-MHC-Klasse-II-Protein, was zur Aktivierung der Zellen in situ führt.

Histologisch ist die akute allergische Kontaktdermatitis charakterisiert durch ein Ödem und eine schwammige Auflockerung (Spongiose) der Epidermis, ein Ödem auch im Bereich der oberen Dermis und mononukleäre Infiltrationen in der Dermis. Auch in die Epidermis infiltrieren mononukleäre Zellen. Die Infiltrate bestehen in der Regel zum Großteil aus $CD4^+$-T-Helfer-Lymphozyten; allerdings werden auch unterschiedlich hohe Anteile an $CD8^+$-T-Zellen in ekzematösen Hautveränderungen gefunden. Weiterhin infiltrieren auch Blutmonozyten und wenige basophile Granulozyten die Haut und tragen mit ihren Mediatoren zur Entzündungsreaktion bei. Neben Langerhans-Zellen, die in diesen Hautveränderungen in höherer Zahl angetroffen werden, exprimieren auch Keratinozyten und Infiltratzellen als Zeichen der Aktivierung MHC-Klasse-II-Moleküle. Diese Reaktion wird insbesondere durch IFN-γ, welches von T-Lymphozyten sezerniert wird, induziert. Das Maximum der Infiltration nach Allergenexposition liegt bei 48–72 Stunden, was für die Beurteilung bei Epikutantestungen (s. Kap. 3.3) wichtig ist. Bei ausbleibender kontinuierlicher Allergenexposition wird die Reaktion unter dem Einfluß von Makrophagenmediatoren (z.B. Prostaglandinen), $CD8^+$-T-Suppressorzellen und evtl. auch durch Interaktionen von Keratinozyten mit T-Zellen herunterreguliert.

2.5.2 Atopische Dermatitis

Die Pathogenese der atopischen Dermatitis ist noch nicht völlig geklärt. Die Diskussion über die Ursache der Erkrankung wird durch ihre zahlreichen Synonyma reflektiert (Tab. 3), die sich auf exogene, aber auch auf endogene Auslöser beziehen, von denen man annimmt, sie seien für die Entstehung oder für die Verschlechterung der klinischen Symptomatik verantwortlich. Zahlreiche Pathogenesekonzepte werden z.Z. erforscht. Trotz verschiedener experimenteller Ansätze sind zwei Punkte hervorzuheben, die im komplexen pathophysiologischen Prozeß dieser Erkrankung von Bedeutung sind: der genetische Einfluß und die Assoziationen mit anderen Erkrankungen des atopischen Formenkreises, was auf die mögliche Rolle von Umweltallergenen/Atopenen und spezifischem IgE hinweist. Im letzten Jahrzehnt kam es zu einem exponentiellen Zuwachs an Wissen über die Mechanismen der allergischen Entzündung. Insbesondere gibt es zunehmend mehr Befunde, die zeigen, daß ähnliche Pathomechanismen an den verschiedenen atopischen Erkrankungen (all-

Tabelle 2 Wichtige immunologische Befunde zur allergischen Kontaktdermatitis

Sensibilisierungsphase:	Allergenbindung, ggf. Allergenprozessierung durch epidermale Langerhans-Zellen und dermale dendritische Zellen Einwanderung dieser Zellen in regionale Lymphknoten Antigenpräsentation an T-Lymphozyten in parakortikalen Regionen der regionalen Lymphknoten
Restimulationsphase:	Allergenbindung, ggf. Allergenprozessierung durch epidermale Langerhans-Zellen und dermale dendritische Zellen Aktivierung von antigenspezifischen T-Lymphozyten in der Haut und in regionalen Lymphknoten Proliferation und Aktivierung von spezifischen T-Zellen. Aktivierung des umgebenden mononukleären Infiltrats sowie von residenten Zellen der Haut Ödembildung, Spongiose, Vasodilatation

Tabelle 3 Synonyme der atopischen Dermatitis

Brocq/Jacquet	1891	Neurodermite
Besnier	1892	Prurigo (Besnier)
Walzer	1929	Atopisches Ekzem
Rost/Marchionini	1932	Früh-/Spätexsudatives Ekzematoid
Sulzberger/Wise	1933	Atopic Dermatitis
Gottron/Korting	1935/1954	Endogenes Ekzem
Schnyder/Borelli	1958	Neurodermitis constitutionalis sive atopica

ergisches Bronchialasthma, allergische Rhinokonjunktivitis und atopische Dermatitis) beteiligt sind.

Zahlreiche Studien sprechen für eine genetische Basis der atopischen Dermatitis. So zeigen monozygote Zwillinge eine höhere Konkordanzrate für die atopische Dermatitis (Risiko 0,72) als dizygote (Risiko 0,23). Die atopische Diathese der Mutter stellt ein höheres Risiko als eine entsprechende Disposition des Vaters dar. Kürzlich wurde über ein genetisches „Linkage" zwischen atopischen Atemwegserkrankungen und dem Chromosomen-Locus 11q13 berichtet. Allerdings zeigte die Zusammenhangsanalyse zwischen Atopie und Markern für den Chromosomen-Locus 11q13, bei der 95 Familien mit Probanden mit einer aktiven atopischen Dermatitis untersucht wurden, keine größere Relevanz dieses Locus für das Krankheitsbild.

Es gibt zahlreiche Studien, die über eine Dysregulation der humoralen und der zellulären Immunantwort bei Patienten mit atopischer Dermatitis berichten. Die wichtigsten Befunde sind in Tab. 4 zusammengefaßt.

Im peripheren Blut ist die atopische Dermatitis durch zahlreiche zelluläre Dysfunktionen, besonders im T-Zell-Kompartiment, charakterisiert. Numerische und funktionelle „Defekte" sind für natürliche Killerzellen, für zytotoxische und für Suppressor-T-Zellen beschrieben worden. Darüber hinaus wurden neben diesen zellassoziierten Defekten der Lymphozyten auch Defekte der Monozyten- und Neutrophilen-Chemotaxis beobachtet, denen eine mögliche Rolle bei der gesteigerten Empfänglichkeit der Patienten gegenüber Infektionen, besonders mit Staphylococcus aureus, zugeschrieben wurde. Allerdings bilden sich die o.g. „Störungen" während der Remission des Krankheitsbildes meist zurück. Daher ist es möglich, daß die genannten Veränderungen eher Epiphänomene der Entzündung als Zeichen eines Immundefektes repräsentieren.

Histologisch ähneln die Hautläsionen der atopischen Dermatitis denen einer allergischen Kontaktdermatitis. Die Keratinozyten in läsionaler atopischer Haut zeigen eine lokale Expression des Adhäsionsmoleküls ICAM-1. Die Lymphozyten in Hautläsionen haben vorwiegend den Phänotyp CD4-positiver Helferzellen, die Majorität exprimiert HLA-DR als Zeichen der intraläsionalen Aktivierung. Akute Läsionen zeigen Mastzellen in normaler Zahl mit unterschiedlichem Grad der Hypogranulation, wohingegen signifikant erhöhte Zahlen von normal granulierten Mastzellen in subakuten Läsionen in lichenifizierter Haut nachzuweisen sind. Darüber hinaus zeigen einige dieser Zellen Mitosefiguren. Signifikante Ablagerungen der Eosinophilen-Proteine MBP und EPX konnten in der Ekzemhaut der Patienten mittels immunhistochemischer Techniken als Zeichen der „Degranulation" am Entzündungsort dargestellt werden. Außerdem bestand eine Korrelation zwischen Krankheitsaktivität und Ablagerung der Eosinophilen-Proteine. Eine Akkumulation der Eosinophilen ist allerdings sehr selten in Biopsiematerial von chronisch ekzematöser Haut der Patienten mit Hilfe der Hämatoxylin-Eosin-Färbung nachzuweisen. Wie in einigen Studien gezeigt wurde, ist aber eine „Ruptur" der Eosinophilen im Gewebe üblicherweise mit einem Verlust der morphologischen Identität vergesellschaftet.

Im letzten Jahrzehnt wurden insbesondere Besonderheiten der T-Lymphozytenfunktion herausgearbeitet, die als Grundlage der Erkrankung im Vordergrund stehen könnten. Schon lange ist bekannt, daß die Serum-IgE-Spiegel bei der Erkrankung erhöht sind, insbesondere auch spezifische IgE, die gegen Umweltallergene (Atopene) wie Pollen, Tierepithelien oder Milbenantigene gerichtet sind. Da die IgE-Synthese T-Zell-abhängig reguliert wird, hat sich in den letzten Jahren das Interesse auf die Analyse der T-Zell-Antwort bei atopischer Dermatitis gerichtet. Langerhans-Zellen exprimieren Fc-Rezeptoren für IgE in der Haut bei atopischer Dermatitis. In Ekzemreaktionen, die mittels Epikutantesten mit Umweltallergenen (wie Hausstaubmilben oder Gräserpollen) hervorgerufen werden, befinden sich Langerhans-Zellen, die spezifische Antigene und IgE auf ihren Membranen tragen. Es gibt experimentelle Hinweise,

Tabelle 4 Wichtige immunologische Befunde bei atopischer Dermatitis

1. Dysregulation von T-, NK-Zellen und myeloiden Zellen im Blut; erhöhtes Gesamt-IgE, atopenspezifisches IgE im Blut
2. Expression von IgE-Rezeptoren auf Langerhans-Zellen, Allergenpräsentation von Atopenen über gebundenes IgE
3. Infiltration und Aktivierung von atopenspezifischen Th2-Lymphozyten in akuten sowie Th1- und Th0-Zellen in chronischen Läsionen
4. In-situ-Aktivierung von anderen mononukleären Zellen, von eosinophilen Granulozyten und von residenten Zellen (z.B. Keratinozyten, Mastzellen)

daß eine Antigenpräsentation in läsionaler Haut über membrangebundenes IgE an infiltrierende T-Lymphozyten möglich ist. Diese Befunde stützen die Hypothese, daß eine IgE-vermittelte „Kontaktüberempfindlichkeit" eine entscheidende Rolle in der Pathogenese der atopischen Dermatitis spielt. Möglicherweise müssen die Allergene dabei gar nicht immer von außen auf die Haut kommen, sondern können wie im Falle von Nahrungsmitteln als Schubfaktoren für die atopische Dermatitis hämatogen in die Haut gelangen.

Von großem Interesse ist derzeit die Untersuchung der Zytokinproduktion von spezifischen T-Lymphozyten bei allergischen Erkrankungen (Abb. 1). CD4[+]-T-Helferzellen werden aufgrund ihrer Zytokinsekretionsmuster derzeit in drei Hauptgruppen eingeteilt: Th1-Zellen sezernieren u.a. IFN-y und IL-2, während Th2-Zellen u.a. IL-4 und IL-5 produzieren. Th0-Zellen haben ein „gemischtes" Zytokinproduktionsmuster. Die Zytokinproduktion von klonierten Allergen-spezifischen T-Lymphozyten aus Epikutantestreaktionen auf Atopene entspricht in der Mehrzahl der Zellen der des Th2-Typs.

Aufgrund dieser Befunde könnte die Entwicklung der Entzündungsantwort bei der atopischen Dermatitis des Erwachsenen auf einen Allergen-spezifischen Prozeß zurückgeführt werden, der

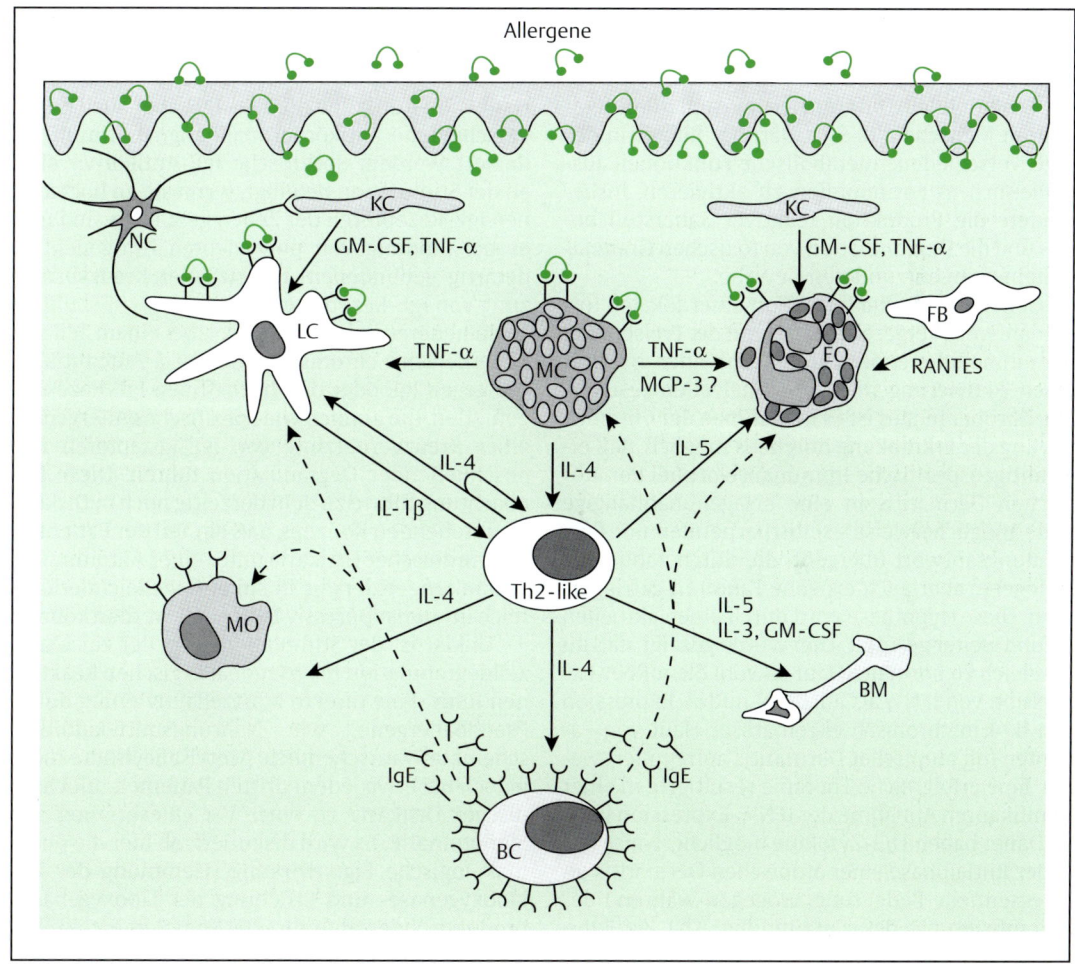

Abb. 1   Mögliche Zytokininteraktionen und ihre pathophysiologische Bedeutung in der Pathogenese der atopischen Dermatitis. BC = B-Lymphozyt, BM = Knochenmark, EO = eosinophiler Granulozyt, FB = Fibroblast, NC = Nervenzelle, KC = Keratinozyt, LC = Langerhans-Zelle, MO = Monozyt, MC = Mastzelle. Detaillierte Erklärung im Text.

möglicherweise durch Langerhans-Zellen vermittelt wird. Wie kürzlich gezeigt, können Langerhans-Zellen von Patienten mit atopischer Dermatitis nur dann Hausstaubmilben-Allergene präsentieren, wenn die Zellen IgE-positiv sind. Inhalative Allergene, die die Haut von Patienten mit atopischer Dermatitis penetrieren, induzieren dann die Aktivierung von Langerhans-Zellen. Dieses führt zu einer Stimulation von Atopen-spezifischen Helfer-T-Lymphozyten, die wiederum IL-4, IL-5 und andere relevante Zytokine sezernieren. IL-4 beeinflußt u.a. die IgE-Synthese, vor allem den „Switch" von IgM nach IgE, und ist darüber hinaus in der Lage, den niedrigaffinen Rezeptor für IgE (CD23) auf Langerhans-Zellen und Monozyten hochzuregulieren. Außerdem kontrolliert IL-4 die selektive Transmigration eosinophiler Granulozyten durch das Endothel bei Atopikern. Das „Th2-Produkt" IL-5 ist das wahrscheinlich bedeutendste Zytokin für die Eosinophilen-Differenzierung und -Proliferation im Menschen. IL-5 ist darüber hinaus in der Lage, verschiedene metabolische Funktionen ausschließlich in Eosinophilen zu aktivieren, insbesondere die Produktion reaktiver Sauerstoffspezies und die Degranulation von toxischen Granulaproteinen im entzündeten Gewebe.

Generell kann die Induktion einer lokalen Immunantwort, vergesellschaftet mit der Freisetzung immunmodulierender Zytokine, in einer systemischen Aktivierung relevanter Zielzellen resultieren. Darüber hinaus ist es im Rahmen der Chronifizierung der Erkrankung durchaus möglich, daß eine antigenspezifische Immunantwort bei der atopischen Dermatitis in eine antigenunabhängige und – möglicherweise – selbstperpetuierende Entzündungsantwort übergeht, die durch zahlreiche endogene, aber auch exogene Faktoren getriggert wird. Diese Hypothese wird durch einen aktuellen Befund weiter gestützt: Hier wurde gezeigt, daß im Vergleich zu normaler Haut sowohl die mRNA-Expression von IFN-γ als auch die mRNA-Expression von IL-4 in chronisch ekzematöser Haut von Patienten mit atopischer Dermatitis aufreguliert waren. Eine erfolgreiche Therapie resultierte in einer signifikanten Abnahme der IFN-γ-Expression in situ. Daher haben Th2-Zytokine möglicherweise nur in der Initialphase einer atopischen Dermatitis eine essentielle Bedeutung, wogegen während der Chronifizierung der Entzündung Th1-Zytokine, wie z.B IFN-γ, kritisch für die Propagation der Entzündungsantwort sein können.

2.5.3 Urtikaria

Wie in Kapitel 5.8.3 ausführlicher dargestellt, handelt es sich bei der Urtikaria bzw. bei dem Angioödem um eine heterogene Gruppe von Erkrankungen mit unterschiedlichen Pathomechanismen. Das zentrale Ereignis bei der Entstehung von Quaddeln bzw. Angioödemen ist die Degranulation von Mastzellen, die eine Reihe von Mediatoren, wie z.B. Histamin, ausschütten. Histologisch führt dieses zu einem dermalen Ödem bei der Urtikaria bzw. zu einem subkutanen oder submukösen Ödem beim Angioödem. Es gibt ein unterschiedlich ausgeprägtes Infiltrat, in dem bei der chronischen Urtikaria CD4$^+$-T-Helfer-Lymphozyten dominieren. Eine Sonderform stellt die Urtikariavaskulitis dar, bei der sich ein vornehmlich neutrophiles Infiltrat im Bereich der Venolen findet.

Die Degranulation von Mastzellen in humaner Haut kann durch spezifisches IgE, aber auch durch verschiedene antikörperunabhängige Stimuli induziert werden. Spezifische IgE-Antikörper sind an der Stimulation beteiligt, wenn sie an hochaffinen IgE-Rezeptoren der Zellen gebunden sind und es bei Bindung von polyvalenten Antigenen an derartig gebundenem IgE zu einer Kreuzvernetzung von IgE-Rezeptoren kommt.

In neueren Arbeiten wurden bei einem Teil der Patienten mit chronischer Urtikaria Autoantikörper gegen IgE oder den hochaffinen IgE-Rezeptor gefunden, die ähnlich wie spezifisches Allergen zu einer Kreuzvernetzung von IgE-Rezeptoren mit anschließender Degranulation führen. Diese Beobachtung führte zu dem derzeitig noch in Diskussion stehenden Konzept, daß ein Teil der Patienten mit chronischer Urtikaria unter einer Autoimmunerkrankung leidet, die in Zukunft vielleicht erfolgreich immunsuppressiv behandelt werden könnte.

Unklar ist der Stimulationsweg, der zur Mastzelldegranulation bei pseudoallergischen Reaktionen führt. Eine direkte Mastzellaktivierung durch Pseudoallergene, wie Nahrungsmitteladditiva, scheint unwahrscheinlich. Acetylsalicylsäure führt jedoch bei etwa jedem dritten Patienten mit chronischer Urtikaria zu einer Verschlechterung der Symptomatik. Es wird diskutiert, ob hier die pharmakologische Eigenwirkung (Hemmung der Zyklooxygenase- und Erhöhung der Lipoxygenaseprodukte) oder eine direkte Komplementaktivierung zu den pseudoallergischen Reaktionen auf Acetylsalicylsäure bei diesen Patienten beiträgt.

Die Komplementfragmente C3a, C4a und C5a, die im Rahmen der Aktivierung der Kaskade generiert werden, führen zur Freisetzung von Mediatoren aus Mastzellen. Diese Peptide werden Anaphylatoxine genannt. Sie können über spezifische Rezeptoren unabhängig von spezifischem IgE mit der Zellmembran von Hautmastzellen und Basophilen interagieren. Klinisch führt die Injektion von C5a in humane Haut zu einer urtikariellen Reaktion. In vitro führt C5a zur intrazellulären Aktivierung von Hautmastzellen und zur Histaminausschüttung. Eine systemische Komplementaktivierung ist selten bei Urtikaria nachweisbar, so daß man von einer Generierung der Anaphylatoxine in der Haut ausgeht.

Ein weiterer gut untersuchter Faktor, der zur Mastzellstimulation führen kann, ist Substanz P. Substanz P ist ein Neuropeptid, das aus sensiblen, kutanen Nervenfasern vom Typ C stammt. Substanz P ist selbst ein starker Vasodilatator.

Ein derzeit intensiv untersuchtes Phänomen sind sog. Histamin-Releasing-Faktoren (HRF) aus hämatopoetischen Zellen. Eine Vielzahl von Zellen sezerniert derartige Faktoren, die zur Mastzelldegranulation führen. Ein erster HRF wurde 1995 kloniert und sequenziert. Da der Stellenwert von HRF bei der Auslösung der klinischen Reaktionen noch nicht gesichert ist, wird auf die aktuelle Literatur verwiesen. Schließlich führen einige Medikamente wie Opiate zur Mastzelldegranulation und können so die klinische Reaktion verstärken.

Der wichtigste Mediator, der bei der Degranulation freigesetzt wird, ist Histamin. Die Injektion von Histamin in die Haut führt zu einer urtikariellen Reaktion, die klinisch den Hautveränderungen bei der Urtikaria gleicht. Histamin führt zur Vasodilatation und Ödembildung, zur Kontraktion der glatten Muskeln (Folgen: u.a. Bronchospasmus, Darmkoliken), zur Stimulation der sensiblen Nerven (Folge: Juckreiz) und via H_2-Rezeptoren auf Lymphozyten auch zur Modulation der Immunantwort.

In allen Entzündungsreaktionen führt ein Anstieg der Permeabilität von Gefäßen zur Aktivierung des Plasma-Kininsystems. Kinine sind Oligopeptide, die als potente Vasodilatatoren die Ödeme bei der Urtikaria oder dem Angioödem verstärken können.

Die Reaktion kann durch die Autoaktivierung von Faktor XII (Hagemann-Faktor) an negativ geladenen Oberflächen eingeleitet werden. Auch Heparine und Chondroitinsulfate aus Mastzellen oder Basophilen können zur Aktivierung von Faktor XII führen, so daß ein direkter Bezug zur urtikariellen Reaktion gegeben ist.

Mastzellen setzen weiterhin Proteasen frei (Tryptase, Chymase und Carboxypeptidase). Diese können die urtikarielle Reaktion verstärken, indem sie Komplement und Faktor XII aktivieren, wodurch Anaphylatoxine und Kinine gebildet werden. Auch haben sie eine degranulierende Wirkung auf andere Mastzellen. Weiterhin können sie Kollagen und Grundsubstanz in der Dermis verdauen und so die Bewegung von Phagozyten erhöhen.

Abschließend soll kurz auf die Pathomechanismen der *klinischen Sonderformen* der Urtikaria eingegangen werden, die in Kapitel 5.8.3 ebenfalls dargestellt werden:

Bei physikalischer Urtikaria kommt es durch unterschiedliche physikalische Stimuli zur Ausbildung von Quaddeln. Da diese Reaktionen durch definierte Reize reproduzierbar bei denselben Patienten immer wieder erzeugt werden können, sind die Mediatoren bei physikalischer Urtikaria vergleichsweise gut untersucht (Tab. 5).

Die *Urticaria factitia* kann passiv durch Immunglobuline (meist IgE) transferiert werden. Die Reaktion tritt nur dann auf, wenn eine Mastzelldegranulation stattfinden kann.

Die *Kälteurtikaria* kann IgE-vermittelt sein; es können aber auch andere Immunglobuline (Kryoglobuline) oder Kryofibrinogen beteiligt sein. Histamin ist der wichtigste Mediator bei der Kälteurtikaria, und eine Reihe weiterer Mastzellprodukte sind bei der Kälteurtikaria beschrieben worden (Tab. 5).

Bei der *cholinergen Urtikaria* sind neben Acetylcholin andere Mediatoren involviert: So wurde erhöhtes Plasmahistamin im Krankheitsschub beschrieben; auch wurde die Freisetzung von eosinophilotaktischen Peptiden und NCF beobachtet.

Bei Urticaria factitia, Kälte- und cholinerger Urtikaria findet man in der frühen Phase neutrophile und eosinophile Granulozyten und später mononukleäre Zellen.

Bei der *verzögerten Druckurtikaria* sprechen Antihistaminika nicht an, so daß Histamin wahrscheinlich keine entscheidende Rolle spielt. Histo-

Tabelle 5 Mediatoren bei physikalischer Urtikaria

Urticaria factitia	Histamin, Kinine, Substanz P
Kälteurtikaria	Histamin, PGD_2, PAF, LTE_4, NCF, eosinophilotaktisches Peptid
Druckurtikaria	Histamin, LTB_4, LTC_4
Cholinergische Urtikaria	Histamin, eosinophilotaktische Peptide, NCF

logisch findet man bei der Druckurtikaria in der Frühphase neutrophile und eosinophile Granulozyten, später dann neben eosinophilen Granulozyten auch mononukleäre Zellen in den Läsionen. Die Verzögerung der Reaktion hängt wahrscheinlich mit der langsamen Einwanderung dieser Zellen zusammen, deren Sekretionsprodukte die klinische Reaktion einleiten.

Der *Urtikariavaskulitis* liegt eine Immunkomplexreaktion zugrunde (Arthus-Reaktion). Diese führt zur Infiltration mit Neutrophilen und zum histologischen Bild einer leukozytoklastischen Vaskulitis. Immunkomplexe aktivieren Komplement über den klassischen Weg. Die systemische Komplementaktivierung ist häufig meßbar, und Komplementspaltprodukte sind an den Gefäßwänden nachweisbar. Das klinische Bild der Urtikaria wird bei dieser Sonderform der Immunkomplexvaskulitis wahrscheinlich vor allem durch C3a und C5a hervorgerufen, die zur Mastzelldegranulation führen.

Die Ursache des *hereditären Angioödems* (HAE) ist ein funktioneller Mangel des C1-Esterase-Inhibitors (C1-INH), einem Regulationsprotein des klassischen Komplementreaktionsweges (s. Kap. 5.8.3 und 6.1). C1-INH ist kein Enzym, er hemmt die Startphasen des Gerinnungs-, Fibrinolyse-, Kinin- und Komplementsystems, indem er stöchiometrisch mit aktiviertem C1, aktiviertem Hagemann-Faktor (XIIa), Faktor XIa, Plasma-Kallikrein und Plasmin nicht mehr dissoziierbare Komplexe bildet. Ein Mangel an funktionell aktivem C1-INH führt bei den meisten Betroffenen nach Bagatelltraumata, Streßsituationen oder auch spontan über eine Aktivierung des klassischen Weges des Komplementsystems und des Kininsystems zu einer erhöhten Gefäßpermeabilität. Da C1-INH den einzigen natürlichen Inhibitor von aktiviertem C1 darstellt, kommt es im Komplementsystem zu einem konsequenten Verbrauch der Substrate C2 und C4, deren Konzentrationen daher bei HAE-Patienten im Erkrankungsschub erniedrigt sind. Es wird angenommen, daß das Angioödeme verursachende Peptid sich von C2 ableitet. Unter Einwirkung von Plasmin entsteht aus C2b ein vasoaktives Spaltprodukt mit permeabilitätssteigernder Aktivität. Bereits 1 nmol dieser Substanz genügt, um eine Erhöhung der Gefäßpermeabilität in menschlicher Haut hervorzurufen. Andererseits besitzt C1-INH auch wichtige Regulationsfunktionen im Gerinnungs-Kinin-System, indem er die ständige Autoaktivierung des Hagemann-Faktors (Faktor XII) hemmt. Bei verminderter C1-INH-Aktivität kommt es somit zu vermehrter Bildung von aktiviertem Faktor XIIa, welcher wie oben dargestellt das Kallikrein-Kinin-System aktiviert und die Erhöhung der Vasopermeabilität einleitet.

Literatur

Böhler, U., V. Wienert: Hereditäres Angioödem: Klinik, Pathophysiologie und Therapie. Haut und Geschlechtskrankheiten 70 (1995) 482–495

Hide, M., D.M. Francis, C.E.H. Grattan, R.M. Barr, R.K. Winkelmann, M.W. Greaves: The pathogenesis of chronic idiopathic urticaria: new evidence suggests an autoimmune basis and implications for treatment. Clin. exp. Allergy (1994) 24:624–627

Kapp, A.: Atopic dermatitis – the skin manifestation of atopy. Clin. exp. Allergy 25 (1995) 210–219

Leung, D.Y.M.: Immunopathology of atopic dermatitis. Springer Semin. Immunopathol. 13 (1992) 427–440

Omerod, A.D.: Urtikaria – Pathophysiologie. In: Holgate, S., M.K. Church, A. Kapp (Hrsg.): Allergologie. Ullstein, Wiesbaden 1995

Werfel, T., A. Kapp: Atopic and allergic contact dermatitis. In: Holgate S., M.K. Church: Allergy. 2 Ed, Marby, London (1998) (in press)

Werfel, T., A. Kapp: Zytokine als Mediatoren allergischer Organreaktionen. Allergologie 20 (1997) 546–550

2.6 Gastrointestinale Allergie

S. C. Bischoff

Es ist allgemein bekannt, daß allergische Reaktionen auf Nahrungsmittel verschiedene Organsysteme betreffen können. Eines davon ist der Gastrointestinaltrakt, der zugleich Ort der Allergenaufnahme als auch Schockorgan darstellt. Für die Nahrungsmittelallergie, die sich am Gastrointestinaltrakt manifestiert, herrscht besonders große Unklarheit hinsichtlich Definition, Epidemiologie, Pathogenese, Diagnostik, klinischer Relevanz und Therapie. Die bisher entwickelten Konzepte zur Pathophysiologie intestinaler Überempfindlichkeitsreaktionen orientieren sich an Mechanismen, die an der Haut bzw. am Respirationstrakt erarbeitet wurden.

2.6.1 Das intestinale Immunsystem

Die gastrointestinale Barriere stellt einen wichtigen Grenzbereich zwischen Innenwelt und Außenwelt des menschlichen Körpers dar. Einerseits muß sie die Aufnahme von Nahrungsmittelbausteinen, Vitaminen und Spurenelemente sichern, andererseits das Eindringen von pathogenen Keimen und Noxen verhindern. Diesen Anforderungen, einerseits Resorption und Permeabilität, andererseits Barriere, wird der Gastrointestinaltrakt durch ein komplexes System von Verdauungsschritten, selektiven Transportvorgängen und mechanischen wie immunologischen Barrieren gerecht.

Die Barriere beginnt mit einer luminalen Schleimschicht, die aus Muzinen besteht und bereits Immunglobuline enthält. Darunter wird das Gewebe zur luminalen Seite hin durch eine Epithelschicht abgegrenzt. Die Epithelzellen unterscheiden sich in den verschiedenen Abschnitten des Verdauungstraktes. Sie verfügen über Resorptions- und Transporteinrichtungen, insbesondere für die molekularen Bausteine der verdauten Nahrungsmittel. Daneben können Makromoleküle, z.B. Proteine, über spezialisierte Epithelzellen, die sog. „M-Zellen", aufgenommen werden. Die M-Zellen machen etwa 1% des Darmepithels aus und liegen in enger Nachbarschaft zu den Lymphfollikeln der Mukosa. Nach Aufnahme durch die M-Zellen werden die Antigene direkt oder via Makrophagen den intestinalen Lymphozyten präsentiert. Schließlich gibt es auf Sekretion spezialisierte Zellen (z.B. Haupt- und Belegzellen im Magen, endokrine Zellen im Dünndarm, Becherzellen im Dickdarm).

Das Darmgewebe enthält zahlreiche Lymphozyten, die entweder lose in der Lamina propria und Submukosa vorkommen oder in Lymphfollikeln organisiert sind. Dort findet nach Antigenpräsentation die Aktivierung von Lymphozyten mit der Bildung von Antikörpern, der Synthese von Zytokinen und dem Heranreifen zytotoxischer oder suppressiver Lymphozyten statt. Dies sind die molekularen und zellulären Bausteine des immunologischen Abwehrsystems des Gastrointestinaltrakts. Daneben finden sich im gesunden Darm Makrophagen und verschiedene Entzündungszellen, wie eosinophile Granulozyten und Mastzellen, deren physiologische Funktion weitgehend unbekannt ist. Ihnen wird eine immunologische, möglicherweise IgE-vermittelte Rolle bei der Abwehr von parasitären Infektionen zugeschrieben. Die Zellen sind vorwiegend in der Lamina propria, der Mukosa sowie in der Submukosa lokalisiert, kommen aber auch vereinzelt in anderen Wandschichten des Gastrointestinaltrakts vor.

2.6.2 Pathophysiologie intestinaler Überempfindlichkeitsreaktionen

Über die Mechanismen intestinaler Überempfindlichkeitsreaktionen auf Nahrungsmittel und darüber, inwieweit die vornehmlich an Haut und Respirationstrakt entwickelten pathogenetischen Konzepte auf den Gastrointestinaltrakt übertragbar sind, ist wenig bekannt. Die Voraussetzung für eine orale Sensibilisierung gegen Nahrungsmittel ist die Resorption von immunogenen Makromolekülen durch die Darmschleimhaut. Die Tatsache, daß nicht nur Aminosäuren und niedermolekulare Peptide durch die intestinale Mukosa aufgenommen werden können, sondern auch intakte Proteine, ist lange Zeit bezweifelt worden. Es konnte jedoch gezeigt werden, daß z.B. intaktes Ovalbumin intestinal resorbiert wird und nach Eigenuß im Blut nachweisbar ist (intestinale „Persorption" von Nahrungsmitteln). Die Mengen sind gering, aber ausreichend, um eine intestinale Sensibilisierung oder allergische klinische Reaktion auszulösen. Die intestinale Resorption von Makromolekülen beginnt beim gestillten Neugeborenen mit der Aufnahme von Immunglobulinen aus der Muttermilch und setzt sich das ganze Leben fort. Makromoleküle können trans- und interepithelial in die intestinale Lamina propria aufgenommen werden, insbesondere, wenn die interepithelialen Zellverbindungen geschädigt, d.h. die intestinale Permeabilität beispielsweise durch entzündliche Prozesse erhöht ist. Die M-Zellen sind auf die Aufnahme von Makro- und Mikropartikel spezialisiert und in der Lage, den eng benachbarten immunkompetenten Lymphozyten Antigene zu präsentieren. Daneben fungieren intestinale Makrophagen und dendritische Zellen als Antigen präsentierende Zellen (Abb. **1**).

Die Bildung von Antikörpern nach Antigenaufnahme und -präsentation findet vorwiegend in den Lymphfollikeln statt. Produziert wird in erster Linie IgA (80%), das ins Darmlumen sezerniert wird und hier als Schleimhautschutz fungiert. Die IgE-Produktion ist normalerweise verschwindend gering (unter 1%). Beim gesunden Menschen werden regelmäßig auch kleine Mengen nahrungsmittelspezifischer IgG-Antikörper gebildet, denen bisher kein Krankheitswert zugeschrieben werden konnte. Diese im Blut nachweisbaren Immunglobuline sind offenbar Ausdruck der ständigen immunologischen Auseinandersetzung des Organismus mit Fremdproteinen, zu denen auch Nahrungsmittelproteine gehören. Darüber hinaus können aber nur wenig Aussagen gemacht werden, welche Bedeutung den im Intestinaltrakt ge-

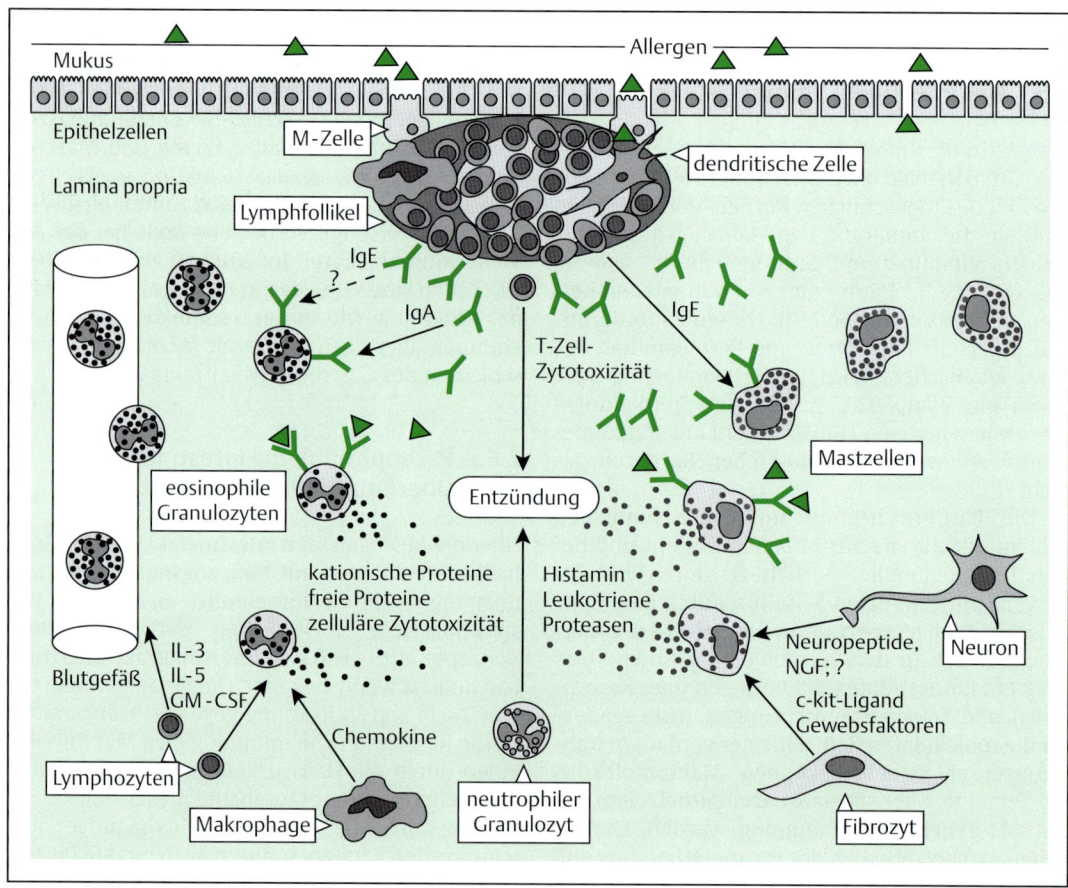

Abb. **1** Vorstellungen zur Pathogenese allergischer Entzündungsreaktionen im Gastrointestinaltrakt.

bildeten Antikörpern bei der Entstehung der allergischen Reaktion im Magen-Darm-Trakt zukommt und welche weiteren Faktoren bei der Pathophysiologie der intestinalen Nahrungsmittelallergie eine Rolle spielen. Neben der IgE-vermittelten Reaktion, die auf einer Aktivierung von T-Lymphozyten beruht und im Rahmen der Spätphase in eine Gewebsinfiltration von Entzündungszellen mündet (s. Kap. 2.1), kommen IgE-unabhängige Aktivierungswege in Frage (Abb. 1), beispielsweise Überempfindlichkeitsreaktionen vom Typ III (Immunkomplexbildung) oder Typ IV (zytotoxische Reaktionen). Prinzipiell handelt es sich bei der allergischen Reaktion im Gastrointestinaltrakt offensichtlich um eine massiv „überschießende" Entzündung, denn auch beim Gesunden ist stets eine, allerdings vergleichsweise diskrete, Entzündung im Intestinaltrakt nachweisbar. Die physiologische Bedeutung dieser nicht krankhaften Entzündung liegt möglicherweise darin, eine lokale Toleranz gegenüber Nahrungsmittelproteinen zu induzieren.

Die zur Sensibilisierung notwendige Exposition muß interessanterweise nicht unbedingt in der Darmschleimhaut stattfinden. Es gibt strukturelle Verwandtschaften zwischen Nahrungsmittel- und Pollenantigenen, die vermuten lassen, daß eine Sensibilisierung auch über den Luftweg, über ein sog. „Kreuzallergen", möglich ist. Möglicherweise sind Aeroallergene auch direkt im Gastrointestinaltrakt bei der Entstehung einer Allergie von Bedeutung. Sowohl Milbenkot und Schimmelpilze als auch Pollen und Tierepithelien werden unbewußt verschluckt und sind im Darm nachweisbar. Bei Stuhluntersuchungen auf Parasiteneier stellen Pollen im Stuhl eine wichtige Differentialdiagnose dar. Aufgrund struktureller Gemeinsamkeiten zwischen Inhalations-, Nahrungsmittelallergenen und körpereigenen Proteinen wird als Ursache der gastrointestinalen Allergie auch ein Autoimmungeschehen diskutiert. Beispielsweise konnte gezeigt werden, daß ein wichtiges Epitop der Birkenpolle nicht nur in bestimmten Nahrungsmittelproteinen, sondern auch in dem von Thrombozyten sezernierten Profilin enthalten ist.

2.6.3 Intestinale Nahrungsmittelallergie und Pseudoallergie

Unter Nahrungsmittelallergie versteht man eine immunologisch vermittelte Reaktion auf Nahrungsmittel. Diese setzt eine spezifische Erkennung des Antigens durch das Immunsystem mittels Antikörper (z.B. IgE) oder T-Zell-Rezeptoren voraus. Hiervon abzugrenzen sind nicht immunologische, pseudoallergische Reaktionen (Abb. 2). Zu ihnen gehören die dosisabhängige toxische Reaktion auf Nahrungsmittel bzw. Nahrungsmittelzusatzstoffe und Nahrungsmittelintoleranzen, die nicht immunologisch beispielsweise auf dem Boden von Enzymdefekten (z.B. Lactase-Mangel, Glucose-6-Phosphat-Dehydrogenase-Mangel)

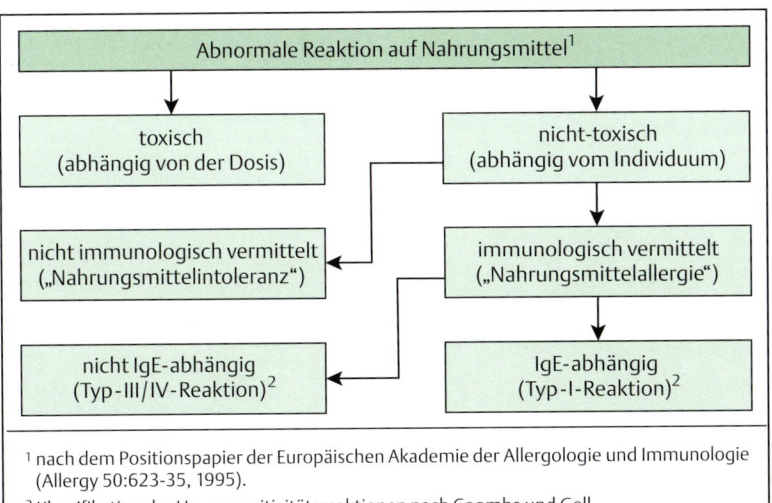

Abb. 2 Definition von Nahrungsmittelunverträglichkeiten.

[1] nach dem Positionspapier der Europäischen Akademie der Allergologie und Immunologie (Allergy 50:623-35, 1995).
[2] Klassifikation der Hypersensitivitätsreaktionen nach Coombs und Gell.

auftreten. Tabelle **1** zeigt die wichtigsten Pseudoallergien, die klinisch schwer von echten Nahrungsmittelallergien abgrenzbar sind.

Tabelle **1**   Pseudoallergien

Definition:	nicht immunologisch bedingte, allergieähnliche Reaktionen
Beispiele:	1. unspezifische Histaminliberatoren (z.B. Erdbeeren, Tomaten, bestimmte Weinsorten) 2. hoher Gehalt an biogenen Aminen wie Histamin (z.B. Sauerkraut), Serotonin (z.B. bestimmte Bananensorten) und Tyramin (bestimmte Käsesorten, Schokolade) 3. Additiva-Intoleranzen (Benzoesäure, Farbstoffe wie Tartrazin, Salicylate, Glutamat etc.)

Literatur

Bischoff, S.C., J. Wedemeyer, A. Herrmann, P.N. Meier, C. Trautwein, Y. Cetin, H. Maschek, M. Stolte, M. Gebel, M.P. Manns: Quantitative assessment of intestinal eosinophils and mast cells in inflammatory bowel disease. Histopathology (1996) 28 (1): 1–13

Bischoff, S.C., S. Schwengberg, K. Wordelmann, A. Weimann, R. Raab, M.P. Manns: Effect of c-kit ligand, stem cell factor, on mediator release by human intestinal mast cells isolated from patients with inflammatory bowel disease and controls. Gut (1996) 38 (1): 104–14

Crowe, S.E., M.H. Perdue: Gastrointestinal food hypersensitivity: basic mechanisms of pathophysiology. Gastroenterology 103 (1992) 1075–1095

De Weck, A.L., C.A. Dahinden, S.C. Bischoff: The multiple role of cytokines in IgE-mediated allergic reactions. Bering. Inst. Mitt. 91 (1992) 100–106

Häberle, M.: Lebensmittelinhaltsstoffe als Ursache von allergischen und pseudoallergischen Reaktionen. Lebensmitteltechnik 11/90 (1990) 632–638

Pabst, R.: Bau und Funktion des gastrointestinalen Immunsystems – Die Basis zum Verständnis von Nahrungsmittelallergien. Ernähr.-Umsch. 33 (1986) 429–432

Takafuji, S., S.C. Bischoff, A.L. De Weck, C.A. Dahinden: Interleukin 3 and interleukin 5 prime human eosinophils to produce leukotriene C4 in response to soluble agonists. J. Immunol. 147 (1991) 3855–3861

Wüthrich, B.: Gibt es Nahrungsmittelallergien vom Typ III? Allergologie 13 (1990) 371–375

3 Diagnostik allergischer Erkrankungen

3.1 Anamnese

A. G. Kühn

Die exakte, standardisierte allergologische Anamnese ist die Grundlage in der Diagnostik allergischer Erkrankungen. Sie dient dazu, eine Verdachtsdiagnose zu stellen, relevante Allergene zu erkennen und eine Aussage über den Sensibilisierungsgrad bzw. die Schwere der Erkrankung zu treffen. Dennoch wird sie häufig unvollständig erhoben. Die Gründe reichen von Zeitmangel bei zu dicht gedrängten Patiententerminen bis hin zu ungenügenden Kenntnissen über die charakteristischen Symptome allergischer Erkrankungen.

3.1.1 Anamnesetechnik

Der Einsatz eines *schriftlichen Fragebogens* hat den Vorteil, daß keiner der relevanten Fragenkomplexe übersehen wird. Die Antworten erfolgen entweder quantitativ (zeitweise, dauernd) oder in Form standardisierter Antwortmöglichkeiten (multiple choice). Naturgemäß hängt die Qualität der ärztlichen Anamnese von der Erfahrung des Arztes ab, die Qualität eines Fragebogens davon, wie präzise und verständlich die Fragen und wie standardisiert die Antwortmöglichkeiten sind (Tab. **1**).

Beim *unstrukturierten Interview* beschreibt der Patient auf die Frage „Welche Beschwerden führen Sie zu uns?" häufig wenig relevante Ereignisse und Symptome, die nicht unmittelbar mit der allergischen Erkrankung in Beziehung stehen, aber dennoch einen Eindruck über den persönlichen Stellenwert der Erkrankung und die psychosoziale Situation zulassen.

Tabelle **1** Stadien der Anamneseerhebung

Ärztliches Anamnesegespräch unter Hinzuziehen des ausgefüllten Fragebogens – Eigenanamnese – Familienanamnese – Expositionsbedingungen – Zusammenhang zwischen Exposition und Symptomen – Bisherige Diagnostik und Therapie Vervollständigung der Anamnese nach erfolgter Testung

In dem sich anschließenden *strukturierten (systematischen) Interview* wird der Arzt das Gespräch auf Krankheits- und allergiespezifische Fragen richten.

Im Anhang sind zwei Beispiele zu o.g. Techniken enthalten. Der standardisierte Fragebogen n. Prof. Schultze-Werninghaus soll vom Patienten ausgefüllt, das strukturierte Interview n. Prof. Bachert direkt zwischen Patient und Arzt erarbeitet werden.

3.1.2 Inhalt der speziellen Allergieanamnese

Die Anamnese sollte die Familien-, Eigen- und Jetzt-Anamnese umfassen.

Die *Familienanamnese* gibt Auskunft über bereits in der Familie bekannte allergische Erkrankungen und assoziierte Krankheiten des atopischen Formenkreises (Ekzeme, Neurodermitis, Asthma). Liegt eine entsprechende familiäre Belastung vor, potenziert sich das Allergierisiko (s. Kap. 1).

Die *Eigenanamnese* gibt Auskunft über bereits vorhandene Erkrankungen des atopischen Formenkreises (Ekzeme, Neurodermitis, Asthma etc.) und andere allergische Erkrankungen. Sie informiert darüber hinaus über den Zeitpunkt des Beschwerdeeintritts, begleitende Atemwegserkrankungen und stattgehabte operative Eingriffe (Adenotomie, Tonsillektomie, Nasennebenhöhlen-Operationen). Die aktuell und im Bedarfsfall eingenommenen Medikamente sind nicht nur für die Differentialdiagnose, sondern auch für die Durchführung der Allergiediagnostik von besonderer Bedeutung.

Die *Jetzt-Anamnese* beinhaltet neben der üblichen Symptombeschreibung wie nasale Obstruktion, Juckreiz, Niesattacken, Hustenreiz und Sekretion, Fragen nach beschwerdeauslösenden Situationen, im besonderen nach jahreszeitlichen, tageszeitlichen und örtlichen Zusammenhängen. Bei Verdacht auf das Vorliegen einer perennialen Allergie muß vor allem nach dem Wohnmilieu (Erdgeschoß/Dachgeschoß, feuchte Wände, Ungeziefer, Wohneinrichtung), der Haltung von Haustieren, nach Hobbys sowie Allergenquellen am Ar-

Tabelle 2 Groborientierende anamnestische Hinweise für eine allergische Erkrankung (J. Ring, 1992)

Allergisch bedingt	Nicht allergisch bedingt
Ausgeprägter Expositionsbezug	Kein deutlicher Expositionsbezug
Beginn im Kindes-/Jugendalter	Beginn in höherem Alter
Positive Familienanamnese	Negative Familienanamnese

beitsplatz gefragt werden. Wird beispielsweise aufgrund gastrointestinaler Beschwerden oder rezidivierender Urtikaria eine Nahrungsmittelallergie vermutet, sollte gerade bei Vorliegen einer Inhalationsallergie auf Kreuzallergien im Sinne einer pollenassoziierten Nahrungsmittelallergie geachtet werden. Liegt anamnestisch eine Medikamentenunverträglichkeit vor, sind bei Erhebung der Anamnese der zeitliche Zusammenhang, die Art der Reaktion und das verdächtige Allergen einzugrenzen und allergische von nicht allergischen unerwünschten Arzneireaktionen abzugrenzen (s. Kap. 5.9).

3.1.3 Schwierigkeiten der Anamneseerhebung

Die Hauptursachen einer fehlerhaften Anamnese liegen einerseits in Zeitmangel und fehlender Fachkenntnis des Untersuchers, andererseits in unzureichenden oder falschen Beschreibungen von Symptomen und beschwerdeauslösenden Situationen durch den Patienten. Schwierigkeiten bei der Interpretation einer Anamnese ergeben sich vor allem bei chronischen Krankheitsbildern und bei der Kombination verschiedener Sensibilisierungen (z.B. perenniale und saisonale Allergene).

3.1.4 Kasuistiken

Fall 1
Anamnese: Ein 8jähriger Junge wird von seinen Eltern infolge perennialer, rezidivierender Infekte der oberen Atemwege, Mundatmung, nächtlichem Schnarchen vorgestellt. Vor 4 Jahren Adenotomie, vor 2 Jahren Re-Adenotomie. Postoperativ jeweils kurzfristige Beschwerdebesserung. Zwischen Kinderarzt und HNO-Arzt wird eine erneute Re-AT diskutiert. Familien- und Eigenanamnese für allergische oder andere immunologische Erkrankungen sind leer. Eine bereits durchgeführte Allergie-Standarddiagnostik war unauffällig. Die Familie wohnt im 2. Stock eines Mehrfamilienhauses in der Innenstadt. Keine Haustiere, der jüngere Bruder ist gesund.
Diagnostik: HNO-Status mit Nasenmuschelhyperplasie, klarer Nasensekretion, keine Rezidiv-Adenoide. Prick-Übersichtstest ohne Reaktion. ++ Prick-Reaktion auf Acarus siro. Nasaler Provokationstest auf Acarus siro positiv.
Diagnose: chronisch perenniale allergische Rhinitis (Vorratsmilben!).
Therapie und Verlauf: Unter einer Haussanierung mit Encasing der Kinderbetten und einer topischen Therapie mit Steroiden bildete sich die Beschwerdesymptomatik rasch fast vollständig zurück.
Kommentar: Die Anamnese des Patienten ist typisch für eine chronische Typ-I-Sensibilisierung im Kindesalter. Hierfür kommen als Allergene speziell Milben und Schimmelpilze in Betracht. Positive Reaktionen auf Vorratsmilben werden häufig übersehen.

Fall 2
Anamnese: Ein 38jähriger Patient mit bekannter Beifußallergie stellt sich im Frühjahr vor. Er beklagt seit Herbst letzten Jahres attackenförmige Niesanfälle, Rhinitis und Bronchitis vor allem in den Abendstunden; der Lungenfacharzt habe ein beginnendes Asthma festgestellt. Erstmaliges Auftreten der Beschwerden im Urlaub beim Angeln. Häusliche Situation seit Jahren unverändert, Mehrfamilienhaus, 1. Stock, Stadtrand. Der Patient führt seine Beschwerden auf eine vor einem halben Jahr neu installierte Klimaanlage zurück.
Diagnostik: Prick-Übersicht +++ auf Beifuß (wie bekannt); Scratchtest auf Haus- und Bürostäube, Material aus Klimaanlage, Aquariumwasser negativ; positiver Scratchtest auf Aquariumfutter; CAP-RAST Klasse 6 auf rote Mückenlarve.
Diagnose: allergische Sensibilisierung auf rote Mückenlarve.
Therapie und Verlauf: Statt des Abschaffens des Aquariums übertrug der Patient die Fischfütterung mit mückenlarvenfreiem Fischfutter an seine Frau. Hierdurch deutliche Besserung der rhinologischen Symptome, Einstellen der antiasthmatischen Therapie.
Kommentar: Erstsymptomatik im Urlaub und die akuten allergischen Beschwerden sprachen gegen eine Schimmelpilzsensibilisierung (Klimaanlage). – Da im Fischfutter eine Vielzahl von Substanzen auch weitere Sensibilisierungen hervorrufen können, wäre das Abschaffen des Aquariums die sinnvollste Maßnahme gewesen.

Literatur

Bergmann, R.L., U. Wahn: Die allergologische Anamnese. In Wahn, U., R. Seger, V. Wahn: Pädiatrische Allergologie und Immunologie. Fischer Stuttgart 1994
Dirksen, A.: Clinical vs paraclinical data in allergy. Dan. Med. Bul. 29, Suppl. 2 (1982) 15–20
Kastenbauer, E., G. Rasp: Diagnostik der allergischen Erkrankungen. In Naumann, H.H., J. Helms, C. Herberhold, E. Kastenbauer: Oto-Rhino-Laryngologie in Klinik und Praxis, Bd. II. Thieme Stuttgart 1992
Ring, J.: Angewandte Allergologie. MMV München 1992
Schultze-Werninghaus, G.: Anamnese. In Fuchs, E., K.H. Schulz: Manuale allergologicum, Bd. I. Dustri, Deisenhofen 1988

3.2 Allergenidentifikation und Extraktherstellung

H. Müsken

Die Diagnostik und Therapie allergischer Atemwegserkrankungen setzen die Kenntnis der inhalativen Allergenbelastung des Patienten voraus. Indoor- und Outdoor- Milieu unterscheiden sich z.T. erheblich in Art und Menge der luft-getragenen allergenen Partikel. Im folgenden werden Möglichkeiten zum Nachweis und zur Identifikation von Inhalationsallergenen sowie einfach anwendbare Methoden der Extraktherstellung dargestellt.

3.2.1 Pollen: Sammlung und Bestimmung

Beschreibungen über saisonale Atemwegsbeschwerden können in der Medizingeschichte schon früh gefunden werden. Der bis dahin gebräuchliche Begriff „Rosenkatarrh" wurde am Ende des 18. Jahrhunderts durch „Heufieber" ersetzt. Am Anfang des 19. Jahrhundert prägte Bostock den Begriff „Sommerkatarrh" zur Beschreibung seiner eigenen tracheobronchitischen Beschwerden.

Charles Harrison Blackley, homöopathisch tätiger Arzt in Manchester, begann seine Studien über das Heufieber im Jahre 1859. Seine durch äußerste Rücksichtslosigkeit gegenüber sich selbst geprägten Selbstversuche verdeutlichten ihm die Auslösung von Hautreaktionen und Organsymptomen durch Pollen. Legendär sind seine Untersuchungen zum Zusammenhang zwischen dem Pollengehalt der Außenluft und dem Schweregrad des Heufiebers. Nachdem Blackley die Auslösung von Luftnot durch den Staub beobachtete, der durch eine vorbeifahrende Kutsche aufgewirbelt wurde, untersuchte er diesen Staub unter dem Mikroskop. Er konnte Gräserpollen in der Probe identifizieren. In der Folgezeit versuchte Blackley, durch horizontale und vertikale „Pollenfänger" mittels adhäsiver Objektträger Pollen aus der Außenluft zu fangen. Im Sommer des Jahres 1866 (!) erstellte Blackley mit Hilfe dieser Apparaturen den ersten Pollenflugkalender. Er begnügte sich mit diesen erdgebundenen Pollenfallen nicht und konstruierte einen Drachen, mit dem er 1870 in 300 m Höhe Pollen fing. In der Folgezeit entstanden Pollenfallen, die nach unterschiedlichen Prinzipien arbeiteten.

Unter Ausnutzung der Sedimentation wurden Fallen konstruiert, die auf beschichteten Oberflächen die Pollen der Außenluft festhalten. Ein Nachteil dieser Methode ist, daß große und schwere Pollen in größerem Umfange sedimentieren als kleinere und somit überrepräsentiert sind. Zudem beeinflussen Niederschlag und Wind die Ablagerung der Pollen in diesen Fallen und können zu einem Abwaschen bzw. einer artifiziellen Ausdünnung der Pollen führen. Volumetrische Meßmethoden beruhen auf dem Prinzip, daß über eine Pumpe Luft auf einen Träger gesaugt wird, so daß der ermittelte Pollengehalt pro angesaugtem Volumen angegeben werden kann.

Die Meßstationen der Stiftung Deutscher Polleninformationsdienst verwenden die sog. Burkard-Falle. In dem Gerät befindet sich eine Pumpe, die eine konstante Saugleistung von 10 l pro min. aufbaut. Auf dem oberen Teil der Falle ist ein Gehäuse angebracht, das sich mittels eines angebrachten Flügels nach der jeweiligen Windrichtung ausrichtet. Im Inneren der Falle dreht sich eine Trommel mit einer definierten Geschwindigkeit (2 mm/s). Auf dieser Trommel befindet sich ein Folienstreifen, der nunmehr kontinuierlich an einem Luftschlitz vorbeigeführt wird, so daß die in der Außenluft befindlichen Partikel auf der Folie anhaften können. Die definierte Vorschubgeschwindigkeit ermöglicht pro Zeiteinheit eine exakte Auswertung der auf dem Klebestreifen befindlichen, aus der Außenluft aufgesogenen Partikel. Abb. **1** stellt die praktische Handhabung der Falle dar. Die Auswertung erfolgt unter dem Lichtmikroskop mit 400facher Vergrößerung. Mit der Burkard-Falle ist eine maximal 7tägige ununterbrochene Probengewinnung möglich. Die Betrachtung von Pollen unter dem Mikroskop verdeutlicht deren ausgeprägte morphologische Vielfalt.

Die Flugeigenschaften der einzelnen Pollen werden u.a. von ihrer Größe bestimmt. Flugfähige Pollen zeigen einen Umfang von etwa 30–40 µm. Es ist zu berücksichtigen, daß durch Pollenfallen nur die Pollenkörner von windbestäubten Pflanzen (z.B. Gräser, Bäume, Unkräuter) erfaßt werden können. Die Pollen von insektenbestäubten Pflanzen sind nicht flugfähig, da sie aufgrund ihrer

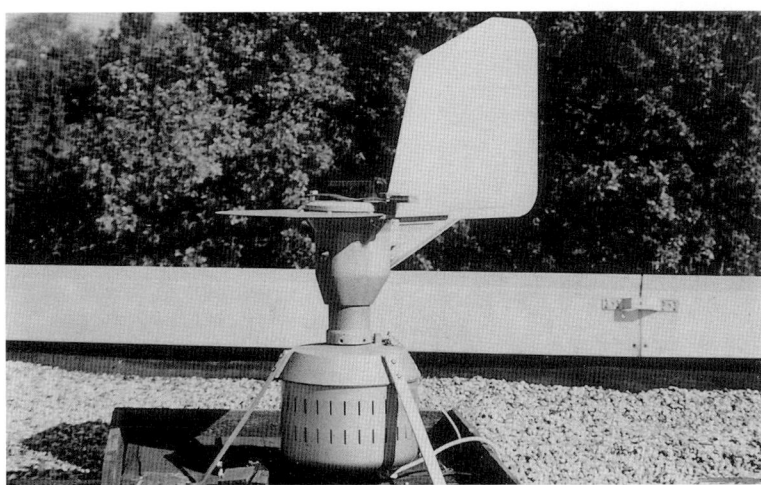

Abb. 1 a–f   Praktische Handhabung der Burkard-Pollenfalle.
a Burkard Pollenfalle,

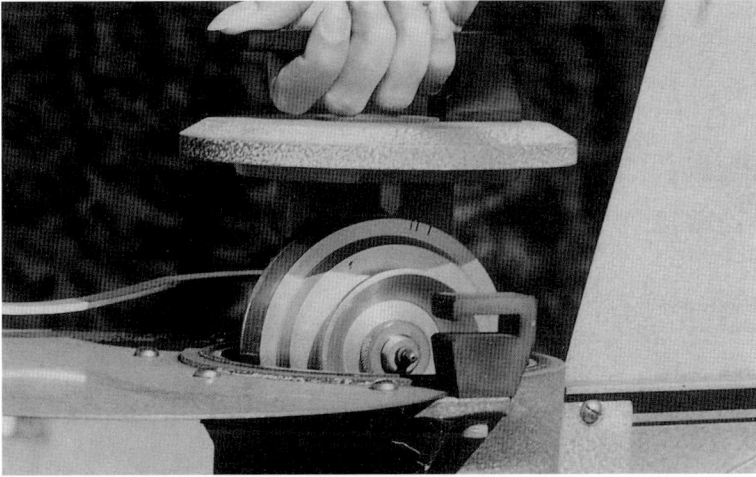

b Entnahme der Pollentrommel,

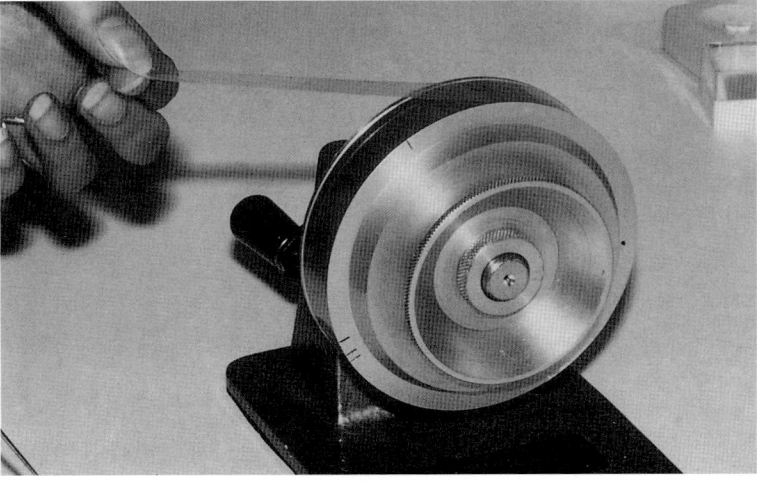

c Abnahme des vaselinebeschichteten Plastikstreifens,

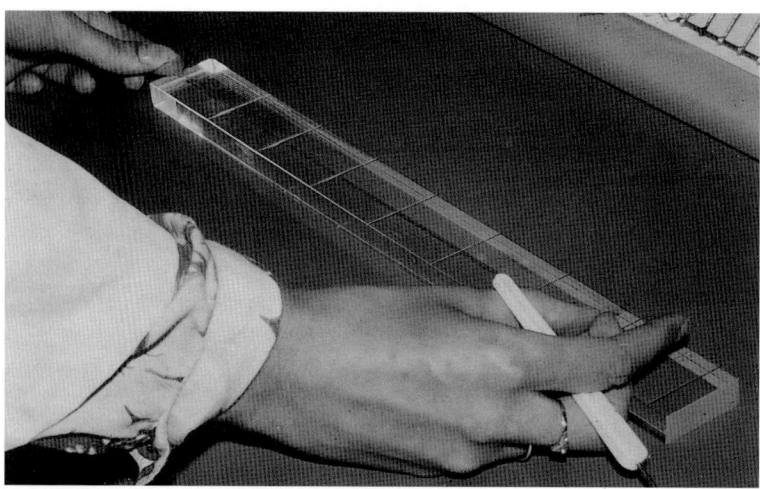

d Einteilung des Teststreifens in Tagespräparate,

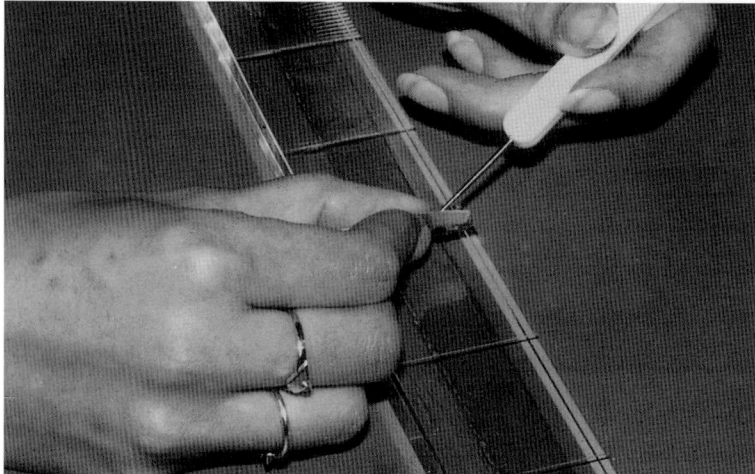

e Schneiden der Tagespräparate,

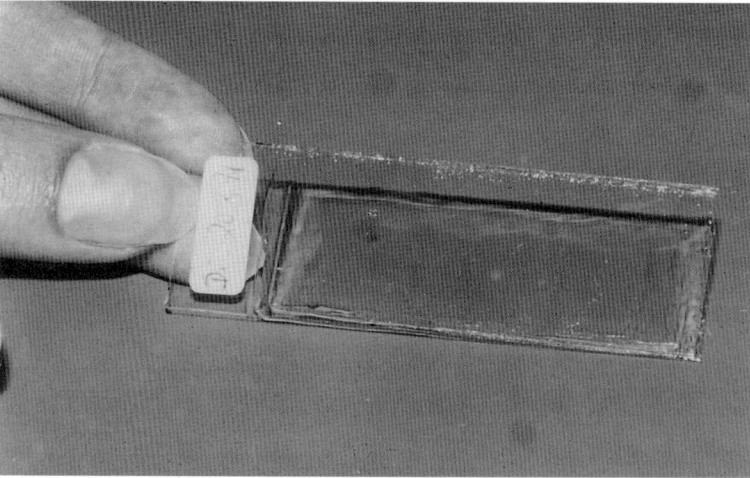

f Objektträger nach Aufbringen des fixierten Tagespräparates zur Mikroskopie.

Größe und ihrer klebrigen, zur Aggregation führenden Oberfläche nicht von der Luft getragen werden können. Daraus ergibt sich, daß z.B. Blumenpollen nur selten zu Allergien führen, nämlich dann, wenn ein unmittelbarer Kontakt mit den Pflanzen (z.B. Floristen, Hobbygärtner) erfolgt.

Die Analyse der aufgefangenen Pollen erfordert Erfahrung. Nicht nur unter dem Gesichtspunkt einer exakten retrospektiven Erfassung des stattgehabten Pollenfluges, sondern insbesondere auch zu einer validen Pollenflugvorhersage ist die Qualität der Pollenbestimmung von zentraler Bedeutung. Die Stiftung Deutscher Polleninformationsdienst führt regelmäßig Kurse zur Schulung der Betreiber von Pollenfallen durch.

Bei der Aufstellung der Pollenfalle müssen verschiedene Faktoren wie z.B. die Höhe des Standortes, nahegelegene Pollenquellen, Nähe von höheren Gebäuden etc. berücksichtigt werden. Nur eine Vereinheitlichung der Standortbedingungen ermöglicht einen Vergleich von Meßergebnissen verschiedener Standorte.

Analysen des Pollenfluges sind aus verschiedenen Gründen wichtig. Die Kenntnis um die Pollenflugdaten einer zurückliegenden Blütesaison ermöglichen es dem allergologisch tätigen Arzt, die von einem Patienten vorgetragenen, saisonal ausgeprägten Beschwerden durch einen Vergleich mit den Pollendaten einer bestimmten Pflanzenart ursächlich zuzuordnen. Insbesondere die Angaben zum Flug der verschiedenen Baum- und Wildkräuterpollen ist in diesem Zusammenhang bedeutsam. Prospektive Angaben im Sinne einer Pollenflugvorhersage ermöglichen es dem Allergiker z.B., seine Freizeitaktivitäten an dem zu erwartenden Pollenflug zu orientieren und mit der Einnahme prophylaktisch wirkender Medikamente zu beginnen. Naturgemäß gelingt durch die mikroskopische Auswertung von Pollenfallen nur die Erfassung korpuskulärer Bestandteile der Luft und deren Identifikation. Es ist eine klinische Erfahrung, daß bereits vor einem erfaßbaren Pollenflug viele Allergiker unter Atemwegssymptomen leiden. Es ist wahrscheinlich, daß sie durch allergene Pollenpartikel symptomatisch werden, ohne daß schon ein manifester Pollenflug besteht.

Neben der Pollenerfassung steht die Möglichkeit zur Verfügung, nicht die allergentragenden Pollen, sondern vielmehr die Allergene selbst exakt zu bestimmen. Unter Verwendung monoklonaler Antikörper kann über eine ELISA-Technik eine entsprechende Quantifizierung des jeweiligen Allergens erfolgen. Diese Technik ist jedoch kostspielig und aufwendig, so daß sie nur entsprechend ausgestatteten Laboratorien möglich ist und zumeist unter wissenschaftlichen Fragestellungen durchgeführt wird. Mit dieser Technik können z.B. Untersuchungen unter der Frage durchgeführt werden, ob die Allergenität von Pollen durch Luftschadstoffe eine Modifikation im Sinne einer Verstärkung erfährt.

3.2.2 Schimmelpilze: Erfassung und Identifikation

Die Sporen von Schimmelpilzen sind sowohl in der Außen- als auch in der Innenraumluft nachweisbar. In der Außenluft können Pilzsporen saisonal betont (z.B. Cladosporium, Alternaria) oder auch ganzjährig (z.B. Penicillium) auftreten. So kann z.B. Cladosporium in den Sommermonaten mit Spitzenwerten von mehreren 10000 Sporen/m^3 Luft nachgewiesen werden. Die Bestimmung und Quantifizierung von Luftsporen ist problematisch. Hierbei ist zu bedenken, daß viele Sporen von ihrer Morphologie her nicht voneinander differenziert werden können. Erst über die Anlegung von Kulturen – z.B. mit V 8- oder DG-18-Agar – wird in vielen Fällen eine eindeutige Identifikation möglich. Zur quantitativen Auswertung werden die Kolonie bildenden Einheiten (KbE) erfaßt. Eine regelmäßige Erfassung der Luftbelastung durch Schimmelpilze, wie dies z.B. im Falle der Pollen möglich ist, ist aufgrund der hohen Arbeitsintensität von Kultivierungsmaßnahmen nicht realistisch. Andererseits verbleiben Schimmelpilze aufgrund ihrer physikalischen Eigenschaften lange in der Luft, woraus ein über Tage konstantes Spektrum in der Außenluft resultiert. Durch Fallen mit einem volumetrischen Prinzip (z.B. Andersen-Kaskaden-Sampler, BIAP) können Nährmedien zum Zwecke einer späteren Kultivierung mit Sporen beschickt werden.

Häufige Indoor-Schimmelpilze sind z.B. die Arten Penicillium, Aspergillus, Rhizopus und Mucor. Bei der Erfassung der Schimmelpilzbelastung der Innenraumluft können – unter Ausnutzung der Sedimentation – offene Petri-Schalen mit Nährmedien aufgestellt werden. Auch hier gibt die spätere Kultivierung die Möglichkeit der Artcharakterisierung. Dies klingt einfach, die Tücke steckt jedoch im Detail. Es ist zu bedenken, daß nicht alle Luftsporen Kolonien ausbilden, andererseits sind bei einzelnen Pilzarten besondere Kulturmedien erforderlich. Hieraus ergibt sich, daß – stärker noch als bei der Pollenanalyse – ein hohes Maß an Erfahrung nötig ist, um den Sporengehalt der Luft zuverlässig quantitativ und qualitativ zu erfassen. Da nur wenige Schimmelpilzallergene charakterisiert sind, konnten immunochemische Methoden bislang den mikrobiologischen Nachweis noch nicht ersetzen.

3.2.3 Hausstaub: Probengewinnung und Analysen

Hausstaub ist ein Gemisch verschiedenster Stoffe pflanzlichen, tierischen und chemischen Ursprungs. Seine Zusammensetzung variiert von Wohnung zu Wohnung und innerhalb der Wohnungen auch von Raum zu Raum. Einige Bestandteile des Hausstaubs besitzen eine allergene Wirkung und können, wenn sie in die Atemwege des Allergikers geraten, eine entsprechende Symptomatik des Respirationstraktes auslösen. Der Sachverhalt, daß wir einen Großteil des Tages in geschlossenen Räumen verbringen, verdeutlicht, daß die Allergenzusammensetzung des Hausstaubes zunehmendes allergologisches Interesse findet. Außer diagnostischen Gesichtspunkten kommen hierbei insbesondere Fragen der effektiven Allergenkarenz zum Tragen.

Es ist zu unterscheiden zwischen allergenen Staubpartikeln, die sich in der Raumluft befinden (airborn dust), und solchen, die im abgelagerten Hausstaub (settled dust) auftreten. Es liegt der Gedanke nahe, daß insbesondere Analysen der Raumluft, also die Bestimmung derjenigen Partikel, die freischwebend eingeatmet werden können, zu bevorzugen sind. Dem steht jedoch der Sachverhalt gegenüber, daß die meisten Innenraumallergene erst durch entsprechende Luftaufwirbelungen in die Raumluft gelangen. Somit müßten Nachweismethoden zur Bestimmung des Allergengehaltes der Raumluft mit artifiziellen Maßnahmen zur Luftbewegung arbeiten. Zudem sind die in der Raumluft enthaltenen Allergenmengen so gering, daß sie unterhalb der Nachweisgrenze der meisten Quantifizierungsmethoden liegen. Daher wird nach wie vor die Analyse des abgelagerten Staubes zur Allergenbestimmung bevorzugt.

Zur Staubprobengewinnung im häuslichen Bereich sollte ein handelsüblicher Staubsauger verwendet werden. Hiermit können sowohl Teppiche als auch textiles Mobiliar wie z.B. Matratzen abgesaugt werden. Um eine suffiziente Probengewinnung zu gewährleisten, muß die betreffende Fläche ausgiebig und durch langsames Bewegen der Staubdüse abgesaugt werden. Hierbei sollte 1 m^2 in 2 Minuten abgesaugt werden. Zum Auffangen der Probe kann zwischen Saugdüse und Staubsauger ein Filter zwischengeschaltet werden, dessen Papiermembran leicht entfernt werden kann.

Zur Analyse der Probe bieten sich verschiedene Verfahren an. Zunächst kann eine mikroskopische Auswertung erfolgen, die die qualitative und quantitative Zusammenstellung des Materials erfaßt. In jedem Fall sollten sich die Angaben der jeweils identifizierten Allergene auf 1 g Staub beziehen. Zweifelsfrei können Milben identifiziert werden, deren Artzuordnung ist jedoch nur dem akarologisch Erfahrenen möglich. Schwierigkeiten ergeben sich zudem bei der Erkennung und Zuordnung von Tierhaaren.

Die Quantifizierung von Allergenen im Hausstaub kann auch mit der Technik der RAST-Inhibition erfolgen. Es muß jedoch bedacht werden, daß die Qualität dieses Untersuchungsverfahrens von der Absorption des Allergens und auch von der Beschaffenheit des Serums abhängt. Die inzwischen erfolgte Identifikation von verschiedenen Major-Allergenen ermöglicht es, mittels monoklonaler Antikörper eine Probe auf ihren Allergengehalt hin zu untersuchen. Bezüglich der Innenraumallergene stehen zur Zeit zur Verfügung: Hausstaubmilben (Der p 1, Der f 1) Katzen (Fel d 1), Hunde (Can f 1), Küchenschaben (Bla g 1, Bla g 2), Aspergillus fumigatus (Asp f 1). Durch eine exakte Allergenbestimmung ist es möglich, die allergene Belastung des Patienten im häuslichen Bereich zu erfassen. Dies ist insbesondere bei der Indikationsstellung zu umfassenden Sanierungsmaßnahmen und zur Beurteilung deren Effektivität hilfreich. Bislang liegen nur wenige Untersuchungen zur Ermittlung von Allergen-Schwellenkonzentrationen vor, die für das Entstehen einer Sensibilisierung, bzw. für die Auslösung einer akuten allergischen Reaktion verantwortlich sind. Hinsichtlich der Hausstaubmilben wurde vorgeschlagen, einen Der-p-1-Gehalt von 2 µg/g Staub als kritischen Schwellenwert für die Entstehung einer Sensibilisierung zu betrachten. Ab 10 µg Der p 1/g Staub soll das Risiko einer akuten asthmatischen Reaktionen bestehen. Neuere Untersuchungen zeigten jedoch, daß eine anzustrebende Unterschreitung dieser Grenzwerte nur als eine Minimalforderung angesehen werden kann, da Sensibilisierungen bzw. allergische Reaktionen auch bei Allergenkonzentrationen gefunden werden können, die deutlich unter diesen Grenzwerten liegen.

Zur Erfassung der Milbenbelastung einer Staubprobe hat sich der Guanin-Test (Acarex-Test) bewährt. Im Sinne eines Streifentests weist dieses Verfahren die in einer Probe enthaltende Guaninmenge nach, wobei das Guanin als Stoffwechselprodukt des Nukleinsäuremetabolismus der Milben indirekt die vorhandene Allergenmenge widerspiegelt. Zwar ist der Acarex-Test im unteren Meßbereich dem ELISA deutlich unterlegen, dennoch ist er ein praktischer, preiswerter und auch für den Laien gut interpretierbarer Test, der in der Allergologie zur Zeit durch zwar genauere, aber aufwendigere Verfahren noch nicht ersetzt werden kann,

3.2.4 Allergene am Arbeitsplatz

Eine exakte allergologische Anamnese muß neben der schicksalsbedingten Exposition gegenüber Inhalationsallergenen auch solche Allergenkontakte berücksichtigen, die durch den Beruf oder die Freizeitgestaltung des Patienten herbeigeführt werden. In vielen Fällen wird bei einer durch Berufsallergene ausgelösten allergischen Atemwegserkrankung vom Patienten eine eindeutig arbeitsplatzbezogene Symptomatik geschildert. Häufig sind die bestehenden Allergenexpositionen bekannt und eindeutig, wie z.B. bei Bäckern, Schreinern, Floristen oder Tierpflegern. Mitunter wird jedoch ein arbeitsplatzbezogenes Beschwerdebild vorgetragen, das prima vista nicht auf ein bestimmtes Allergen oder eine bekannte Allergengruppe bezogen werden kann. Neben der Testung mit kommerziell erhältlichen Allergenextrakten muß in solchen Fällen Material vom Arbeitsplatz des Patienten in den Diagnosegang mit einbezogen werden.

Sofern eine staubförmige Probe gewonnen werden kann, empfiehlt es sich, hiervon einen Extrakt herzustellen, der sowohl bei der Hauttestung als auch bei organbezogenen Provokationstestungen Verwendung findet. Es muß selbstverständlich sichergestellt sein, daß die betreffende Probe keine toxischen bzw. infektiösen Materialien enthält.

3.2.5 Testextrakte aus nativem Material

Es ist in der allergologischen Diagnostik häufig notwendig, Materialien zu berücksichtigen, für die keine kommerziell hergestellten Extrakte verfügbar sind. Dies kann insbesondere bei verschiedenen Nahrungsmitteln, Tierhaaren und auch Arbeitsplatzmaterialien der Fall sein. Grundsätzlich besteht die Möglichkeit, mit nativem Material einen Reib- oder Scratch-Test durchzuführen. Es ist jedoch zu berücksichtigen, daß hierbei zum einen keine Kontrolle über die einwirkende Allergenmenge besteht, zum anderen auch durch die mechanische Irritation der Haut eine unspezifische Reaktion möglich ist, die als spezifisch allergische Reaktion fehlgedeutet werden kann. Es ist daher empfehlenswert, die Untersuchung des Patienten mit einem Extrakt aus dem jeweiligen Material durchzuführen, wobei sich hier der Prick-Test anbietet. Folgende Herstellung eines „Schnell-Extraktes" hat sich bewährt: Das Material wird in ein übliches Reagenzglas gegeben; falls genügend Material vorhanden ist, sollte das Glas etwa bis zu 3 cm hoch mit „lockerer Stopfung" gefüllt sein. Nachdem die Probe mit Äther mehrmals ausgeschüttet wurde, läßt man sie gut abtropfen. Dann werden 10 cm^3 Aqua dest. hinzugegeben, der Inhalt des Reagenzglases über einer Gasflamme 3 x kurz aufgekocht. Der Extrakt wird schließlich durch einen Papierfilter in ein steriles Röhrchen filtriert, noch einmal aufgekocht und steril verschlossen. Diese so erhaltene „Stammlösung" muß innerhalb 24 Stunden verbraucht sein, da ansonsten deren Stabilität nicht gewährleistet ist.

Im Gegensatz zu kommerziellen Extrakten ist eine nach dieser Methode hergestellte Testlösung hinsichtlich ihres Allergengehaltes nicht definiert. Daher muß der Extrakt unter entsprechender Vorsicht verwendet werden. Es empfiehlt sich in Abhängigkeit des vermuteten Sensibilisierungsgrades, zunächst die Hauttestung in entsprechenden Verdünnungsreihen durchzuführen. Ist die Reaktion positiv, sollte bei 4–6 Nichtallergikern eine Kontrolltestung durchgeführt werden. Nur so kann eine unspezifisch irritative Reaktion auf den in seiner Zusammensetzung unbekannten Extrakt ausgeschlossen werden. Die Durchführung organbezogener Provokationstestungen orientiert sich am Ergebnis der Hauttestung. Ein etwas zeitaufwendigeres Verfahren ermöglicht die Herstellung eines Extraktes der 2 Gewichts-/Volumenprozent (w/v%) enthält. Hierbei werden 2 g des Ausgangsmaterials in 100 ml Coca-Lösung (5 g NaCl + 2,5 g NaHCO3 in 1 l destilliertes Wasser ohne Phenol) über Nacht bei 20 bis 8 °C gerührt. Danach wird der Überstand abzentrifugiert, filtriert und anschließend sterilfiltriert (0,2 µm Filter). Damit der Extrakt längerfristig haltbar bleibt, muß er eingefroren werden. Ein Testextrakt, der ca. 4–6 Monate bei Lagerung im Kühlschrank haltbar ist, kann nach der Methode von Frugoni hergestellt werden, die im „Lehrbuch der klinischen Allergie" (Hrsg.: K. Hansen, M. Werner) detailliert beschrieben ist.

Literatur

Bergmann, K.-Ch., H. Müsken: Durchführung und Bewertung des Pricktests. Allergo J. 1(1992) 56–60

Chapman, M.D., P.W. Heymann, R.B. Sporik, T.A.E. Platts-Mills: Monitoring allergen exposure in asthma: new treatment strategies. Allergy 50 (Suppl. 25) (1995) 29–33

Franz, J.-Th., G. Masuch, H. Müsken, K.-Ch. Bergmann: Untersuchungen zur Vorratsmilbenfauna von Bauernhöfen in Nordrhein-Westfalen: Ostwestfalen. Allergologie 18 (1995) 25–30

Hansen, K., M. Werner (Hrsg.): Lehrbuch der klinischen Allergie. Thieme, Stuttgart 1967

Hecht, R., H. Winkler: Empfehlungen zum Einsatz von Burkard-Pollenfallen bei der Erfassung von Tagespollenimmissionen. 3. Europäisches Pollenflug-Symposium, Stiftung Deutscher Polleninformationsdienst, 1995

Hecht, R., H. Winkler: Empfehlungen zur Präparationstechnik, Bestimmung und Auswertung bei der Pollenflugerfassung mit der Burkard-Pollenfalle. 3. Europäisches Pollenflug-Symposium, Stiftung Deutscher Polleninformationsdienst, 1995

Ledford, D. K.: Indoor allergens J. Allergy Clin. Immunol. 94 (1994) 327–334

Spieksma, F.T. H.M., W.F. J.M. Dankaart: Atmosphärische Schimmelpilzsporen in Europa – ein Überblick. 2. Europäisches Pollenflug-Symposium, Stiftung Deutscher Polleninformationsdienst, 1989

3.3 Hauttestung

Th. Werfel, A. Kapp

Hauttests stellen in der allergologischen Diagnostik ein wichtiges Instrument zur Aufdeckung spezifischer Sensibilisierungen dar und sollten gezielt nach der allergologischen Anamnese durchgeführt werden. Ein blindes Screenen mit Testblöcken ist nicht sinnvoll. Erstbeschreiber eines Hauttests ist der englische Arzt Charles H. Blackley, der 1873 erstmals einen Scratchtest mit Pollen beschrieb.

Alle Hauttestungen bergen die Gefahr, allergische Symptome auszulösen; der Patient ist hierüber zuvor aufzuklären. Insbesondere bei Testungen zur Aufdeckung einer Sensibilisierung vom Soforttyp kann es zu schweren Reaktionen bis hin zur Anaphylaxie kommen. Aus diesem Grund dürfen derartige Tests nur in Anwesenheit entsprechend geschulter Ärzte durchgeführt werden. Eine Notfallapotheke muß griffbereit sein.

Die nachfolgend aufgeführten Hauttests unterscheiden sich prinzipiell durch die Art der Allergenapplikation sowie durch die unterschiedliche Eindringtiefe der Allergene (Abb. **1–4**, Tafel II) und werden in Abhängigkeit von Art und Ausprägung der vermuteten Sensibilisierung eingesetzt.

Reibtest, Scratchtest, Pricktest und Intrakutantest haben in der allergologischen Diagnostik jeweils einen definierten Stellenwert. Tabelle **1** stellt die diagnostische Sensitivität dem Risiko systemischer Nebenwirkungen gegenüber. Natürlich ist dieses Risiko vom individuellen Sensibilisierungsgrad gegenüber dem speziellen Allergen abhängig. So kann beispielsweise Penicillin bei Sensibilisierungen vom Soforttyp ein ausgesprochen „aggressives" Allergen darstellen, so daß Hauttests mit Penicillindeterminanten nur bei fehlendem In-vitro-Nachweis von penicillinspezifischem IgE durchgeführt werden sollten.

3.3.1 Reibtest

Der Reibtest findet Anwendung, wenn eine hochgradige Sensibilisierung oder eine Sensibilisierung vom Soforttyp gegen einen Stoff vermutet wird, mit dem wenig „Testerfahrung" besteht. Ein Vorteil des Reibtests besteht darin, daß spezielle Extrakte nicht erforderlich sind. Das native Allergen

Tabelle **1** Vergleich von Hauttests zur Aufdeckung einer Sensibilisierung vom Soforttyp

	Sensitivität	Risiko
Reibtest	↑	↑
Scratchtest	↑	↑↑
Pricktest	↑↑	↑↑
Intrakutantest	↑↑↑↑	↑↑↑↑

(z.B. Tierhaare, Nahrungsmittel, Arzneimittel) wird auf der Innenseite des Unterarmes 8–10mal kräftig gerieben. Nach 2–3 Minuten entwickeln sich zunächst kleine, häufig perifollikulär lokalisierte Urtikae, die innerhalb von 20 Minuten konfluieren können. Um eine mechanisch ausgelöste Reaktion auszuschließen, wird eine Kontrolle mit einem in 0,9% NaCl-Lösung getränkten Gazebausch durchgeführt. Ein modifizierter Reibtest kann nach vorherigem Hautschichtabriß (Abrißtest) durchgeführt werden, wodurch stärkere Reaktionen erzielt werden können.

3.3.2 Scratchtest

Beim Scratchtest (Ritztest) wird die Haut der Innenseite der Unterarme mit einer Impflanzette über die Länge von 1 cm leicht angeritzt, wobei es nicht zu Blutaustritten kommen soll (Abb. **1** und

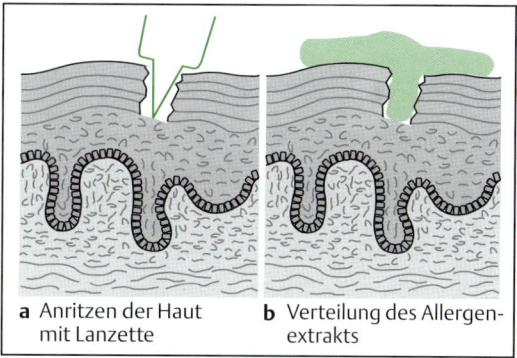

a Anritzen der Haut mit Lanzette **b** Verteilung des Allergenextrakts

Abb. **1** Scratchtest

Tafel II). Anschließend werden die Allergene in nativer Form aufgetragen. Liegen die Allergene als Pulver vor, sollten sie zusammen mit einigen Tropfen 0,9% NaCl aufgetragen werden. Der Test wird bei Patienten mit anamnestisch hohem Sensibilisierungsgrad sicherheitshalber vor Durchführung anderer Hauttests durchgeführt. Er wird häufig in der Untersuchung von Arzneimittelüberreaktionen und in der Diagnostik von Nahrungsmittelallergien eingesetzt. Es wird wie beim Pricktest die Quaddel/Erythem-Reaktion bewertet (Tab. **7**). In der Diagnostik von verzögert einsetzenden Reaktionen sind Ablesungen nach 6 und 24 Stunden notwendig.

3.3.3 Pricktest

Bei der Pricktestung werden in der Regel kommerzielle Allergenextrakte eingesetzt. Die Grundanforderungen, die an derartige Allergenextrakte gestellt werden, sind in Tabelle **2** zusammengefaßt. Diese Anforderungen sind aus methodischen Gründen allerdings nur begrenzt realisierbar. Tabelle **3** führt – ohne Anspruch auf Vollständigkeit! – die Anbieter von diagnostischen Allergenextrakten auf.

Die Konzentrationen sollten vorzugsweise in biologisch relevanten Einheiten unter Angabe des Gehalts von Major-Allergenen angegeben werden.

Die meisten Hersteller geben allerdings Konzentrationen in willkürlichen Maßeinheiten (Gewicht/Volumen, Protein-Stickstoff-Einheiten [PNU]) an, so daß die z.Z. auf dem Markt angebotenen Lösungen nicht miteinander verglichen werden können.

Die für eine Sensibilisierung relevanten Proteine sind in der Regel in physiologischer Lösung löslich. Für deren Extraktion werden verschiedene Flüssigkeiten benutzt (z.B. Alkohol, phosphatgepufferte NaCl-Lösung, Glycerin-NaCl-Lösung). In derartigen Extrakten sind bis zu 80 verschiedene Allergene nachgewiesen worden. Pricktestlösungen enthalten meist 0,2–0,5% Phenol als antimikrobiellen Zusatz. Auch Glycerin in einer Konzentration von 50% oder mehr wird zur Verhinderung von mikrobiellem Wachstum verwendet. Da Extrakte in stärkeren Verdünnungen ihre Aktivität durch Adsorption der aktiven Komponente an die Oberfläche der Gefäße verlieren, wird den Lösungen meist noch humanes Serumalbumin zugesetzt.

Der Reaktionserfolg bei Hauttestungen wie die Ausprägungsstärke sind abhängig von zuvor eingenommenen Medikamenten (Tab. **4**), von der Qualität des Allergenextraktes sowie vom Applikationsort. So gilt die Rückenhaut als reaktionsfreudiger als die Haut am Arm oder am Oberschenkel. Pricktestungen sollten dennoch generell am Unterarm vorgenommen werden, um bei gesteigerter Lokalreaktion bzw. bei drohenden systemischen Nebenwirkungen durch Abschnürbinde sowie ggf. durch Um- und Unterspritzung mit Adrenalin eine weitere Allergenabsorption verringern zu können. Die Qualität von Extrakten variiert sehr stark. Während qualitativ hochwertige Inhalationsallergen- und Wespengiftallergenextrakte auf dem Markt sind, bestehen derzeit noch Probleme bei der Herstellung von guten Extrakten aus einigen Nahrungsmitteln. Bei anamnestischen Hinweisen und negativen Hauttestergebnissen sollte daher auf die Untersuchung von nativen Nahrungsmitteln mit Reib-, Scratch- (s.o.) oder Prick-Prick-Test, bei dem die Pricklanzette zuerst in das Nahrungsmittel und dann in die Haut gestochen wird, ausgewichen werden.

Für die Praxis hat sich die Zusammenstellung von Pricktestlösungen in Blöcken bewährt. Tabelle **5** zeigt den in der Dermatologischen Klinik und Poliklinik der Medizinischen Hochschule Hannover üblichen Allergenblock zur Abklärung einer atopischen Diathese, Tabelle **6** die Zusammenstellung von vorgehaltenen Schimmelpilzextrakten als Beispiel für perenniale Allergene.

Tabelle **2** Anforderungen an Allergenextrakte für Hauttestungen

1. Spezifische Wirksamkeit
2. Beinhaltung aller relevanten Allergenfraktionen
3. Konstante (zeitbegrenzte) Wirksamkeit
4. Sterilität
5. Chargenreproduzierbarkeit
6. fehlende unspezifische Wirkung (z.B. durch Histamingehalt)

Tabelle **3** Anbieter von diagnostischen Testextrakten

Name	Ort	Telefon
Allergopharma	21465 Reinbek	040/7 27 65-0
SmithKline Beecham	80804 München	089/3 60 44-144
HAL-Allergie	40591 Düsseldorf	0211/9 77 65-0
a. m. B. Maser	44649 Herne	02325/75 55 58
Scherax (Alk)	22589 Hamburg	040/8 70 70 70

Tabelle 4 Hemmender Einfluß von Pharmaka auf Hauttestergebnisse

Medikation	Applikation	Sofortreaktion	Spätreaktion	gefordertes freies Intervall
Antihistaminika	innerlich	+	–	5 Tage[1]
	äußerlich	+	–	1 Tag
Psychopharmaka mit Antihistamineffekt	innerlich	+	–	5 Tage
ß-Adrenergika	innerlich	+	–	1 Tag
Theophyllin	innerlich	–	–	–
Glucocorticosteroide				
Langzeit, hochdosiert	innerlich	+	+	3 Wochen
Langzeit, < 20 mg Prednisolon	innerlich	+/–	+	3 Wochen
Kurzzeit, hochdosiert	innerlich	+/–	+	1 Woche
Kurzzeit, < 50 mg Prednisolon	innerlich	+/–	–	3 Tage
Corticoidexterna	äußerlich	–	+/–	1 Woche für Epikutantest
Cromoglykat, Nedocromil	topisch	–	–	–
Zyklooxygenasehemmer	innerlich	–	–	–

[1] Gefordertes freies Intervall bei Astemizol: 4 Wochen

Tabelle 5 Atopie-Screeening

Nr.	Allergenbezeichnung
1	Lieschgras
2	Roggen
3	Birke
4	Beifuß
5	Katzenhaare
6	Cladosporium herbarum
7	D. pteronyssinus

Tabelle 6 Schimmelpilze

Nr.	Allergenbezeichnung
20	Alternaria tenuis
21	Aspergillus fumigatus
22	Aspergillus niger
23	Aureobasidium pullulans
24	Botrytis cinerea
26	Cladosporium herbarum
27	Fusarium roseum
28	Mucor racemosus
29	Penicillium notatum
30	Phoma herbarum
31	Rhizopus nigricans

Der Pricktest (Abb. 2 und Farbtafel II) wird folgendermaßen durchgeführt: Nach Entfettung der Haut an der Innenseite des Unterarmes mit Alkohol oder mit Seife und Wasser werden die Testorte markiert. Ein Tropfen der Testlösung wird auf die Hautoberfläche aufgetragen. Mit einer für die Pricktestung entwickelten genormten Stahllanzette mit einer Spitze von 1 mm wird die Haut oberflächlich angestochen. Die Spitze der Lanzette wird dabei senkrecht durch die Testlösung hindurch für etwa 1 Sekunde in die Haut gestochen. Dieses Vorgehen wird an allen Teststellen wiederholt. Zur Kontrolle sind eine Testung mit 0,9%iger NaCl-Lösung und eine Testung mit Histaminchlorid (10 mg/ml) parallel durchzuführen. Im positiven Fall kommt es im Prick- wie auch im unten dargestellten Intrakutantest zur Ausbildung einer Quaddel, die nach 15–25 Minuten ihr Maximum erreicht. Diese juckende Quaddel hat meist eine rosa Farbe und einen im Hautniveau liegenden roten Hof. Im allgemeinen sind die Testreaktionen spätestens nach 1–2 Stunden völlig abgeklungen. Manchmal tritt ein entzündlich gerötetes, teigiges Ödem mit maximaler Ausprägung nach 6–8 Stunden auf. Diese „Late phase"-Reaktion ist in der Regel mit einer Immigration und Aktivierung eosinophiler Granulozyten assoziiert. Vom Zytokinspektrum und den beteiligten Zellpopulationen bestehen große Parallelen mit der Spätphasereaktion beim allergischen Asthma bronchiale. Selten ist nach Pricktestung, häufiger dagegen nach Intrakutantestung mit wenig standardisierten Extrakten eine Spätreaktion nach 24–48 Stunden an der Teststelle zu beobachten, die einer zellvermittelten Reaktion vom Spättyp (Typ IV nach Coombs und Gell) entspricht. Es gibt keine allgemein standardisierten Bewertungsgrößen für Pricktestreaktionen. Bei normaler Histaminempfindlichkeit bewerten wir Quaddeln und Erythem wie in Tabelle 7 vorgeschlagen nach ihrem Durchmesser.

Bei falsch positiver NaCl-Kontrolle liegt meist

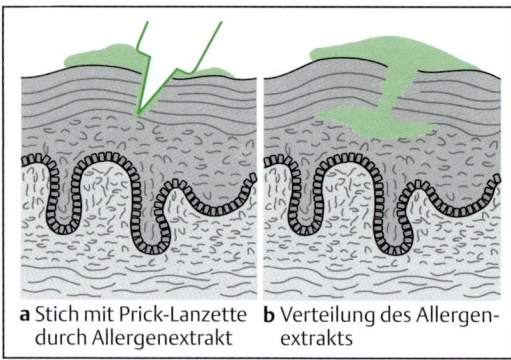

a Stich mit Prick-Lanzette durch Allergenextrakt **b** Verteilung des Allergenextrakts

Abb. 2   Pricktest

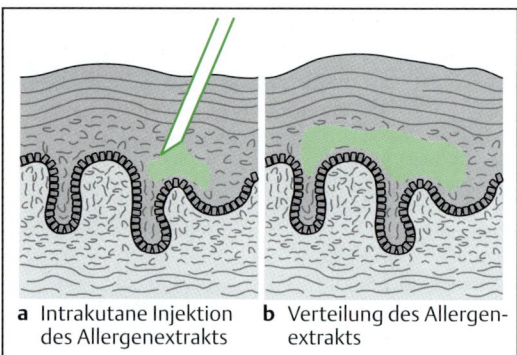

a Intrakutane Injektion des Allergenextrakts **b** Verteilung des Allergenextrakts

Abb. 3   Intrakutantest

ein positiver Dermographismus vor. Der Test ist dann zu diesem Zeitpunkt nicht auswertbar. Da diese Phänomene infektassoziiert auftreten können, kann der Test nach einigen Wochen versuchsweise wiederholt werden. Alternativ kann eine Intrakutantestung durchgeführt werden, die trotz positivem Dermographismus häufig verwertbare Ergebnisse liefert. Bei Fehlen der Histaminreaktion sind die übrigen negativen Testreaktionen als falsch negativ zu bewerten. Gegebenenfalls ist auf die In-vitro-Diagnostik (RAST) auszuweichen.

3.3.4 Intrakutantest

Der Allergengehalt kommerzieller Extrakte für Intrakutantestungen ist meist 1:10 gegenüber dem von Pricktestlösungen verdünnt. Konservierungsstoffe sind diesen Lösungen üblicherweise nicht zugesetzt. 0,02–0,05 ml werden nach Säuberung der Haut mit einem alkoholgetränkten Tupfer mittels Tuberkulinspritze und kurzer, abgeschrägter Kanüle der Stärke 18 oder 20 streng intrakutan in die Innenseite des Unterarmes injiziert (Abb. **3** und Tafel III). Wie bei der Pricktestung wird 0,9%ige NaCl-Lösung als Negativkontrolle und Histaminlösung (1 mg/ml) als Positivkontrolle mitgeführt. Zur Bewertung der Teststärke siehe Tabelle **7**. Intrakutantests sind schwieriger als Pricktests zu beurteilen (Tab. **8**). Wie in Tabelle **1** dargestellt, ist der Intrakutantest der sensitivste, aber auch der risikoreichste Hauttest dieser Gruppe.

3.3.5 Epikutantest

Der Epikutantest (Patch-Test) wurde 1895 durch J. Jadassohn beschrieben. Er ist die Testmethode der Wahl in der Diagnostik der allergischen Kontaktdermatitis und -stomatitis und wird – allerdings mit einer geringeren Sensitivität – auch in der Diagnostik von Arzeimittelexanthemen eingesetzt. Aus praktischen Gründen testen wir keine Kinder

Tabelle 7   Beurteilung von Prick- und Intrakutantestreaktionen

Beurteilung	Pricktest (mm Durchmesser)		Intrakutantest (mm Durchmesser)	
	Quaddel	Erythem	Quaddel	Erythem
ø	<2	<3	<3	<5
+	2–3	3–5	3–5	5–10
++	3	6–10	6–10	11–20
+++	4–6	11–20	11–15	21–40
++++	>6 Pseudopodien	>20	>15 Pseudopodien	>40

Tabelle 8   Mögliche Fehler bei der Durchführung und Beurteilung von Intrakutantesten

1. Falsch positive Beurteilung, da Teststellen zu eng benachbart
2. Falsch positive Beurteilung, da injiziertes Volumen zu groß (>0,05 ml)
3. Falsch positives Ergebnis, da Testkonzentration zu hoch
4. Falsch positive „Reaktion", durch zusätzliche Injektion von Luft
5. Falsch negatives Ergebnis, da subkutane Injektion
6. Falsch positive Beurteilung, da intrakutane Blutung als positiv bewertet
7. Systemische Reaktion, da zu viele Tests zur selben Zeit durchgeführt

unter 8 Jahren, da diese die Belassung der Testpflaster über 24 bis 48 Stunden häufig nicht tolerieren. Außerdem ist die allergische Kontaktdermatitis bis zum 14. Lebensjahr ohnehin eine seltene Erkrankung, während atopische und nichtallergische irritative Ekzeme in dieser Altersgruppe eindeutig häufiger zu finden sind. Epikutantestungen sollten bei Schwangeren und in der Stillperiode aus Sicherheitsgründen nicht durchgeführt werden, obwohl bei derartig niedrigen Testkonzentrationen und -mengen eine Fruchtschädigung höchst unwahrscheinlich ist.

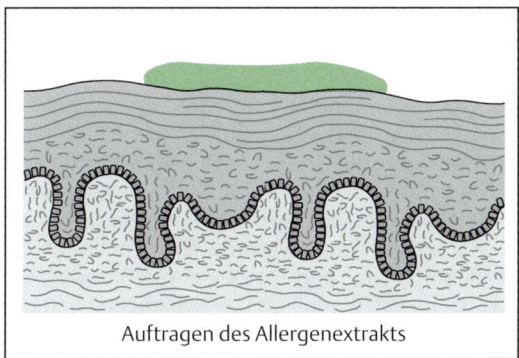

Abb. 4   Epikutantest

Das Allergen wird beim geschlossenen Epikutantest (Abb. 4 und Tafel III) in einer zuvor angesetzten Verdünnung in einer indifferenten Grundlage (meist Vaseline oder Wasser) auf einem Läppchen auf der Rückenhaut befestigt. Am Tag der Pflasteraufbringung sollen keine Externa am Rücken angewendet werden. Die Testbedingungen sind für die häufigsten Allergene durch Arbeitsgruppen wie der International Contact Dermatitis Research Group (ICDRG) oder der Deutschen Kontaktallergiegruppe (DKG) gründlich untersucht worden. Die entsprechenden Empfehlungen werden in der Regel von den kommerziellen Anbietern berücksichtigt. Die Läppchen werden entweder auf Aluminiumfolie, in Aluminiumkammern oder auf Dünnschichtfolien aufgebracht. Alternativ können Systeme verwendet werden, in denen vom Hersteller bereits Testsubstanzen in die Absorptionsschicht des Testpflasters eingearbeitet wurden. Die Testpflaster sollten nach Empfehlung der DKG 24 oder 48 Stunden, nach Empfehlung der ICDRG 48 Stunden auf dem Rücken belassen werden. In neueren Untersuchungen wurde kein Unterschied der Sensitivität oder Spezifität für den Epikutantest bei Belassung der Testpflaster über 24 oder 48 Stunden festgestellt. Nach Entfernung der Testpflaster werden die entsprechenden Teststellen markiert. Die Testreaktion wird nach 48 und 72 Stunden abgelesen. Zwischen Abnahme der Pflaster und der ersten Ablesung sollten mindestens 20–30 Minuten liegen, damit in dieser Zeit unspezifische Rötungen abklingen können. Deutet sich erst nach 72 Stunden eine schwache Testreaktion an, ist eine weitere Ablesung nach 96 Stunden unbedingt empfehlenswert. In besonderen Fällen können weitere Ablesungen nach einer oder zwei Wochen sinnvoll sein.

Die Ablesung von Epikutantestreaktionen erfordert Übung und soll nur von entsprechend ausgebildeten Ärzten durchgeführt werden. Die unterschiedlichen Intensitätsgrade von Testreaktionen zeigt Tabelle 9. Bei hochgradiger Allergie, bei Stoffen mit starkem Irritations- oder Sensibilisierungsvermögen oder bei Verdacht auf eine Kontakturtikaria (s. Kapitel 5.3) kann die offene Epikutantestung am Oberarm oder Rücken indiziert sein. Der offene Epikutantest ist weit weniger empfindlich als der geschlossene Test. Ein negativer offener Epikutantest schließt somit eine Sensibilisierung nicht aus.

Bei relativ harten, festen Testmaterialien kann der sog. Abrißtest indiziert sein, bei dem das Stratum corneum mittels übereinander gelegter Tesafilm-Abrisse verdünnt wird. Die relativ schlechte Standardisierbarkeit dieses Verfahrens limitiert allerdings seine praktische Aussagekraft.

Wichtig ist die Abgrenzung von irritativen oder toxischen Reaktionen, die bisweilen schwierig sein kann. Toxische Reaktionen sind charakteristischerweise scharf begrenzt und erreichen ihr Maximum früher, so daß während des Ablesezeitraumes meist eine Decrescendo-Reaktion sichtbar wird. Leider gibt es jedoch auch allergische Reaktionen mit relativ scharfer Begrenzung (häufig z.B. auf Isothiazolonderivate wie Kathon CG) und mit frühem Maximum, so daß diese Kriterien nicht sehr sicher sind. Die wichtigsten Allergene werden

Tabelle 9   Bewertung von Epikutantestreaktionen

–	keine Reaktion
(+)	Erythem
+	Erythem, Infiltrat, evtl. diskrete Papeln
++	Erythem, Infiltrat, Papel, Vesikel
+++	Erythem, Infiltrat, konfluierende Vesikel

zweckmäßigerweise in Testblöcken zusammengefaßt. Der Standardblock enthält die derzeit 25 häufigsten Allergene, die für über 80% aller Kontaktdermatitiden verantwortlich sind. Tabelle **10** zeigt den Standardblock gemäß gültiger DKG-Empfehlung mit den entsprechenden Testkonzentrationen und Vehikeln.

Die Auswahl von Testblöcken, die ständig vorrätig gehalten werden, wird natürlich dem speziellen Bedarf der jeweiligen allergologischen Praxis bzw. Abteilung angepaßt werden (Tab. **11**).

Die Auswahl der zu testenden Substanzen richtet sich nach der sorgfältig erhobenen Anamnese. Im HNO-Bereich muß beispielsweise in der Diagnostik von Gehörgangekzemen stets an die Sensibilisierung gegenüber Inhaltsstoffen in angewendeten Externa gedacht werden, so daß im Einzelfall neben dem Standardblock die Blöcke Duftstoffe, Externa/Salbengrundlagen, Arzneimittel und Corticosteroide von praktischer Relevanz sein können.

Ein alltägliches Problem sind vom Patienten mitgebrachte und als Auslöser verdächtigte Substanzen, deren Inhaltsstoffe oder Zusätze nicht in vorhandenen Testblöcken enthalten sind. Von der Testung derartiger Individualsubstanzen ist generell abzuraten, wenn die Inhaltsstoffe nicht vollständig bekannt sind. Toxische Hautreaktionen als gravierendste Nebenwirkung des Epikutantests können die Folge von Testungen mit Stoffen sein, die sich im nachhinein als hautschädigend herausgestellt haben. Bei bekannten Inhaltsstoffen kann eine Epikutantestung nach dem oben beschriebenen Procedere nur dann durchgeführt werden, wenn eine Hautreizung ausgeschlossen ist. Dieses ist z.B. bei fast allen extern angewendeten Arzneimitteln oder Kosmetika der Fall. Ansonsten empfiehlt sich eine offene Epikutantestung in Gebrauchskonzentrationen bzw. bei Detergenzien in höheren Verdünnungen. Eine positive Testreaktion auf Individualsubstanzen ist nur dann verwertbar, wenn bei gesunden Freiwilligen keine derartigen Reaktionen nachweisbar sind.

Der Epikutantest ist mit den Problemen von falsch negativen und falsch positiven Testreaktionen behaftet. Falsch negative Testreaktionen sind nicht selten auf eine schlechte Fixierung der Testpflaster zurückzuführen. Eine Immunsuppression durch UV-Licht kann ebenfalls zu falsch negativen Reaktionen führen, so daß eine Testung frühestens 4 Wochen nach einem Urlaub mit entsprechender UV-Exposition bzw. nach UV-Strahlentherapie empfohlen wird. Die Beeinflussung der Spätreaktionen durch Medikamente ist in Tabelle **4** zusammengefaßt. Falsch negative Testergebnisse sind sehr selten auf einen primären oder sekundären Immundefekt zurückzuführen.

Falsch positive Testreaktionen können durch Irritationsfaktoren wie z.B. Pflasterreizung oder

Tabelle **11** Testblöcke für die Epikutantestung

Additiva	Gummireihe
Amalgamunverträglichkeiten	Holzverarbeitende Berufe
	Kunststoffe
Analblock	Lederindustrie
Antiseptika/Industriechemikalien	Lokalanästhetika
	Metallverarbeitung
Arzneistoffe	Pestizide
Augenexterna/-kosmetika	Pflanzen/Hölzer
Bäckerreihe	Photographiereihe
Corticosteroide	Schuhreihe
Desinfektionsmittel	Sonnenschutzmittel
Duftstoffe	Standardreihe
Externa/Grundlagen	Textilfarbenreihe
Friseurstoffe	Zahnprothesenmaterialien

Tabelle **10** Standardblock für die Epikutantestung

Nr.	Substanz	Konzentr.	Vehikel
S 01	Kaliumdichromat	0,5%	Vaseline
S 02	para-Phenylendiamin	1%	Vaseline
S 03	Thiuram-Mix	1%	Vaseline
S 04	Neomycinsulfat	20%	Vaseline
S 05	Kobalt(II)-chlorid	1%	Vaseline
S 06	Benzocain	5%	Vaseline
S 07	Nickel (II)-sulfat	5%	Vaseline
S 08	Kolophonium	20%	Vaseline
S 09	N-isopropyl-N'-phenyl-PPD	0,1%	Vaseline
S 10	Wollwachsalkohole	30%	Vaseline
S 11	Mercapto-Mix	2%	Vaseline
S 12	Epoxid-Harz	1%	Vaseline
S 13	Perubalsam	25%	Vaseline
S 14	p-tert-Butylphenol/Formaldehydharz	1%	Vaseline
S 15	Formaldehyd	1%	Aqua
S 16	Duftstoff-Mix	8%	Vaseline
S 17	Euxyl K400	0,5%	Vaseline
S 18	Quecksilber(II)-amid-chlorid	1%	Vaseline
S 19	Terpentin	10%	Vaseline
S 20	(Chlor) Methylisothiazolon	100 ppm	Aqua
S 21	Paraben-Mix	16%	Vaseline
S 22	Cetylstearylalkohol	20%	Vaseline
S 23	Weißes Vaselin	100%	Vaseline
S 24	Thiomersal	0,1%	Vaseline
S 25	Zink-diethyldithiocarbamat	1%	Vaseline

bei einer noch floriden Ekzemerkrankung entstehen. Der zeitliche Abstand zwischen der Abheilung von ekzematösen Hautveränderungen am Testort und einer Epikutantestung soll mindestens drei Wochen betragen. Bei mehr als 5 gleichzeitigen Testreaktionen muß an ein sogenanntes „Angry-Back-Syndrom" gedacht werden. Eine getrennte einzelne Nachtestung von relevanten Allergenen ist dann notwendig. Kommt es zu schwachen Testreaktionen direkt neben einer sehr heftigen Reaktion, ist auch in diesem Fall an eine falsch positive Reaktion zu denken und eine entsprechende Nachtestung sinnvoll. Selten ist an eine vom Patienten induzierte artifizielle Testreaktion (z.B. bei Begutachtungen) zu denken.

Vor der Epikutantestung muß eine Aufklärung über die möglichen Folgen und Nebenwirkungen des Tests erfolgen. Die wichtigsten sind:
– irritative Reizung durch Testsubstanzen,
– juckende, positive Testreaktionen bis hin zur Blasenbildung,
– streuende Ekzemmorphen bzw. Aufflammen der vorbestehenden Ekzemerkrankung.

Eine weitere mögliche Komplikation des Epikutantests ist die Sensibilisierung durch den Test. Verschiedene Untersuchungen haben gezeigt, daß bei Verwendung der heute üblichen Testsubstanzen Sensibilisierungen nur sehr selten auftreten. Es gibt jedoch stark sensibilisierende Stoffe, die nach einmaligem Aufbringen auf die Haut eine Sensibilisierung induzieren. Hierzu gehören einige Pflanzenallergene (z.B. Primin in zu hoher Testkonzentration), so daß bei einer Testung von mitgebrachten Pflanzen die jeweils empfohlenen Testbedingungen zu berücksichtigen sind (s. hierzu z.B. Hausen 1988).

Nur eindeutig positive (+, ++, +++, vgl. Tab. **9**) Reaktionen werden in den Allergiepaß eingetragen. Derartige Eintragungen haben nicht selten schwerwiegende Konsequenzen für weitere Behandlungen oder auch berufliche Einsatzmöglichkeiten des Patienten, so daß die Ausstellung eines Allergiepasses auch für Kontaktallergene eine verantwortungsvolle ärztliche Tätigkeit darstellt!

Abschließend seien zwei Varianten des Epikutantests kurz dargestellt, die in der Praxis des allergologisch tätigen HNO-Arztes aus praktischen Gründen selten eine Rolle spielen werden, jedoch zur Vervollständigung der Diagnostik im Einzelfall von praktischer Relevanz sein können.

Der Photopatchtest wird bei klinischem Verdacht auf photoallergisches Kontaktekzem eingesetzt. Hierbei werden zwei Proben der verdächtigten Substanz auf die Rückenhaut aufgebracht. Nach 24 Stunden werden die Pflaster entfernt. Die Teststellen auf einer Rückenseite werden mit UV-Strahlen – in der Regel UVA – bestrahlt. Die Dosis muß dabei unterhalb der zuvor bestimmten Erythemdosis liegen und liegt in der Regel zwischen 5 und 15 J/cm^2. Nach 48, 72 und 96 Stunden wird der Test wie der konventionelle Epikutantest abgelesen. Ergeben sich positive Testreaktionen auf beiden Rückenseiten, spricht dies für eine lichtunabhängige Reaktion. Bei Testreaktionen nur im bestrahlten Feld besteht der Verdacht auf eine photoallergische Reaktion.

Der Atopie-Patchtest befindet sich in allergologischen Fachabteilungen derzeit in Erprobung. Er wurde bislang in Studien über Umweltallergene (Atopene) bei Patienten mit atopischer Dermatitis eingesetzt. Hierbei werden Allergenextrakte von Inhalationsallergenen wie Hausstaubmilben, Pollen oder Tierepithelien in einem geeigneten Vehikel auf dem Rücken epikutan getestet. Verbindliche Empfehlungen über die Testmodalitäten können für die Praxis noch nicht gegeben werden. Die bisherigen Ergebnisse sprechen für eine gute Übereinstimmung von Testergebnissen der Atopie-Patchtests mit dem Nachweis von spezifischem IgE gegen die gleichen Allergene bei Patienten mit atopischer Dermatitis, so daß aus den Ergebnissen in Zukunft vielleicht eine praktische Relevanz für die Ekzemverschlechterung abgeleitet werden kann.

Literatur

Belsito, D.V.: The reproducibility of patch testing: new and old systems. In Burgdorf, W.H.C., Katz, S.I. (eds.) Dermatology, progress and perspectives. Parthenon, New York (1993) 878–881

Bousquet, J. In: Rycroft, R.J.G., T. Menné, P.J. Frosch et al (eds.): Contact Dermatitis. Springer Berlin 1994

Fischer, T., I. Kihlmann: Patch testing technique. J Am Acad Dermatol 21 (1989) 830–832

Fisher, A.A.: Contact Dermatitis, 4th ed., Lea & Febiger, Philadelphia 1995

Fuchs, E., W. Gronemeyer: Hautproben. In: Manuale allergicum, Fuchs E., Schulz, K.H. (Hrsg.) Dustin, Deisenhofen (1990) Kap. IV 5.1–20

Hausen, B.M.: Allergiepflanzen, Pflanzenallergene. Ecomed Landsberg 1988

Hausen, B.M.: Lexikon der Kontaktallergene. Ecomed Landsberg 1992

Lau-Schadendorf, S., U. Wahn: Allergene, Allergennachweis. In: Wahn, U., R. Seger, V. Wahn: Pädiatrische Allergologie und Immunologie. G. Fischer Stuttgart (1994) 117–123

Matthies, C.: Die Diagnostik der Kontaktallergie, 2. Aufl., Hermal, Reinbek 1994

Platts-Mills, T.A.E., M.D. Chapman: Allergen standardization. J. Allergy. Clin. Immunol. 87 (1991) 621–625

Schulz, K.H., T. Fuchs: Der Epikutantest. In: Manuale allergicum, Fuchs, E., K.H. Schulz (Hrsg.) Dustri, Deisenhofen 1990. Kap. IV S. 1–24

3.4 Nasaler Provokationstest

B. Hauswald

Der nasale Provokationstest unter rhinomanometrischer Kontrolle dient dem Nachweis der Aktualität und klinischen Relevanz eines Allergens und ist speziell bei Diskrepanz zwischen Anamnese, Haut- und Labortests angezeigt. Besondere Bedeutung besitzt er für die Indikationstellung und Verlaufskontrolle der spezifischen Immuntherapie sowie für gutachterliche Fragestellungen.

3.4.1 Grundlagen der Rhinomanometrie

Das Bestreben der Mediziner, die Funktionstüchtigkeit der Nase objektiv beurteilen zu können, um klinisch vergleichbare Ergebnisse zu erzielen, hat eine über 100jährige Geschichte. In den Anfängen der Funktionsuntersuchung des nasalen Atemstroms verwandte Zwaardemaker 1894 eine kalte Metallplatte, um den niedergeschlagenen Wasserdampf bei der Exspiration sichtbar zu machen. Sein Schüler Glatzel verbesserte diese 10 Jahre später, indem er auf die Metallplatte Meßkreise eingravierte. Erst Jahrzehnte später entwickelten sich durch die Anwendung strömungsphysikalischer Meßmethoden die passive Rhinomanometrie (Fremdstrommethode) und die aktive Rhinomanometrie (Eigenstrommethode). Prinzipiell wird die Gesetzmäßigkeit ausgenutzt, daß eine feste Beziehung zwischen der Druckdifferenz vor und hinter einem durchströmten Hohlraum (nasichoanale Druckdifferenz), dem durchströmten Luftvolumen (Atemvolumen) und der Zeit existiert. Daraus läßt sich der Strömungswiderstand berechnen, der in der Rhinologie ein Maß für die Durchlässigkeit der Nase ist.

Das heute gängigste Verfahren zur Bestimmung des nasalen Atemwiderstandes ist die aktive anteriore Rhinomanometrie. Sie ermittelt den Strömungswiderstand der Nase über die ganze Respirationsphase (Inspiration und Exspiration). Zwei Parameter werden synchron gemessen: der Differenzdruck p (Pascal) und der Volumenstrom V (cm^3/s). Der Differenzdruck wird zwischen Naseneingang (atmosphärischer Druck) und Choane abgenommen. Der Volumenstrom wird als Flowwert (Volumen, welches in 1 Sekunde durch den Leitungsquerschnitt fließt) bezeichnet. Bei dieser Messung erhält man eine Nasenwiderstandskurve (sog. Atemzange), welche spiegelbildlich in einem Koordinatenkreuz dargestellt wird.

Je enger die Atemzange der Abszisse zugewandt ist, desto größer ist die Behinderung der Nasenatmung (enge Atemzange). Je weiter sie der Ordinate entgegenläuft, desto freier ist die Nasenatmung (weite Atemzange) (Abb. **1**).

Repräsentativ ist bei der quantitativen Auswertung der Volumenstrom bei einem Druck von 150 Pa. In diesem Bereich läuft die Rhinomanometriekurve geradlinig.

Meßtechnische Kontraindikationen der aktiven anterioren Rhinomanometrie sind eine Septumperforation oder eine vollständige Obstruktion einer oder beider Nasenseiten. Aus diesem Grund sollten Patienten, die nasal provoziert werden, prinzipiell vom HNO-Arzt endoskopisch untersucht werden.

Liegen eine Septumperforation oder eine vollständige Obstruktion einer Nasenseite vor, muß die aktive posteriore Rhinomanometrie durchgeführt werden. Der Meßschlauch wird bei dieser Methode zur Abnahme des Choanaldrucks vorsichtig in den Mund bis ungefähr zur Zungenmitte gelegt. Vom Zungenkörper wird er vorsichtig gegen den harten Gaumen gedrückt. Es erfordert viel Gefühl und Geschick des Untersuchenden, dem Patienten die Untersuchung zu erklären und ihn ruhig mit beiden Nasenseiten atmen zu lassen, um eine auswertbare rhinomanometrische Kurve zu erhalten.

Jede rhinomanometrische Messung muß unter sorgfältigen Meßbedingungen durchgeführt werden, da die Ursachen für Fehlmessungen mannigfaltig sind. Man unterscheidet objektiv und subjektiv bedingte Meßfehler.

Zu den objektiven, unbedingt zu vermeidenden, gehört *die mangelhafte Abdichtung des Nasenloches* durch *Verwendung ungeeigneter Nasenadapter bzw. Oliven*. Darüber hinaus besteht die Gefahr der Aufdehnung des Isthmus nasi, wobei es zur Verschiebung des Nasenseptums zur Gegenseite kommen kann.

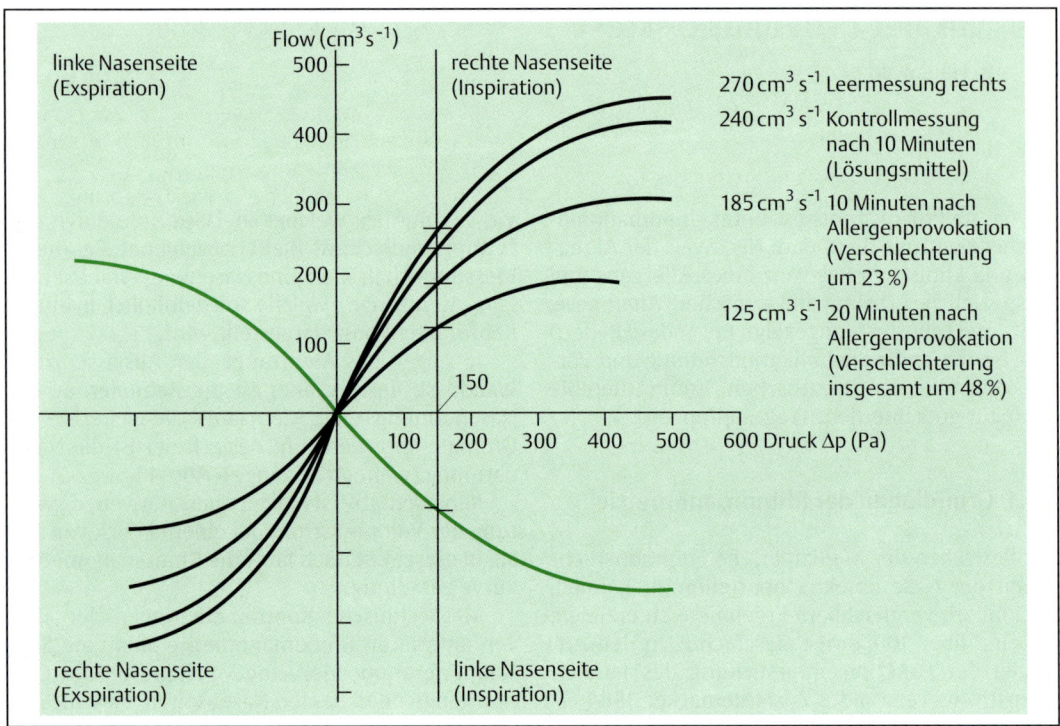

Abb. 1 Meßprotokoll eines positiven intranasalen Provokationstests (Standarddarstellung).

Als weitere Fehlerquellen sind die mangelhafte Abdichtung der Atemmaske, abgeknickte Meßschläuche und das nicht vollständige Geschlossenhalten des Mundes während der Messung zu nennen. Als Maskentypen für die Messung haben sich die Vollgesichtsmaske und die Pilotenmaske bewährt. Trotz meßtechnisch korrekter Durchführung der Rhinomanometrie kann die Irritation der Nasenschleimhaut im Rahmen der Untersuchungssituation zu vermeintlichen Meßfehlern führen, was durch Adaptation des Patienten an das herrschende Raumklima und durch Ruhebedingungen vermindert bzw. vermieden werden kann. Da die Reaktionsfähigkeit der Nasenschleimhaut durch rhinochirurgische Eingriffe beeinträchtigt wird, sollte ein nasaler Provokationstest frühestens 2 Monate postoperativ durchgeführt werden.

3.4.2 Indikationen, Kontraindikationen, Karenzfristen

Die Tabellen 1, 2 und 3 zeigen Indikationen, absolute und relative Kontraindikationen sowie Fristen der medikamentösen Karenz für nasale Provokationen.

3.4.3 Technik und Auswertung des nasalen Provokationstests

Der nasale Provokationstest sollte immer rhinomanometrisch kontrolliert durchgeführt werden, da geringe bis mittelgradige Veränderungen der Nasenobstruktion nur rhinomanometrisch erfaßt werden können. Weiteres Auswertungskriterium des nasalen Provokationstests ist der Symptomscore.

Nach den Empfehlungen des Arbeitskreises „Bronchiale und nasale Provokationstests" der Deutschen Gesellschaft für Allergie und Immunitätsforschung und der Arbeitsgemeinschaft „Obere Luftwege" der ehemaligen DDR sollte der na-

Tabelle 1 Indikationen des nasalen Provokationstests

1. Diskrepanz zwischen Anamnese, Hauttest und RAST
2. Vorliegen einer polyvalenten Allergie
3. Aktualitätsnachweis bei saisonaler und besonders perennialer Allergie
4. Indikationsstellung und Verlaufskontrolle einer spezifischen Immuntherapie
5. Gutachterliche Fragestellung

Tabelle 2 Kontraindikationen des nasalen Provokationstests

absolute
1. akute Infekte des Respirationstraktes
2. akute allergische Reaktionen an anderen Manifestationsorganen
3. bis zu 2 Monate nach rhinochirurgischen Eingriffen

relative
1. Patienten mit sehr hohem Sensibilisierungsgrad
2. Nichteinhalten der medikamentösen Karenzfristen (Tab. 3)

Tabelle 3 Medikamentöse Karenz vor nasaler Provokation

Medikament	Karenzfrist
Mastzellstabilisatoren, nasal	1 Tag
Corticosteroide, nasal	14 Tage
Corticosteroide, oral > 10 mg Prednisolon	7 Tage
α-adrenerge Substanzen, nasal	1 Tag
inhalierte Bronchospasmolytika	keine
Antihistaminika (H_1-Blocker) oral	1,5–28 Tage
Antihistaminika (H_1-Blocker) nasal	1–3 Tage
nichtsteroidale Analgetika	7 Tage
zentral wirkende Antihypertensiva	21 Tage
trizyklische Psychopharmaka	21 Tage

sale Provokationstest wie folgt durchgeführt werden.

1. Untersuchung des Patienten
Eine 10- bis 20minütige Adaptation des Patienten im Warte- bzw. Untersuchungsraum, insbesondere im Winter, ist empfehlenswert. Zu Beginn des nasalen Provokationstests ist eine anteriore und posteriore Rhinoskopie durchzuführen.

2. Leerwertmessung (aktive anteriore Rhinomanometrie)
Bei der Leerwertmessung wird der Strömungswiderstand der Nase über die ganze Respirationsphase (Inspiration und Exspiration) ermittelt. Zwei Parameter werden synchron gemessen: der Differenzdruck zwischen Naseneingang und Choane und der Flow-Wert (Volumenstrom). Die resultierende Atemzange wird in das Koordinatenkreuz gezeichnet. Je enger die Kurve zur Abszisse geneigt ist, um so größer ist die Behinderung der Nasenatmung (Abb. 1).

3. Verabreichung des Lösungsmittels
Die Verabreichung des Lösungsmittels erfolgt in die besser belüftete oder in beide Nasenseiten und orientiert sich am vermuteten Sensibilisierungsgrad des Patienten. Als Lösungsmittel wird z.B. 0,9%iges NaCl mit 0,5% Phenol aus einer Pump-Dosier-Sprayflasche in die Nase gesprüht oder mit Allergenspritze und stumpfer Kanüle auf die untere Muschel getropft. Da die Nasenschleimhaut des Allergikers deutlich empfindlicher als die gesunde Schleimhaut auf Lösungsmittel und Konservierungsstoffe reagiert, kann bereits dadurch eine Nasenwiderstandserhöhung eintreten.

4. Lösungsmittelmessung
10 Minuten nach Lösungsmittelapplikation erfolgt die aktive anteriore Rhinomanometrie beider Nasenseiten. Der Flow-Wert-Abfall gegenüber der Leerwertmessung darf nicht mehr als 20% betragen, da sonst eine verstärkte unspezifische Reaktion der Nasenschleimhaut auf das Lösungsmittel angenommen werden muß. Die Lösungsmittelmeßkurve gilt als Bezugsgröße für den allergenen Provokationstest.

5. Allergengabe
Die Provokation mit dem Allergen erfolgt analog der Lösungsmittelgabe in die gleiche Nasenseite oder beide Nasenseiten am sitzenden Patienten. Das Allergen sollte entweder mit dem von der Industrie empfohlenen Pump-Dosier-Sprayfläschchen nach tiefer Inspiration bei angehaltenem Atem durch zwei Sprühstöße (ca. 0,08 bis 0,1 ml der Testlösung) in Richtung untere Muschel appliziert werden oder unter rhinoskopischer Kontrolle mittels Allergenspritze und stumpfer Kanüle gezielt auf die untere Muschel getropft werden. Die Anwendung von allergengetränkten Sekrettupfern ist obsolet, da es durch die mechanische Berührung der Muscheln zur Irritation der Schleimhaut

kommt. Unmittelbar nach Allergenapplikation wird der Patient aufgefordert, durch die Nase auszuatmen, damit das Allergen nicht in die unteren Atemwege gelangt. Als Testlösungen sollten möglichst standardisierte kommerzielle Allergene verwendet werden.

Bei hochsensibilisierten und polyvalenten Allergikern empfiehlt sich eine Verdünnung von 1:1000, bei geringgradig sensibilisierten bzw. monovalenten Allergikern eine Verdünnung von 1:10. Ist die Provokation negativ, erfolgt die Applikation der Stammlösung 1:1. Zur Beurteilung der Reaktion werden die nach Allergengabe auftretenden Symptome wie wäßrige Sekretion, Niesreiz (Niesattacken), Schleimhautschwellung, Konjunktivitis, Gaumenjucken und Husten dokumentiert (Tab. 4).

6. Allergenwertmessung 1
– Rhinomanometrie nach 10 Minuten

Ist der Flow-Wert-Abfall größer als 40% oder der Symptomscore positiv, liegt eine positive nasale Provokation vor.

7. Allergenwertmessung 2
– Rhinomanometrie nach 20 Minuten (Abschlußmessung)

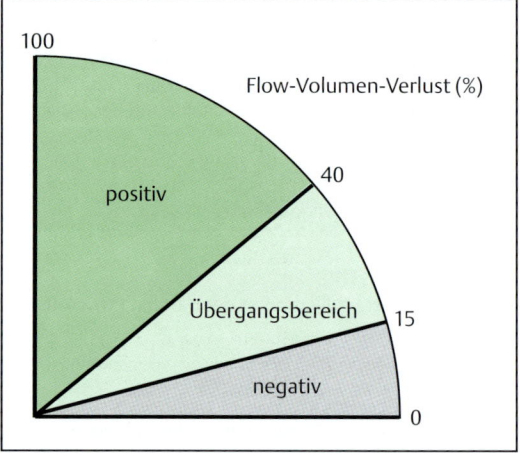

Abb. 2 Schema zur Beurteilung des rhinomanometrisch kontrollierten nasalen Provokationstests nach Bachmann.

Auswertung wie bei 1. Messung. Gibt der Patient an (z.B. bei Schimmelpilzallergie) erst nach 30–40 Minuten zu reagieren, ist die Abschlußmessung zu wiederholen.

8. Bewertung des nasalen Provokationstests
Meßwerte, die einem Volumenverlust zwischen 15 und 40% entsprechen, werden einem Übergangsbereich zugeordnet und sind nur als positiv zu interpretieren, wenn andere diagnostische Parameter (z.B. Anamnese, Hauttest, RAST) ebenfalls für das Vorliegen einer allergischen Reaktion sprechen (Abb. 2).

Ist der nasale Provokationstest nach den Auswertungskriterien negativ, kann er dennoch als positiv gewertet werden, wenn ein positiver Symptomscore vorliegt (Tab. 4). Dies ist der Fall, wenn die Punktwertsumme mindestens 3 beträgt.

Bei Positivität des NPT ist am gleichen Tag ein zweiter Allergentest ausgeschlossen. Zwischen zwei Tests ist nach positiven Reaktionen eine 48stündige Pause einzuhalten. Ist der nasale Provokationstest negativ, kann nach einer Pause von ca. 10 Minuten ein zweites Allergen in die Nase gesprüht bzw. getropft werden. Ist dieser wiederum negativ, sollte auf eine dritte Allergenprovokation am gleichen Tag verzichtet werden, da eine unspezifische Schleimhautreizung auftreten kann.

Bei atrophischen Rhinitiden, aber auch unter dem Einfluß bestimmter Medikamente (Antihypertensiva, Psychopharmaka, Hormone etc.) kann die Reagibilität der Nasenschleimhaut einge-

Tabelle 4 Symptomscore zur Beurteilung einer positiven nasalen Provokation

Symptom	Punkteskala
Obstruktion (*)	0–4
Nasenlaufen	
mäßig	1
stark	2
Niesreiz	1
Niesattacke	2
Augentränen	1
Konjunktivitis	2
Gaumenjucken	1
Husten	2
Räuspern	1
klinische Symptomatik positiv	≥ 3 Punkte

* Abnahme des Flow-Wertes gegenüber dem Lösungsmittelmeßwert in % (Vogt, K.: Einführung in die Rhinomanometrie.)
< 20%   0 Punkte
20–29%   1 Punkt
30–39%   2 Punkte
40–59%   3 Punkte
> 60%   4 Punkte

schränkt sein, was durch eine Histaminprovokation zu überprüfen ist.

Nach Gabe einer Histaminlösung (1:1000) muß es entweder zu einer starken Sekretion oder einem massiven Ödem der Nasenschleimhaut kommen.

Die Reaktion ist positiv, wenn 5–10 Minuten nach Histamingabe, verglichen mit dem Wert nach Lösungsmittelgabe, eine Widerstandserhöhung von mehr als 60% bzw. eine Verringerung des Volumenflusses um mehr als 40% auftritt.

3.4.4 Nasaler Provokationstest mit nativen Allergenen

Beim nativen NPT erfolgt die Applikation des vermeintlichen Allergens, z.B. Weizen-, Roggenmehl oder Holzstaub direkt in die Nase. Dazu kann ein Insufflator der Fa. Rhone Poulenc Rorer, wie er zur Inhalation von Intal® im Handel erhältlich ist, verwendet werden (Abb. **3**, Tafel IV). Die Leerkapseln werden mit dem in Frage kommenden Allergen (Mehl, Holzstaub, Pollen) gefüllt und dann gezielt unter rhinoskopischer Kontrolle in die Nase gesprüht (Abb. **4** und **5**, Tafel IV). Der nasale Provokationstest läuft in obengenannter Weise ab. Als Lösungsmittel dient allerdings Invertzucker.

Literatur

von Arentschild, O.: Der Nasenwiderstand bei Eigen- und Fremdstrommessung. Arch. Otorhinolaryngol. 187 (1966) 664–669

Bachmann, W., C. Bachert: Die Funktionsdiagnostik der behinderten Nasenatmung. Springer, Heidelberg 1982

Clement, P.A.R.: Sitzungsbericht des Standardisierungskomitees für Rhinomanometrie der Europäischen Rhinologischen Gesellschaft. HNO-Praxis 10 (1985) 57

Hauswald, Bettina: Der aktuelle Stand der Diagnostik und Therapie der allergischen Rhinitis. Ther. Umschau 52 (1995) 738–743.

Richtlinien für die Durchführung von nasalen Provokationstests mit Allergenen bei Erkrankungen der oberen Atemwege. Allergologie (1990) 13: 53–55

Schlenter, W. W.: Der intranasale Provokationstest in der allergischen Diagnostik. Versuch einer Standardisierung und Darstellung einer einfachen Methode zur Kontrolle der nasalen Provokation. Habilitationsschrift., Med. Fakultät Albert-Ludwig-Universität Freiburg/Br., 1984

Vogt, K.: Einführung in die Rhinomanometrie. Bereich Medizin der Humboldt-Universität Berlin, 1986.

3.5 Bronchiale Provokationstests
M. Schmitz

Bronchiale Provokationstests werden üblicherweise mit sog. pharmakodynamischen Substanzen (BPPS) seltener, vor allem in gutachterlichen Fragestellungen, mit Allergenen (s. Kap. 5.12) durchgeführt.

3.5.1 Bronchiale Provokation mit pharmakodynamischen Substanzen (BPPS)

Provokation mit pharmakodynamischen Substanzen (BPPS) dienen der Diagnostik bronchialer Erkrankungen. Sie ermöglichen die Objektivierung und Quantifizierung der bronchialen Hyperreagibilität (BHR) und sind neben der spirometrischen oder bodyplethysmographischen Lungenfunktionsuntersuchung und der Peak-Flow-Messung durch den Patienten selbst bei der Einschätzung des Schweregrades und der Therapieeinstellung des Asthma bronchiale hilfreich. Wichtig ist, daß die BHR jedoch nicht asthmaspezifisch ist. Sie wird auch bei chronisch obstruktiver Bronchitis, Sarkoidose, exogen allergischer Alveolitis und zystischer Fibrose gefunden. Auch Atemwegsgesunde, Patienten mit Rhinoconjunctivitis allergica oder atopischer Dermatitis können eine BHR aufweisen.

Indikation der BPPS

1. Anamnestisch anfallsweise Atemnot ohne aktuelles klinisches oder lungenfunktionsanalytisches Korrelat.
2. Persistierender Husten, wenn andere Ursachen ausgeschlossen wurden.
3. Belastungsdyspnoe.
4. Nachweis der Hyperreagibilität der Atemwege.
5. Gutachterliche, arbeitsmedizinische, wissenschaftliche und epidemiologische Fragestellungen.

Kontraindikationen der BPPS

1. Relevante (schwere) Atemwegsobstruktion.
2. Schwere akute und chronische kardiale Erkrankungen, insbesondere bradykarde Rhythmusstörungen.
3. Spirometerinduziertes Asthma.
4. Atemwegsobstruktion bereits auf Lösungsmittelgabe (Negativkontrolle).
5. Exazerbation einer obstruktiven Atemwegserkrankung.
6. Besondere Risiken, z.B. Therapie mit Betablockern oder Cholinergika.
7. Schwangerschaft.

Karenzvorschriften

Vor Durchführung eines bronchialen Provokationstests und bei der Auswertung sind bestimmte Kriterien zu beachten. So ist nach inhalativem Allergeneinstrom während und bis zu 6 Wochen nach einem oberen Atemwegsinfekt mit einer verstärkten bronchialen Hyperreagibilität zu rechnen. Vorhergehende inhalative Provokationstests mit Allergenen oder ergometrische Untersuchungen können die Intensität der BHR verändern. Die medikamentöse antiasthmatische Therapie hat bekanntermaßen einen abschwächenden Einfluß auf das Ausmaß der BHR. Entsprechende Medikamente müssen, sofern es die Erkrankungssituation des Probanden zuläßt, rechtzeitig vor der Untersuchung abgesetzt oder zumindest bei der Interpretation des Ergebnisses berücksichtigt werden (s. Tabelle 1).

Tabelle 1 Karenzempfehlungen für inhalative Provokationstests

	Karenz (Stunden)
β_2-Sympathomimetika inhalativ:	
kurz- und mittellang wirksame	12
lang wirksame	48–72
β_2-Sympathomimetika oral	12
Theophyllin und -derivate	48
Antihistaminika	48
Corticoide: oral/inhalativ	Absetzen klinisch meist nicht möglich
DNCG	48
Ketotifen	48
Nedocromil-Natrium	48

Verstärkend auf die BHR wirken β-Sympatholytika, α-Sympathomimetika und Parasympathomimetika. Entsprechende Substanzen sind mindestens 12 Stunden vor der Untersuchung abzusetzen. Calciumantagonisten, niederpotente Neuroleptika mit antihistaminer Wirkung sowie trizyklische Antidepressiva können BPPS, insbesondere mit Histamin, abschwächen. Systemische und inhalative Corticosteroide dämpfen die BHR über ihre antiinflammatorische Wirkung. Längerfristiges Absetzen von Corticoiden vor einem BPPS ist wünschenswert, aus klinischen Gesichtspunkten jedoch meist nicht möglich. Art und Umfang der Steroidtherapie sind sowohl bei der Beurteilung als auch beim Vergleich mit durchgeführten Provokationstests zu berücksichtigen.

Technik der inhalativen Provokation

Bei bronchialen Provokationstests zur Prüfung der bronchialen Reagibilität sollten heute nur noch Histamin, Methacholin und Carbachol zur Anwendung kommen.

Die Testung mit Histamin ist am weitesten verbreitet und wirkt im Gegensatz zu Methacholin und Carbachol nicht sicher kumulativ. Seltene Nebenwirkungen sind auf die Gabe von Atropin 0,5 mg i.v. oder subkutan rasch und vollständig reversibel.

Aus Gründen der Sicherheit und Steuerbarkeit müssen inhalative Provokationstests mit pharmakodynamischen Substanzen im Sinne von Dosis-Wirkungs-Kurven mehrstufig angelegt sein. Dosisverdopplungsschritte und ein mindestens fünfstufiges Vorgehen haben sich dabei bewährt. Der zeitliche Abstand zwischen den Provokationsstufen sollte 5 Minuten betragen. Tiefe Atemzüge im Sinne einer inspiratorischen Vitalkapazität oder eine über 2 Minuten pro Konzentrationsstufe durchgeführte Spontanatmung gewährleisten eine gute Reproduzierbarkeit der Provokationstests. Während der Inhalation sollte die Nase mit einer Nasenklemme verschlossen werden, da hierdurch die intrabronchiale Verteilung des Aerosols erhöht wird und die Raumluftkontamination geringer ist.

Die zur Provokation verwendeten Düsen- oder Ultraschallvernebler bestehen aus einem Kompressor und dem eigentlichen Verneblersystem. Handaktivierte oder dauervernebelnde Düsenvernebler sind am weitesten verbreitet. Technische Anforderungen an einen Vernebler sind: mittlerer aerodynamischer Massendurchmesser (MMAD) zwischen 1 und 4 µm, Verneblerleistung (erzeugte Aerosolmenge) etwa 0,13 ml/min, Vermeidung von „Lufthunger" durch ausreichenden Flow von 8 l/min, niedrige Floweinstellung bei Kindern. Dosimeter gewährleisten, daß pro Atemzug eine vorbestimmte Aerosolmenge freigesetzt wird.

Im Vergleich zu den konventionellen Verneblersystemem weist die Reservoirmethode (Pari-Provocationstest II, Medanz – Pari, Starnberg) we-

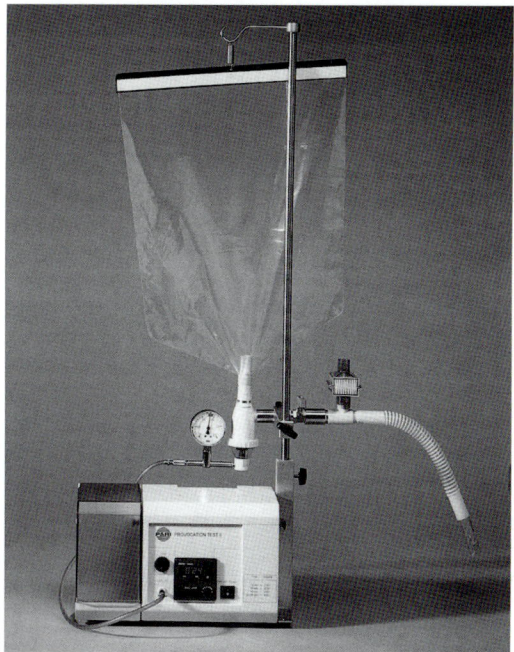

Abb. 1 Beispiel eines dosisgenauen Gerätes zur Durchführung inhalativer Provokationen mit unspezifischen pharmakodynamischen Substanzen nach der Reservoirmethode.

Tabelle 2 Standardprotokoll der Reservoirmethode mit dem Pari-Provocationstest II – Histamin, Carbachol oder Methacholin als 0,33%ige Lösung

Provoka-tionsstufe	Aerosolmenge (µg)		Kumulative Aerosolmenge (µg)	
	vernebelt	deponiert	vernebelt	deponiert
1 (0,5 l)*	15,2	12,2	15,2	12,2
2 (1,0 l)	30,4	24,3	45,6	36,5
3 (2,0 l)	60,7	48,0	106,3	85,0
4 (4,0 l)	121,4	97,1	227,7	182,2
5 (8,0 l)	242,9	199,3	470,6	376,5

* Beutelvolumen (l)

sentlich geringere Schwankungen der intrabronchial deponierten Aerosolmenge auf (Abb. **1**). Die Reproduzierbarkeit der Meßergebnisse ist hoch, der personelle und apparative Aufwand gering. Die Provokation mit Histamin, Carbachol und Methacholin beruht auf einem fünfstufigen Test mit oder ohne Vorschaltung einer Leerprobe mit dem Lösungsmittel (Tab. **2**). Findet sich nach Applikation der Provokationsstufen 1–4 ein gerade positives Testergebnis, soll zur Vermeidung einer schweren Atemwegsobstruktion keine weitere Dosissteigerung erfolgen, sondern die letzte Provokationsstufe nochmals appliziert werden.

Die Objektivierung der Testreaktion nach bronchialer Provokation erfolgt durch Lungenfunktionsmessung. Spirometer oder Geräte zur Messung von Fluß-Volumen-Kurven sind geeignet und kostengünstig. Sie messen allerdings vorwiegend mitarbeitsabhängige Lungenfunktionsparameter, die eine willentliche Beeinflussung des Meßergebnisses zulassen. Der wichtigste spirometrische Parameter ist die Einsekundenkapazität (FEV_1). Mitarbeitsunabhängige Lungenfunktionsparameter, wie der Atemwiderstand (R_{aw}) und die funktionelle Residualkapazität (FRC) oder die aus ihnen abgeleitete spezifische Resistance (sR_{aw}) und spezifische Konduktanz (sG_{aw}) erhöhen die Sicherheit der diagnostischen Aussage. Sie sind bei fehlender Compliance der Patienten und im Rahmen arbeitsmedizinischer, gutachterlicher Fragestellungen einzusetzen. Die Verschlußdruckresistance (R_{occ}, R_{vd}) oder die oszillatorische Resistance (R_{os}) dürfen nicht allein zur Beurteilung des bronchialen Provokationstestes herangezogen werden, da sie Verschiebungen der Atemmittellage (FRC + $1/2$ VC) nicht erfassen. Ein inhalativer Provokationstest mit pharmakodynamischen Substanzen ist positiv, wenn sich einer oder mehrere der unten erwähnten Lungenfunktionsparameter in bestimmten Grenzen verändern (Tab. **3**, Abb. **2**).

Jeder Provokationstest wird bei Erreichen eines positiven Ergebnisses durch Gabe eines Bronchospasmolytikums beendet. Der bronchospasmolytische Effekt muß meßtechnisch dokumentiert werden. Probanden dürfen das Labor nach Beendigung des Tests erst verlassen, wenn die FEV_1 mindestens 90% des Ausgangswertes erreicht hat.

Spätreaktionen, wie sie bei inhalativen Provokationen mit Respirationsallergenen auftreten können (Abb. **2a**), sind für Histamin, Carbachol oder Methacholin nicht bekannt. In Einzelfällen kann es im Rahmen von Provokationen mit pharmakodynamischen Substanzen zu einem Abfall des arteriellen Sauerstoffpartialdruckes (P_aO_2) kommen. Blutgasanalysen, kontinuierliche transkutane Messungen des $P_{tc}CO_2$ und des $P_{tc}O_2$ oder auch die pulsoxymetrische Bestimmung der Sauerstoffsättigung (S_aO_2) können die Sicherheit bronchialer Provokationstests deutlich erhöhen. Zu üblichen Vorsichtsmaßnahmen (Schockapotheke) siehe Kapitel 5.4.

Auswertung und Beurteilung

Die inhalative Provokation mit pharmakodynamischen Substanzen wird im Sinne einer logarithmischen Dosis-Wirkungs-Kurve dokumentiert und analysiert. Die Darstellung des Testergebnisses erfolgt in Form der Provokationsdosis (PD, µg) bzw. der Provokationskonzentration (PC, µg/ml), die zu einem positiven Testergebnis geführt hat (Abb. **2b**). Zur Auswertung des Testergebnisses sind Formulare mit halblogarithmischem Maßstab und PC-Statistikprogramme hilfreich. Bei Anwendung der Reservoirmethode wird für die BHR folgende Schweregradeinstufung empfohlen:

Schwere bronchiale Hyperreaktivität –
  15,2–45,6 µg kumulative Aerosolmenge
Mittelgradige bronchiale Hyperreaktivität –
  106,3–227,7 µg kumulative Aerosolmenge
Leichte bronchiale Hyperreaktivität –
  470,6 µg kumulative Aerosolmenge
Grenzwert:
  > 470,6 µg kumulative Aerosolmenge
falls die Provokationsstufe 5 wiederholt wurde und der Test danach positiv ist.
Normalbefund:
  > 470,6 µg kumulative Aerosolmenge

Bronchiale Provokation mit Kaltluft

Verfahren zur inhalativen Kaltluftprovokation leiten sich aus Studien zum anstrengungsinduzierten

Tabelle 3 Richtwerte für einen positiven inhalativen Provokationstest (FEV_1 = Einsekundenkapazität, R_{aw} = Atemwiderstand, sR_{aw} = spezifische Resistance, sG_{aw} = spezifische Konduktanz)

	Erwachsene	Kinder
FEV_1	– 20%	– 20%
R_{aw}	+ 100% (und > 110,6 kPa/l/s)	+ 100%
sR_{aw}	+ 100% (> 112,0 kPa/l/s)	+ 100%
sG_{aw}	– 40%	– 40%

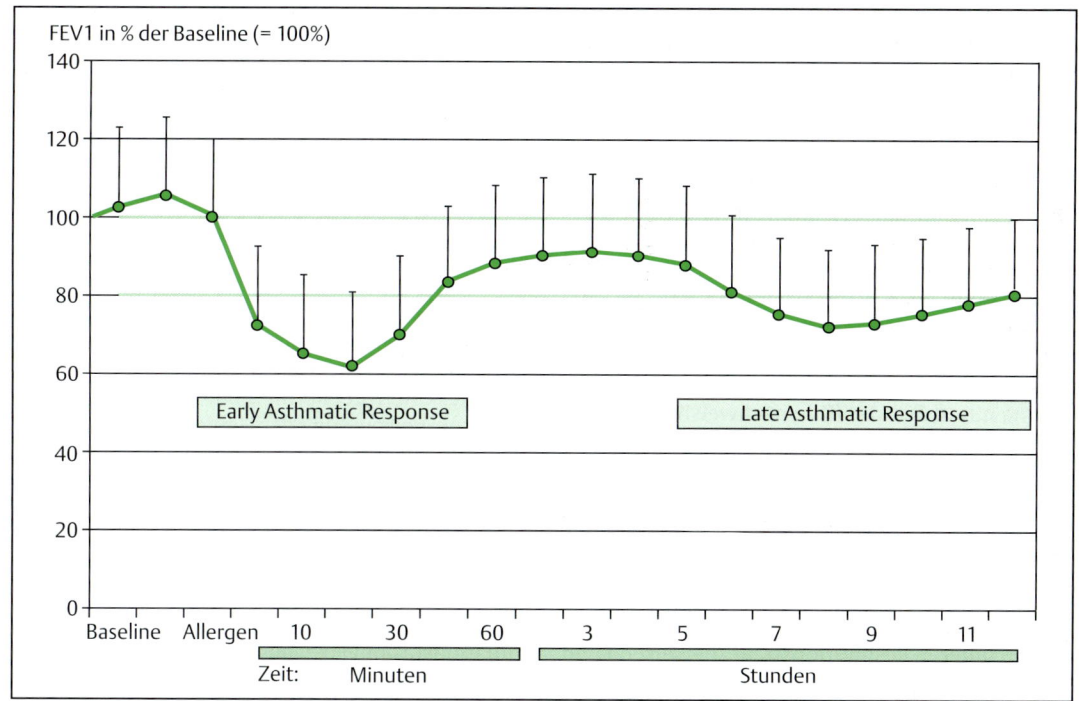

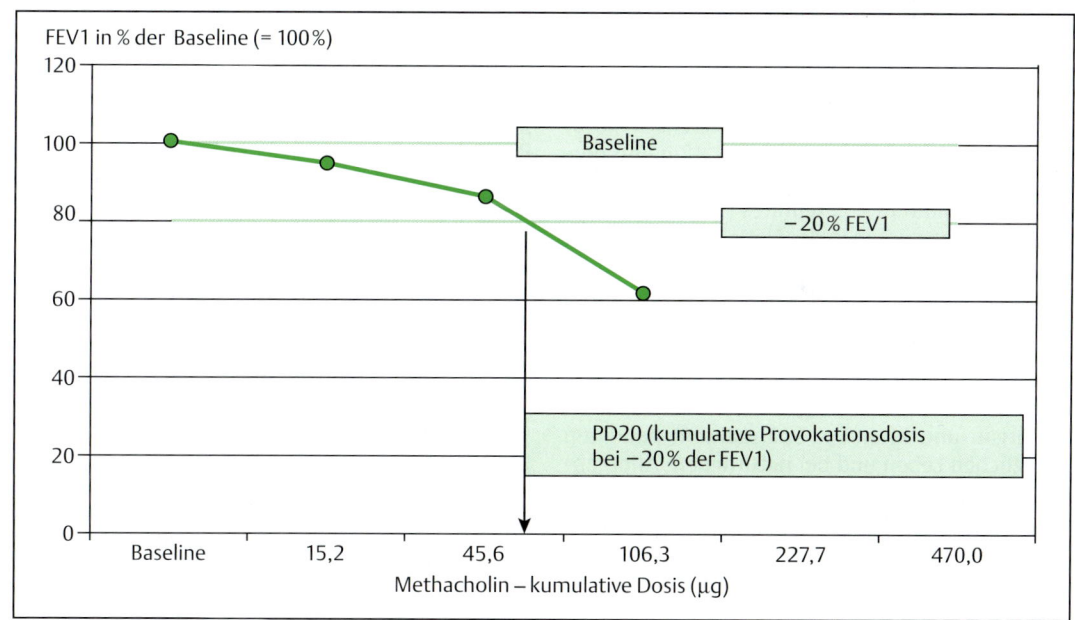

Abb. 2 Bronchialer Provokationstest. **a** Schematische Beispiele einer Allergenprovokation mit asthmatischer Früh- und Spätreaktion (n = 12 Hausstaubmilben-Asthmatiker), **b** inhalative Provokation mit Methacholin unter Verwendung der Reservoirmethode (Pari Provotest II).

Asthma ab. Grundlage der Beurteilung der Kaltluftprovokation ist der rechnerisch ermittelbare respiratorische Wärmeaustausch (RHE – respiratory heat exchange, Gerät RHES, E. Jaeger, Würzburg). Bei inhalativer Kaltluftprovokation ist eine Standardisierung der Einatmungsluft bezüglich Temperatur und Feuchtigkeit sowie eine Kontrolle und Regulation der CO_2-Konzentration erforderlich. Die inhalative Kaltluftprovokation hat den Vorteil, auf Lösungsmittel oder Chemikalien verzichten zu können. Von Nachteil ist, daß die mittels Histamintest diagnostizierte bronchiale Hyperreaktivität nur in 60% der Fälle und ein laufbandergometrisch nachgewiesenes Anstrengungsasthma nur in 50% der Fälle nachweisbar ist.

3.5.2 Provokation mit Allergenen

Indikationen

Die inhalative Provokation mit Allergenen ist für klinisch aktuelle, IgE-vermittelte Sensibilisierungen des unteren Respirationstrakts beweisend und speziell für gutachterliche Fragestellungen bei Berufsallergosen, aber auch Langzeitbeobachtungen und Therapiekontrollen (Allergenkarenz, spezifische Immuntherapie) geeignet. Zu beachten sind jedoch grundsätzlich das nicht geringe Risiko z.T. schwerer systemischer Reaktionen und die Gefahr einer verstärkten bronchialen Hyperreaktivität in der Folgezeit einer positiven Provokation. Aus diesem Grund verlangt die Durchführung der Provokation ein erfahrenes, geschultes Personal mit besonderen Kenntnissen in der Notfalltherapie. Nach erfolgter Provokation ist der Patient mehrstündig zu überwachen und in der Folgezeit sorgfältig zu betreuen. Liegt eine positive Reaktion vor, ist das Vorhandensein einer LAR mit Bronchokonstriktion (late asthmatic reaction nach 4–12 Stunden) von besonderer Bedeutung: hohe Reaktivität am Erfolgsorgan und intensive Spätreaktion bedeuten im täglichen Leben und bei natürlichem Allergenkontakt eine Gefährdung des Patienten bereits durch kleinste Allergenmengen, eine prolongierte entzündliche Reaktion mit nachfolgender Verstärkung der bronchialen Hyperreaktivität. Bei solchen Patienten ist der langfristige Einsatz von Steroiden und die Durchführung einer spezifischen Immuntherapie grundsätzlich zu erwägen.

Durchführung der Allergenprovokation

Voraussetzung für die inhalative Provokation mit Allergenen ist die Durchführung einer gründlichen pneumologischen und allergologischen Diagnostik einschließlich der Beurteilung der aktuellen unspezifischen bronchialen Hyperreaktivität. Am Untersuchungstag erfolgen eine eingehende Befragung, insbesondere nach unspezifischen, physikalisch-chemischen Irritantien, Allergenen und Atemwegsinfekten sowie eine körperliche Untersuchung. Zur Allergeninhalation kommen Elektroaerosolvernebler zur Anwendung. Die Verneblung erfolgt in der Regel inspirationsgetriggert nach der Unterbrechermethode. Dauerverneblung sollte zur Vermeidung der Umgebungskontamination nur mit modernen Verneblersystemen erfolgen, die eine Rückführung des Inhalats in den Vernebler erlauben. Verschiedentlich kommen Dosimeter zur Anwendung, die eine exaktere Bemessung der Allergendosis und eine Vereinfachung des Provokationsablaufs erlauben. Die Verneblersysteme sollten mit Exhalationsfiltern zur Kontaminationsprophylaxe ausgestattet sein. Abzugshauben oder Provokationskabinen empfehlen sich. In jedem Fall muß eine gute Lüftung des Provokationsraumes gewährleistet sein. Die Einstiegskonzentration des Allergeninhalats (standardisierte, biologisch bewertete, reizfreie Extrakte) richtet sich nach der allergologischen Vordiagnostik, insbesondere dem histaminäquivalenten Pricktest. Um eine obstruktive Reaktion auf das Lösungsmittel oder die Verneblung auszuschließen, ist eine Leerprobe mit dem Lösungsmittel erforderlich. Doppelblinde Versuchsanordnungen, wie sie bei oralen Nahrungsmittelprovokationen empfohlen werden, sind bei der inhalativen Provokation mit Allergen nicht erforderlich, ja sogar gefährlich.

Zur Beurteilung der inhalativen Provokation mit Allergenen eignen sich üblicherweise Messungen der Fluß-Volumen-Kurve oder der Volumen-Zeit-Kurve. Differenziertere Fragestellungen, wie Begutachtungen, erfordern zusätzliche eine Ganzkörperplethysmographie. Die Bestimmung von Methylhistamin und Tryptase als Indikatoren der Mastzellaktivierung ist für die Routineuntersuchung in der Praxis nicht geeignet und wissenschaftlichen Fragestellungen vorbehalten.

Auswertungskriterien

Ein positiver inhalativer Provokationstest mit Allergenen geht mit typischen Veränderungen der

Lungenfunktions-Zeit-Kurve einher. Nach Erreichen der individuellen Schwellendosis wird nach 5–15 Minuten die EAR (early asthmatic reaction) meßbar. Die LAR (late asthmatic reaction) tritt nach 4 (6) bis 12 Stunden auf (Abb. **2a**). Zur Quantifizierung des Provokationsergebnisses eignen sich für die FEV_1 (Einsekundenkapazität) die PD20 (Provokationsdosis 20 µg) (Abb. **2b**), für die sG_{aw} (spezifische Konduktanz) die PD40 und den R_{aw} (Atemwiderstand) die PD100 als Maß der kumulativen Dosis.

3.5.3 Arbeitsplatzbezogene inhalative Provokation

Definition und Ziele

Arbeitsplatzbezogene inhalative Provokationstests (AIPT) zielen darauf ab, durch Simulation berufstypischer Arbeitsabläufe oder Inhalation einer definierten Substanz im Provokationslabor eine bronchiale Obstruktion auszulösen und damit das berufsbedingte allergische oder chemisch-irritative Asthma zu objektivieren.

Noxen der beruflichen Umwelt (Partikel, Gase, Aerosole) werden dabei in steigenden Mengen, unterhalb der Irritationsschwelle, zur Inhalation gebracht.

AIPT besitzen den Vorteil, daß sie auch mit nicht extrahierbarem Material (z.B. Isocyanate, Acrylate, Epoxidharze) durchgeführt werden können und am Arbeitsplatz auch unbekannte Zwischenprodukte erfassen. Von Nachteil ist, daß bei oberflächlicher Versuchsanordnung nicht immer zweifelsfrei zwischen einem berufsbedingten Asthma bronchiale und einer unspezifischen bronchialen Hyperreagibilität unterschieden werden kann. Tabelle **4** vergleicht die wichtigsten Eigenschaften des arbeitsplatzbezogenen inhalativen Provokationstests mit denen der klassischen bronchialen Provokation.

Indikationen

AIPT sind indiziert, wenn die Anamnese auf ein berufsbedingtes Asthma hinweist. Handelt es sich um eine bekannte und definierte Noxe, kann der AIPT als inhalativer Provokationstest im Labor durchgeführt werden; andernfalls kommen Lungenfunktionsmessungen am Arbeitsplatz oder nach Simulation von Arbeitsabläufen in Frage. Von besonderem Wert sind AIPTs bei gutachterlichen bzw. arbeitsmedizinischen Fragestellungen und bei Noxen, bei denen eine Auslösung von berufsbedingtem Asthma noch nicht bekannt ist. Im Falle wasserlöslicher beruflicher Allergene, die eine IgE-vermittelte Reaktion auslösen, kann bei eindeutigem Hautbefund im Allergietest oder sicher nachgewiesener bronchialer Hyperreaktivität auf einen AIPT verzichtet werden.

Kontraindikationen

AIPT sollten nicht durchgeführt werden, wenn ein instabiles Asthma vorliegt, die Baseline FEV_1 unter 80% des geschlechts-, alters- und größenabhängi-

Tabelle **4** Vergleich der wichtigsten Eigenschaften eines arbeitsplatzbezogenen inhalativen Provokationstests (AIPT) und eines klassischen bronchialen Provokationstests (BPT). Modifiziert nach Thuerauf, 1982

Kriterium	AIPT	BPT
Prüfstoffqualität	identisch mit Arbeitsstoff	Einzelkomponente, meist betriebsfremder Herkunft und veränderter chemisch/physikalischer Eigenschaft
Zusätze, Verunreinigungen	betriebsüblich	pharmazeutisch bedingt (Extraktionsmittel usw.)
Standardisierung	nur schwer möglich, hoher meßtechnischer Aufwand	standardisierte Lösungen, dosierte Applikation i.S. einer Dosis-Zeit-Lungenfunktionskurve
Prüfstoffdosis	betriebsüblich	nach dem Ergebnis der Titration im Hauttest und der PC20 im Provokationstest mit unspezifischen pharmakodynamischen Substanzen
Leertests	inerte Substanz mit vergleichbaren chemisch/physikalischen Eigenschaften, z.B. gleiche Partikelgröße	standardisierte Kontrollösung

gen Sollwertes liegt oder die FEV_1 am Untersuchungstag bei wiederholen Messungen um mehr als 10% variiert.

Durchführung

AIPT (Tab. 5) erfordern alle für allergologische Provokationstests gebotenen Vorsichtsmaßnahmen. Sie sollten nur in Zentren durchgeführt werden, die über die nötige Einrichtung, insbesondere Provokationskabinen oder -räume, und entsprechend geschultes Personal verfügen. Die Karenzfristen antiasthmatischer und antiallergischer Therapie entsprechen denen bei bronchialer Provokation.

Hochmolekulare und partikulare Noxen/Allergene können in Pulverform, niedermolekulare als Gase oder gelöst als wäßrige Aerosole appliziert werden.

Die bronchiale Obstruktion kann mit einfachen Methoden (PEF, FEV_1) dokumentiert werden. Für gutachterliche Fragestellungen empfiehlt es sich, auf anstrengungs- und mitarbeitsunabhänige Meßverfahren zurückzugreifen (Fluß-Volumen-Kurve, Ganzkörperplethysmographie). Sofern möglich, wird das Provokationsergebnis als PC/PD20 ausgedrückt. Die Kriterien für einen positiven Test entsprechen denen für allergologische Provokationstests.

Die bronchialen Reaktionsmuster sind bei AIPT vielfältig. Neben der klassischen Sofortreaktion kommen frühe Spätreaktionen mit einem Maximum der Obstruktion nach 2–3 Stunden, isolierte Spätreaktionen, die sich nach 2–4 Stunden entwikkeln, und duale Reaktionen vor.

Literatur

Deutsche Gesellschaft für Pneumologie – Wissenschaftliche Arbeitsgruppe „Bronchiale Provokationstests". Empfehlungen zur Durchführung bronchialer Provokationstests mit pharmakologischen Substanzen. Medizinische Klinik (1997) 8/92: 458–463

Arbeitskreis „Bronchiale und nasale Provokationstests". Richtlinien für die Durchführung von bronchialen Provokationen mit Allergenen und pharmakodynamischen Substanzen bei obstruktiven Atemwegskrankheiten. Allergologie 7 (1984) 238–242

Arbeitskreis „Inhalative Provokationstests". Standardisierung der inhalativen Provokation zur Messung der unspezifischen bronchialen Reagibilität mit einer Reservoirmethode: Praktische Anleitungen. Pneumologie 45 (1991) 647–650

Baur, X.: Erfassung und Beurteilung der unspezifischen bronchialen Überempfindlichkeit. Bedeutung für die arbeitsmedizinische Vorsorge und Begutachtung von Atemwegskrankheiten. Arbeitsmed. Sozialmed. Umweltmed. 31 (1996) 70–74

Working Party: Standardization of lung function tests. European Community for Steal and Coal. Official statement of the European Respiratory Society. Airway Responsiveness: Standardized challenge testing with pharmacological, physical and sensitizing stimuli in adults. Europ. Resp. J. 6, Suppl. 16 (1993) 53–83

Mellilo, G. (Editor): EAACI provocation tests with allergens. Allergy (European Journal of Allergy and Clinical Immunology) 35 vol 52 (1997)

Tabelle 5 Ablauf eines AIPT

Tag 1
- Klinischer Status
- Basislungenfunktion
- Prüfung der Stabilität des FEV_1
- ggf. Laborparameter (z.B. Methylhistamin, Tryptase)

Tag 2
- Basislungenfunktion
- Provokation mit einer Kontrollsubstanz

Tag 3 und folgende
- Basislungenfunktion
- Provokation mit der verdächtigten Substanz, bei hochempfindlichen Probanden Dosissteigerung in täglichen Abständen

3.6 Konjunktivale Provokation

U. Gronemeyer

Der konjunktivale Provokationstest (conjunctival provocation test, Ophthalmotest) wurde von Blackley 1873 erstmals mit Nativpollen durchgeführt und beschrieben. Erst Jahrzehnte später erfolgte seine heutige Interpretation als lokales Teilphänomen der allergischen Reaktion und damit seine Einführung in die klinische Routinediagnostik.

3.6.1 Praktische Durchführung

Zur Anwendung kommen standardisierte Prick-Test-Lösungen in einer Verdünnung von 1:10, evtl. in anderer Verdünnung bei Endpoint-Titration oder Testlösungen für Inhalationsproben. Als Kontrolle werden physiologische Kochsalzlösung und ggf. entsprechende Extraktkonservierungsmittel (Merthiolat, Phenol) verwendet.

Der konjunktivale Provokationstest kann nur im symptomfreien Intervall vorgenommen werden. Eine den Reaktionsausfall beeinflussende „antiallergische" Therapie (Antihistaminika, Cortison u.a.) macht, wie auch bei anderen Provokationstests, die Einhaltung entsprechender Karenzzeiten notwendig.

Technik und Auswertung

Mit einer Tropfpipette wird die Kontrollösung in den unteren Konjunktivalsack des einen Auges (sog. Leertest, Nullkontrolle) gegeben. Wenn bei Inspektion nach 10 Minuten keine Reaktion sichtbar ist, erfolgt in gleicher Weise die Gabe eines Tropfens der Allergentestlösung in das andere Auge. Die Beurteilung erfolgt nach 10–15 Minuten. Bei negativem Reaktionsausfall wird die nächsthöhere Konzentration geprüft, bis die Reaktionsschwelle erreicht ist. Bleibt auch die Endkonzentration negativ, so muß das Testergebnis als eindeutig negativ beurteilt werden. Ein positiver Reaktionsausfall ist gekennzeichnet durch zunehmenden Juckreiz (nach 2–3 Minuten) und Rötung des Auges. Es folgen gesteigerte Tränensekretion, Fremdkörpergefühl, Lichtscheu, Blepharospasmus, Chemosis und Lidschwellung.

Für die Stärke der Reaktion ist eine Stadieneinteilung sinnvoll:

Stadium I
Juckreiz, Rötung, Fremdkörpergefühl,
Stadium II
wie 1, zusätzlich Tränenfluß, Injektion der Conjunctiva bulbi,
Stadium III
wie 2, zusätzlich Rötung der Conjunctiva tarsi, Blepharospasmus,
Stadium VI
wie 3, zusätzlich Chemosis und Lidschwellung.

Sobald das Stadium II bis III erreicht ist, wird die Reaktion als positiv bezeichnet (Abb. **1a** u. **b**, Tafel V). Die Weiterentwicklung zu Stadium III und IV kann durch Ausspülen der Bindehaut mit physiologischer Kochsalzlösung und Applikation von vasokonstriktorischen und Antihistaminika enthaltenden Augentropfen unterbrochen werden, um den Probanden die unangenehmen Folgeerscheinungen zu ersparen.

Die meist einige Stunden nach dem Test auftretende „provozierte Sekreteosinophilie" in der Tränenflüssigkeit kann als Hinweis für die allergische Pathogenese gewertet werden. Die Spätphasenreaktion an der Bindehaut, insbesondere als Ursache für die chronische Bindehautentzündung wird zur Zeit untersucht.

3.6.2 Indikation und Kontraindikation

Der konjunktivale Provokationstest dient als Nachweis einer Typ-I-Reaktion am Auge. Für eine Allergensuche („Suchtest"), wie bei Testungen an der Haut, ist dieser Test nicht geeignet. Wegen seiner hohen Empfindlichkeit schon bei niedriger Allergenkonzentration ist der konjunktivale Provokationstest bei anamnestischem Hinweis auf die allergische Genese einer Konjunktivitis allein beweisend, selbst wenn die Kutanreaktion negativ ist.

Der konjunktivale Provokationstest wird auch als Bestätigungstest bei Patienten mit allergischer Rhinitis durchgeführt, bei denen eine nasale Provokation kontraindiziert oder nicht durchführbar ist. Ferner wird der konjunktivale Provokationstest als Bestätigungstest insbesondere bei Kindern empfohlen, wenn eine bronchiale Provokation kontraindiziert ist.

Die Gefahr einer Steigerung der allergischen Reaktionsbereitschaft durch mehrfache Wiederholung des Ophthalmotests ist nicht gegeben und stellt also keine Kontraindikation dar. Akute und chronische Konjunktivitiden gelten als Kontraindikation, da sie das Testergebnis verfälschen.

Wegen der direkten lokalen Beobachtungsmöglichkeit und der Gewinnung von Entzündungszellen und Entzündungsmediatoren ist die Bindehaut als Abwehrorgan (konjunktivaassoziiertes lymphatisches System) ein gutes klinisches Modell, um die Pathogenese der allergischen Entzündung sowie die Wirkung antiallergischer Medikamente zu untersuchen.

Der konjunktivale Provokationstest mit Allergenen ist insgesamt ein einfacher, sicherer und bei richtiger Durchführung praktisch risikoarmer diagnostischer Test, mit dem gut reproduzierbare Resultate erzielt werden.

Literatur

Abelson, M.B., K. Schaefer: Conjunctivitis of allergic origin: Immunologic mechanismus and current approaches to therapy. Surv. Ophthalmol. 38 (suppl) (1993)115

Blackley, C.H. (1873): Experimental researches on the cause and nature of catarrhus aestivus. In: Hay fever or hay asthma. Bailliere, Tindal, Cox London 1873

Ciprandi, G., S. Buscaglia, G.P. Pesce, B. Villaggio, M. Bagnasco, G.W. Canonica: Allergic subjects express intercellular adhesion molecule-1 (ICAM-1 or CD54) on epithelial cells of conjunctiva after allergen challenge. J. Allergy Glin. Immunol. 91 (1993) 783– 91

Gronemeyer, W., E. Fuchs: Der inhalative Antigen-Pneumometrie-Test als Standardmethode in der Diagnose allergischer Krankheiten. Int. Arch. Allergy 14 (1959) 217–240

Möller, Ch., St. Dreborg: The precision of the conjunctival provocation test. Allergy 40, Suppl. 4 (1985) 68–69

Tosca, C.G., L. Fasce, G.W. Canonica: Allergen-specific conjunctival challenge in children with allergic asthma: a clinical tool. Allergy 49 (1994) 489–91

3.7 Orale und Intestinale Provokation

S. C. Bischoff

Die Diagnostik intestinaler Allergien auf Nahrungsmittel oder andere Antigene gestaltet sich besonders schwierig, da bislang keine Laborparameter zur Verfügung stehen, die eine Sicherung der Diagnose erlauben. Etwa $1/3$ der Bevölkerung glaubt, an nahrungsmittelabhängigen Beschwerden zu leiden, was die Notwendigkeit einer zuverlässigen Diagnostik unterstreicht. Die klassischen allergologischen Verfahren wie Hauttests oder Messung von Gesamt-IgE bzw. spezifischem IgE im Serum sind nicht geeignet, die Verdachtsdiagnose „intestinale Allergie" zu bestätigen. Deshalb galt die Beschwerdebesserung nach gezielter Eliminationsdiät sowie die positive Reaktion nach Reexposition lange Zeit als einziger Beweis einer Nahrungsmittelallergie. Inzwischen basiert die Diagnose nicht nur auf zeitaufwendigen diätetischen Maßnahmen, sondern auf einer Kombination von Verfahren (Labortests, bildgebende Verfahren, Provokationstests, etc.).

Zu den intestinalen Provokationen zählen die Suchdiät im Anschluß an eine Eliminationsdiät, der klassische orale Provokationstest mittels doppelblinder, placebokontrollierter oraler Provokation (DBPCOP) und der koloskopische Allergenprovokationstest (COLAP).

3.7.1 Allergensuchkost, Eliminationsdiät

Die Allergensuchkost beruht auf verschiedenen Stufen. Die initiale „allergenarme" Kost besteht aus Nahrungsmitteln, die erfahrungsgemäß extrem selten Allergien auslösen. Dies sind vor allem Reis und Kartoffeln. Erstes Ziel ist es, mit dieser Diät die intestinalen Beschwerden des Patienten zu beseitigen. Voraussetzung für die Fortführung der Allergensuchkost ist, daß es nach dieser ersten Stufe zu einem erkennbaren Rückgang der Symptome kommt. Anschließend werden schrittweise einzelne Nahrungsmittelgruppen zugesetzt (Milchprodukte, Ei, Getreideprodukte, Obst, Gemüse, Fleisch, Fisch, Gewürze, Zusatzstoffe etc.) (Abb. **1a–j**, Tafel VI u. VII). Jede Stufe sollte mindestens 3 Tage durchgeführt werden, um auch allergische Spätreaktionen zu erfassen. Durch Protokollieren der Beschwerden in einem Tagebuch können auftretende Beschwerden bestimmten Nahrungsmitteln zugeordnet werden.

3.7.2 Eliminationsdiät

Die Nahrungsmittel, die nach Durchführung der Allergensuchkost oder anderer diagnostischer Verfahren (RAST, Provokationen) als klinisch relevante Allergene ermittelt wurden, werden bei Aufstellen einer Eliminationsdiät gezielt aus der normalen Ernährung herausgenommen. Zur Absicherung der Diagnose kann ein Reexpositionsversuch durchgeführt werden, der in Anbetracht möglicher anaphylaktischer Reaktionen besonderer Vorsicht bedarf.

Trotz der Aussagekraft der Such- und Eliminationsdiät sind diätetischen Maßnahmen in der täglichen Praxis Grenzen gesetzt. Korrekt durchgeführt, sind sie sehr aufwendig und sollten unter stationären Bedingungen erfolgen. Allergensuchkost und Eliminationsdiät sind für mindestens 2–3 Wochen einzuhalten und erfordern die engmaschige Betreuung durch Fachpersonal, wie allergologisch geschulte Gastroenterologen und Diätassistentinnen. Dabei ist darauf zu achten, das erkannte Nahrungsmittelallergen möglichst vollständig zu meiden und dem Patienten dennoch eine ausgewogene Diät anzubieten. Strenge, einseitige Diäten, beispielsweise mit Elimination von wichtigen Grundnahrungsmitteln, werden auch von kooperativen Patienten meist nur eine begrenzte Zeit toleriert. Erschwerend kommt hinzu, daß vom Patienten ein detailliertes Monitoring von Nahrungsaufnahme und Beschwerden über einen langen Zeitraum gefordert wird.

3.7.3 Oraler Provokationstest

Als „goldener Standard" in der Diagnostik von Nahrungsmittelallergien gilt die doppelblinde, placebokontrollierte orale Provokation (DBPCOP) mit äußerlich und, soweit möglich, geschmacklich neutralen Testkapseln oder Testnahrungen, die eine bestimmte Nahrungsmittelsubstanz oder ein Placebo enthalten. Der Test beginnt ähnlich wie die Allergensuchkost mit einer allergenarmen Diät. Danach werden nach einem bestimmten Schema Verum und Placebo verabreicht. Die Symptome müssen sorgfältig registriert und vom Patienten in einem Tagebuch aufgezeichnet werden. Insbesondere bei Patienten mit anaphylaktischen Reaktionen in der Vorgeschichte muß der Test unter stationären Bedingungen erfolgen. Bei der praktischen Durchführung ergeben sich eine Vielzahl von Schwierigkeiten. Der Test ist nicht nur zeitaufwendig und teuer, er birgt auch die Gefahr einer schweren Anaphylaxie. Ein wesentlicher Nachteil besteht darin, daß man bei der Auswertung auf die subjektiven Angaben des Patienten angewiesen ist, so daß der Test trotz der doppelblinden, placebokontrollierten Durchführung schließlich nicht vollkommen objektiv ist. Die weder sicht- noch meßbaren Reaktionen wie Schmerz, Kolik, Meteorismus etc. können kaum standardisiert werden, die Unterscheidung zwischen unspezifischer Symptomvielfalt und spezifischer Allergenreaktion ist oft nicht möglich. Erschwerend kommt hinzu, daß der Zeitraum zwischen Provokation und Reaktion nicht eindeutig definiert ist, das Auftreten der klinischen Symptomatik individuell variiert (Minuten bis Tage) und von der Art des gegebenen Antigens abhängt. Falsch negative Ergebnisse können daraus resultieren, daß der Test gewöhnlich unter stationären Bedingungen erfolgt und in diesem Umfeld Cofaktoren wie Streß oder körperliche Anstrengung fehlen.

3.7.4 Koloskopischer Allergenprovokationstest (COLAP-Test)

Aufgrund der oben aufgeführten Schwierigkeiten des oralen Provokationstests wurde ein Provokationstest entwickelt, bei dem das Allergen unter Sicht in die Darmschleimhaut injiziert und die Reaktion endoskopisch kontrolliert wird. Im Unterschied zu Provokationsversuchen an der Magenschleimhaut erwies sich das Vorgehen am Kolon (COLAP-Test) als zuverlässiger und spezifischer. Als Testort eignet sich im Vergleich zu den übrigen Darmabschnitten vor allem das Zökum, da die Peristaltik in diesem Abschnitt relativ gering ist und die Technik der Provokation nur wenig beeinträchtigt. Die Allergene werden mit einer feinen Nadel in die Mukosa des Zökums injiziert. Bei den Allergenen handelt es sich um 3 lösliche Nahrungsmittelallergenextrakte in flüssiger Form, die anhand der Anamnese des Patienten und der Ergebnisse des RAST ausgewählt werden. Als Negativkontrolle dient 0,9% NaCl, als Positivkontrolle Histamin. Eine positive Schleimhautreaktion zeichnet sich bereits nach 5–15 min ab. Ähnlich wie beim Hauttest kann man eine Rötung oder Schwellung beobachten und semiquantitativ beurteilen (Abb. **2a** u. **b**, Tafel VII).

Zur Absicherung des makroskopischen Befundes werden aus den Injektionsstellen Biopsien entnommen, in denen die Anzahl und der Aktivierungsgrad von Mastzellen und eosinophilen Granulozyten bestimmt werden können. Sie beweisen das Vorhandensein einer Frühreaktion. Im Gegensatz hierzu sind aufgrund des Testablaufes verzögerte Reaktionen nach Stunden bis Tagen nicht nachweisbar.

Vor- und Nachteile der oralen und intestinalen Provokation sind in Tabelle **1** gegenübergestellt.

Tabelle **1** Vor- und Nachteile der oralen und Intestinalen Provokation

oral		intestinal
relativ große Allergenmengen	doppelblind	relativ niedrige Allergenmengen
Risiko des anaphylaktischen Schocks	placebo-kontrolliert	erfordert Koloskopie
subjektives „Readout"-System		objektives „Readout"-System
zeitaufwendig		Ergebnis innerhalb 1 Stunde
erfaßt Spätreaktionen (?)		erfaßt keine Spätreaktionen (?)

Literatur

Bagnato, G.F., Di Cesare, R.A. Caruso, S. Gulli, A. Cugliari, A. Morabito Lo Prete, M. Previti, M. Muscarà, M. Bottari: Gastric mucosal mast cells in atopic subjects. Allergy 50 (1995) 322–327

Bischoff S.C., J. Mayer, J. Wedemeyer, P.N. Meier, S. Wagner, H. Schmidt, Y. Cetin, G. ZeckKapp, B. Wedi, A. Kapp, M. Gebel, M.P. Manns: Colonoscopic allergen provocation (COLAP) test: a new diagnostic approach for gastrointestinal food allergy. (1996) submitted

Bock, S.A.: Food challenges in the diagnosis of food hypersensitivity. In De Weck A.L., H.A. Sampson (eds.): Intestinal immunology and food allergy. Raven Press New York (1995) 105–17

Monro, J.: Food families and rotation diets. In Food allergy and intolerance. J. Brostoff and S.J. Challacombe, editors. Baillère Tindall, London (1987) 303–343

Reimann, H.J., J. Lewin: Gastric mucosal reactions in patients with food allergy. Amer. J. Gastroenterol. 83 (1988)1212–9

Ring, J., O. Braun-Falco: Allergie-Diät: Verfahren zur Diagnostik und Therapie von Nahrungsmittel-Allergien und -Pseudo-Allergien. Hautarzt 38 (1987) 198–205.

Sampson, H.A.: Immunologically mediated food allergy: the importance of food challenge procedures. Ann. Allergy 60 (1988) 262–269

Shinoda, S., N. Kondo, O. Fukutomi, H. Agata, Y. Suzuki, N. Shimozawa, S. Tromatsu, Y. Yamada, M. Takemura, A. Noma, T. Orii: Suppressive effects of elimination diets on T cell response to ovalbumin in hen's egg-sensitive atopic dermatitis patients. Clin. exp. Allergy 23 (1993) 689–695

3.8 Insektenstichprovokation
F. Rueff, B. Przybilla

3.8.1 Stellenwert der Stichprovokation

Da Provokationstests mit subkutan applizierten Hymenopterengiften ohne Aussagewert sind, besteht der Provokationstest bei Hymenopterengiftallergie im kontrollierten Stich durch ein lebendes Insekt. Eine solche Stichprovokation ist grundsätzlich von anderen Provokationstests zu unterscheiden, da bei einem Hymenopterenstich die sonst aus Sicherheitsgründen übliche Dosissteigerung der Allergenzufuhr nicht vorgenommen werden kann.

Die von manchen Autoren als Voraussetzung für die Durchführung einer Hyposensibilisierung geforderte systemische Reaktion bei der Stichprovokation wird mit der Tatsache begründet, daß unbehandelte Patienten mit einer systemischen Stichreaktion in der Anamnese nur in etwa 20–40% bei einem erneuten Stich wieder eine Reaktion zeigen. Die Aussagekraft einer negativen Stichprovokation bei unbehandelten Patienten ist allerdings gering und birgt die Gefahr eines „Booster"-Effekts in sich: In einer klinischen Studie entwickelten 21% der Patienten, die bei einer Stichprovokation nicht reagiert hatten, bei einer Wiederholung des Expositionstests eine systemische anaphylaktische Reaktion. Die Indikation zur Hyposensibilisierung sollte daher nach den gängigen Richtlinien und nicht anhand der Ergebnisse einer Stichprovokation erfolgen.

3.8.2 Indikationen und Kontraindikationen

Die Indikation zur Durchführung einer Stichprovokation besteht in der Kontrolle des Therapieerfolgs bei immuntherapierten Patienten während der Erhaltungsphase und wird damit begründet, daß andere Kontrolltests (Hauttests, spezifische IgE-Antikörper im Serum) keine sichere Korrelation zum Eintreten einer klinischen Schutzwirkung zeigen. Lediglich eine schlecht vertragene Hyposensibilisierung mit wiederholten systemischen Reaktionen kann ein Anhaltspunkt dafür sein, daß der erwünschte Effekt der Therapie nicht eingetreten ist. Bei Patienten, bei denen die übliche Behandlung mit einer Erhaltungsdosis von 100 µg/4 Wochen nicht ausreichend ist, kann ein wirkungsvoller Schutz durch eine Dosiserhöhung erzielt werden. In diesen Fällen ist die Stichprovokation von erheblicher praktischer Bedeutung. Als Zeitpunkt für die Durchführung der Stichprovokation empfiehlt sich ein Termin 6–18 Monate nach Therapiebeginn, jedoch nicht am Ende der Hyposensibilisierung, da ansonsten die Behandlung mindestens 6 Monate fortzusetzen ist. Kontraindikationen, die vor einer Stichprovokation beachtet werden müssen, sind in der Tabelle 1 aufgelistet.

3.8.3 Durchführung der Stichprovokation

Da die Stichprovokation durchgeführt wird, um diejenigen Personen zu identifizieren, die weiterhin systemisch reagieren, ist grundsätzlich mit dem Auftreten anaphylaktischer Reaktionen zu rechnen. Hieraus ergeben sich die entsprechenden Vorschriften der Notfallausrüstung und Sicherheitsmaßnahmen. Die Provokation sollte nur am nüchternen Patienten mit liegendem i.v. Zugang durchgeführt werden. Eine mindestens 12stündige Überwachung ist obligat.

Die Stichprovokation wird mit einem Insekt der Spezies durchgeführt, deren Gift zur Hyposensibilisierung verwendet wird. Als Bienen eignen sich Flugbienen vom Bienenstock, während Wespen an typischen Futterplätzen eingefangen werden (z.B. Bäckerei). Damit es nicht zum Giftverlust kommt, dürfen die Tiere weder beim Einfangen noch während der Gefangenschaft gereizt werden.

Tabelle 1 Kontraindikationen der Stichprovokation

- Einnahme von Beta-Blockern oder ACE-Hemmern
- Einnahme von Antihistaminika
- schlecht eingestelltes Asthma bronchiale oder andere therapeutisch nicht sicher beherrschte internistische Erkrankungen
- akute entzündliche Erkrankungen
- Schwangerschaft
- wiederholte systemische Reaktionen während der Hyposensibilisierung

Das Insekt wird zweckmäßigerweise unter einem kleinen Netz auf die Streckseite des mittleren Oberarms gebracht und zum Stich gereizt (Abb. **1**, Tafel VIII). Neben subjektiven Beschwerden ist das Auftreten einer örtlichen Reaktion (Erythem und Quaddel) das einzig sichere Zeichen für einen erfolgten Stich. Kommt es innerhalb von 30 Minuten nicht zu einer örtlichen Reaktion, sollte – das Fehlen systemischer Reaktionen vorausgesetzt – die Stichprovokation wiederholt werden.

Sämtliche durch die Stichprovokation ausgelösten subjektiven und objektiven Symptome werden sorgfältig dokumentiert. Im Falle einer systemischen Reaktion erfolgt eine symptomatische Behandlung gemäß den einschlägigen Richtlinien. Nach einigen Tagen kann dann begonnen werden, eine Steigerung der Hyposensibilisierungsdosis – üblicherweise auf 200 µg/4 Wochen – vorzunehmen. Diese Dosiserhöhung erfolgt auch dann, wenn während der Gabe der Erhaltungsdosis eine systemische Reaktion bei einem akzidentellen Stich („Feldstich") erfolgte. Der diagnostische Wert eines vertragenen akzidentellen Stichs ist allerdings geringer als der einer Stichprovokation. Zur Kontrolle des Therapieerfolgs nach Dosissteigerung wird eine erneute Stichprovokation empfohlen.

Die Wahrscheinlichkeit eines „falsch negativen" Ergebnisses der Stichprovokation ist gering, jedoch prinzipiell auch bei behandelten Patienten denkbar, da selbst nach wiederholten Stichereignissen eine erneute systemische Reaktion möglich ist. Wurde die Stichprovokation vertragen, sollte der Patient dennoch versuchen, zukünftig Stiche zu vermeiden; in jedem Fall ist lebenslang eine Notfallmedikation („Notfallset") mitzuführen. Die Hyposensibilisierung wird bis zum Erreichen der üblichen Behandlungsdauer von (3 –) 5 Jahren fortgeführt (s. Kap. Insektengiftallergie). Eine erneute Stichprovokation nach Behandlungsende wird im allgemeinen nicht empfohlen.

Literatur

Franken, H.H., A.E.J. Dubois, H.J. Minkema, S. Van der Heide, J.G.R. De Monchy: Lack of reproducibility of a single negative sting challenge response in the assessment of anaphylactic risk in patients with suspected yellow jacket hypersensitivity. J. Allergy Clin. Immunol. 93 (1994) 431–346

Müller, U., H. Mosbech, P.J. Blaauw et al.: Emergency treatment of allergic reactions to Hymenoptera stings. Clin. Exp. Allergy 21 (1991) 281–288

Müller, U., H. Mosbech: Position paper: Immunotherapy with hymenoptera venoms. Allergy 48 (1993) 37–46

Rueff F., B. Przybilla, U. Müller, H. Mosbech: The sting challenge test in Hymenoptera venom allergy. Allergy 51 (1996) 216–225

3.9 In-vitro-Diagnostik

G. Rasp, R. Wahl

Die „Diagnostik im Reagenzglas" spielt in der Allergologie eine wichtige Rolle. Sie hilft bei unklaren Sensibilisierungen, kann beispielsweise bei Kindern als Screeningverfahren eingesetzt werden und erlaubt bei hochgradigen Allergikern oder bestehenden Kontraindikationen gegen herkömmliche Haut- und Provokationstests eine diagnostische Aussage. Auch in der Therapie- und Verlaufskontrolle allergischer Erkrankungen besitzt sie einen festen Stellenwert. Am häufigsten sind die Bestimmungen des Gesamt- und spezifischen IgE-Spiegels, seltener IgG-Bestimmungen, im Serum/Plasma. Diese Tests sind in ihrer Durchführung relativ einfach. Um die Messungen kassentechnisch abrechnen zu können, wird bei Abrechnung über die GKV eine O-III-Genehmigung benötigt. Es werden aber auch Allergen-Streifentests angeboten, deren Abrechnung ohne diese Genehmigung möglich ist. Verfahren, welche bei Allergikern die zelluläre Immunreaktion nachweisen, sind der Histamin-Release Assay (HRA) und der zelluläre Allergen-Stimulationstest (CAST). Zur Therapie- und Verlaufskontrolle eignet sich die Bestimmung der Mediatoren von Entzündungszellen, beispielsweise von ECP (eosinophil kationisches Protein) oder Tryptase (mastzellspezifisch), die sowohl im Blut als auch Sekret möglich ist. Weitere In-vitro-Techniken, die in der Allergologie vor allem zur Standardisierung von Allergenextrakten verwendet werden, sind elektrophoretische und immunologische Methoden, wie die gekreuzte Immunelektrophorese (CIE), die gekreuzte Radioimmunelektrophorese (CRIE) und die Immunoblottechniken wie der Western-Blot und Immunoprint.

3.9.1 Gesamt-IgE

Die Gesamt-IgE-Bestimmung im Serum/Plasma ist im Vergleich zum Nachweis des spezifischen IgE in der Allergiediagnostik nur von orientierender Bedeutung, da ein erhöhter Gesamt-IgE-Spiegel nicht unbedingt mit einem allergischen Geschehen korreliert. Erhöhte Gesamt-IgE-Werte finden sich vor allem bei Patienten mit allergischem Asthma bronchiale und atopischer Dermatitis, aber auch bei nicht-allergischen Erkrankungen, wie beispielsweise bei Parasitosen.

Das IgE (Immunglobulin E) wurde 1967 von Johannson und Ishizaka entdeckt. Die Konzentration liegt im normalen Serum zwischen 17–450 ng/ml. 2,4 ng IgE/ml sind als internationale Einheit (IU/ml) definiert. Bei Serumwerten > 70 IU/ml besteht der Verdacht auf eine atopische Erkrankung. Die Bestimmung des Gesamt-IgE basiert im allgemeinen auf dem ELISA-Reaktionsprinzip:

Antihuman-IgE-Antikörper sind an ein Trägermaterial, z.B. Polystyrolmikrotiterplatten, gebunden. Das zu untersuchende Patientenserum wird in die Vertiefung der Mikrotiterplatte gegeben. Während der Inkubation bindet Serum-IgE an das Anti-IgE. Nach der Inkubation wird gewaschen und enzymarkiertes Antihuman-IgE zugeführt. Bei der erneuten Inkubation bindet das markierte Antihuman-IgE an das IgE. Nach einem Waschschritt wird Substrat in die Mikrotiterplattenkavität pipettiert, wodurch es zu einer Farbreaktion kommt. Die Reaktion wird mit einer Stopplösung beendet, der Farbkomplex mit einem Photometer bei einer bestimmten Wellenlänge gemessen. Parallel dazu wird ein Referenzsystem mit bekannten IU/ml gemessen. Das Referenzsystem ist gegen den WHO-Standard kalibriert. Durch Vergleich der Probenmeßwerte mit der Referenzkurve können der Probe entsprechende IU/ml zugeteilt werden.

3.9.2 Spezifisches IgE

Aussagekräftiger als die Messung des Gesamt-IgE ist die Bestimmung des spezifischen IgE-Spiegels, die früher nach dem RAST-Prinzip, heute mittels enzymarkierter Systeme erfolgt. Für diese Untersuchungen werden etwa 500 unterschiedliche, an Träger gekoppelte Allergene, z.B. in Form von Allergenscheiben, angeboten. Da man zur Testdurchführung nur 50 µl Serum benötigt, kann mit 1 ml Serum auf 20 verschiedene Allergene getestet werden. Auch bei der Bestimmung des spezifischen IgE-Spiegels wird ein Referenzsystem zur Ermittlung des Sensibilisierungsgrades parallel zur Probe mitgemessen. Es ist meistens in Klassen von 1–4, 1–5 oder 1–6 eingeteilt. Das Referenzsystem wird durch Verdünnen von hochtitrigen Gräser- oder Birkenpollen-Allergikerseren oder anderer Seren mit einem hohen Gesamt-IgE-Spiegel hergestellt. Wird ein auf Gesamt-IgE-Basis erstelltes Referenzsystem eingesetzt, kann das Ergebnis in Klassen und IU/ml ausgedrückt werden. Bei den nicht über Gesamt-IgE eingestellten Referenzsystemen erfolgt die Auswertung in Klassen und in Einheiten/ml. So versteht man unter der Klasse 4 sehr hoch allergisch, unter 3 hoch allergisch, unter 2 allergisch und unter 1 schwach allergisch. Der Ausdruck allergisch ist allerdings nicht ganz zutreffend, da die Basis zur Auswertung das IgE darstellt. Deshalb sollte man einen Klasse-4-Wert besser als sehr hohen spezifischen IgE-Spiegel interpretieren. Bei allen Messungen, unabhängig davon, ob Gräser-, Milben- oder Katzenallergenscheiben verwendet werden, erfolgt der Vergleich immer gegen das Referenzsystem. Entscheidend für die Qualität der IgE-Bestimmung ist der Allergenträger. Am verbreitetsten ist die chemisch aktivierte Papierscheibe und das CAP-System, bei dem die Allergene kovalent an eine Art Schwamm gekoppelt sind. Daneben gibt es noch Flüssigallergensysteme und Systeme, bei denen die Allergene an magnetische Partikel, Polystyrolträger oder Nitrocellulose gekoppelt sind. Die Durchführung der spezifischen IgE-Bestimmung ist am Beispiel des Allergenscheiben-EAST (Enzym-Allergo-Sorbent-Test) dargestellt (Abb. **1**).

Gegenüber den Hauttestungen bietet die Bestimmung des spezifischen IgE-Spiegels verschiedene Vorteile. Sie ist durchführbar, wenn:
- der Patient Karenzfristen, z.B. für Antihistaminika, nicht eingehalten hat,
- infolge einer Hauterkrankung die In-vivo-Testungen nicht möglich sind,
- Kinder Angst vor dem häufigen „Pieksen" mit der Pricknadel haben,
- bei berufsgenossenschaftlichen Fragestellungen eine IgE-vermittelte Allergie (Typ I) nachzuweisen ist,
- bei hochgradigen Sensibilisierungen Provokationstests zu gefährlich sind,
- keine kommerziellen standardisierten Extrakte für den Hauttest zur Verfügung stehen („exotische" Allergene wie Ficus benjamina),
- die allergene Potenz eines nativen Testextraktes nicht bekannt ist.

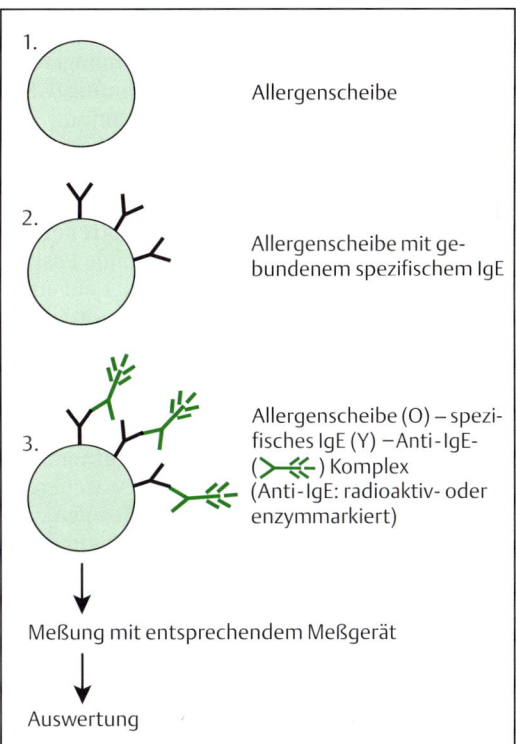

Abb. **1** RAST- bzw. EAST. 1: Allergenscheibe, 2: spezifisches IgE bindet sich an die Allergenscheibe, 3: markiertes (radioaktiv- oder enzymmarkiert) Antihuman-IgE bindet sich an das spezifische IgE. Je mehr spezfisches IgE in dem Serum enthalten ist, desto mehr wird an die Allergenscheiben gebunden und desto mehr Anti-IgE wird an das spezifische IgE gebunden (aus R. Wahl: Allergie ganz einfach. Dustri, Deisenhofen 1993).

Multitests

Als Such- und Screeningtests eignen sich Systeme, bei denen nicht nur ein Allergen, sondern eine Mischung verschiedener Allergene an einen Träger gebunden sind. Ähnlich wie bei der IgE-Bestimmung handelt es sich hier um Papierscheiben (Sammelallergenscheibe), magnetische Partikel, Zelluloseschwämme (CAP-System) oder um Flüssigallergene. Ist das Ergebnis im Multitest positiv, müssen zur Identifikation Einzelallergene bestimmt werden; bei negativem Ergebnis kann auf Einzelbestimmungen verzichtet werden.

Streifentests

Die bislang aufgeführten Laborbestimmungen erfordern zur kassentechnischen Abrechnung (GKV) eine O-III-Genehmigung. Zur Abrechnung des Streifentests wird eine solche Genehmigung nicht benötigt. Der Test ist sehr einfach durchzuführen, und benötigt entweder kein oder nur ein kleines Equipment zur IgE-Bestimmung. Beim Streifentest sind unterschiedliche Allergenfelder, eine Positiv- und eine Negativkontrolle übereinander auf einen Polystyrolstreifen geklebt. Der Streifen wird in ein mit Serum beschicktes Röhrchen gestellt und inkubiert. Nach der Inkubation wird der Teststreifen unter dem Wasserhahn gewaschen. Jetzt erfolgt eine Inkubation mit Enzym-markiertem Antihuman-IgE. Danach wird der Streifen entnommen und erneut unter dem Wasserhahn gewaschen. Es folgt die Inkubation mit Substrat. Der Streifen wird aus dem Röhrchen entnommen, kurz getrocknet und die Farbreaktion im Vergleich zu einer Farbskala bestimmt. Die Auswertung erfolgt visuell. Je kräftiger der blaue Farbkomplex auf den Allergenfeldern ausgeprägt ist, desto höher ist der Sensibilisierungsgrad des Patienten zu bewerten. Das Allergenspektrum dieser Streifentests ist zwar von der Komplexität her nicht mit den Multitests vergleichbar, erlaubt jedoch eine semiquantitative Bestimmung der wichtigsten Allergene einschließlich der Kreuzallergene.

IgE-Bestimmung im Sekret

Während der bisher übliche Nachweis von IgE im Serum erfolgt, zielen IgE-Bestimmungen im Sekret darauf ab, die klinisch relevante Sensibilisierung direkt am Schockorgan nachzuweisen. Sowohl im Nasensekret als auch in der BAL (bronchoalveoläre Lavage) gelang es bereits, spezifisches IgE zu bestimmen. Da der Nachweis jedoch erst nach Ankonzentrierung über Gefriertrocknung möglich war, steht diese Technik für die Routinediagnostik noch nicht zur Verfügung. Standard der Allergiediagnostik wird auch noch in absehbarer Zeit die Bestimmung des Gesamt-IgE und des spezifischen IgE-Spiegels im Serum/Plasma sein.

3.9.3 Spezifisches IgG

Analog zur spezifischen IgE-Bestimmung kann auch spezifisches IgG gemessen werden. Dabei tritt an die Stelle von markiertem Antihuman-IgE ein entsprechend markiertes Antihuman-IgG. Die spezifische IgG-Bestimmung hat allerdings im Rahmen der Allergiediagnostik nur einen geringen Stellenwert. Stark kontrovers wird ihr Einsatz bei Nahrungsmittelallergien diskutiert. Ihre Berechtigung hat sie bei der Verlaufskontrolle der Immuntherapie. Während der Immuntherapie sollte der spezifische IgG-Spiegel ansteigen, was mit dem IgG-EAST gemessen werden kann. Parallel hierzu ist immer das Vergleichsserum vor der Behandlung mitzumessen. Neben der Bestimmung des spezifischen IgG können auch die Subklassen IgG 1, 2, 3 und 4 über den EAST bestimmt werden. Deren Bedeutung im Rahmen der Allergiediagnostik ist allerdings noch unklar.

3.9.4 Histamin-Release-Test (Basophilen-Degranulationstest)

Um die Funktion histaminhaltiger Zellen zu testen, werden diese Zellen außerhalb des Körpers mit dem vermuteten Allergen zusammengebracht und im Überstand Histamin bestimmt. Der Vorteil des Verfahrens liegt naturgemäß in der fehlenden klinischen Belastung. Der Nachteil darin, daß nicht die klinische Erkrankung selbst beurteilt wird, sondern nur ein einzelner pathophysiologischer Parameter.

Üblicherweise wird Vollblut entnommen, zur Reinigung basophiler Granulozyten gewaschen und für 30 Min. bei 37 °C inkubiert. Nach Unterbrechen der Reaktion folgt die Bestimmung von Histamin und der Vergleich mit positiven und negativen Kontrollen. Dies ist besonders wichtig, da die Histaminfreisetzung nicht nur Zeichen einer spezifischen IgE-vermittelten Typ-I-Reaktion, sondern auch Folge einer direkten Allergeneinwirkung sein kann.

3.9.5 Zellulärer Allergen-Stimulationstest (CAST)

Ein neues, dem Histamin-Release-Test analoges Verfahren ist die Bestimmung von Leukotrienen aus dem Blut bzw. aus Zellen, die mit Allergen inkubiert wurden. Im Überstand werden die Leukotriene LTD_4, LTC_4 und LTE_4, früher bekannt als SRS-A (slow reacting substance of anaphylaxis), bestimmt. Das Verfahren bietet den großen Vorteil, daß es mit neu synthetisierten Stoffen arbeitet und damit gegenüber Störungen der Zellmembran weniger empfindlich ist. Während Histamin bei Schädigung der Zellen spontan freigesetzt wird, ist dies bei den Leukotrienen nicht möglich, da diese erst neu synthetisiert werden müssen. In ersten klinischen Untersuchungen zeigte sich das Verfahren gegenüber der spezifischen IgE-Bestimmung in Hinsicht auf die klinische Korrelation als leicht überlegen.

3.9.6 Mediatoren

Histamin, Tryptase

Wie bereits erwähnt, ist die IgE-Bestimmung seit vielen Jahren Bestandteil der allergologischen Routinediagnostik. Im Gegensatz hierzu ist der Nachweis von Histamin in Blut und Sekret von eher untergeordneter Bedeutung, zumal es kein zellspezifisches Produkt ist. Zur Beurteilung der Mastzellaktivität speziell auch im Nasensekret steht seit kurzem die Messung von Tryptase zur Verfügung.

ECP (eosinophil kationisches Protein)

Bereits etabliert und klinisch relevant ist die Bestimmung des eosinophil kationischen Proteins (ECP) als Marker der Eosinophilenaktivierung im Blut und Sekret. ECP korreliert mit der Aktivierung und Anzahl eosinophiler Granulozyten. Da der ECP-Spiegel bei einer effektiven Steroidtherapie sinkt, kann über seine Bestimmung die antiallergische Behandlung kontrolliert werden.

Myeloperoxidase, Elastase, ICAM-1

Ebenfalls an der allergischen Entzündungsreaktion beteiligt sind neutrophile Granulozyten, deren Aktivierung durch die spezifischen Enzyme Myeloperoxidase und Elastase nachweisbar ist. Eine wichtige Rolle bei der Rekrutierung immunkompetenter Zellen spielen Adhäsionsmoleküle wie das interzelluläre Adhäsionsmolekül 1 (ICAM-1). Dieses Molekül konnte nicht nur als Rezeptor für Rhinoviren identifiziert, sondern auch bei Allergikern vermehrt in der Nasenschleimhaut nachgewiesen werden. Welchen Stellenwert diese Mediatoren (Abb. **2**) in der Zukunft einnehmen werden, ist zur Zeit noch unklar.

3.9.7 CIE, CRIE, Immunoblot

Die CIE (gekreuzte Immunelektrophorese), CRIE (gekreuzte Radioimmunelektrophorese) und der Immunoblot (Western-Blot, Immunoprint) werden üblicherweise zur Identifizierung und Standardisierung von Allergenextrakten eingesetzt.

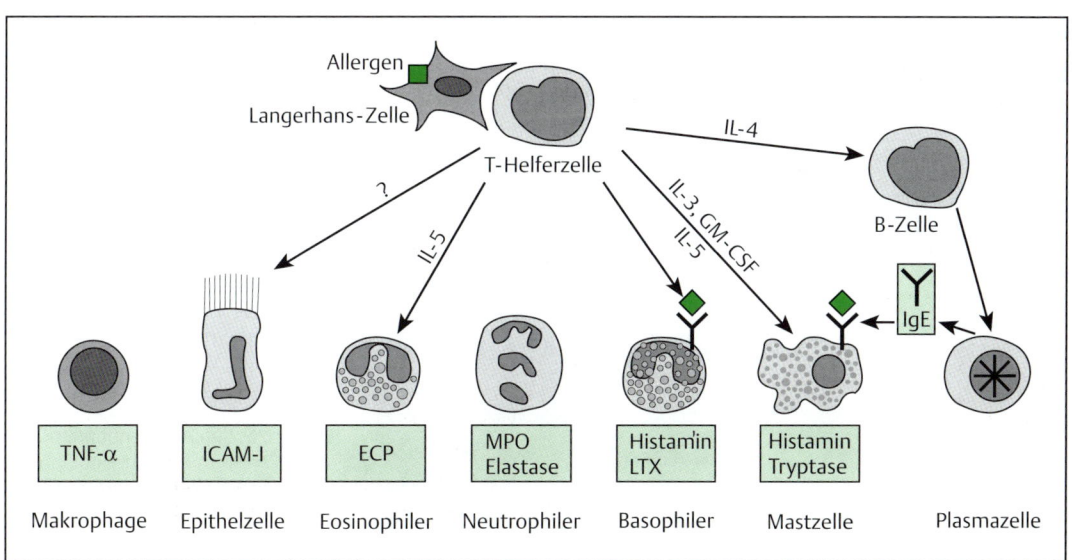

Abb. **2** Darstellung der Zellen und Mediatoren, die an der allergischen Entzündung der Nasenschleimhaut beteiligt sind.

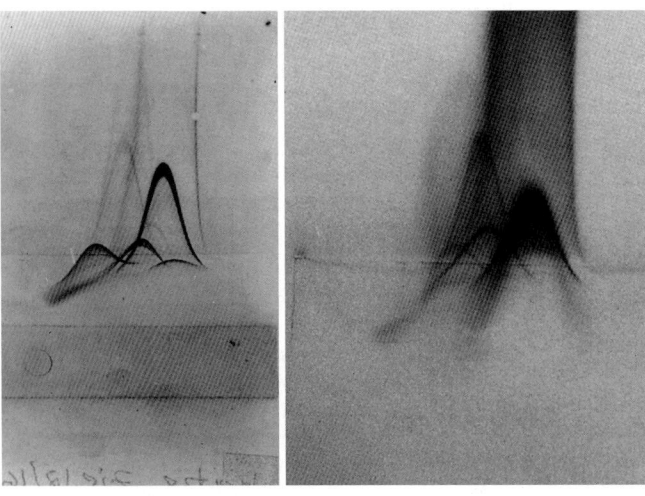

Abb. 3 CIE (links) und CRIE (rechts) eines Katzenepithelienallergenextraktes. Zur Durchführung der CRIE wurde ein Katzenallergikerserum eingesetzt.

Abb. 3 zeigt die CIE und CRIE eines Katzenepithelienallergenextrakts unter Verwendung eines Katzenallergikerserums der RAST-Klasse 4 und eines Kaninchen-Anti-Katzeserums. Während mittels der CIE das Antigenspektrum bestimmt wird, dient die CRIE zur Charakterisierung des Allergenmusters. Beide Verfahren werden in ihrer Aussagekraft durch die Qualität des verwendeten Antiserums bestimmt.

Im Vergleich zur CIE und CRIE sind Immunoblots wie Western-Blot und Immunoprint noch empfindlichere Methoden zur Allergenextraktcharakterisierung. Die Vorstufe des Immunoprint stellt die IEF (isoelektrische Fokussierung), die des Western-Blot die SDS-PAGE (SDS-Polyacrylamid-Gelelektrophorese) dar. Abb. 4 zeigt die SDS-PAGE eines Bienengiftpräparats und den Western-Blot, der mit einzelnen Bienengiftallergikerseren durchgeführt wurde. Bei dieser Technik wird das Patientenserum direkt eingesetzt und die Molekulargewichte bzw. isoelektrischen Punkte der Allergenextrakte bestimmt, was über die CIE/CRIE nicht gegeben ist.

Die CIE/CRIE und der Immunoblot können aber nicht nur im Rahmen der Standardisierung von Allergenextrakten, sondern auch zur Kontrolle einer Immuntherapie eingesetzt werden. So konnte mittels dieser Methoden gezeigt werden, daß der Patient während der Therapie nicht neu sensibilisiert wurde und sich die blockierenden Antikörper vom Typ IgG direkt gegen die krankmachenden IgE-Spezifitäten richteten.

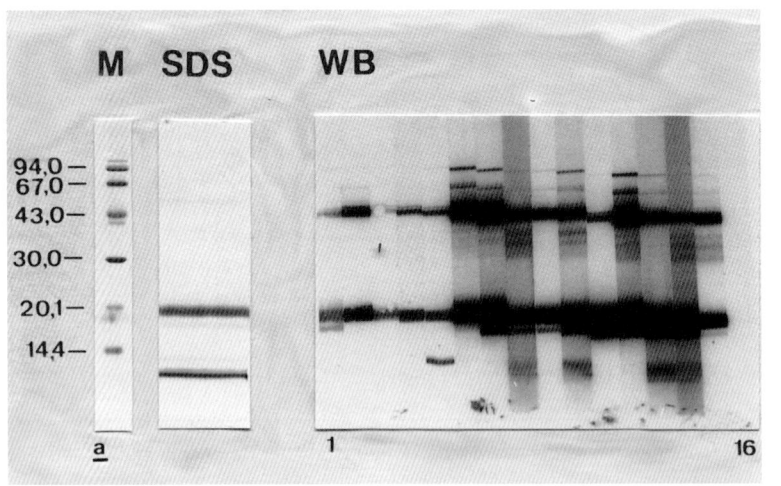

Abb. 4 SDS-PAGE (links) und Western-Blot (rechts) eines Bienengiftallergenpräparats. Zur Durchführung des Western-Blots wurden unterschiedliche Bienengiftallergikerseren eingesetzt. Links Markerproteineichgemisch. Durch Vergleich zu dem Marker (Kilodalton), können den Proteinbanden (SDS-PAGE) bzw. den Allergenbanden (Western-Blot) ihre entsprechenden Molekulargewichte zugeteilt werden.

Literatur

Bachert, C., R. Wahl, J. Bousquet, H.J. Maasch, U. Ganzer: Determination of IgE specificities in nasal secretions and sera of allergic subjects by crossed radioimmunoelectrophoresis. Clin. exp. Allergy 20 (1990) 305–309

Debelic, M., R. Wahl: In vitro-Tests: Immunoglobuline E und G. Manuale Allergologicum IV, 9 Dustri, Deisenhofen 1–29 (1996)

Furukawa, K., R. Tengler, A.L. de Weck, F.E. Maly: Simplified sulfidoleukotriene ELISA using LTD4-conjugated phosphatase for the study of allergen-induced leukotriene generation by isolated mononuclear cells and diluted whole blood. J. Investig. Allergol. clin Immunol. 4 (1994) 110–115

Lowenstein, H.: Quantitative immunoelectrophoretic methods as a tool for the analysis and isolation of allergens. Progress in Allergy 25 (1978) 1–62

Nolte, H.: The clinical utility of basophil histamine release. Allergy Proc. 14 (1993) 251–254

Räsänen, L., P. Kuusisto, M. Penttilä, M. Nieminen, J. Savolainen, M. Lehto: Comparison of immunologic tests in the diagnosis of occupational asthma and rhinitis. Allergy 49 (1994) 342–347

Rasp, G., K. Hochstrasser: Tryptase in nasal fluid is a useful marker of allergic rhinitis. Allergy 48 (1993) 73–74

Rasp, G., P.A. Thomas, J. Bujia: Eosinophil inflammation of the nasal mucosa in allergic and non-allergic rhinitis measured by eosinophil cationic protein levels in native nasal fluid and serum. Clin. exp Allergy 24 (1994) 1151–1156

Wahl, R., D. Franke: Allergen extracts used for diagnosis and therapy: State of the art of allergen extract standardization. Arbeiten aus dem Paul-Ehrlich-Institut (Bundesamt für Sera und Impfstoffe) Gustav Fischer, Stuttgart 1991, (S. 197–205)

Yman, L.: Die neue Generation der Allergie-Testung: Pharmacia CAP-System. In vitro Diagn. Spec. 1 (1990) 18–22

3.10 Zytologie und Histologie der Nasenschleimhaut
W. Heppt

Konventionelle und immunhistochemische Techniken der Zytologie und Histologie der Nasenschleimhaut ermöglichen eine Abgrenzung der allergischen Rhinitis von anderen Entzündungsformen und geben Aufschluß über Prognose und Therapieverlauf der Erkrankung. Für diese Fragestellungen besonders geeignet ist die Zytologie, da die Methode technisch einfacher, für den Patienten weniger belastend und verglichen mit der Histologie bei vielen Fragestellungen von nahezu gleichwertiger Aussagekraft ist.

3.10.1 Aufbau der normalen Nasenschleimhaut

Die Nasenschleimhaut besitzt in ihrem zentralen Anteil, der Pars respiratoria (= untere, mittlere Muschel und entsprechende Septumabschnitte) mehrreihiges Flimmerepithel. Die 3–5 Kernreihen werden von Flimmerzellen, nichtzilientragenden hochprismatischen Zellen, Becherzellen (intraepitheliale Schleimproduzenten), Basalzellen (regenerationsfähige Reservezellschicht) und Intermediärzellen (Zwischenformen zwischen Basalzellen und hochprismatischen Zellen) gebildet (Abb. **1**, Tafel VIII). Charakteristischerweise sind alle Zellen an der Basalmembran verankert. Im Unterschied zur Pars respiratoria der Nasenschleimhaut findet man im Nasenvorhof (Pars vestibularis) und im Nasenrachen (Pars nasalis pharyngis) Plattenepithel, in den Übergangsbereichen sog. Übergangsepithel. Obere Muschel- und Septumregionen enthalten Sinnesepithel (Pars olfactoria).

In der Submukosa der Nasenschleimhaut findet man neben Bindegewebsfasern und der amorphen extrazellulären Grundsubstanz sekretionsstarke seröse (vordere Nasenabschnitte) und seromuköse Drüsen (gesamter Bereich), Vertreter der zellulären Immunabwehr (meist lymphomonozytäre Zellen), Bindegewebszellen, ein weit verzweigtes Nervensystem sowie ein komplexes Gefäßsystem, bestehend aus kleinen Arterien und Venen, Kapillaren, Sinusoiden und arteriovenösen Anastomosen. Der oberflächliche Sekretfilm setzt sich aus dem Schleim der serösen und seromukösen Drüsen, der Becherzellen, aus Plasmatranssudat, Tränenflüssigkeit, kondensierter Exspirationsluft, zellulären Bestandteilen und sezerniertem Protein zusammen (ca. 95% Wasser, 2–3% Mukoproteine, 1–2% Elektrolyte). Unter den Entzündungszellen am stärksten vertreten sind die neutrophilen Granulozyten (unspezifische Abwehr), in weit geringerem Ausmaß lymphomonozytäre Zellen, eosinophile und basophile Granulozyten.

3.10.2 Zytologie der allergischen Rhinitis

Technik der Zytologie

Zytologische Untersuchungen der Nasenschleimhaut beruhen auf dem Prinzip der Exfoliativzytologie, d.h., es werden nur oberhalb der Basalmembran gelegene Epithelien, Immunzellen und Nasensekret untersucht. Das zellhaltige Sekret wird ohne Lokalanästhesie instrumentell (Kürette, Bürste, Lavage) oder nicht instrumentell (Schneuzen) gewonnen und nach konventionellen oder immunzytochemischen Techniken aufgearbeitet (Abb. **2**). Für die Routine eignet sich die Zellsammlung mittels scharfer Ohrküretten oder weicher Nylonbürsten aus dem mittleren Anteil der unteren Nasenmuschel, da diese Region gut zugänglich ist und bei Normalpersonen konstant mehrreihiges Flimmerepithel aufweist. Das Material wird auf Objektträger ausgestrichen, luftgetrocknet und zur Routinediagnostik nach konventionellen Techniken, z.B. einem einfachen Differentialblutbild nach Pappenheim, bearbeitet. Die Auswertung sollte standardisiert erfolgen und Veränderungen im Bereich von Oberflächenepithel, zellulärer Immunabwehr und Nasensekret erfassen.

Charakteristische Zellbilder

Nachfolgend sind die zytologischen Befunde bei saisonaler und perennialer allergischer Rhinitis (Tab. **1**, Abb. **3a** u. **b**, Tafel IX) sowie bei positiver nasaler Provokation auf Inhalationsallergene (Tab. **2**) aufgeführt. Die beschriebenen Zellbilder sind typisch für das jeweilige Krankheitsbild, jedoch

Tafel I

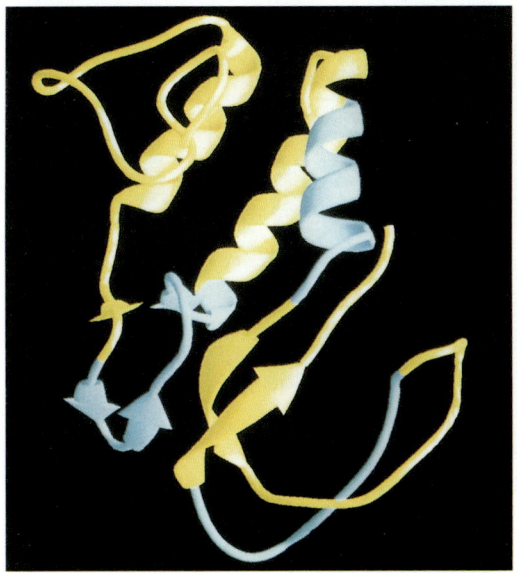

Kap. 2.1.1, Seite 6

Abb. 2 Computermodell des Hauptallergens bei Bienengiftallergie – die Bienengift-Phospholipase A2. Es wurden drei T-Zell-Epitope im Molekül gefunden (blau), die für die Entwicklung der Allergie, aber auch für eine Immuntherapie von entscheidender Bedeutung sind (mit freundlicher Genehmigung von Herrn Prof. Dr. Kurt Blaser, Schweizerisches Institut für Allergie- und Asthmaforschung, Davos).

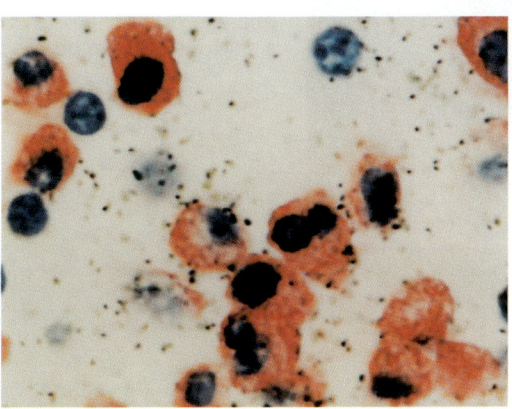 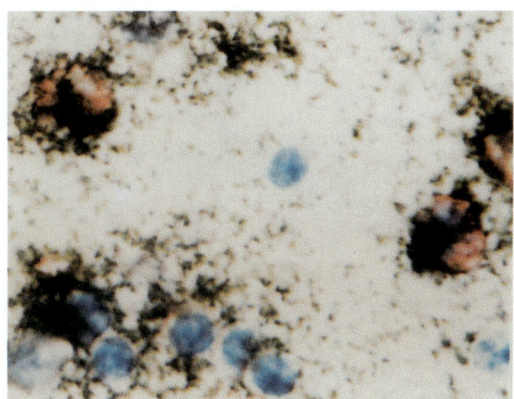

Kap. 2.1.4, Seite 13

Abb. 9 *Ex-vivo*-Anti-IL-5-Antikörper-Behandlung von Nasenpolypengewebe führt zur Induktion des programmierten Zelltodes (Apoptose) in Eosinophilen, aber nicht in Lymphozyten. Die Eosinophilen wurden immunhistochemisch mit einem spezifischen Antikörper angefärbt. DNA-Brüche, ein charakteristisches Kennzeichen apoptotischer Zellen, wurden mit einer speziellen *In-situ*-Technik radioaktiv markiert (Schwarzfärbung). Dieses Experiment läßt vermuten, daß IL-5 den Zelltod eosinophiler Granulozyten in Nasenpolypen hemmt.

Tafel II

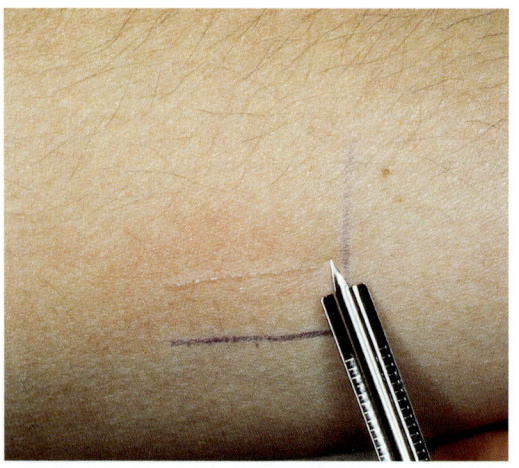 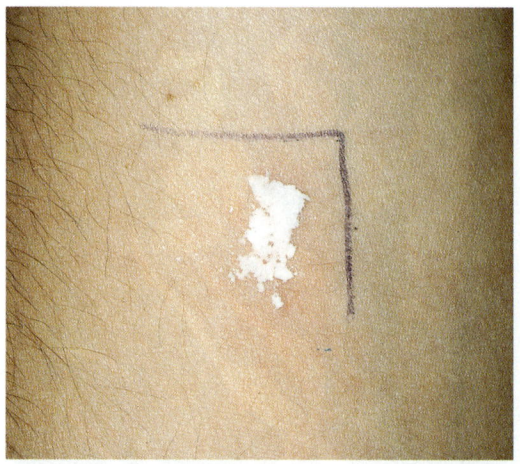

Abb. 1　Scratchtest. **a** Anritzen der Haut, Kap. 3.3.2, Seite 47

b Auftragen einer in NaCl gelösten Allergenpräparation.

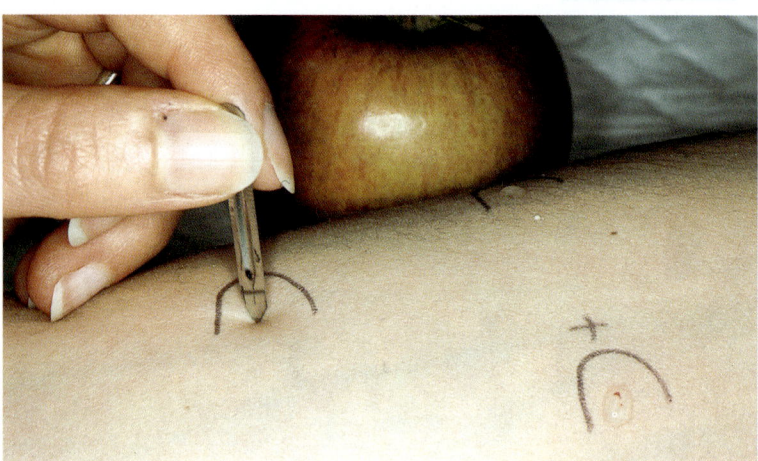

Kap. 3.3.3, Seite 49

Abb. 2　Pricktest.
a Stich mit der Lanzette.

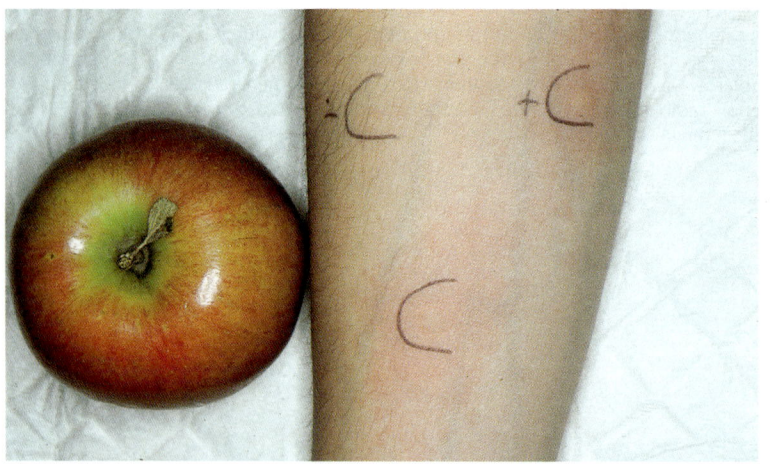

b Positive Reaktion auf Apfel.

Tafel III

Kap. 3.3.4, Seite 50

Abb. **3**   Intrakutantest.
a Einbringen der Allergene in die Haut.
b Positives Ergebnis auf Hausstaubmilbenextrakte.

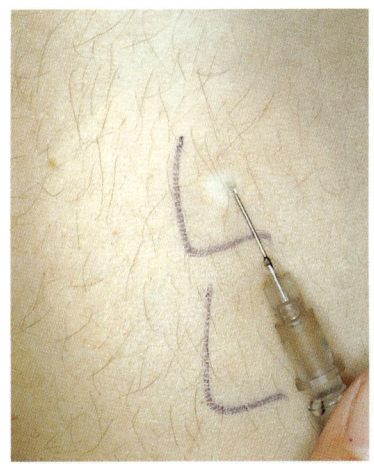
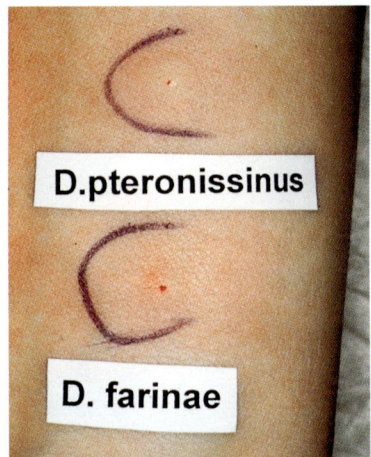

a   b

Kap. 3.3.5, Seite 51

Abb. **4**   Epikutantest.
a Abnehmen der Testpflaster nach 48 Stunden Applikation kommerzieller Allergenpräparationen und Markieren mit Testpflaster.

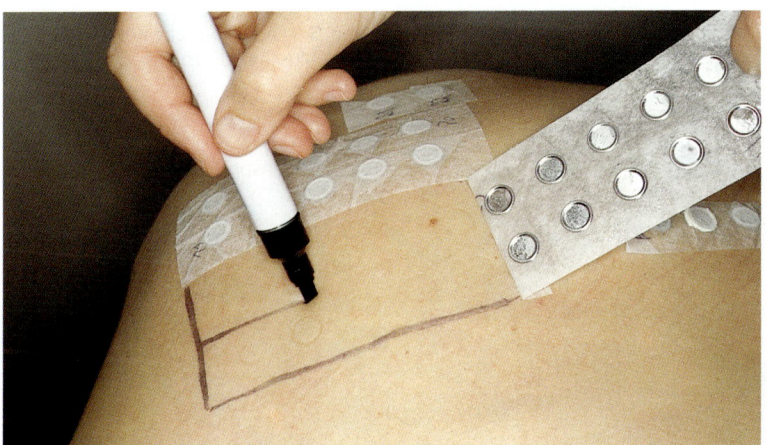

b Europäische Standardreihe, positives Ergebnis auf Standard 7 (Nickelsulfat), Eigenfärbung von Standard 2 (PPD).

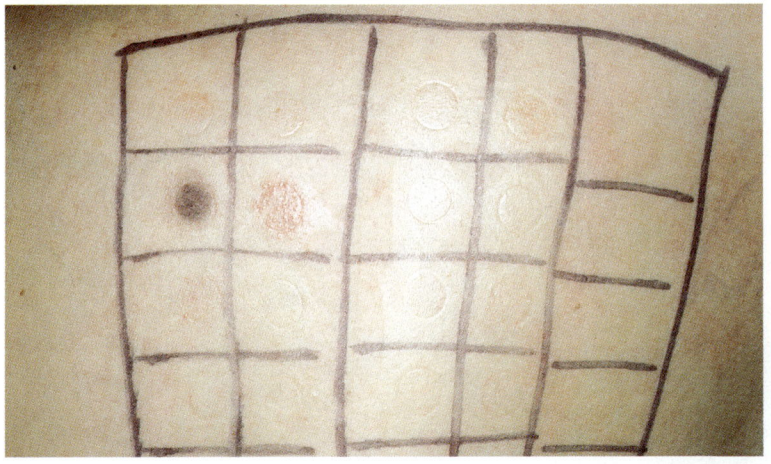

Tafel IV

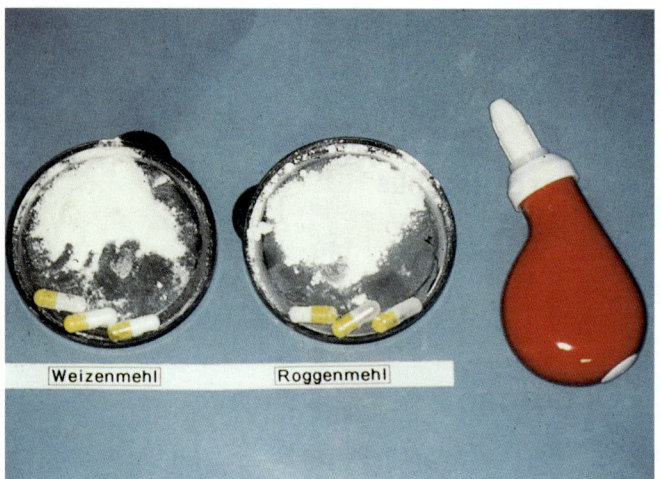

Kap. 3.4.4, Seite 58

Abb. 3 Fisons-Insufflator mit Weizen- und Roggenmehlkapseln.

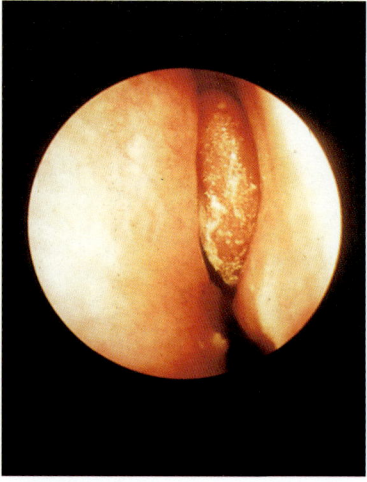

Kap. 3.4.4, Seite 59

Abb. 5 Endoskopische Kontrolle der mittleren Muschel, die mit Mehl bestäubt ist.

Kap. 3.4.4, Seite 59

Abb. 4 Einsprühen von Roggenmehl in die Nase.

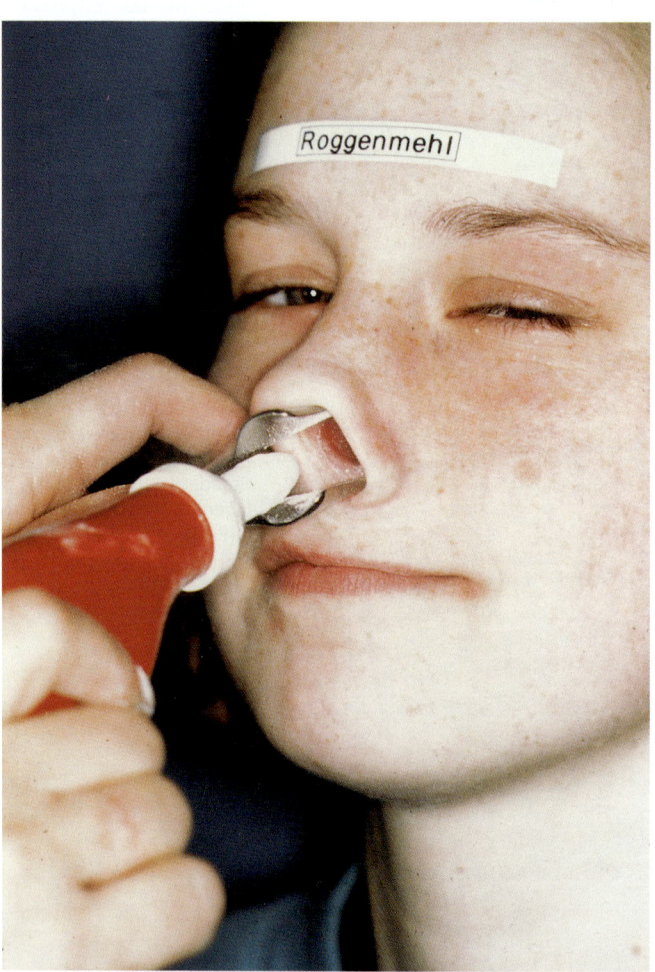

Tafel V

Kap. 3.6.1, Seite 67

Abb. **1a u. b** Konjunktivale Provokation.
a Negative Reaktion auf die Leerkontrolle

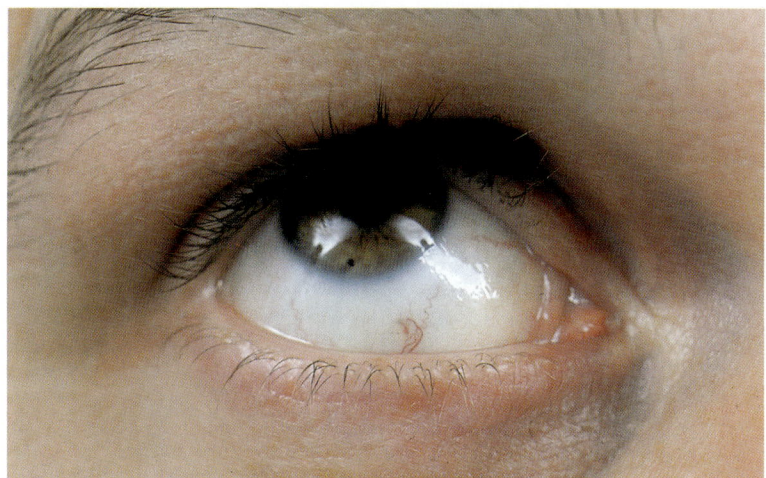

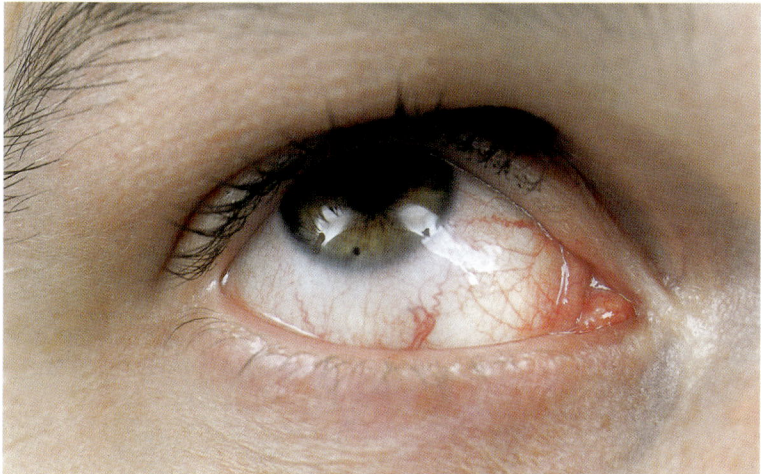

b Positive Reaktion auf Gräserpollen.

Tafel VI

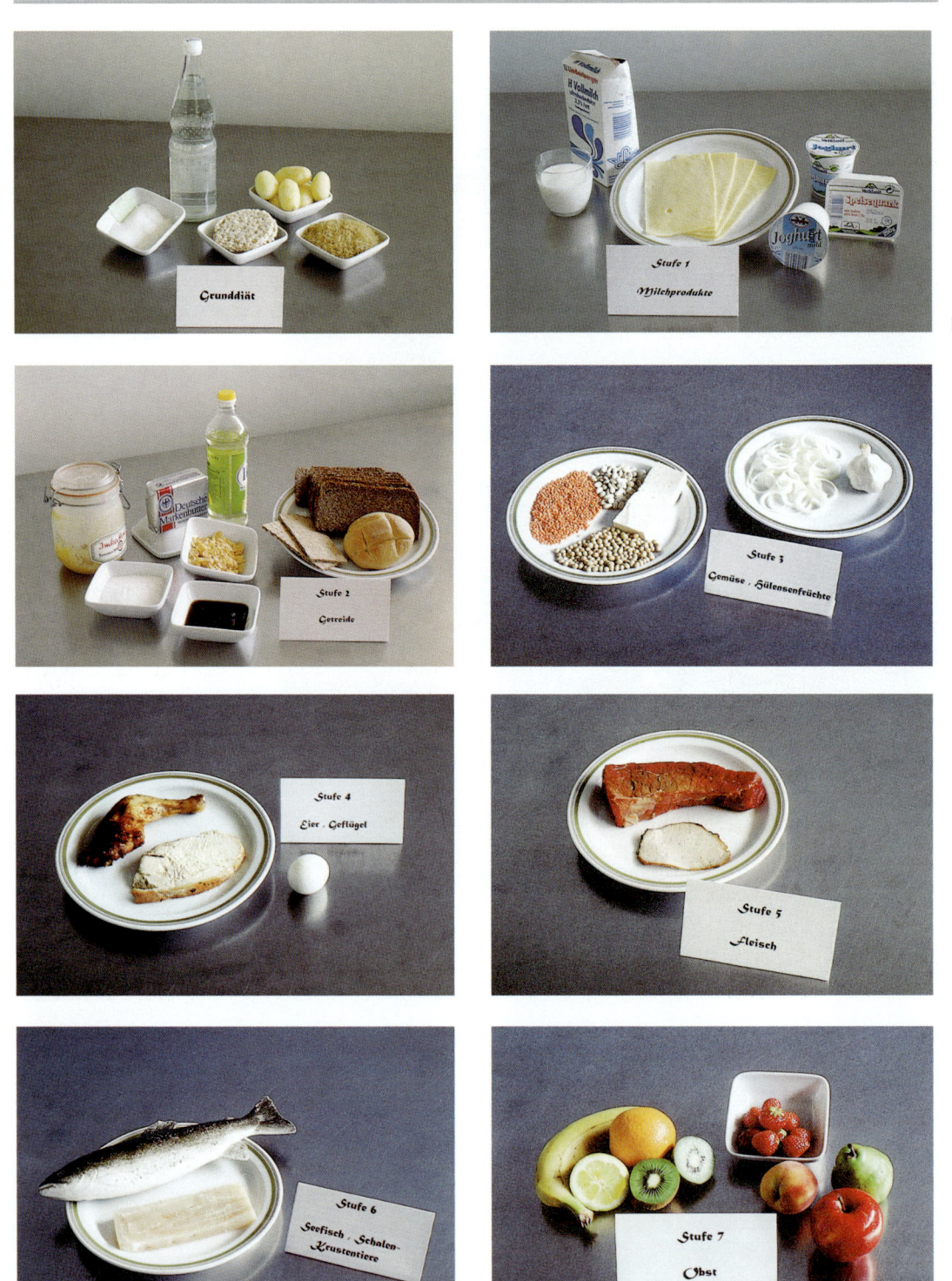

Kap. 3.7.1, Seite 69

Abb. **1a–j** Vorschlag einer abgestuften Allergensuchkost.

Tafel VII

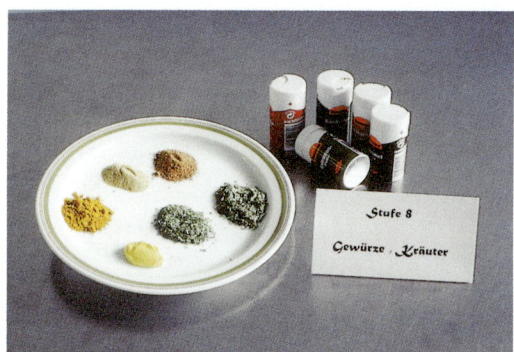

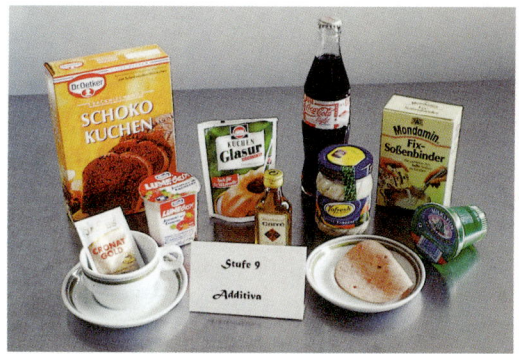

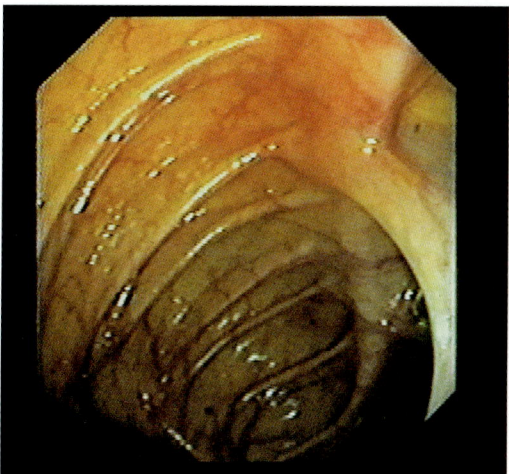

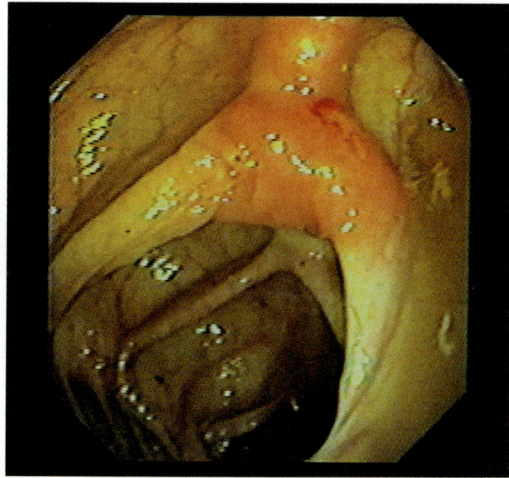

Kap. 3.7.4, Seite 70

Abb. **2a** u. **b** Koloskopische Allergenprovokation (COLAP-Test) **a** negative Kontrollreaktion **b** positive Schleimhautreaktion auf Allergenprovokation.

Tafel VIII

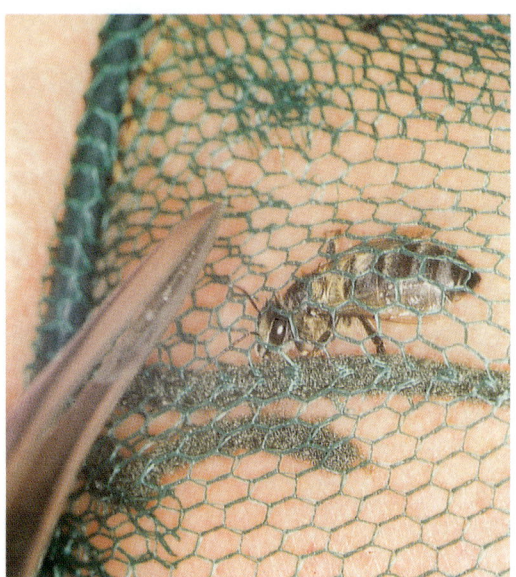

Kap. 3.8.1, Seite 73

Abb. **1** Durchführung der Insektenstichprovokation.

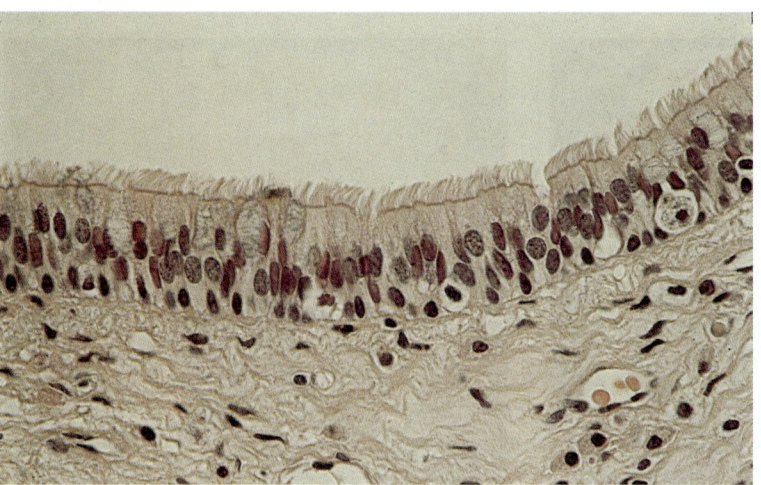

Kap. 3.10.1, Seite 80

Abb. **1** Histologie der normalen Nasenschleimhaut mit mehrreihigem Flimmerepithel (HE-Färbung x 250).

Tafel IX

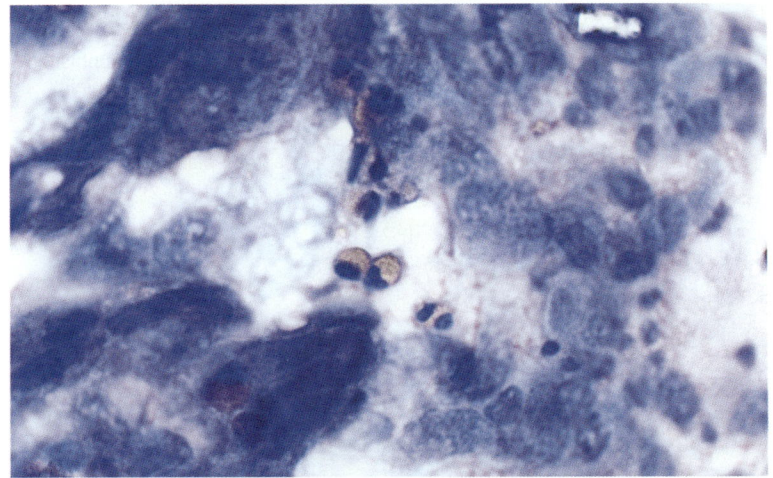

Kap. 3.10.2, Seite 80

Abb. **3a** u. **b**   Zytologie der Nasenschleimhaut bei allergischer Rhinitis.
a Saisonale allergische Rhinitis: Eosinophilie bei Gräserpollenallergiker während der Pollenflugphase.

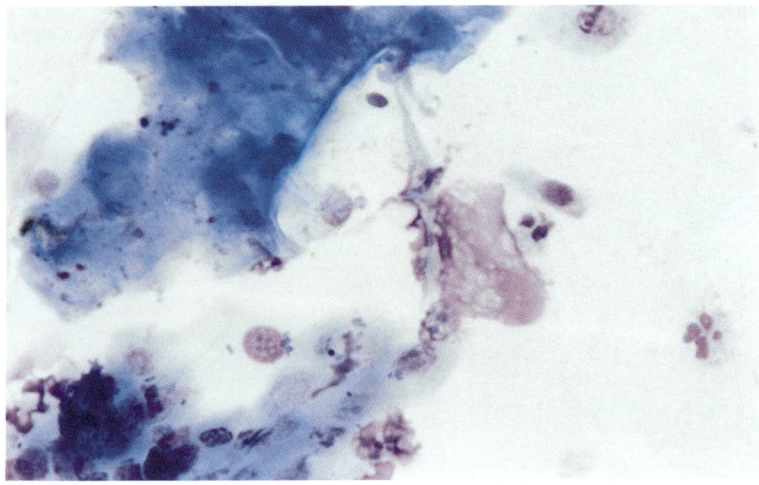

b Langjährige Milbenallergie, kombiniert mit Privinismus: Plattenepithelmetaplasie.
a, b Pappenheim, x450.

Tafel X

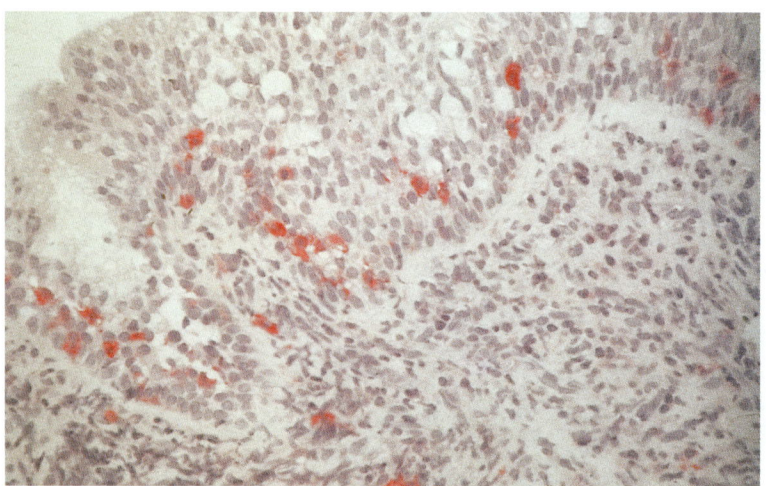

Kap. 3.10.4, Seite 82

Abb. **4a** u. **b** Immunhistochemie der Nasenschleimhaut bei symptomatischer allergischer Rhinitis.
a IgE+-Mastzellen (Antihuman-IgE-Antikörper, x 650),

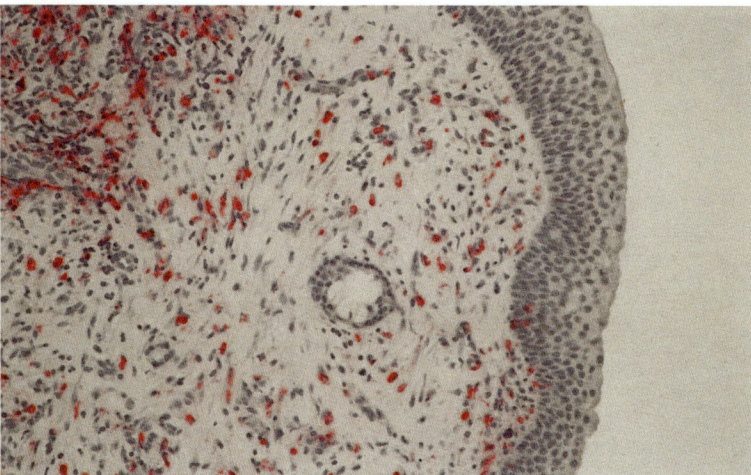

b Vermehrung EG2+-eosinophiler Granulozyten in der Submukosa (Antikörper EG2, x 400).

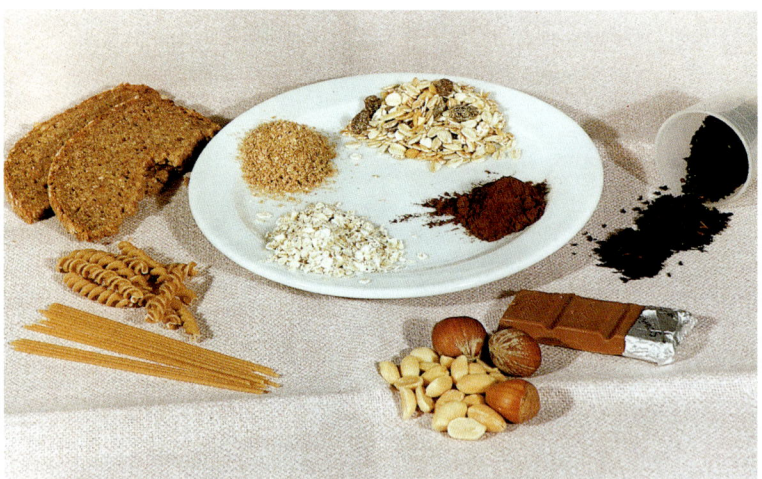

Kap. 4.5, Seite 112

Abb. **1** Nickelreiche Lebensmittel: Vollkornbrot, 2 x Vollkornnudeln, Kleie, Hafervollkornflocken, Müsli, Erdnüsse, Haselnüsse, Kakao, Schokolade, schwarzer Tee (von links nach rechts).

Tafel XI

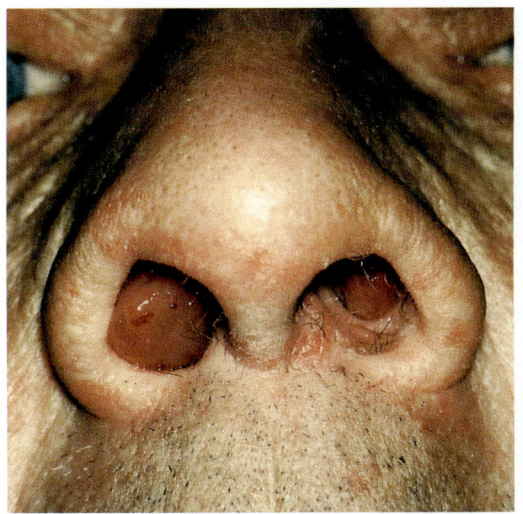 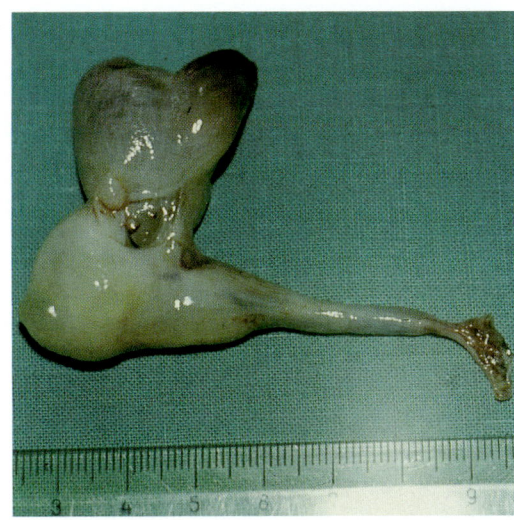

Kap. 4.6.2, Seite 116

Abb. **2a** u. **b** Polyposis nasi. **a** Vollständige Verlegung des Vestibulum nasi durch rötlich glasige Nasenpolypen. **b** Großer Choanalpolyp mit Ursprung von der medialen Kieferhöhlenwand.

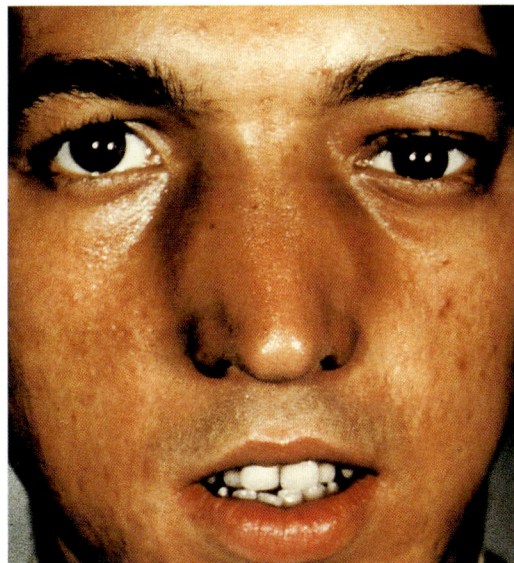

Kap. 4.6.2, Seite 116

Abb. **3** Ausgeprägte chronisch polypöse Pansinusitis mit druckdolenter Verbreiterung des knöchernen Nasengerüstes bei einem jungen Patienten, der bereits seit frühester Kindheit an einer Polyposis litt (Woakes-Syndrom).

Tafel XII

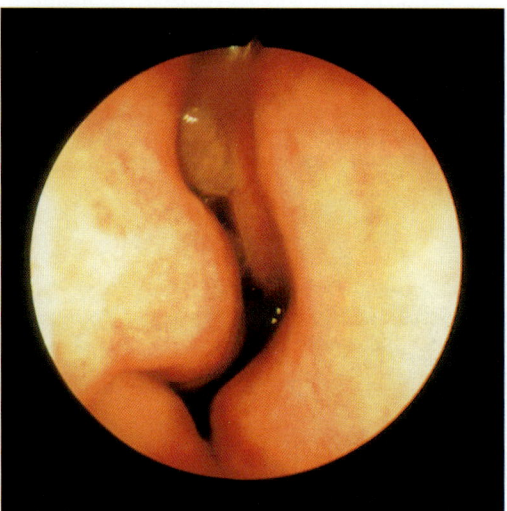
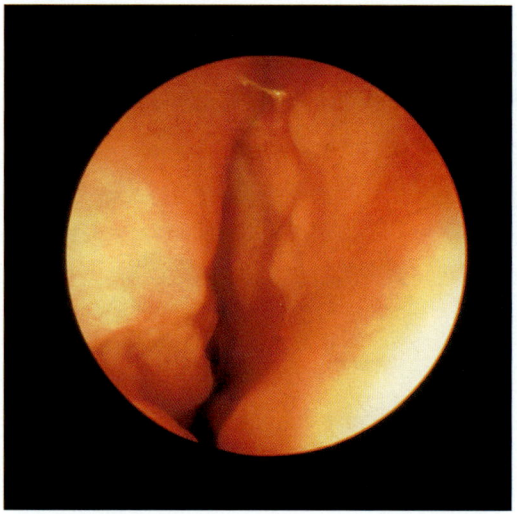

Kap. 5.1.3, Seite 133

Abb. **2a** u. **b**   Rhinoskopischer Befund bei **a** symptomatischer IgE-vermittelter Pollinose und **b** kontaktallergischer Reaktion der Nasenschleimhaut auf Nasensalbe (Wollwachsalkohole). Im Unterschied zur saisonalen allergischen Rhinitis mit eher livider Schleimhaut und wäßriger Sekretion **(a)** finden sich bei der allergischen Kontaktreaktion plaqueartige, derbe Schleimhautveränderungen **(b)**.

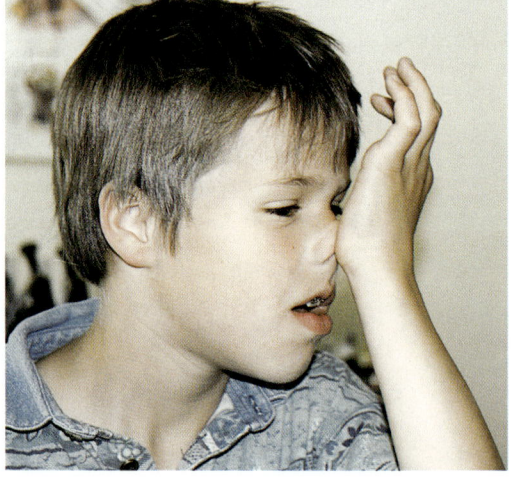

Kap. 5.1.3, Seite 133

Abb. **3a** u. **b**   Untersuchungsbefunde bei Allergikern.
a Allergischer Salut, verursacht eine quer über dem Nasenrücken verlaufende Hautfalte.

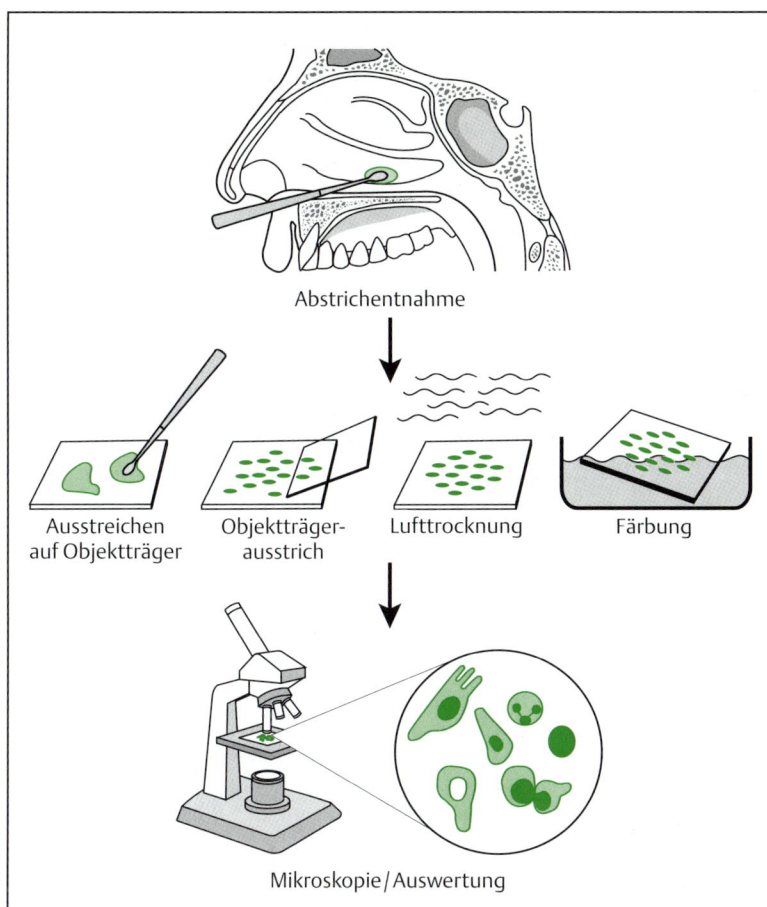

Abb. 2 Anfertigung und Auswertung eines zytologischen Präparats der Nasenschleimhaut in der Routinediagnostik.

Tabelle 1 Zytologie der Nasenschleimhaut bei saisonaler und perennialer allergischer Rhinitis

Saisonale allergische Rhinitis	Perenniale allergische Rhinitis
• Vermehrung der Becherzellen • Anstieg eosinophiler Granulozyten (10% aller Leukozyten oder Nester) • Anstieg von Mastzellen (>4–5 pro Gesichtsfeld, x 250) • gel. Charcot-Leyden-Kristalle (Abbauprodukte Eosinophiler) Normalbefund außerhalb der Saison	• anfangs: Zellbild ähnlich wie bei saisonaler allergischer Rhinitis • chronisch: Epithelmetaplasie (Becher-, Basalzellhyperplasie, Plattenepithelmetaplasie) evtl. Charcot-Leyden-Kristalle, Anstieg von Eosinophilen, lymphomonozytären Zellen

Tabelle 2 Zytologie der Nasenschleimhaut bei positiver nasaler Provokation

Positive nasale Provokation auf Inhalationsallergene
• Frühphase (10–30min nach Allergengabe) ohne zytologische Veränderungen • Spätphase (4–12h nach Allergengabe) Anstieg eosinophiler Granulozyten

erst im Zusammenhang mit der Anamnese und anderen Untersuchungsergebnissen beweisend.

Im Unterschied zur konventionellen Zytologie sind zur differenzierteren Beurteilung von Immunzellen spezielle Fixierungen und Färbemethoden erforderlich. Metachromatische Zellen, d.h. basophile Granulozyten und Mastzellen, lassen sich besonders gut nach mehrstündiger Methanol- oder Formaldehydfixierung mit Toluidinblau färben. Unter den immunzytochemischen Techniken, bei denen mono- oder polyklonale Antikörper zur Zellcharakterisierung eingesetzt werden, eignet sich besonders die APAAP-Technik nach vorheriger Acetonfixierung. Klinisch auch zum gegenwärtigen Zeitpunkt bereits bedeutsam ist der immunzytochemische Nachweis vermehrter IgE- + Zellen (Antihuman-IgE-Antikörper) in der Nasenschleimhaut, als Hinweis auf das Vorliegen einer allergischen Rhinitis (Abb. **4a**, Tafel X). Die Beurteilung der Krankheitsaktivität gelingt über den differenzierten Nachweis eosinophiler Granulozyten oder Mastzellen. Der monoklonale Antikörper EG2 (Abb. **4b**, Tafel X) markiert Eosinophile, ein Antikörper gegen Tryptase Mastzellen.

3.10.3 Zytologische Therapie- und Verlaufskontrolle

Zytologische Befunde der Nasenschleimhaut geben Aufschluß über den aktuellen Stand der Erkrankung und erlauben Aussagen über ihre Prognose. Eine ausgeprägte Plattenepithelmetaplasie bei einer perennialen allergischen Rhinitis weist beispielsweise auf ein länger bestehendes Krankheitsbild hin und ist von der Prognose wesentlich ungünstiger zu beurteilen als die bei einem Pollenallergiker während der Saison passager auftretende Becherzellhyperplasie. Das Ausmaß der Erhöhung von Entzündungszellen läßt auf die Aktivität der Rhinitis schließen und korreliert vielfach mit der Beschwerdesymptomatik. So ist die akute allergische Rhinitis eines Gräserpollenallergikers durch eine Erhöhung von Zahl und Aktivierungsgrad eosinophiler Granulozyten und Mastzellen charakterisiert. Chronische unbehandelte Rhinitiden weisen oft Charcot-Leyden-Kristalle als Hinweis einer lang dauernden Eosinophilenerhöhung auf. In Kombination hierzu sieht man im chronischen Stadium Epithelveränderungen in Form ausgeprägter Flimmerzelldegenerationen oder Plattenepithelmetaplasien, die auf die epitheltoxische Wirkung diverser Entzündungsmediatoren zurückzuführen sind.

Zytologische Veränderungen unter medikamentöser antiallergischer Therapie und spezifischer Immuntherapie stellen objektive Parameter zur Überprüfung des Behandlungserfolges und Planung des weiteren therapeutischen Procedere dar. Topisch und systemisch wirksame Glucocorticoide führen zu einer Hemmung der gesamten Entzündungsreaktion, bei Allergikern am reduzierten Einstrom von Mastzellen und eosinophilen Granulozyten erkennbar. Im Gegensatz hierzu kommt es bei Anwendung topischer Mastzellstabilisatoren und topisch oder systemisch wirksamer Antihistaminika meist zu keinen zytologisch nachweisbaren Zellverschiebungen. Lediglich langfristig ist ein Rückgang der für Allergiker typischen Epithelveränderungen nachweisbar. Eine erfolgreiche spezifische Immuntherapie kann im zytologischen Abstrich durch eine signifikante Reduktion des Einstroms eosinophiler Granulozyten und IgE$^+$-Zellen objektiviert werden.

Wichtig bei der Beurteilung zytologischer Befunde von Allergikern ist, daß das Krankheitsbild häufig durch bakterielle oder virale Superinfektionen und die Einnahme topischer Rhinologika, wie abschwellender Nasentropfen oder Glucocorticosteroide, überlagert ist.

3.10.4 Histologie der allergischen Rhinitis

Probebiopsien der Nasenschleimhaut werden, abgesehen von Spezialindikationen, wie dem Nachweis eines Morbus Wegener, üblicherweise bei Verdacht auf Papillom, Dysplasie oder maligne Entartung entnommen. Weniger bekannt ist ihr Stellenwert bei der Differentialdiagnose und prognostischen Beurteilung der allergischen Rhinitis.

Konventionelle Histologie

Konventionell gefärbte (z.B. Hämatoxylin-Eosin) formalinfixierte Biopsien geben – ähnlich wie die Zytologie – Aufschluß über Epithelveränderungen. Typisch für akute und subakute Inhalationsallergien ist neben einer Becherzellhyperplasie, die Verbreiterung der Basalmembran sowie eine ödematöse Schwellung der Submukosa. Im Unterschied hierzu erkennt man bei ausgeprägten, chronischen Allergien eine Flimmerzelldegeneration bis hin zur Plattenepithelmetaplasie und in der Submukosa eine Vermehrung von Drüsen, Zunahme der Vaskularisation und partielle Fibrosierung. Die Verbreiterung der Basalmembran fehlt häufig.

Immunhistochemie, Elektronenmikroskopie

Unter den immunhistochemischen Techniken, ist, ähnlich wie bei der Zytologie, der Einsatz monoklonaler Antihuman-IgE-Antikörper von Bedeutung. Der Nachweis IgE$^+$-Zellen (Abb. **4a**, Tafel X) liefert vor allem bei differentialdiagnostischen

Schwierigkeiten und im Rahmen gutachterlicher Fragestellungen, wie bei der Bächerrhinitis, wertvolle Zusatzinformationen. Andere Antikörper, beispielsweise gegen Tryptase, Eosinophilenmediatoren (Abb. **4b**, Tafel X), Gefäßendothelien oder Neuropeptide, sind zum derzeitigen Zeitpunkt wissenschaftlichen Fragestellungen vorbehalten. Der Einsatz der Elektronenmikroskopie besitzt nur zum Nachweis von Zilienveränderungen in der Abgrenzung primärer oder sekundärer Ziliendyskinesien (z.B. Kartagener-Syndrom) praktische Bedeutung.

Literatur

Bentley, A.M., M.R. Jacobson, V. Cumberworth, J.R. Barkans, R. Moqbel, L.B. Schwartz, A.M.A. Irani, A.B. Kay, S.R. Durham: Immunhistology of the nasal mucosa in seasonal allergic rhinitis: Increases in activated eosinophils and epithelial mast cells. J. Allergy clin. Immunol. 89 (1992) 877–883

Heppt, W.: Zytologie der Nasenschleimhaut. Ein praktischer Leitfaden zur Rhinitisdiagnostik. Springer, Heidelberg (1995)

Jahnke, V., H.M. Theopold: Elektronenmikroskopische Befunde bei allergischen Reaktionen der Nasenschleimhaut. Laryngol. Rhinol. Otol. 62 (1983) 603

Mygind, N., M. Pedersen, M.H. Nielsen: Primary and secondary ciliary dyskinesia. Acta Otolaryngol. 95 (1983) 688–694

Proctor, D.F., I.B. Anderson: The Nose. Elsevier Biomedical Press, Amsterdam Toremalm NG (1983) The mucociliary apparatus. Rhinology 21 (1982) 197

Romeis, B.: Mikroskopische Technik. 17.A. Urban & Schwarzenberg, München 1989

Tai, P.C., C.F.J. Spry, C. Peterson, P. Venge, I. Olssen: Monoclonal antibodies distinguish storage and secreted forms of eosinophil-cationic protein. Nature 309 (1984) 182

4 Therapie allergischer Erkrankungen

4.1 Allergenkarenz
L. Klimek

Unter Allergenkarenz versteht man die Vermeidung des Kontaktes mit dem auslösenden Allergen nach erfolgter Sensibilisierung (= Sekundärprävention; im Gegensatz zur Primärprävention = Vermeidung der Sensibilisierung). Die vollständige Karenz des auslösenden Allergens stellt die beste Behandlungsform bei allergischen Erkrankungen dar.

Bei Allergien gegen ubiquitär vorkommende Allergene oder Polyallergien ist eine 100%ige Karenz normalerweise nicht möglich. Dagegen wird bei einer Monoallergie gegen vermeidbare Allergene, wie bei einer Nahrungsmittelallergie auf Hummer, eine suffiziente Karenz nicht schwerfallen. Grundsätzlich ist es in allen Fällen sinnvoll, eine möglichst umfassende Allergenkarenz anzustreben. Hierbei gilt der Grundsatz, daß auch eine Karenz gegen ein Teilspektrum betroffener Allergene oder eine Reduktion der Expositionsmenge sinnvoll ist.

Voraussetzung für eine effektive Allergenkarenz ist die genaue Kenntnis des individuellen Allergen-Sensibilisierungsspektrums und des Vorkommens der Allergene im beruflichen und häuslichen Umfeld des Patienten. Dies schließt neben einer sorgfältigen Anamnese das Führen eines Allergietagebuches, ggf. auch einen Hausbesuch und die Aufklärung und Schulung des Patienten und enger Bezugspersonen mit ein. Wichtig ist, den Patienten auch über Karenzmaßnahmen gegenüber anderen Atemwegsirritantien und Umweltschadstoffen aufzuklären (Zigarettenrauch!).

4.1.1 Pollen

Die Pollen windbestäubender Pflanzen (Anemophile) stellen die männlichen Gametophyten dieser Pflanzen dar. Sie besitzen im wäßrigen Milieu eine oftmals sphärische Struktur und weisen eine Größe von etwa 14–60 µm auf. Während des aerogenen Transports sind sie dagegen oftmals eingetrocknet, kleiner und von unregelmäßiger Struktur. Der Polleninhalt (Intine) wird von einer widerstandsfähigen Außenschicht (Exine) umgeben, deren Oberflächenstruktur für jeden Pollen einer Pflanzenart charakteristisch ist. Im Gegensatz zu insektenbestäubenden Pflanzen, bei denen eine relativ zielgerichtete Befruchtung stattfindet, müssen windbestäubende Pflanzen den ineffektiven Mechanismus einer ungerichteten Pollenfreisetzung in die Luft durch Produktion großer Mengen ausgleichen. So produziert eine einzige Roggenpflanze ca. 21 Millionen Pollen, eine Sauerampferpflanze sogar ca. 400 Millionen Pollen.

Die Pollenfreisetzung anemophiler Spezies ist ein komplexer Mechanismus, der z.T. von der Pflanze aktiv gesteuert wird. Es bestehen deutliche Unterschiede im Freisetzungsmechanismus bei Bäumen und Gräsern und hier wiederum innerhalb der einzelnen Spezies. Gräser benötigen beispielsweise eine Luftfeuchtigkeit von > 50%, da hier hygroskopische Schwellvorgänge zum Aufplatzen der Blütenspelzen benötigt werden. Bei vielen Bäumen hingegen wird die Freisetzung durch Austrocknen begünstigt. Der Pollentransport wird generell durch geringe Luftfeuchte begünstigt, da Pollen hygroskopisch sind und bei hoher Luftfeuchte schwerer sind und schlechter fliegen. Bei Windstille kann kein Pollenflug stattfinden; wesentliche Pollenkonzentrationen treten dann nur in unmittelbarer Nähe der Allergenquellen (Wiesen, Bäume etc.) auf. Sehr starker Wind führt dagegen durch die hohe Luftaustauschrate zu einer Konzentrationsverdünnung. Hohe Pollenkonzentrationen sind daher bei schwachen bis mäßigen Winden (ca. Beaufort-Stärke 1–4) zu erwarten. Durch Windverwehung können die Pollenkörner je nach Größe und Gewicht bis zu 350 km transportiert werde. Regen reinigt die Luft von Aeroallergenen, wobei die „Reinigungskapazität" offensichtlich besser mit der Dauer des Regenfalls als mit der Niederschlagsmenge korreliert.

Die Höhe der Pollenkonzentration besitzt eine zirkadiane Rhythmik, welche je nach örtlichen Gegebenheiten (Stadt – Land) differiert. Generell sind auf dem Land die Konzentrationen morgens am höchsten und abends geringer. Mittags wird ein großer Teil der Pollen mit aufsteigender, erwärmter Luft in höhere Luftschichten getragen. In den Städten ist die Pollenkonzentration in den Abendstunden üblicherweise am höchsten, da in dieser Zeit die Luft abkühlt und die Pollen absinken.

Infolge ihres ubiquitären Vorkommens ist eine vollständige Allergenkarenz bei Pollen nicht zu erreichen. Daher ist es notwendig, durch entsprechendes Verhalten die Pollenbelastung zumindest zu reduzieren.

Allergenquellen sollten nach Möglichkeit lokalisiert und vermieden werden (Roggenfeld am Ortsrand, Birkenallee auf dem Weg zur Arbeit). Fenster und Türen sind zur Zeit des größten Pollenflugs (s.o.) geschlossen zu halten. Pollenfilter in Klimaanlagen können bei ausreichender Kapazität der Anlage sehr wirkungsvoll sein. Wichtig ist die regelmäßige Wartung der Anlage, da sich die Filter oft zusetzen und bei Defekten sogar vermehrt Aeroallergene in die Raumluft geblasen werden.

Reinigungsmaßnahmen im Haushalt sorgen dafür, sedimentierte Pollen zu entfernen und eine Aufwirbelung und erneute Luftbelastung zu vermeiden. Nach Möglichkeit sollte feucht gereinigt werden. Staubsaugen ist nur dann empfehlenswert, wenn das Gerät über entsprechende Filter verfügt (s. Milben).

Bei Autofahrten sollten die Fenster geschlossen bleiben. In vielen Automarken der gehobenen Klasse sind heute Pollenfilter in die Innenraumluftzufuhr eingebaut.

Sport und andere körperliche Anstrengung im Freien sind zur Zeit des höchsten Pollenflugs zu vermeiden.

Die Urlaubsplanung sollte nach Möglichkeit so ausgerichtet werden, daß in der Zeit des höchsten Pollenflugs am Heimatort in einer anderen Klimazone Urlaub gemacht wird. So blühen in Nordeuropa Gräser, Bäume und Getreide generell später. Birkenpollen treten in Skandinavien oftmals in hohen Konzentrationen auf. In Südwesteuropa, im südlichen Mittelmeerraum und auf den Kanarischen Inseln sind Birkenpollen dagegen kaum nachweisbar. Im Hochgebirge besteht ab ca. 1500 m–1800 m eine deutlich geringere und zeitlich kürzere Pollenbelastung als im Flachland. Die Gräserblüte dauert selten deutlich länger als zwei Wochen, kann jedoch intensiv sein. Ab Juli kann man in den Alpen oberhalb von 2000 m mit Pollenfreiheit rechnen. Küstenlandschaften sind dann empfehlenswert, wenn überwiegend Seewinde herrschen. In Europa sind die Nordseeküsten und die französische, spanische und portugiesische Atlantikküste, weniger die Ostsee, durch ihre geographische Lage mit weiten Wasserflächen in Nordwestrichtung bei überwiegenden NW-Winden als pollenarm einzustufen. Im europäischen Mittelmeerraum besteht in einigen Regionen küstennah eine geringe Gräser- und Baumpollenbelastung. Entsprechendes gilt für küstennahe Inseln. Bei allen Küstenlandschaften sind jedoch regionale Besonderheiten zu beachten, wie küstennahe Birkenwälder oder Gräser- und Kräuterwiesen. Auf hoher See besteht normalerweise keine meßbare Pollenbelastung.

Während tagsüber eine vollständige Allergenkarenz oft nicht möglich ist, kann dies nachts gegeben sein. Wichtig ist, das Einschleppen von Pollen ins Schlafzimmer zu vermeiden. Dies wird erreicht durch Wechseln der Tageskleidung vor dem Schlafzimmer, Aufbewahren der Kleidung außerhalb des Schlafzimmers, Schließen von Fenstern und Türen tagsüber, Duschen und Haarewaschen vor dem Schlafengehen. Entscheidend für alle Karenzmaßnahmen sind aktuelle Informationen der Pollenflugvorhersage (Tab. **1**). Hier bietet neuerdings auch das Internet hervorragende Informationsmöglichkeiten.

Tabelle **1** Nützliche Telefonnummern und Anschriften für Pollenfluginformationen

Allgemeine Informationen:
Deutscher Allergie- und Asthmabund e.V.
Hindenburgstr. 110
41061 Mönchengladbach
Tel: 02161 – 18 30 24

Stiftung Deutscher Polleninformationsdienst
Burgstr. 12
33175 Bad Lippspringe
Tel.: 05252–5 20 81
Fax: 05252–95 45 01
Bildschirmtext-Nr.: 444 402 60

Telefonnummern zur Regionalansage des Pollenflugs der einzelnen Bundesländer (bundesweit anwählbar) (nach Auskunft: Stiftung Dt. Polleninformationsdienst)

Schleswig-Holstein:	0 190 11 54 81
Hamburg:	0 190 11 54 82
Niedersachsen, Bremen:	0 190 11 54 83
Mecklenburg-Vorpommern:	0 190 11 54 84
Nordrhein-Westfalen:	0 190 11 54 85
Hessen:	0 190 11 54 86
Brandenburg, Berlin:	0 190 11 54 87
Sachsen-Anhalt:	0 190 11 54 88
Thüringen:	0 190 11 54 89
Sachsen:	0 190 11 54 90
Saarland:	0 190 11 54 91
Rheinland-Pfalz:	0 190 11 54 92
Baden-Württemberg:	0 190 11 54 93
Bayern:	0 190 11 54 94
Generalansage:	0 190 11 54 80

4.1.2 Milben

Milben gehören zu den Spinnentieren und sind auf der ganzen Welt anzutreffen. Einige Arten leben parasitär auf Mensch und Tier, wie die Krätzmilbe (Scabies) und der Hausbock, andere kommen in Lebensmitteln vor (Vorratsmilben).

Die Hausstaubmilben Dermatophagoides farinae und D. pteronyssinus findet man bevorzugt in Heimtextilien, beispielsweise Polstern, Matratzen, Oberbetten, Kissen, Kleidungsstücken, Teppichen, Stofftieren und an den Schlafplätzen von Haustieren (Abb.**1a** u. **b**). Dort finden sich große Mengen an menschlichen Hautschuppen, der Hauptnahrungsquelle der Milben. Das „Ökosystem Bett" mit einer Luftfeuchtigkeit von 70–75% und einer Temperatur zwischen 20 und 25 °C bietet für Milben optimale Lebensbedingungen. Im Gegensatz hierzu können Milben bei einer Raumtemperatur von 20–22°C und einer relativen Luftfeuchtigkeit von 45% ihren Wasserhaushalt nicht mehr kontrollieren und sterben ab. Zwischen 45 und 60% relativer Luftfeuchtigkeit können Milben zwar überleben; die Eiablage und somit das Populationswachstum findet bei Hausstaubmilben jedoch erst ab > 60% statt, bei Vorratsmilben bei 70%. Dies gilt wohlgemerkt nicht für das Raumklima, sondern für das Klima in den ökologischen Nischen! Ab ca. 90% relativer Luftfeuchtigkeit wird das Milbenwachstum durch Schimmelpilzübersiedlung eingeschränkt.

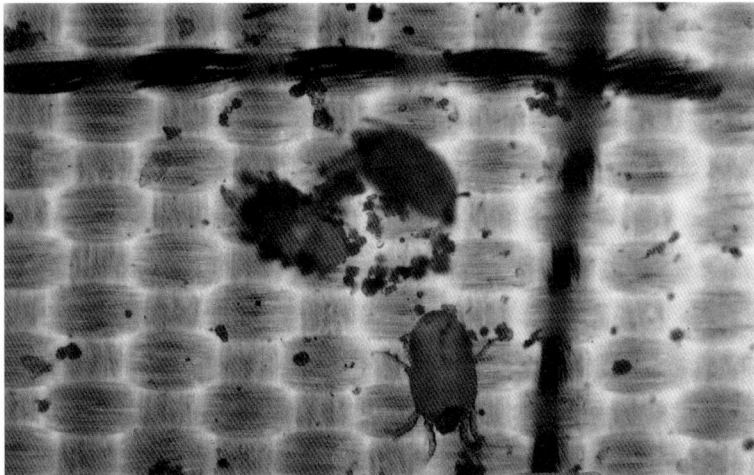

Abb. **1a** u. **b** Hausstaubmilben.
a Milben und Milbenkot auf textilem Bezug.

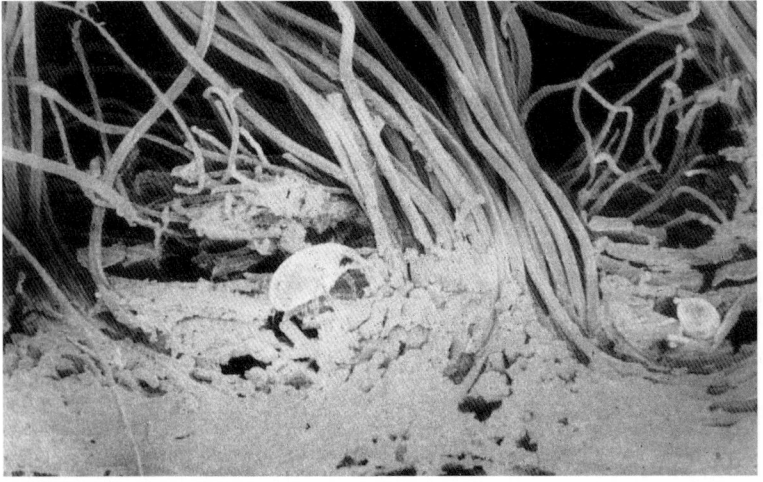

b Milben in Teppichfaser (mit freundlicher Genehmigung Fa. Allergopharma, Reinbek).

Die Allergene der Milben sind in Kotbestandteilen und zerfallenen Milbenkörpern enthalten. An der trockenen Luft zerfallen die Kotbällchen und bilden Feinstaub, der für den Milbenallergengehalt der Raumluft verantwortlich ist. Aufgrund ihres Vorkommens im Bett treten die Beschwerden bevorzugt nachts, bei Hausfrauen auch bei der Hausarbeit (Ausklopfen der Matratze, Wechsel des Bettzeugs) auf.

Ziel der Milbensanierung ist es, die Milbenzahl weitgehend zu reduzieren und ungünstige Lebensbedingungen für die verbleibenden Milben zu schaffen. Entsprechend internationaler Empfehlungen kann bei einer Milbenallergenkonzentration von unter 2 μg/g Staub eine Sensibilisierung, bei einer Konzentration von unter 10 μg/g Staub die Auslösung von Rhinitis- und Asthmasymptomen verhindert werden.

Zur Milbensanierung hat sich in der täglichen Praxis folgendes Vorgehen bewährt
– Nachweis einer signifikanten Milbenallergenbelastung,
– Abtöten vorhandener Milben,
– Reinigung von Milbenallergenen,
– Verhinderung des Kontaktes mit Milbenallergen,
– Schaffung ungünstiger Lebensbedingungen.

Nachweis einer signifikanten Milbenallergenbelastung

Der Nachweis einer signifikanten Milbenbelastung ist durch die Guanin-Methode relativ einfach (z. B. Acarex-Test). Da die Wohnraumsanierung erhebliche finanzielle Aufwendungen erfordert, sollte jeder Sanierung der Nachweis einer signifikanten Milbenbelastung vorausgehen.

Abtöten vorhandener Milben

Bei den milbenabtötenden Verfahren sind in den letzten Jahren Fortschritte erzielt worden. Akarizide sind zum Teil mit Reinigungsmitteln kombiniert, die das Auswaschen der Allergene gewährleisten (Tab. 2). Zur bioziden Oberflächenbehandlung wurden Mittel unter anderem für Fußböden, Wände (Anstrichfarbe), Teppichböden, Polstermöbel und andere Wohntextilien entwickelt.

Diese sind jedoch nicht in jedem Fall sinnvoll. Eine wirksame Reduktion der Milbenallergenbelastung wird durch Behandlung von Teppichböden und Polstermöbeln, nicht jedoch von Matratzen, Oberbetten und Kopfkissen erreicht.

Tabelle 2 Akarizide und Allergen denaturierende Produkte (modifiziert und ergänzt nach Schober 1994)

Handelsname	Wirkstoff	Anwendungsart
Acardust	Esbiol Piperonylbutoxid	Aerosol-Spray
Acarosan	Benzylbenzoat	Schaum: Matratzen, Polster, Feuchtpulver: Teppiche
Actomite	Bioallethrin Piperonylbutoxid	Aerosol-Spray
Actelic	Pirimiphos-Methyl	Spray: Teppiche, Polster
Allerbiocid	Benzylbenzoat Tanninsäure	Aerosol-Spray
Allergy Control	Tanninsäure	Spray: Teppiche, Matratzen
Allersearch	Tanninsäure Benzylalkohol	Spray
Artilin 3A	Deltamethrin	Farbe: Wände, Holzflächen
Banamite	Tanninsäure	Spray
Con-ex	Benzylbenzoat	Waschzusatz
DP1	Tanninsäure	Spray
Dust mite patrol	d-Phenothrin	Pulver
Paragerm AK	Benzoesäure Terpineol Salothymol Chlorphenol	Aerosol-Spray
Tre-san	Benzylbenzoat, Tanninsäure	Pumpspray: Teppiche
Tymasil	Benzalkoniumchlorid Natamycin	Aerosol-Spray

Daher sollte eine akarizide Behandlung von Teppichen und Polstermöbeln (ca. alle 4 Monate) mit milben- und allergendichten Bezügen auf Matratzen, Oberbetten und Kopfkissen kombiniert werden.

Reinigung von Milbenallergenen

Die gründliche Reinigung der betreffenden Textilien ist grundsätzlich empfehlenswert. Mechanische Reinigungsverfahren (Staubsaugen, Wischen, Ausklopfen, Kehren) bewirken eine Allergenreduktion durch Entfernung von Kotbestandteilen und toten Milbenkörpern. Die lebende Milbenpopulation wird hierdurch jedoch nur unzureichend reduziert, da sich Milben in den tiefen Abschnitten textiler Fasern aufhalten. Staubsauger benötigen zur Rückhaltung der eingesaugten Allergene Feinstaubfilter, die entsprechend den Herstellerangaben regelmäßig zu wechseln sind. Die Abluftführung des Staubsaugergebläses sollte nach oben gerichtet sein, um den verbliebenen Staub nicht aufzuwirbeln.

Textilien (Bettwäsche, Kleidung) sollten ca. 60 Minuten bei > 60 °C gewaschen oder trockengereinigt werden, da hierdurch zusätzlich zur Reinigung die Milben abgetötet werden. Alternativ können Kleidungsstücke (z.B. Wollsachen) trocken für 2 Stunden bei 60 °C im Wäschetrockner behandelt und anschließend in kalter oder lauwarmer Waschlauge gewaschen werden. Kleidungsstücke, die für diese Behandlung nicht geeignet sind, können bei niedrigeren Temperaturen (z.B. 30 °C) in Waschlauge mit kommerziell erhältlichen Waschzusätzen (z.B. Benzylbenzoat) gereinigt werden. Für Kuscheltiere empfiehlt sich eine ähnliche Behandlung oder die Aufbewahrung über Nacht im Tiefkühlfach (–20 °C). Entgegen älterer Empfehlungen brauchen Gardinen und Vorhänge nicht entfernt zu werden.

Verhinderung des Kontaktes mit Milbenallergen

Bei milben- und allergendichten Bezügen für Matratzen, Decken und Kissen (z.B. Allergocover, Bencase, Med-tex-Super, Allergy Control™ u.a.) handelt es sich um impermeable Membranen, meist aus Polyurethan, Polytetrafluoroethylen und Polyethylen (Abb. **2, 3**). Die Bezüge führen innerhalb weniger Tage ohne erkennbare Nebenwirkungen zur Reduktion der Hausstaubmilbenaller-

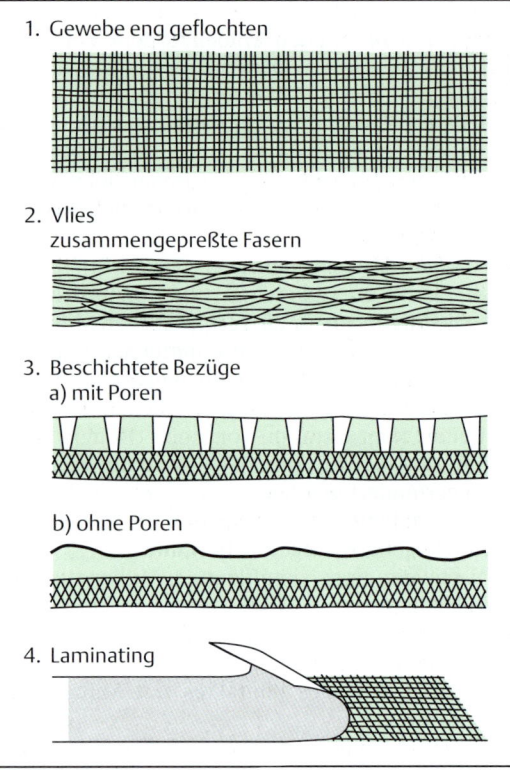

Abb. **3** Verschiedene Herstellungsmöglichkeiten für milbenallergendichte Bezüge (Encasing).

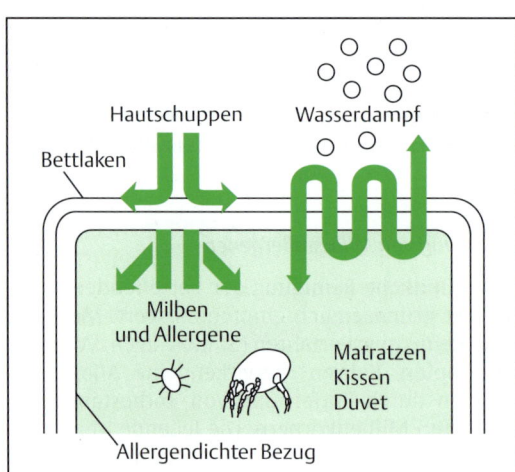

Abb. **2** Prinzip des „Encasing".

genkonzentration in der Einatemluft um bis zu 98 % und verringern Symptome und Medikamentenverbrauch. Im „Ökosystem Bett" sind sie der wirksamste Mechanismus zur Reduktion der Milbenallergenexposition. Folgende Anforderungen sind an milben- und allergenundurchlässige Bezüge zu stellen:
– Undurchlässigkeit von Stoff, Reiß-, Gleit- oder Klettverschlüssen für lebende Milben, Teile abgestorbener Milben und das Hausstaubmilbenallergen. Erlaubte Porengröße maximal 0,5 µm.
– Durchlässigkeit für Wasserdampf, um unnötiges Schwitzen zu vermeiden.
– Ausschließlich verschweißte oder vernähte Nähte.
– Waschfeste Stoffe und Verschlüsse.
– Vollständiges Umschließen der Matratzen durch Bezüge; keine Spannbezüge.
– Bezüge nicht nur für Matratzen, sondern auch für Kopfkissen, Oberbett und Decken; Doppelbettbezüge.

Versicherte in der gesetzlichen Krankenversicherung haben Anspruch auf Versorgung mit entsprechenden Bezügen auf Kosten der Krankenkassen (Urteil Az: S 75 KR 367/92, Sozialgericht Berlin).

Schaffung ungünstiger Lebensbedingungen

Die Schaffung ungünstiger Lebensbedingungen für die Milben ist dauerhaft die erfolgreichste Methode. Eine Verringerung der relativen Luftfeuchtigkeit erreicht man durch regelmäßiges Lüften, Beseitigung von Feuchtigkeitsquellen und andere Maßnahmen. Neben der niedrigen Luftfeuchtigkeit ist auf eine niedrige Raumtemperatur zu achten. Sie sollte vor allem im Schlafzimmer maximal 15 °C betragen. Temperatur und Feuchtigkeit in Wohnräumen werden entscheidend durch die Art der Raumheizung bestimmt. In fußbodenbeheizten Räumen besteht bodennah eine deutlich geringere Luftfeuchtigkeit und höhere Temperatur als bei anderweitig geheizten Räumen. Besonders ungünstig sind ungleichmäßig beheizte Räume, z.B. durch Öfen, aber auch Heizungen mit Gebläse (Nachtspeicheröfen).

Die generelle Empfehlung zur Verwendung synthetischer Materialien zur Milbenreduktion in Wohnräumen kann heute nicht mehr aufrechterhalten werden. Milben ernähren sich nicht von der Textilfaser, sondern von menschlichen Hautschuppen. Lediglich die Oberflächenbeschaffenheit der Materialien hat einen Einfluß. Glatte Bezüge beispielsweise aus Leder oder Kunststoff bieten Vorteile.

4.1.3 Pilze

Die Zahl der tatsächlich existierenden Pilzarten ist unbekannt, da ihr äußeres Erscheinungsbild, ihr Stoffwechselverhalten und damit ihre Lebensbedingungen standortabhängig sind. Schätzungsweise gibt es etwa 250000 verschiedene Arten. Im Gegensatz zu den Pollen besteht bei den Sporen der Schimmelpilze nicht immer die Möglichkeit, sie mikroskopisch zu identifizieren.

Ökologie und geographische Verbreitung der Schimmelpilze machen Karenzmaßnahmen sehr schwierig. Schimmelpilze sind an verschiedene Mikroklimata sehr anpassungsfähig. Ein Beispiel hierfür ist Alternaria tenuis: er hat zwar eine Vorliebe für verrottete organische Substanzen, kommt jedoch weltweit von Alaska bis zum brasilianischen Urwald in Sanddünen, Meerwasser, Salzböden, Kompost, auf Holz, Lebensmitteln, Getreiden und in Textilien vor. Die für sein Wachstum erforderlichen Temperaturen schwanken zwischen 6 und 32 °C. Es gibt kälteadaptierte Formen, die bei 0 °C wachsen. Ähnliches gilt für viele Aspergillus- und Penicilliumarten.

Der überwiegende Teil der Pilze benötigt eine Luftfeuchtigkeit von ca. 80% und Temperaturen um 20 °C. Pilze wachsen in unseren Breiten vornehmlich in Kellern, hinter Holzpaneelen und in Klimaanlagen. Im Frühjahr und Herbst sind sie besonders zahlreich im Aeroplankton vertreten. Die Sporulation der meisten Pilze, wie der Penicillium-, Mucor- und Aspergillusarten ist ganzjährig und besitzt wetter- und wirtsabhängige saisonale Betonungen. Günstige Wachstumsbedingungen für Pilze werden durch wärmedämmende und lärmhemmende Baumaßnahmen geschaffen, die eine kontinuierliche Frischluftzufuhr in Wohnräume verhindern. Sie führen zu einem erhöhten Feuchtigkeitsgehalt der Luft und zur Kondenswasserbildung mit anschließendem Feuchteschaden. Pilzsporen sind heute obligater Bestandteil des Hausstaubs und in Innenräumen zudem oftmals in Hydrokulturen und Blumentöpfen nachweisbar.

Bei den Pilzen sind hinsichtlich der Karenzmaßnahmen die extramuralen von den intramuralen zu unterscheiden. Während intramurale Pilze Karenzmaßnahmen erfordern, die denen der Milbensanierung vergleichbar sind, ähneln die bei extramuralen Pilzallergenen gültigen Empfehlungen denen bei Pollenallergien. Im Innenraumbereich läßt sich Pilzbefall auf Baumaterialien nur schwer dauerhaft beseitigen. In der Regel müssen Tapeten, Putz und Fugen tief entfernt werden. Die Pilzsanierung mittels konzentrierter Fungizide bringt oftmals nur kurzfristige Erfolge. Wichtiger dagegen ist es, für eine ausreichende Lüftung und vernünftige Kondensationspunkte im Raum zu sorgen, was vor der Ära der Doppelverglasung durch die Fensterscheiben geschah. In jedem Fall sollte die relative Luftfeuchtigkeit im Raum einen Wert von 60% nicht übersteigen. In Naßräumen sollten möglichst keine Holzverschalungen und zellulosehaltigen Wandtapezierungen angebracht werden. In Büroräumen und Hotelzimmern ist speziell auf Klimaanlagen zu achten, da die Filtersysteme häufig pilzbesiedelt sind.

4.1.4 Tierallergene

Potentielle Allergene bei Tieren sind Schuppen, Epidermisbestandteile, Serum, Speichel und Urin. Am verbreitetsten sind Sensibilisierungen gegen Haustiere (Katze, Meerschweinchen etc.). Liegt eine klinisch relevante Allergie vor, sollte generell die Entfernung des entsprechenden Tieres aus dem Haushalt empfohlen werden, was naturgemäß gerade bei betroffenen Kindern auf Ablehnung stößt.

Zudem ist trotz Abschaffung des Tieres die Allergenbelastung kurzfristig oft nicht ausreichend zu senken, da das häusliche Milieu auch nach Entfernung des Tieres noch auf Jahre hinaus mit Allergenen kontaminiert ist. Dies gilt insbesondere für das Majorallergen der Katze, Fel d 1, dessen Konzentration nach Entfernung der Katze oft erst nach einem Jahr in der Raumluft deutlich abfällt. Problematisch ist, daß trotz Elimination des Haustieres häufig dennoch der Allergenkontakt nicht vermieden werden kann, da die Allergenkonzentration in öffentlichen Einrichtungen wie Kindergärten oder Schulen oft sehr hoch ist. Auch an die weiterbestehende häusliche Allergenexposition durch Tierfelle, Tierhaarteppiche, Mantelfütterungen, Echtpelz-Spieltiere oder Polsterfüllungen ist zu denken. Ein bekanntes Beispiel hierfür ist die Beschwerdepersistenz von Pferdehaarallergikern aufgrund einer vorhandenen Roßhaarmatratze. Nicht selten bestehen bei diesen Patienten saisonale Krankheitsverläufe, die dadurch resultieren, daß sie eine Wendematratze mit einer Roßhaarauflage für den Sommer und einer Schafwollauflage für den Winter benutzen.

Bei Sensibilisierungen auf Federn, die als Füllmaterialien Verwendung finden, ist darauf zu achten, auch Bettmaterialien des Partners auszutauschen, ebenso Sofakissen mit Federfüllungen. Federfüllungen lassen sich heute problemlos durch synthetische Stoffe ersetzen. Aus ökonomischen Gründen ist zunächst versuchsweise für ca. 14 Tage ein Austausch vorzunehmen. Bestätigt sich die klinisch relevante Allergie, sollten alternative Materialien angeschafft werden.

4.1.5 Insektengifte

Prinzipiell können alle Arten von Insektengiften Allergien hervorrufen. Bedeutsam sind insbesondere die Extrakte von Wespen, aber auch von Bienen und Hornissen. Sie zeichnen sich nicht nur durch eine hohe Allergenpotenz aus, sondern sind auch durch die Invasivität des Insektenstiches gefährlich.

Karenzmaßnahmen bei Insektengiftallergikern sind alle Maßnahmen, die den Kontakt mit Insekten und ihre Reizung zum Stich vermeiden. Hierzu gehört das Fernbleiben von Abfallbehältern im Freien, das Vermeiden von Barfußgehen auf Wiesen oder Rasen und das Abdecken offener Tränke, ebenso wie das Meiden von Parfums, Deodorantien oder Rasierwasser, die Insekten üblicherweise anlocken und zum Stechen reizen. Auch die Kleidung sollte „insektengerecht" gewählt werden und keine bunten hellen Farben enthalten. Insektengiftallergiker sollten vor Türen und Fenstern Insektengitter anbringen. Weitere Schutzmaßnahmen können in der Verwendung insektenabweisender Sprays und Deodorantien oder bei besonders gefährdeten Personen im Schlafen unter Moskitonetzen bestehen.

4.1.6 Nahrungsmittel

Die Karenzmöglichkeiten bei Nahrungsmittelallergien (s. Kap. 5.5) weisen je nach Art des Allergens und der Lebensgewohnheiten des Patienten extreme Unterschiede auf. Prinzipiell unterscheidet man drei verschiedene Diätformen:

- diagnostische (kurzfristige) Eliminationsdiät mit gezielter oraler Provokation,
- therapeutische (langfristige) Eliminationsdiät,
- präventive Diät bei Neugeborenen und Säuglingen.

Das Vermeiden beschwerdeauslösender Allergene und die Orientierung anhand von Patientenratgebern und Diätkochbüchern wird dem Patienten normalerweise nicht schwerfallen. Wichtig und vielfach problematisch ist dagegen die Aufklärung über das Vorkommen von Kreuzallergien bei pollenassoziierten Nahrungsmittelallergien (s. Kap. 5.3.3) und von versteckten Allergenen, beispielsweise von Kuhmilchproteinen oder Hühnereiweiß in Wurst und Fertigprodukten, von Soja in Backprodukten und Süßwaren, von Guar in Joghurt, Fertigpuddings, Soßen, Softeis und Brot oder von Schimmelpilzen in Käse, Rotwein und diversen großtechnologisch hergestellten Nahrungsmitteln. Lebensmittelzusatzstoffe, wie Konservierungsmittel oder Farbstoffe, werden nach EG-Recht numeriert (E-Nummern) und können zumindest teilweise in Nahrungsmitteln identifiziert werden. Dennoch ist es häufig extrem schwierig und oftmals unmöglich, versteckte Allergene zu erkennen. Für den Nahrungsmittelallergiker wird es daher wichtig sein, „seinen" Bäcker, „seinen" Winzer oder „seine" Gerichte herauszufinden, von denen er weiß, daß er sie verträgt. Kantinenkost ist für Nahrungsmittelallergiker meist nicht geeignet.

Im Neugeborenen- und Säuglingsalter werden Karenzdiäten auch unter dem Aspekt einer Primärprävention empfohlen. Insbesondere für Säuglinge existieren zahlreiche Fertigprodukte, sog. „hypoallergene Nahrungen". Diese Spezialnahrungen unterscheiden sich allerdings stark hinsichtlich Proteinzusammensetzung, Hydrolysegrad und allergener Restaktivität, weshalb vor einer unkritischen Anwendung zu warnen ist. Unstrittig erscheint dagegen die präventive Bedeutung des Stillens über sechs Monate unter Vermeidung jeglicher Zufütterung von Kuhmilch und Breikost.

Informationen für Nahrungsmittelallergiker über versteckte Allergene, Kreuzallergien und Diätempfehlungen sind beim Deutschen Allergie- und Asthmabund e.V. erhältlich (s. Kap. 5.1.1, Tab. **1**).

4.1.7 Medikamente

Allergische Reaktionen oder anderweitige Unverträglichkeiten von Medikamenten sind nach den bekannten Kriterien auszutesten (s. Kap. 5.9.9) und in einen Allergiepaß einzutragen. Der Patient muß darauf aufmerksam gemacht werden, den Allergiepaß immer bei sich zu tragen und behandelnde Ärzte über die bestehende Überempfindlichkeit zu informieren. Grundsätzlich wird von seiten der Patienten zu häufig eine Medikamentenallergie vermutet (Beispiel: Penicillinallergie).

4.1.8 Kosmetika

Überempfindlichkeitsreaktionen auf Kosmetika sollten mittels eines Epikutantests getestet werden. Demgegenüber steht die klinische Erfahrung, daß Allergenkarenz im einfachsten Fall durch ausschließliche Verwendung bekannt verträglicher Produkte nach dem Prinzip „try and error" erzielt wird. Wesentliche Informationen bei Kosmetikaunverträglichkeit sind der sog. „Blauen Liste" zu entnehmen, die eine Übersicht über kosmetische Inhaltsstoffe und mögliche Überempfindlichkeitsreaktion enthält. Die Substanzen sind unter verschiedenen EG-weit verwendeten Synonymen aufgeführt und allergologisch-toxikologisch charakterisiert. Überdies enthält die „Blaue Liste" Angaben über Allergenkonzentrationen für den Einsatz im Epikutantest.

4.1.9 Berufsallergosen

Besondere Bedeutung kommt der Frage der Allergenkarenz bei Berufsallergosen zu. Bei nachgewiesener, klinisch relevanter Sensibilisierung ist ein Wechsel des Arbeitsplatzes oder sogar des Berufs häufig unumgänglich (s. Kap. 5.12).

Literatur

Bischoff, E., B. Krause-Michel, D. Nolte: Zur Bekämpfung der Hausstaubmilben in Haushalten von Patienten mit Milbenasthma. 2. Mitteilung. Allergologie 10 (1987) 473–478

Ehnert, B. et al.: Reducing domestic exposure to dust mite allergen reduces bronchial hyperreactivity in sensitive children with asthma. J. Allergy clin. Immunol. (1992) 90:135–138

Fiedler, H.P. (Hrsg.): Blaue Liste. Inhaltsstoffe kosmetischer Mittel, 2. Aufl., ECV – Editio Cantor Verlag. Aulendorf 1993

Jorde, W., M. Schata: Nahrungsmittelallergien in der Allgemeinpraxis. Der Allgemeinarzt 14 (1992) 959–973

Platts-Mills, T.A.E., W.R. Solomon: Aerobiology and inhalant allergens. In Middleton, E., C.E. Reed, E.F. Ellis, N.F. Adkinson, J.W. Yunginger, W.W. Busse (eds): Allergy: Principles and Practice. Mosby, St Louis 1993

Pohl, C., U. Wahn: Die Rolle von Diäten in der Vorbeugung und Behandlung allergischer Erkrankungen. In Wahn, U, R. Seger, V. Wahn (Hrsg.): Pädiatrische Allergologie und Immunologie. Fischer, Stuttgart (1994) 194–197

Schober, G.: Möglichkeiten der Hausstaubmilbenreduzierung bei der Wohnungssanierung. In Jorde, W. (Hrsg.): Mönchengladbacher Allergie Seminar, Bd. 6. Dustri, München-Deisenhofen (1994) 66–77

von Wahl, P.G., W. Kersten: Pollenflugvorhersage in Deutschland. Teil 1: Aerobiologische Aspekte. Allergo-Journal 4 (1995) 172–176

Wood, R.A., M.D. Chapman, N.F. Adkinson, P.A. Eggleston: The effect of cat removal on allergen content in household-dust samples. J. Allergy clin. Immunol. 83 (1989) 730–734

4.2 Medikamentöse Therapie der allergischen Rhinitis

W. Heppt

Die Therapie der allergischen Rhinosinusitis basiert auf den drei Säulen Allergenkarenz, medikamentöse Therapie und Immuntherapie und wird von rhinochirurgischen Maßnahmen flankiert.

Führt die primär anzustrebende Allergenkarenz nicht zum gewünschten Erfolg, sollten frühzeitig antiallergische Medikamente eingesetzt werden. Die Auswahl der Medikamente richtet sich vor allem nach der Beschwerdeart und -qualität sowie der Pathophysiologie der Erkrankung, ihr Einsatz erfolgt im Sinne einer prophylaktischen oder symptomatischen Gabe. Grundlegende Wirkprinzipien der medikamentösen Therapie bestehen in der unspezifischen Reduktion der Reizantwort an Endorganen (abschwellende Nasentropfen, Anticholinergika), dem spezifischen Rezeptorantagonismus (Antihistaminika) und der Hemmung der Entzündungsreaktion durch Verminderung des Zelleinstroms von Entzündungszellen sowie der Freisetzung von Mediatoren (Corticosteroide, Mastzellstabilisatoren, Antihistaminika). Die klassischen Antiallergika – Antihistaminika, Corticosteroide, Mastzellstabilisatoren – blockieren die allergische Entzündungsreaktion in verschiedenen Phasen (Tab. 1).

Antiallergika werden topisch oder systemisch, als mono- oder polyvalente Therapie angewandt und in Abhängigkeit von der Beschwerdesymptomatik häufig mit α-Sympathomimetika und Anticholinergika kombiniert.

Tabelle 1 Angriffspunkte der antiallergischen Therapie (Medikamente mit hoher Wirkpotenz in Fettschrift)

IgE-Bridging/ Degranulation	Verminderte Mediatorfreisetzung durch	
	– Hemmung der Mediatorsynthese	**Glucocorticoide**
	– Mastzellstabilisierung	**DNCG, Nedocromil**
Frühphase (0–30 Min.)	Mediatorenantagonismus	**Antihistaminika**
	indirekte Hemmung durch verminderte Mediatorfreisetzung	Glucocorticoide, DNCG, Nedocromil
Spätphase (4–12 Stunden)	antiinflammatorisch (reduzierter Zelleinstrom, verminderte Zellaktivierung)	**Glucocorticoide** Antihistaminika Nedocromil > DNCG
	Herabsetzung der Hyperreagibilität	**Glucocorticoide** Antihistaminika DNCG, Nedocromil

4.2.1 α-Sympathomimetika

α-Sympathomimetika stimulieren $α_1$- und $α_2$-Rezeptoren des sympathischen Nervensystems der glatten Gefäßmuskulatur und besitzen eine starke vasokonstriktorische Wirkung auf die Widerstands- (Reduktion des Blutflusses) und Kapazitätsgefäße (Verminderung des Blutvolumens) der Nasenschleimhaut. $α_1$-adrenerge Rezeptoren finden sich postsynaptisch und werden normalerweise durch Adrenalin und Noradrenalin stimuliert, $α_2$-adrenerge Rezeptoren prä- und postsynaptisch, wobei die präsynaptischen $α_2$-Rezeptoren die Noradrenalinfreisetzung regulieren, die postsynaptischen $α_2$-Rezeptoren direkt zur Vasokonstriktion führen. Durch die Rezeptorstimulation kommt es letztlich zur Reduktion des Blutvolumens vornehmlich in den Kapazitätsgefäßen, zur Minderung eines bestehenden Schleimhautödems und Verringerung des oberflächlichen Sekretfilms. Es resultiert eine Abnahme der nasalen Obstruktion.

Die Rezeptoraktivität der verschiedenen Sympathomimetika hängt von ihrer chemischen Struktur ab. Die weitverbreiteten Imidazolderivate, wie Oxymetazolin, Xylometazolin und Naphazolin wirken vornehmlich an $α_2$-Rezeptoren, Phenylpropanolamin und Ephedrin an $α_1$ und $α_2$-Rezeptoren.

Topische Sympathomimetika sollten infolge einer raschen Tachyphylaxie nicht länger als 7–10 Tage eingenommen werden. Andernfalls kommt es zur Niederregulation der α-Rezeptoren mit Herabsetzung der Sensitivität für endogen freigesetztes Noradrenalin und exogen zugeführte Sympathomimetika und Ausbildung einer sog. Rhinitis medicamentosa.

Aufgrund ihrer raschen und starken vasokon-

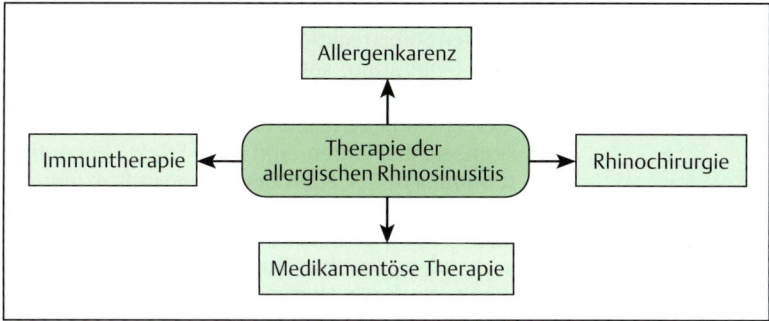

striktorischen Wirkung werden α-Sympathomimetika gern mit anderen Medikamenten kombiniert. In der initialen Therapie der allergischen Rhinitis sind sie häufig unumgänglich, um eine topische Therapie mit Antiallergika überhaupt zu ermöglichen.

α-Sympathomimetika

Indikation:
  nasale Obstruktion
Pharmakologie:
  α-sympathomimetisch (α_1-, α_2-Rezeptoren) vornehmlich Kapazitätsgefäße der Nasenschleimhaut
  starke Vasokonstriktion
  Tachyphylaxie, reaktive Hyperämie
Nebenwirkung:
  Rhinitis medicamentosa (= Privinismus), Nervosität, Schlaflosigkeit, Reizbarkeit, Kopfschmerzen, Tachykardie, Palpitationen. Vorsicht bei Kindern und Säuglingen, Hypertonie, Thyreotoxikose, Phäochromozytom, Herzerkrankungen, Engwinkelglaukom, Prostataleiden, Schwangerschaft
  Privin: nicht bei Säuglingen, selten Geruchsverlust
Medikamente:
  systemisch:
    Phenylpropanolamin (Contac, Rhinopront)
    Pseudoephedrin (Actifed)
  topisch:
    Oxymetazolin (Nasivin)
    Xylometazolin (Olynth, Otriven)
    Tetryzolin (Tyzine, Rhinopront)
    Tramazolin (Ellatun, Rhinospray)
    Naphazolin (Privin)
  Kombinationspräparate:
    + Antihistaminikum (Contac, Rhinopront)
    + DNCG (Lomupren compositum)
    + Corticosteroid (Dexa-Rhinospray N)

4.2.2 Anticholinergika

Lokal applizierte Anticholinergika führen durch Blockade muscarinartiger cholinerger Rezeptoren zur Sekretionshemmung submuköser Drüsen der Nasenschleimhaut. Sie zeichnen sich durch eine geringe Rate an Nebenwirkungen aus und sind speziell bei paroxysmaler Rhinorrhoe, beispielsweise durch Genuß bestimmter Speisen (gustatorische Rhinitis), Einwirkung kalter Luft („skier's nose") oder bei der Altersnase indiziert. Bei Allergikern kommen sie zur Anwendung, wenn vornehmlich über Rhinorrhoe geklagt wird.

Anticholinergika

Indikation:
  Rhinorrhoe
Pharmakologie:
  kompetitive Hemmung muscarinartiger cholinerger Rezeptoren der Drüsen, leichte Bronchodilatation durch Hemmung der vagovagalen Reflexaktivität
Nebenwirkung:
  bei Langzeiteinnahme trockene, verkrustete Schleimhaut, Epistaxis; selten systemische Nebenwirkungen, wie Tachykardie, Miktions-, Akkommodationsstörungen, Hustenreiz. Vorsicht bei Engwinkelglaukom!
Medikamente:
  Ipratropiumbromid (Atrovent mit Nasenadapter)

4.2.3 Antihistaminika

Die in der Rhinitistherapie verwendeten H_1-Rezeptor-Antagonisten hemmen kompetitiv die H_1-Rezeptoren auf Gefäßen, Nerven und Drüsen und sind besonders bei den Symptomen Niesen, Juckreiz und Rhinorrhoe wirksam. Sie werden nach chemischer Struktur, Pharmakokinetik und Wirkprofil in unterschiedliche Klassen eingeteilt und

> **Antihistaminika**
> Indikation:
>   Niesreiz, Jucken, Rhinorrhoe
> Pharmakologie:
> H_1-Rezeptor-Antagonisten blockieren kompetitiv H_1-Rezeptoren an Gefäßen, Nerven und Drüsen der Nasenschleimhaut
>   Präparate der jüngsten Generation wirken zusätzlich direkt antiallergisch (antiinflammatorisch), schneller Wirkungseintritt (ca. 30 Min.), unterschiedliche Halbwertszeiten (Astemizol 19 Tage!)
> Nebenwirkung:
>   speziell Präparate der 1. Generation: zentral sedierend, anticholinerg (Mundtrockenheit, Miktionsstörungen. Cave: Engwinkelglaukom). Kopfschmerzen, zentral stimulierend bei Kindern, antiadrenerg und antiserotoninerg (Übelkeit, Obstipation), Blutbildveränderungen, Gewichtszunahme (v.a. Astemizol), bitterer Geschmack (Azelastin), Herzrhythmusstörungen (QT-Verlängerung, ventrikuläre Tachykardie)
> Cave:
>   kardiale Nebenwirkungen (Todesfälle sind bei Terfenadin, Astemizol beschrieben) bei Überdosierung und Leberfunktionsstörung, gleichzeitiger Gabe von Makrolidantibiotika (z.B. Erythromycin) und Antimykotika (z.B. Ketoconazol, Itraconazol), vorbestehenden Herzerkrankungen (QT-Verlängerung) und Elektrolytstörungen (z.B. Hypokaliämie)
> Medikamente:
>   systemisch:
>   1. Generation (sedierend): Hydroxyzin (Atarax), Ketotifen (Zaditen), Clemastin (Tavegil), Diphenylpyralin (Arbid N Schlucktropfen), Dimetindenmaleat (Fenistil)
>   2. Generation (nicht sedierend.): Astemizol (Hismanal), Azelastin (Allergodil), Cetirizin (Zyrtec), Loratadin (Lisino), Fexofenadin (Telfast), Mizolastin (Mizollen)
>   topisch nasal/konjunktival:
>   Nasenspray oder Augentropfen: Azelastin (Allergodil), Levocabastin (Livocab)
> Kombinationspräparate:
> + Dekongestiva: Contac, Rhinopront

beeinflussen vornehmlich die Frühphase der allergischen Sofortreaktion. Während Präparate der ersten Generation, sog. klassische Antihistaminika (z.B. Chlorpheniramin, Clemastin), noch durch sedierende und anticholinerge Nebenwirkungen gekennzeichnet waren, sind diese Effekte bei Antihistaminika der zweiten Generation (z.B. Astemizol, Azelastin, Cetirizin, Loratadin, Terfenadin, Ebastin, Fexofenadin, Mizolastin) kaum oder nicht mehr vorhanden. Darüber hinaus besitzen die neuen Präparate durch Hemmung der Eosinophilenmigration und verminderte Freisetzung von Entzündungsmediatoren teilweise einen direkten antiinflammatorischen Effekt. Auch eine Hemmung der Leukotriensynthese konnte in therapeutischen Dosen beobachtet werden (Mizolastin). Klinisch bedeutsam bei Antihistaminika sind kardiale Nebenwirkungen, wie QT-Verlängerung, ventrikuläre Arrhythmie oder Asystolie, die speziell bei Medikamenten zu befürchten sind, die in der Leber metabolisiert werden. Schwere kardiale Nebenwirkungen sind für Terfenadin und Astemizol beschrieben. Die Gefahr besteht vor allem, wenn infolge Überdosierung oder eingeschränkter Aktivität der abbauenden Cytochrom-P450-Enzyme, beispielsweise bei Leberkrankheiten, genetisch verminderter Expression von Cytochrom P450, Einnahme von Makrolidantibiotika und Antimykotika, toxische Wirkspiegel entstehen. Vorsicht ist auch bei vorbestehenden Herzerkrankungen oder Elektrolytstörungen, die mit einer QT-Verlängerung einhergehen, wie bei der Hypokaliämie, geboten.

Die unterschiedliche Halbwertszeit der Antihistaminika ist vor der Durchführung von Haut- und Provokationstests zu beachten und bestimmt die Karenzfristen. Sie liegt für Astemizol beispielsweise bei 19 Tagen, für Cetirizin bei 9 Stunden.

4.2.4 Glucocorticosteroide

Die vielfältigen pharmakologischen Wirkungen der Glucocorticosteroide beruhen auf Veränderungen der Genexpression von Entzündungszellen. Steroidmoleküle binden an Hormonrezeptoren im Zytoplasma, werden in Form eines Steroid-Rezeptorkomplexes in den Zellkern transferiert und wirken auf spezifische Stellen des DNA-Moleküls, welche die Proteinsynthese regulatorisch beeinflussen. Es resultiert eine Hemmung der Synthese diverser Mediatoren, u.a. von Prostaglandinen, Leukotrienen, Thromboxanen, diversen Zytokinen, Histamin und Bradykinin sowie eine Beeinflussung vielfältiger Folgereaktionen auf zellulärer Ebene. Glucocorticosteroide hemmen bei Allergikern den Einstrom von Eosinophilen, Mastzellen und Basophilen in die Nasenschleimhaut und wirken hierdurch hemmend auf die Früh- und Spätphase der allergischen Sofortreaktion. Weitere Effekte bestehen in der Verminderung der Schleimhauthyperreaktivität, der Reduktion der Gefäßpermeabilität sowie in der Hemmung der Schleimproduktion.

Die heute gebräuchlichen topischen Steroide zeichnen sich durch eine starke lokale und minimale systemische Wirkung aus, was mit der schnellen Metabolisierung in der Leber (first pass effect) zusammenhängt. Da ihr Wirkungseintritt verzögert einsetzt, sind sie bei der saisonalen allergischen Rhinitis einige Tage vor der erwarteten Pollenexposition zu geben. Bei Vorliegen einer chronischen allergischen Rhinitis mit ausgeprägter Entzündungsreaktion sind Glucocorticosteroide den H_1-Antagonisten und Mastzellstabilisatoren überlegen.

Steroide sollten bei allen Formen der allergischen Rhinitis zunächst topisch appliziert werden. Ist diese Medikation ungenügend, sind – bei fehlender Kontraindikation – kurze systemische Gaben (oral) sinnvoll. Von Depotinjektionen ist abzuraten, da diese Therapieform schlecht steuerbar ist und prinzipiell die Gefahr der Nebennierenrindensuppression, aber auch lokaler Nebenwirkungen (Muskelatrophie, Pigmentierung) besteht. Systemische Applikationen sind speziell bei Kindern (Wachstumshemmung) und in der Schwangerschaft zu vermeiden.

4.2.5 DNCG, Nedocromil-Natrium

Cromoglicinsäure (DNCG = Dinatriumcromoglicicum) und Nedocromil-Natrium zählen zur Gruppe der Mastzellstabilisatoren. Sie werden topisch appliziert und bewirken eine Stabilisierung der Mastzellmembranen und Hemmung der Freisetzung von Entzündungsmediatoren. DNCG hemmt sowohl die antigeninduzierte Freisetzung von Histamin und anderen Mediatoren aus sensibilisierten Mastzellen als auch die durch nichtimmunologische Mechanismen (z.B. Chemikalien) induzierte Mastzelldegranulation. Nedocromil besitzt im Vergleich zu DNCG eine höhere klinische Wirksamkeit und in vitro eine größere antiallergische und antiinflammatorische Wirkung. Es verhindert

---

Glucocorticosteroide

Indikation:
 topisch:
  Rhinorrhoe, Niesen, Juckreiz, Obstruktion, Hyposmie
 systemisch:
  insuffiziente lokale Therapie

Pharmakologie:
 Bindung an intrazelluläre Rezeptorproteine, Modulation von Genexpression und Proteinbiosynthese, antiinflammatorische Wirkung durch Beeinflussung der Mediatorsynthese (z.B. Zytokine, Arachidonsäuremetaboliten), Hemmung des Zelleinstroms in die Nasenschleimhaut v.a. im Rahmen der Spätphase der allergischen Entzündungsreaktion, Reduktion der Gefäßpermeabilität und Schleimhauthyperreaktivität, leichte Vasokonstriktion, Reduktion des interzellulären Ödems, bei topischer Applikation starke lokale Wirkung und niedrige systemische Bioverfügbarkeit (first pass effect). Aufgrund des verzögerten Wirkungsbeginns und der langen Wirkdauer sollten topische Steroide einige Tage vor Beginn der Allergenexposition gegeben und 1 Woche vor geplanter nasaler Provokation abgesetzt werden.

Nebenwirkung:
 topisch:
  Brennen, Trockenheitsgefühl, Niesanfälle, Epistaxis, Septumperforation, Geruchs-, Geschmacksstörung,
 systemisch:
  Ulzera, Osteoporose, Hypertonie, Diabetes, Glaukom, Katarakt, Depression, Psychose, Striae, Akne, Immunsuppression, Stammfettsucht, Nebennierenrindensuppression, Wachstumshemmung

Medikamente:
 topisch:
  Beclometason (Beconase Aquosum, Beclorhinol), Budenosid (Pulmicort), Flunisolid (Syntaris), Fluocortinbutyl (Lenen), Fluticason (Flutide), Triamcinolon Acetonid (Nasacort)
 systemisch
  Prednisolon (Decortin H), Methyl- (Urbason)

Kombinationspräparate:
 + Sympathomimetikum (Dexa-Rhinospray, Nasicortin, Extracort Rhin)

nicht nur die Mediatorfreisetzung aus Mukosa-Mastzellen, sondern auch die Aktivierung von Eosinophilen, Neutrophilen und Makrophagen sowie die Akkumulation von Mastzellen und Eosinophilen in der Nasenschleimhaut. Hierdurch wird nicht nur die Früh-, sondern auch Spätphase der allergischen Entzündungsreaktion gehemmt.

DNCG und Nedocromil werden 4 x täglich (kurze Wirkdauer) topisch appliziert und eignen sich einerseits zur Prophylaxe, andererseits zur Therapie geringgradig ausgeprägter Formen der allergischen Rhinitis. Darüber hinaus sind sie in der Behandlung der Begleitkonjunktivitis wirksam (Irtan 2 x tgl., Opticrom / Vividrin 4 x tgl.). Beide Substanzen besitzen vernachlässigbare Nebenwirkungen.

> **DNCG, Nedocromil-Natrium**
> Indikation:
>   prophylaktisch, symptomatisch bei leichter Ausprägung von Rhinorrhoe, Niesreiz, Obstruktion
> Pharmakologie:
>   Membranstabilisierung der Mastzellen (u.a. Blockade der Ca^{2+}-Kanäle), antiinflammatorische Wirkung speziell bei Nedocromil (Hemmung der Eosinophilenaktivierung und -migration), geringfügige orale Resorption, kurze Wirkdauer (4–6h), organ- und speziesspezifische Wirkung
> Nebenwirkung:
>   selten
>   gelegentlich lokal Brennen, Epistaxis, Niesreiz, Kopfschmerzen, Geschmacksirritationen, Übelkeit, Induktion einer spezifischen IgE-Produktion (DNCG)
> Medikamente:
>   Cromoglicinsäure (Lomupren, Vividrin-Nasenspray oder -Augentropfen, Opticrom) Nedocromil-Natrium (Irtan Nasenspray und -Augentropfen)

4.2.6 Therapieplan der allergischen Rhinitis

Die medikamentöse Therapie der saisonalen und perennialen allergischen Rhinitis orientiert sich an einem Stufenplan, der Unterschiede in der Ausprägung der Beschwerdesymptomatik und -qualität berücksichtigt (Tab. **2**).

Dieser Stufenplan ist in der Form zu variieren, in der bei Patienten bestimmte Symptome im Vordergrund stehen. Tabelle **3** gibt eine Übersicht über die Wirksamkeit verschiedener Substanzgruppen bei den häufigsten von Allergikern angegebenen Beschwerden.

4.2.7 Besonderheiten der antiallergischen Therapie

Kinder

Bei Kindern ist die Gabe topischer Rhinologika oft schwierig, weshalb orale Medikationen vorgezogen werden. Mittel der Wahl zur Behandlung einer allergischen Rhinitis sind nicht sedierende Antihistaminika (ab 2. Lebensjahr) und aufgrund der vernachlässigbaren Nebenwirkungen – sofern von den Kindern akzeptiert – versuchsweise topisch applizierte Mastzellstabilisatoren (ab 2. Lebensjahr). Die Indikation zur systemischen, aber auch topischen Gabe von Steroiden ist bei Säuglingen und Kindern streng zu stellen, da bei Überdosierung gravierende Nebenwirkungen, wie eine Wachstumshemmung, zu befürchten sind. Aus diesem Grund sollten Dosierungsempfehlungen, wie 2 x 100 µg Beclomethason (= 2x2 Sprühstöße) ab dem 2. Lebensjahr, mit den betreuenden Pädiatern abgesprochen werden. α-Sympathomimetika bergen im Falle der Überdosierung bei Kindern die Gefahr kardiovaskulärer und zentralnervöser Nebenwirkungen. Infolge des geringen Abstandes zwischen therapeutischer und toxischer Dosis ist ihr Einsatz bei Kindern im 1. Lebensjahr besonders streng zu stellen.

Schwangerschaft

Antihistaminika dürfen ebenso wie Mastzellstabilisatoren, Glucocorticoide, Anticholinergika und α-Sympathomimetika vornehmlich im ersten Trimenon der Schwangerschaft nur bei strenger Indikationsstellung lokal angewendet werden. Abgesehen von der obengenannten Allgemeinregel bestehen für einige Wirkstoffe Kontraindikationen, beispielsweise für Tetryzolin, Phenylephrin und Flunisolid im ersten Trimenon. Kontraindiziert in der Stillzeit sind, abgesehen von Ausnahmen (z.B. Levocabastin), lokal und systemisch wirksame Antihistaminika. Besonders streng ist in dieser Phase auch die Indikation für lokale Sympathomimetika und lokal oder systemisch wirksame Glucocorticoide zu stellen. Die für die Schwangerschaft und Stillzeit gültigen Beschränkungen basieren z.T. auf am Menschen oder im Tierversuch beobachteten

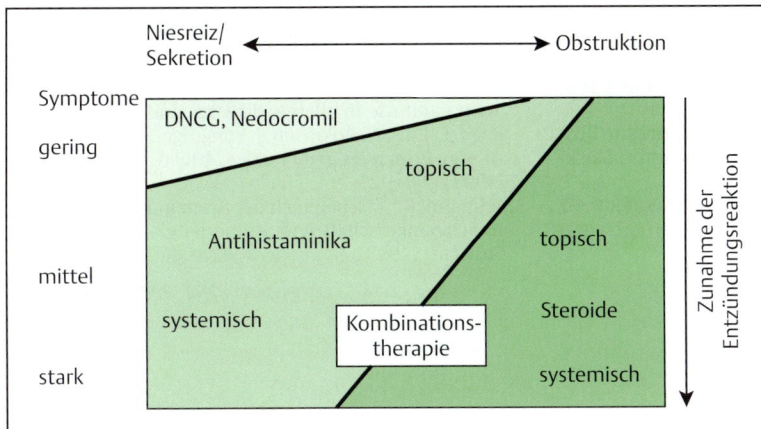

Tabelle 2 Therapie der allergischen Rhinitis

Tabelle 3 Symptombezogene Rhinitistherapie

	Niesen	Juckreiz	Obstruktion	Rhinorrhoe	Hyposmie	Trockenheit	Konjunktivitis
α-Sympathomimetika	–	–	+++	+/–	+/–	–	+/–
Nedocromil, DNCG	++	++	+	++	–	–	++
Antihistaminika	+++	+++	+/–	++	+/–	–	++
Glucocorticoide	++	++	++	++	++	–	+
Anticholinergika	–	–	–	+++	–	–	–
Kochsalz-Spray	–	–	+	–	–	++	–
Nasenöl, -salbe	–	–	–	–	–	++	–

toxischen Wirkungen, z.T. aber auch lediglich auf der Tatsache, daß ausreichende Erfahrungen fehlen. Sie sind für die verschiedenen Präparate im einzelnen der aktuellen Roten Liste zu entnehmen.

Asthmapatienten

Bei der Therapie der allergischen Rhinitis kommt es häufig zur positiven Beeinflussung einer gleichzeitig bestehenden Asthmasymptomatik. Systemisch gegebene Antihistaminika besitzen einen direkten dosisabhängigen Effekt auf den unteren Atemtrakt. Aber auch bei topischer Applikation von Mastzellstabilisatoren und Steroiden an der Nasenschleimhaut werden Symptome des unteren Atemtrakts positiv beeinflußt.

4.2.8 Ursachen einer insuffizienten antiallergischen Therapie

Für das Fehlschlagen einer antiallergischen Therapie gibt es vielfältige Ursachen (Tab. 4).

Tabelle 4 Ursachen einer insuffizienten antiallergischen Therapie

- anatomische Deformität (Beispiel: behinderte Nasenatmung bei massiver Septumdeviation)
- falsche Therapieauswahl (Beispiel: Behandlung der nasalen Obstruktion durch alleinige Antihistaminikagabe)
- insuffiziente Pharmakotherapie bei überlappenden Pathomechanismen (Beispiel: vielfältige Ursachen der nasalen Obstruktion wie nervale Dysregulation, Histamin, Kinine, PGD_2, LTC_4 und LTD_4)
- inkorrekte Handhabung von Dosiersprays
- fehlende Compliance
- chronischer Epithelschaden (Beispiel: Plattenepithelmetaplasie durch chronische Entzündung oder begleitenden Privinismus)
- Überempfindlichkeitsreaktionen auf Rhinologika u. deren Konservierungsstoffe (Beispiel: Unverträglichkeit von Benzalkoniumchlorid, Propylenglykol)

Literatur

Briggs, M.: Drugs in pragnancy and lactation. A reference guide to fetal and neonatal risk. 3. Aufl. Williams & Wilkins, Baltimore (1990)

Estelle, F., R. Simons: New medications for rhinitis. In Busse, W.W., S.T. Holgate (eds). Asthma and Rhinitis. Blackwell, Oxford (1995) 1325–1336

Konsensusbericht zur Pathophysiologie, Klassifikation, Diagnose und Therapie der nasalen Hyperreaktivität HNO 45 (1997) 189–201

Passalacqua, G., J. Bousquet, C. Bachert et al: The clinical savety of H1- receptor antagonists (position paper) Allergy 51 (1996) 666–675

Schleimer, R.: Glucocorticosteroids: their mechanism of action and use in allergic diseases. In Middleton E., C. Reed, E. Ellis, N. Adkinson, J. Yunginger, W. Busse (eds): Allergy Principles and Practice. 4th ed. Mosby, St Louis (1993) 893–925

Spielmann, R.: Taschenbuch der Arzneimittelverordnung in Schwangerschaft und Stillperiode. 4. Aufl., Fischer, Stuttgart (1992)

4.3 Spezifische Immuntherapie (SIT)

H. Renz

4.3.1 Pathophysiologische Überlegungen

Neben der Allergenvermeidung stellt die SIT die einzige kausale Therapieform dar, die spezifisch allergengerichtet eingesetzt werden kann. Sie zielt im Unterschied zur aktuell wirksamen medikamentösen Therapie langfristig auf den Rückgang allergischer Beschwerden ab. Die Wirksamkeit der SIT ist in diversen internationalen klinischen Studien belegt. Neben der klinischen Wirksamkeit konnte in jüngst publizierten Untersuchungen auch ein erster Einblick in den Wirkmechanismus der SIT gewonnen werden. Einer der entscheidenden Effekte von SIT ist offensichtlich die selektive und spezifische Modifikation der allergenspezifischen T-Zell-Populationen. So konnte gezeigt werden, daß unter SIT das Zytokinspektrum von proallergischen Zytokinen (IL-4, IL-5) zu einer Sekretion von antiallergischen Zytokinen (IFN-γ) verschoben wird (Abb. 1). Sollten sich diese Ergebnisse erhärten, würde SIT eine Therapieform darstellen, die spezifisch an einer entscheidenden Regulatorstelle in der Immunpathogenese eingreift und damit möglicherweise auch den natürlichen Verlauf von allergischen Entzündungsreaktionen beeinflußt. Weitere Studien müssen dies allerdings noch belegen.

4.3.2 Indikationen

Unter Einbeziehung der neuen wissenschaftlichen Entwicklungen hat die European Academy of Allergology and Clinical Immunology kürzlich ein Positionspapier verabschiedet, welches als Richtschnur für den Einsatz und die Durchführung von SIT dient. Dieses Kapitel wurde im Einklang mit diesen Richtlinien verfaßt.

Eine optimale Wirksamkeit einerseits und eine Minimierung des Risikos von schweren Nebenwirkungen andererseits ist dann gewährleistet, wenn SIT nach folgenden Kriterien zum therapeutischen Einsatz (Tab.1) kommt:

Die Indikation für SIT ist bei Patienten mit allergischer Rhinitis oder Asthma gegeben, wenn die allergischen Symptome durch Allergene verursacht werden, für die keine vollständige Allergenkarenz möglich ist und eine SIT zur Verfügung steht. In diesen Fällen muß zuvor in doppelblindplacebokontrollierten Studien die Wirksamkeit und Sicherheit der Präparate dokumentiert sein (s. Tab. 3). Die klinische Relevanz eines bestimmten Allergens muß vor der Immuntherapie zweifelsfrei diagnostisch belegt sein. Hierzu gehört der Nachweis einer IgE-vermittelten Sensibilisierung,

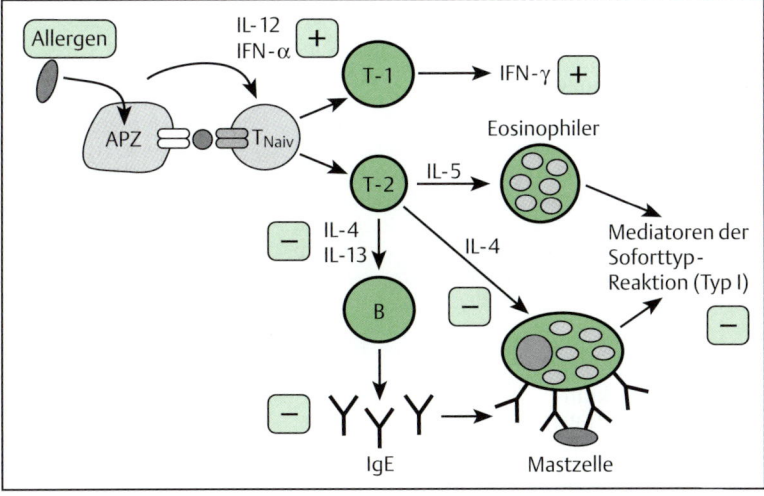

Abb. 1 Fördernde (+) und hemmende (–) Einflüsse der spezifischen Immuntherapie auf die allergische Entzündungsreaktion.

Tabelle 1 Voraussetzungen und Indikationen für eine spezifische Immuntherapie

1. Nachweis einer klinisch relevanten IgE-vermittelten Sensibilisierung
2. Klinische Beschwerden trotz Karenzmaßnahmen
3. Einsatz von Allergenextrakten, deren Wirksamkeit in doppelblind-placebokontrollierten Studien dokumentiert wurde.
4. Genaue Einhaltung der Dosis und Applikationsschemata
5. Monitoring des Patienten vor, während und nach SIT
6. Durchführung von SIT durch erfahrene, qualifizierte Ärzte

die durch Anamnese, Haut- und Provokationstests und Nachweis von spezifischen IgE-Antikörpern im Serum erfolgt. Da die SIT nicht nur in der Lage ist, die allergische Sensibilisierung langfristig zu beherrschen, sondern auch der Ausweitung des Allergenspektrums und Erweiterung der klinischen Beschwerdesymptomatik entgegenzuwirken, ist die SIT auch in den Fällen indiziert, in denen das Krankheitsbild durch eine längerfristige medikamentöse Therapie beherrscht wird. Bei Vorliegen eines Asthma bronchiale sollte die Indikation zur SIT besonders streng gestellt werden und nicht bei schweren, irreversiblen Organschäden erfolgen. Eine Immuntherapie kann auch bei älteren Patienten durchgeführt werden; allerdings sollte berücksichtigt werden, daß der Effekt in der Regel schwächer ist als bei jüngeren Patienten. Dies ist darauf zurückzuführen, daß im chronischen Krankheitsverlauf vielfach irreversible Organveränderungen vorhanden sind, die auch durch eine SIT nicht mehr beeinflußbar sind.

Bevor mit einer SIT begonnen wird, sollte die Compliance des Patienten sichergestellt sein. Da heute die Empfehlung gilt, eine SIT über einen Zeitraum von 3–5 Jahren kontinuierlich durchzuführen, muß der Patient ausführlich über das Procedere und auch die Möglichkeit von Nebenwirkungen informiert sein und sein Einverständnis geben.

4.3.3 Kontraindikationen

Absolute Kontraindikationen für eine SIT stellen schwere immunologische oder maligne Erkrankungen dar. Da die Gabe von Adrenalin die effektivste Therapie des anaphylaktischen Schocks darstellt, sind Erkrankungen, bei denen dieses Mittel kontraindiziert ist, ebenfalls als absolute Kontraindikation anzusehen. Hierzu gehören die koronare Herzerkrankung, die schwere arterielle Hypertension und die Behandlung mit Betablockern. Eine weitere absolute Kontraindikation ist die fehlende Compliance des Patienten.

Eine Immuntherapie sollte nicht während der Schwangerschaft (Tab. 2) eingesetzt werden, da das Risiko eines anaphylaktischen Schocks mit resultierendem Abort oder anderen Störungen oder Schädigungen des Fetus auftreten können. Wurde eine Plateauphase der SIT bereits vor der Schwangerschaft erreicht und ist die Behandlung unproblematisch, kann SIT auch während der Schwangerschaft fortgeführt werden.

Relative Kontraindikationen für eine SIT stellen schwere allergische Erkrankungen dar. Besonders streng ist die Indikation bei Patienten mit unkontrolliertem Asthma zu stellen, da ein signifikant höheres Risiko zur Entwicklung schwerer systemischer Reaktionen besteht und die Wirksamkeit der SIT bei dieser Patientengruppe ohnehin reduziert ist. Patienten, die einer systemischen Steroidbehandlung bedürfen, sollten ebenfalls nur im Einzelfall einer SIT unterzogen werden. Eine kritische Nutzen-Risiko-Abwägung ist auch bei schwerer atopischer Dermatitis angezeigt, da etliche Studien über eine Verschlechterung der Symptomatik unter SIT berichten.

Tabelle 2 Absolute und relative Kontraindikationen für eine spezifische Immuntherapie

Absolute Kontraindikationen	Relative Kontraindikationen
schwere immunologische od. maligne Erkrankungen (z.B. Kollagenosen, Karzinome) Krankheiten, bei denen die Adrenalingabe kontraindiziert bzw. wenig effektiv ist (z.B. koronare Herzkrankheit, schwere Hypertonie, Therapie mit Betablocker) fehlende Patientencompliance Schwangerschaft (Therapiebeginn)	schwere allergische Erkrankungen (z.B. schweres Asthma, ausgeprägte atopische Dermatitis) diverse nichtallergische Krankheitsbilder (z.B. Hyperthyreose, Epilepsie, akute bis chronische Infektionen)

4.3.4 Auswahl der Allergengruppen

Die Immuntherapie erfolgt in der Regel mit nicht mehr als drei verschiedenen Allergengruppen, die nicht miteinander vermischt werden sollten und getrennt zu applizieren sind. Um die Zahl der Allergene niedrig zu halten, ist bei ihrer Auswahl auf Kreuzreaktivitäten zu achten. Prinzipiell gilt, daß die Erfolgsaussichten einer SIT um so größer sind, je weniger Allergengruppen injiziert werden und je niedriger die Zahl der nachweisbaren Sensibilisierungen ist. Grundsätzlich sollte SIT nur mit solchen Allergenen durchgeführt werden, deren Wirksamkeit durch kontrollierte Studien zweifelsfrei belegt ist (Tab. **3**). Der Einsatz von Depotallergenextrakten reduziert das Risiko einer systemischen anaphylaktischen Reaktion auf ein Minimum.

Aufgrund der Fortschritte in der molekularen Charakterisierung von Allergenen und den daraus resultierenden Verbesserungen in der Herstellung von entsprechenden Präparaten ist davon auszugehen, daß in den nächsten Jahren das Spektrum für den Einsatz von SIT bei spezifischen Allergien erweitert werden kann. Zum heutigen Zeitpunkt gilt folgendes:

Für eine Reihe von Pollenextrakten ist die Wirksamkeit von SIT bei der allergischen Rhinitis belegt. Hierzu zählen Gräser, Roggen, Ragweed, Birke, Zedernpollen und Hausstaubmilben. Beim allergischen Asthma konnte ein positiver Effekt auf die Lungenfunktion der zentralen und peripheren Atemwege durch eine spezifische Immuntherapie mit Graspollen, Milben und Tierhaarallergenen nachgewiesen werden. Die Hyposensibilisierung mit Hunde- und Katzenextrakt ist bei Patienten mit geringgradigem Asthma und gleichzeitiger allergischer Rhinitis erfolgversprechend. Bis auf wenige Einzelfälle sollte eine SIT mit Schimmelpilzextrakten nicht durchgeführt werden. Hingegen ist die Wirksamkeit bei Insektengiftallergen hinreichend dokumentiert. Aufgrund der besonderen Problematik ist diesem Aspekt ein eigenes Kapitel gewidmet (s. Kapitel 5.10).

4.3.5 Praxis der SIT

Nach Auswahl der Allergengruppen sollten diese unvermischt, an verschiedenen Stellen subkutan injiziert werden. Diese Empfehlung liegt darin begründet, daß für jedes Allergen eine unterschiedliche Dosis-Wirkungs-Beziehung besteht, die individuell austitriert werden muß. Um den Therapieerfolg besser beurteilen zu können, sollte vor Beginn einer Immuntherapie evaluiert werden, an wieviel Tagen im Jahr der Patient Symptome besitzt und wie hoch der Medikamentenbedarf ist.

Grundvoraussetzung vor jeder Immuntherapie ist die Überprüfung der Schockapotheke und das Beherrschen der Notfallmaßnahmen. Besondere Sorgfalt und Erfahrung erfordert diesbezüglich die Immuntherapie bei Kindern unter dem 6. Lebensjahr.

Die Immuntherapie setzt sich aus zwei Abschnitten zusammen, der initialen Steigerungs- und der späteren Erhaltungsphase. In der ersten Phase wird die Dosis gesteigert, bis eine Erhaltungsdosis erreicht ist. Die Erhaltungsdosis ist definiert als die höchste ohne Nebenwirkungen tolerierte Dosis. Diese Dosis ist auch als die Optimaldosis charakterisiert. Während der Dosissteigerung werden Injektionen im Ein- bis Zweiwochenabstand verabreicht. Nach Erreichen der Optimaldosis beginnt die Erhaltungsphase, in der die Injektionen im ein- bis zweimonatigem Abstand erfolgen. Die Konzentration des verabreichten Majorallergens liegt während der Erhaltungsphase zwischen 5 und 20 µg. Das Risiko für das Auftreten von Nebenwirkungen ist während der initialen Steigerungsphase am höchsten.

Aus Gründen der Praktikabilität und der erwünschten hohen Erhaltungsdosis sollte die Immuntherapie als ganzjährige Behandlung durchgeführt werden, die während Zeiten höherer Allergenbelastung, beispielsweise während der Pollenflugphase, reduziert wird. Im diesem Fall spricht man von einer kosaisonalen, ganzjährigen Hyposensibilisierung. Die empfohlene Dauer der SIT beträgt 3–5 Jahre. Kommt es innerhalb von 1–2 Jahren zur Symptomfreiheit oder drastischen Reduktion der Symptome, kann die Therapiedauer in Einzelfällen verkürzt werden. Klinische Daten zeigen jedoch, daß eine Behandlungsdauer von weniger als 3 Jahren mit einer erhöhten Quote von

Tabelle **3** Allergene und klinische Krankheitsbilder, bei denen die Wirksamkeit von SIT in DBPC-Studien nachgewiesen ist

Allergen-gruppe	Rhino-konjunktivitis	Asthma*
Pollen	diverse Pollen	Graspollen
Milben	Hausstaubmilbe	Hausstaubmilbe
Tierhaare	(Katze)	Katze, Hund

* Wirkung nur für frühe Krankheitsstadien belegt.

Rückfällen verbunden ist. Eine Therapie sollte unterbrochen oder abgebrochen werden, wenn mehrere anaphylaktische Reaktionen während der SIT aufgetreten sind, der Patient eine mangelnde Kooperation zeigt oder sich neue Kontraindikationen (s.o.) ergeben haben.

Bei der praktischen Durchführung der spezifischen Immuntherapie ist darauf zu achten, daß Allergenextrakte grundsätzlich nach Anheben der Haut subkutan am Oberarm appliziert werden. Während der Injektion ist mehrfach zu aspirieren, um eine intravasale Injektion zu vermeiden. Um eine exakte Dosierung sicherzustellen, ist die Benutzung einer 1-ml-Tuberkulinspritze zu empfehlen. Ein Injektionswinkel von ca. 45° hat sich bewährt. Bei der Applikation lyophilisierter Extrakte ist darauf zu achten, daß diese komplett aufgelöst werden. Wird eine SIT mit mehreren Allergenen gleichzeitig durchgeführt, sollten die Allergenextrakte separat voneinander und in einem zeitlichen Abstand von 30 Minuten an unterschiedlichen anatomischen Lokalisationen injiziert werden. Nur so kann für jedes Allergen getrennt eine individuelle Dosisanpassung erreicht und das Auftreten von Nebenwirkungen zugeordnet werden. Andere Applikationsverfahren, wie die orale, sublinguale, nasale oder bronchiale SIT können aufgrund des fehlenden Wirknachweises zum gegenwärtigen Zeitpunkt nicht empfohlen werden.

Vor jeder Injektion steht die ausführliche Befragung des Patienten. Hierbei gilt es insbesondere, Veränderungen der klinischen Parameter, der Allergenexposition, der Medikamenteneinnahme und andere Faktoren, wie geplante Impfungen, zu evaluieren, die eine Dosisreduktion erforderlich machen würden (Tab. 4). Ist die Injektion erfolgt, muß der Patient für mindestens 30 Minuten unter Aufsicht überwacht werden. Gleichzeitig ist er darüber aufzuklären, wie er sich bei systemischen Spätphasereaktionen zu verhalten hat.

Tabelle 4 Patientenanamnese vor jeder SIT-Injektion

- Zwischenzeitliche Infektionen und Erkrankungen
- Zwischenzeitliche Impfungen
- Medikamentenwechsel, neue Medikamente, vermehrter Verbrauch antiallergischer Medikamente
- Spätreaktionen nach letzter Injektion
- Erhöhte Allergenexposition
- Schweregrad der atopischen Dermatitis oder des Asthma bronchiale
- Schwangerschaft

Der Nachweis der Wirksamkeit von SIT beruht heute vornehmlich auf der klinischen Evaluation des Patienten, seiner Symptome und des Medikamentenverbrauchs. Ein Provokationstest einschließlich Atemwegsfunktionsprüfung nach Allergenprovokation und die Bestimmung von Entzündungszellen und ihrer Mediatoren in Blut oder Sekret können ebenfalls dazu beitragen, die klinische Wirksamkeit einer SIT zu dokumentieren. Weder die Messung allergenspezifischer IgE- und IgG-Antikörper im Blut noch In-vitro-Tests wie Leukozytenhistaminfreisetzung und andere Parameter sind derzeit jedoch geeignet, die Wirksamkeit einer SIT sicher zu erfassen.

4.3.6 Nebenwirkungen unter SIT

Nebenwirkungen unter SIT sind meist während der Phase der Dosissteigerung zu beobachten. Die häufigsten und gleichzeitig auch schwersten Nebenwirkungen ereignen sich innerhalb 30 Minuten nach der Injektion. Sie können in lokale und systemische Reaktionen unterteilt werden und erfordern eine konsequente stadiengerechte Therapie (s. Kapitel 5.4).

Der anaphylaktische Schock ist die gefürchtetste Form der Nebenwirkung. Er zeigt einen progredienten Verlauf mit oft fatalem Ausgang innerhalb weniger Minuten. Frühe Warnsignale sind Juckreiz an den Handflächen und auf dem Kopf, ausgeprägtes Erythem der Haut, konjunktivale Injektion und Husten. Es folgen in kurzem Zeitintervall Angioödem, laryngeales Ödem, schweres Asthma, Hypotension und Schock. Neben den Sofortreaktionen kann es auch noch verzögert nach Stunden zu Überreaktionen kommen. Der Patient ist darüber aufzuklären, daß er im Falle einer systemischen Spätreaktion umgehend einen Arzt konsultieren soll. Die Entwicklung systemischer Reaktionen ist meist auf eine der untengenannten Ursachen zurückzuführen:
(1) Eine höhere Dosis als geplant wurde versehentlich injiziert.
(2) Die aktuelle Sensitivität des Patienten wurde falsch eingeschätzt, eine zu hohe Dosis appliziert.
(3) Die Applikation erfolgte (partiell) intravenös.

Diese Aufzählung verdeutlicht, warum SIT nur von speziell geschultem und ausgebildetem Personal durchgeführt werden darf. Neben den im Kap. 5.3.5 aufgeführten Richtlinien zur Durchführung einer SIT muß auf die unmittelbare Handhabung des Allergenextrakts einschließlich der Lagerung und Aufbewahrung sowie die korrekte Berechnung und Bereitstellung der Injektionslösung geachtet werden. Werden diese Richtlinien konsequent bei jedem Patienten und jeder Injektion eingehalten, ist das Risiko systemischer Nebenwirkungen unter SIT auf ein Minimum reduzierbar. Tabelle 5 faßt die wichtigsten Kriterien der Dosismodifikation zusammen.

Tabelle 5 Indikationen für Dosismodifikationen bei SIT

Auslassen einer Injektion
- Atemwegsinfekt innerhalb der letzten Woche
- Peak-Flow 20% gegenüber sonstigen Werten
- Kürzliche Verschlechterung des Asthma
- Exazerbation der atopischen Dermatitis
- Zwischenzeitliche Behandlung mit Betablockern

Kein Dosisanstieg
- Lokale Sofortreaktion > 5 cm (Kinder: > 3 cm)
- Lokale Spätreaktion 8–12 cm
- Verlängertes Intervall zwischen den Injektionen (2–3 Wochen)

Dosisreduktion
- Lokalreaktion (bei Durchmesser 12–20 cm Reduktion um 1 Stufe, > 20 cm um 2 Stufen)
- Systemische Reaktion (leichte Fernsymptome 2 Stufen, mittelschwere – 4 Stufen weniger, ggf. Abbruch)
- Erhöhte Allergenexposition (bei kosaisonaler Therapie Reduktion auf $1/3$ bis $1/10$ der Dosis)
- Neue Allergencharge (je nach Hersteller)
- Impfung (bei Impfung 1 Woche nach letzter Injektion kann die SIT 2 Wochen nach der Impfung mit einer Dosisreduktion von 1 Stufe fortgesetzt werden)
- Verlängertes Intervall vor Erreichen der Erhaltungsdosis (wenn > 3 Wochen Dosisreduktion 1 Stufe pro Woche)

Literatur

Bousquet, J., H. Maasch, B. Martinot et al.: Double-blind, placebo-controlled immunotherapy with mixed grass-pollen allergoids. III. Efficacy and safety of unfractionated and high-molecular-weight preparations in rhinoconjunctivitis and asthma. J. Allergy clin. Immunol. 84 (1989) 546–56

Bousquet, J., A. Hejjaoui, F.-B. Michel: Specific immunotherapy in asthma. J. Allergy clin. Immunol. 86 (1990) 292–305

Durham, S.R., V. Varney, Gaga, M., et al.: Immunotherapy and allergic inflammation. Clin. exp. Allergy 21 (1991) 206–10

Fling, J.A., M.E. Ruff, W.A. Parker et al.: Suppression of the late cutaneous response by immunotherapy. J. Allergy clin. Immunol. 83 (1989) 101–9

Lilja, G., B. Sundin, V. Graff-Lonnevig et al.: Immunotherapy with cat- and dog-dander extracts. IV. Effects of 2 years of treatment. J. Allergy clin. Immunol. 83 (1989) 37–44

Malling, H.-J., B. Weeke: Position paper immunotherapy. Allergy (1993) Suppl. (14) 48: 9–35

Pécoud, A., L. Nocod, M. Badan, et al.: Effects of one-year hyposensitization in allergic rhinitis. Comparison of two house dust mite extracts. Allergy 45 (1990) 386–92

Varney, V.A., M. Gaga, A.J. Frew, et al.: Usefulness of immunotherapy in patients with severe summer hay fever uncontrolled by antiallergic drugs. Brit. med. J. 302 (1991) 265–9

Wihl, J.A., H. Ipsen, B. Nüchel-Petersen, et al.: Immunotherapy with partially purified and standardized tree pollen extracts. Allergy 43 (1988) 363–9

4.4 Therapie des anaphylaktischen Schocks
U. Hauser

Der Begriff der Anaphylaxie wurde 1902 von Portier und Richet geprägt, als sie bei ihren Versuchstieren anstatt der erwarteten Immunität gegenüber dem Gift von Seeanemonen, die durch wiederholte Injektionen von entsprechenden Anemonenextrakten erreicht werden sollte, tödliche Reaktionen beobachteten. Diese völlige *Schutzlosigkeit* wurde, im Gegensatz zu der schutzbringenden *Prophylaxe*, sprachlich inkorrekt als *Ana*phylaxie bezeichnet.

4.4.1 Begriffsbestimmung der Überempfindlichkeitsreaktionen

Heute versteht man unter einer anaphylaktischen Reaktion eine den ganzen Organismus betreffende Maximalvariante der allergischen Sofortreaktion. Klassischerweise ist der Anaphylaxie-Begriff auf die IgE-vermittelte Sofortreaktion beschränkt. Andererseits können klinisch identisch verlaufende Reaktionen durch eine große Zahl anderer, nicht IgE-vermittelter Auslösereaktionen zustande kommen, weshalb hierfür auch die Bezeichnung der *anaphylaktoiden* Reaktion gebraucht wird. Hierunter fallen unter anderem die Immunkomplex-Anaphylaxie durch zirkulierende IgG- oder IgM-Antikörper, die Kontakt-Anaphylaxie sowie eine Reihe nicht immunologisch getriggerter *pseudoallergischer Reaktionen*. Letztere treten als Folge direkter Mediatorfreisetzung oder direkter Komplementaktivierung gehäuft nach Verabreichung von Röntgenkontrastmitteln, Antibiotika, Analgetika und kolloidalen Volumenersatzmitteln auf. Eine besondere pseudoallergische Potenz scheinen die in der antihypertensiven Therapie zunehmend verwendeten ACE-Hemmer aufzuweisen. Aber auch physikalische Faktoren wie Kälte, Wärme oder Licht können Auslösefaktoren darstellen. Eine Sonderstellung nehmen die *exercised-induced anaphylaxis* nach körperlicher Anstrengung sowie die *Summations-Anaphylaxie* ein, die nur bei gleichzeitigem Vorliegen von mehreren, ansonsten ungefährlichen Auslösefaktoren zu einer Reaktion führen.

Eine inzwischen auch international anerkannte Klassifikation anaphylaktischer Reaktionen wurde 1977 von Ring und Meßmer erarbeitet. Entsprechend der Symptome an Haut, Abdomen, Respirationstrakt und dem Herz-Kreislauf-System erfolgt eine Einteilung in 4 Schweregrade (Tab. **1**). Entscheidend ist, daß sich ein anaphylaktischer Schock, also eine Reaktion der Grade III und IV, innerhalb von Sekunden bis Minuten nach Allergenkontakt, häufig noch vor dem Ausbruch einer Lokalreaktion entwickeln kann. Zwar kann das Vollbild eines Schocks auch erst im Gefolge der aufgelisteten Lokal- und Allgemeinreaktionen auftreten, jedoch ist das Durchlaufen dieser Vorstadien keinesfalls obligat. Dringende Alarmsymptome sind Brennen, Juckreiz und Hitzegefühl auf und unter der Zunge, im Rachen, an den Fußsohlen und

Tabelle **1** Schweregradskala anaphylaktischer Reaktionen nach Ring (1992)

Grad	Haut	Abdomen	Respirationstrakt	Herz-Kreislauf
I	Juckreiz Flush Urtikaria Angioödem	–	–	–
II	Juckreiz Flush Urtikaria Angioödem (nicht obligat)	Nausea Krämpfe	Rhinorrhoe Heiserkeit Dyspnoe	Tachykardie Hypotension Arrhythmie
III	Juckreiz Flush Urtikaria Angioödem (nicht obligat)	Erbrechen Defäkation	Larynxödem Bronchospasmus Zyanose	Schock
IV	Juckreiz Flush Urtikaria Angioödem (nicht obligat)	Erbrechen Defäkation	Atemstillstand	Kreislaufstillstand

Handinnenflächen. Weniger typisch sind plötzlich auftretende Kopfschmerzen.

In der Allergologie stellt die häufigste Ursache eines anaphylaktischen Schocks die spezifische Immuntherapie dar. Sehr viel seltener treten solche Zwischenfälle im Verlauf der Allergiediagnostik bei Haut- und Provokationstests auf. Dennoch ist die Immuntherapie keineswegs als besonders gefährlich einzustufen. So kommt es in den USA bei 7–10 Mio. Injektionen pro Jahr zu nur 2–5 Todesfällen. Verglichen mit 100–500 Toten pro Jahr allein durch die Reaktion auf Penicilline, ist dies, auch bei der vermutlich größeren Anzahl von Penicillinverabreichungen, eher ein Beleg für die relative Sicherheit dieser Therapieform.

Bei der Behandlung anaphylaktischer Reaktionen kommt der Prävention eine besondere Bedeutung zu. In bezug auf die Immuntherapie ist hierunter ein umfassendes Bündel von Maßnahmen zu verstehen, welches neben der korrekten Indikationsstellung alle erforderlichen Richtlinien für die Durchführung der SIT beinhaltet (s. 5.3.5). Kommt es trotz Beachtung der Präventionsmaßnahmen dennoch zu einer anaphylaktischen Reaktion, ist ohne Verzögerung eine konsequente Notfalltherapie einzuleiten. Häufig fatale Folgen haben Überempfindlichkeitsreaktionen, wenn sie, wie beispielsweise bei Nahrungsmittel- oder Insektengiftallergien, im Urlaub oder in häuslicher Umgebung auftreten. Ist eine entsprechende Sensibilisierung bekannt, liegt der Schwerpunkt präventiver Maßnahmen in diesen Fällen in einer intensiven Schulung des Allergikers und seiner Angehörigen hinsichtlich Expositionsvermeidung und Selbsthilfe im Notfall.

4.4.2 Richtlinien zur Stufentherapie

Die Therapie anaphylaktischer Reaktionen sollte sich am Schweregrad orientieren (Tab. **2–4**).

Leichte Reaktion (Grad I)

Eine Grad-I-Reaktion mit ausschließlichen Hautsymptomen wird nach einer Unterbrechung der Allergenzufuhr mit i.v. verabreichten Antihistaminika und einer intravenösen Flüssigkeitssubstitution behandelt. Zusätzlich kann die Injektionsstelle des Allergens mit Adrenalin unterspritzt werden. Unter ständiger klinischer Kontrolle kann dann bis zum Eintreten der Besserung abgewartet werden (Tab. **2**).

Mittelschwere Reaktion (Grad II)

Handelt es sich um eine Grad-II-Reaktion, die durch das alleinige Vorhandensein oder das Hinzutreten von Dyspnoe, Heiserkeit, Rhinorrhoe, mäßiger Tachykardie und Hypotension sowie abdominellen Krämpfen gekennzeichnet ist, empfiehlt sich die zusätzliche i.v. Gabe von Glucocorticoiden. Beim Vorherrschen respiratorischer Beschwerden ist ergänzend ein ß$_2$-adrenerges Dosieraerosol und ein Theophyllinpräparat langsam intravenös zu verabreichen. Schwere Grad-II-Reaktionen rechtfertigen darüber hinaus die tief subcutane oder intramuskuläre Gabe von Adrenalin (Tab. 2). In der Therapie des beginnenden bzw. des manifesten anaphylaktischen Schocks sind die Eckpfeiler der Behandlung stets die Adrenalingabe und eine Flüssigkeitssubstitution. Kortikoide entfalten ihre Wirkung erst nach ca. 15 Minuten und sind daher ebenso wie Antihistaminika im Schock niemals initial und keinesfalls alleine zu geben. Die Risiken der Adrenalingabe im anaphylaktischen Schock werden ebenso wie das Wirkpotential von Kortikoiden meist überschätzt.

Tabelle **2** Therapiemaßnahmen bei leichten (Grad I) und mittelschweren (Grad II) anaphylaktischen Reaktionen

Grad I	1.	Allergenzufuhr unterbrechen
	2.	i.v. Antihistaminika z.B. ¹/₂–1 Amp. Clemastin (1–2 mg)
	3.	i.v. Flüssigkeitssubstitution z.B. 500 ml Ringer-Lactat
	4.	evtl. Unterspritzen der Injektionsstelle mit Adrenalin z.B. 0,2–0,5 ml Suprarenin *1:1000* (0,2–0,5 mg)
	5.	Abwarten unter klinischer Kontrolle
Grad II	zusätzlich zu 1 bis 5	
	6.	i.v. Corticoide z.B. 100–200 mg Prenisolon
	7. bei Vorherrschen der Dyspnoe	ß$_2$-adrenerges Dosieraerosol z.B. 1–2 Hübe Fenoterol i.v. Theophyllin (langsam, 15 min) z.B. 0,24–0,48 g Theophyllin
	9. bei schweren Verlaufsformen	i.m./tief s.c. Adrenalin z.B. 0,3–0,5 ml Suprarenin *1:1000* (0,3–0,5 mg)

Tabelle 3 Therapiemaßnahmen bei schweren anaphylaktischen Reaktionen (Grad III, anaphylaktischer Schock)

Grad III	1.	i.m. Adrenalin z.B. 0,3–0,5 ml Suprarenin 1:1000 (0,3–0,5 mg) bis zu 4 Wiederholungen im Abstand 3–5 min. evtl. im Anschluß oder in Ausnahmefällen initial: i.v. Adrenalin z.B. 1–3 ml Suprarenin 1:10 000 (0,1–0,3 mg)
	2.	i.v. Flüssigkeitssubstitution initial mit kolloidalen Lösungen z.B. 500–1000 ml HAES 6% später ggf. Elektrolytlösungen
	3.	Schocklagerung, evtl. O_2 über Maske 5–10 l/min Abbinden
evtl.	4.	Unterspritzen der Injektionsstelle mit Adrenalin z.B. 0,2–0,5 ml Suprarenin 1:1000 (0,2–0,5 mg)
	5.	i.v. Antihistaminika (H_1- und H_2-Blocker) z.B. 1 Amp. Clemastin (2 mg) plus 1 Amp. Ranitidin (50 mg)
	6.	i.v. Corticoide z.B. 250–1000 mg Prednisolon
	7. bei Vorherrschen von Dyspnoe:	ß$_2$-adrenerges Dosieraerosol z.B. 1–2 Hübe Fenoterol bei Wirkungslosigkeit z.B. 1/2–1 Amp. Terbutalin s.c. (0,25–0,5 mg) i.v. Theophyllin (langsam, 15 min) z.B. 0,24–0,48 g Theophyllin
	Besonderheiten: Antidot bei Betablocker-Medikation	z.B. Glucagon 1–2 mg
	bei Adrenalin-Unwirksamkeit:	z.B. Dobutamin 2,5–10 µg/kg KG
	bei Krämpfen	z.B. Butylscopolamin Supp./i.v./i.m.
	bei Schmerzen	z.B. Pentazosin Supp./i.v./i.m.
	bei epileptiformen Erscheinungen	z.B. Diazepam Supp./i.v./i.m.
	bei Übelkeit	z.B. Dimenhydrinat Supp./i.v./i.m.

Schwere Reaktion (Grad III)

Der Beginn der Therapie einer Grad-III-Reaktion erfolgt immer mit Adrenalin (Tab. 3). Klassischerweise wird heute die langsame (über mehrere Minuten!) i.v. Gabe von 1–3 ml einer zusätzlich 1:10 verdünnten Suprarenin 1:1000 Lösung unter ständiger Kontrolle der Kreislaufparameter empfohlen. Eine interessante Alternative stellt die Empfehlung Wedners dar, Adrenalin zunächst als tiefe intramuskuläre Gabe von 0,3 bis 0,5 ml der nicht zusätzlich verdünnten 1:1000-Lösung zu verabreichen. Falls nötig, können weitere Injektionen im Abstand von 3–5 Minuten vorgenommen werden. Wegen der raschen Metabolisierung sind bis zu 4 Wiederholungen möglich. Erst danach sollte, falls noch nötig, eine i.v. Gabe in der oben geschilderten Weise erfolgen.

Dieses Vorgehen weist eine Reihe von Vorteilen gegenüber der klassischen, initialen i.v. Gabe auf. So kann die tiefe i.m. Gabe sehr viel schneller erfolgen, da das bei Schockpatienten oft schwierige Anlegen eines i.v. Zugangs entfällt. Andererseits muß die i.m. Gabe nicht langsam über mehrere Minuten erfolgen. Die Freisetzung des Adrenalins aus dem Muskeldepot soll der langsamen i.v. Injektion entsprechen. Als nächster Schritt ist die Flüssigkeitssubstitution angezeigt. Hierbei sollten zu Beginn kolloidale Lösungen den Elektrolytlösungen vorgezogen werden. Kolloidale Lösungen bewirken aufgrund ihres hohen onkotischen Potentials einen erheblich geringeren Flüssigkeitsverlust in das interstitielle Gewebe. Diese Eigenschaft läßt die Gefahr eigener anaphylaktischer Reaktionen in den Hintergrund treten; bei HAES beträgt die Quote 8:10.000. Prinzipiell ist bei einer Reaktion III. Grades eine Schocklagerung des Patienten vorzunehmen.

Falls erforderlich erfolgt eine Sauerstoffgabe über Maske mit 5–10 1/min. Die Injektionsstelle des Allergens sollte mit 0,2–0,5 ml Suprarenin 1:1000 umspritzt werden. Danach erfolgt die Verabreichung von Antihistaminika. Neben einer Blockade der H_1-Rezeptoren scheint auch eine H_2-Blockade vorteilhaft zu sein. Diese verstärkt nicht nur den antihistaminergen Effekt, sondern trägt auch dazu bei eventuelle hypotone Kreislaufreaktionen zu vermeiden. Die i.v. Gabe von Corticoiden sollte unterhalb einem Gramm liegen, um einen potentiellen vasodilatativen Effekt zu vermeiden. Bei Atemnot werden 1–2 Hübe eines β$_2$-adrenergen Dosieraerosols gegeben. Bei Wirkungslosigkeit empfiehlt sich die Gabe als s.c. Injektion sowie die i.v Gabe von Theophyllin langsam über 15 Minuten. In Einzelfällen ergeben sich zusätzliche Indikationen (Tab. **3**).

Vollbild des anaphylaktischen Schocks (Grad IV)

Die Therapie des Herz-Kreislauf- und Atemstillstands, also einer Grad-IV-Reaktion folgt der bekannten ABCD-Regel (Tab. **4**). Nach Freimachen der *A*temwege schließt sich eine *B*eatmung an. Ist bei ausgeprägtem Larynxödem eine Intubation nicht mehr möglich, muß eine Tracheotomie durchgeführt werden. Die Sicherung der Kreislauffunktion (*C*irculation) erfolgt durch die klassische Herzmassage, der 2–3 Atemstöße vorausgehen. Das Verhältnis Herzmassage zu Atemspende beträgt gemäß den derzeit gültigen Empfehlungen bei Durchführung ohne Helfer 15:2, mit Helfer 5:1. Als 4. Schritt schließt sich bei der Grad-IV-Reaktion die medikamentöse Behandlung (*D*rugs) an, wobei hier neben einer intravenösen Flüssigkeitssubstitution auch die i.v. Gabe von 5–10 ml Adrenalin in der 1:10000-Verdünnung eine zentrale Rolle spielt. Ist ein venöser Zugang nicht vorhanden, kann die Adrenalinlösung auch über den Tubus intratracheal verabreicht werden. Alternativ stehen Adrenalin-Dosieraerosole zur Verfügung. Hierbei erfolgt die Resorption schnell und zuverlässig über die Mukosa des unteren Respirationstrakts. Kommt es zur Stabilisierung des Zustands, werden ergänzende Therapiemaßnahmen eingeleitet, die denen der Grade I–III entsprechen. Alle Patienten, die eine Reaktion der Grade III und IV erfolgreich überstanden haben, sollten mindestens 24 Stunden stationär überwacht werden, da in Einzelfällen nach 6–12 Stunden ein erneuter anaphylaktischer Schock auftreten kann.

4.4.3 Besonderheiten bei Insektengift- und Nahrungsmittelallergien

Die oben aufgeführten therapeutischen Empfehlungen gelten für alle anaphylaktische Reaktionen. Besonderheiten in der Behandlung ergeben sich bei Insektengift- und Nahrungsmittelallergikern, da bei ihnen Überempfindlichkeitsreaktionen praktisch nie in Gegenwart eines Arztes auftreten. Nahrungsmittelallergiker haben vor allergischen Reaktionen z.T. eine 1–2minütige Aura, die immer Anlaß zur Einleitung von Notfallmaßnahmen sein sollte.

Die Erstmaßnahme bei Insektengiftallergikern besteht in der Entfernung des oft noch in der Haut steckenden Stachels. Dies sollte keinesfalls mit den Fingern geschehen, da dabei weiteres Gift aus dem am Stachelende sitzenden Giftsack herausgepreßt wird. Sollte eine Pinzette, die der Insektengiftallergiker stets mitführen sollte, nicht griffbereit sein, kann der Stachel durch schnelles Kratzen mit dem Fingernagel entgegen der Einstichrichtung entfernt werden. Die medikamentöse Selbsttherapie ist für Nahrungsmittel- und Insektengiftallergiker einheitlich und besteht aus einem schnell wirkenden Antihistaminikum und einem Corticoid. Gegenüber Tabletten besitzen flüssige Zubereitungen in Saft- oder Sirupform (z.B. Betamethason liquidum und Dimetindenmaleat Sirup) aufgrund der rascheren Resorption Vorteile. Ergänzend sollten 3–4 Hübe eines β_2-adrenergen Dosieraerosols inhaliert werden. Äußerst effizient in der Selbsttherapie des Notfalls sind Adrenalin-Fertigspritzen (z.B. Fastjekt®), die intramuskulär, vorzugsweise in den Oberschenkel verabreicht werden. Um ein mögliches Overtreatment zu vermeiden, sollte ihr Einsatz auf Patienten beschränkt bleiben, bei denen es im Vorfeld bereits zu einer schweren Reaktion kam. Der Umgang mit Fertigspritzen muß intensiv trainiert werden, damit es in der Hektik des Notfalls nicht zu den bekannten Bedienungsfehlern, wie einer Injektion in die Fingerkuppen, kommt. Für dieses Selbsttraining stehen spezielle Trainingsinjektoren (z.B. Fastjekt Trainer®) zur Verfügung.

Tabelle **4** Therapiemaßnahmen schwerster anaphylaktischer Reaktionen mit Atem- und Kreislaufstillstand (Grad IV)

Grad IV	kardiopulmonale Reanimation nach der ABCD Regel	
	1.	*A*temwege freimachen
	2.	*B*eatmen
		evtl. Intubation, Tracheotomie, Koniotomie, O$_2$-Gabe
	3.	*C*irculation sichern (Herzmassage; präkordialer Faustschlag)
		initial 3 Atemstöße dann: alleine 15:2 Herzmassage/Atemspende mit Helfer 5:1
	4.	*D*rugs
		i.v. Na-Bicarbonat
		i.v. Suprarenin *1:10 000* (5–10 ml; 0,5–1 mg)
		ansonsten Maßnahmen wie Grad I–III

Entscheidend für die Selbstbehandlung anaphylaktischer Reaktionen ist, daß Notfallsets für die Patienten immer griffbereit sind. Leider zeigen Untersuchungen, daß dies im Bedarfsfall oft nicht gegeben ist. Wie bei allen anaphylaktischen Reaktionen sollte auch nach Zwischenfällen bei Insektengift- und Nahrungsmittelallergikern eine Klinikeinweisung erfolgen.

Der allergische Notfall, zumindest in Form der schweren anaphylaktischen Reaktion, ist ein seltenes Ereignis. Gerade hierin liegt jedoch ein nicht zu unterschätzendes Risiko. Zum einen werden sowohl die Therapeuten als auch die Patienten dazu verleitet, das Gefahrenpotential einer allergischen Erkrankung, ihrer Diagnostik und Therapie zu unterschätzen. Zum anderen ergibt sich selten die Möglichkeit, sich in der Notfalltherapie zu üben. Gerade deshalb erscheint es wichtig, regelmäßig Notfallübungen durchzuführen. Das Bereithalten und ständige Überprüfen einer Schockapotheke hat ebenso wie das Mitführen eines Notfallsets als Selbstverständlichkeit zu gelten.

Literatur

Amornmarn, L., L. Bernard, N. Kumar, L. Bielory, N.J. Newark: Anaphylaxis admissions to a university hospital. J. Allergy Clin. Immunol. 89 (1992) 349

Reid, M.J., R.F. Lockey, P.C. Turkeltaub, T.A.E. Platts-Mills: Fatalities from immunotherapy (IT) and skin testing (ST). J. Allergy Clin. Immunol. 85 (1990) 180

Reismann, R.E.: Diagnosis and Management of Anaphylaxis. Info Medix Cassette No. F 130–372 A+B of the 50th anniversary meeting of the American Academy of Allergy and Immunology, Chicago, Illinois, USA, 11.–17.03. 1993

Ring, J., K. Messmer: Incidence and severity of anaphylactoid reactions to colloid volumen substitutes. Lancet 1 (1977) 466–468

Ring, J.: Anaphylaxie (Anaphylaktoide Reaktionen). In Ring, J.: Angewandte Allergologie, 2. Aufl. MMV Medizinverlag, München (1992) 103–111

Wedner, J.: Symposium on Anaphylaxis for the practicing Allergist. Info Medix Cassette No. F 130–11 A+B of the 50th anniversary meeting of the American Academy of Allergy and Immunology, Chicago, Illinois, USA, 11.–17.03. 1993

4.5 Ernährungstherapie bei Nahrungsmittelallergien und -intoleranzen

A. Constien, Th. Werfel, A. Kapp

- Theoretisch kann jedes Lebensmittel eine allergische Reaktion auslösen.
- Die allergene Potenz eines Lebensmittels ist um so höher, je naturbelassener es verzehrt wird. Extrem viele Vollkornprodukte oder roh verzehrte Produkte sind für Allergiker nicht empfehlenswert.
- Man unterscheidet hitzestabile und -labile Allergene (Proteine).
Bei den hitzelabilen Allergenen werden relevante Allergenstrukturen durch Denaturierung gänzlich oder teilweise zerstört.
- Eine Sensibilisierung ist der Ausdruck einer Antikörperbildung bzw. einer Reaktion spezifischer T-Lymphozyten auf Allergene, die im Hauttest oder in der In-vitro-Diagnostik nachweisbar sind. Erst wenn diese Befunde mit der Beschwerdesymptomatik korrelieren, sollten gezielte Ernährungsanweisungen gegeben werden.

Den größten Stellenwert in der Diagnostik der Lebensmittelunverträglichkeiten hat die ausführliche Anamnese. Sie sollte in Form einer gezielten Ernährungsanamnese durchgeführt werden und Aufschluß über Art und Schweregrad der Symptome geben. Hierbei empfehlen sich indirekte Fragestellungen, da man bei der direkten Frage nach allergieauslösenden Lebensmitteln vom Patienten oft eine zu umfangreiche Liste potentieller Allergene erhält. Standardfragen sind: „Was essen Sie?" oder „Was vertragen Sie Ihrer Meinung nach?" Um einen vollständigen Überblick über die Eßgewohnheiten und Beschwerden zu erhalten, ist es vorteilhaft, den Patienten ein Lebensmitteltagebuch über 7–14 Tage führen zu lassen, mit Angaben über Nahrungs- und Genußmittel, Uhrzeit der Nahrungsaufnahme, Symptome und sonstige besondere äußere Umstände, wie z.B. Hausputz.

Nach Erhebung der Anamnese wird versucht, die Verdachtsdiagnose durch sog. diagnostische Kostformen zu verifizieren. Ist die Diagnose gestellt, werden therapeutische Kostformen entwickelt, die auf dem Prinzip der ausgewogenen Eliminationsdiät basieren. Soll bei Säuglingen und Kindern im Vorfeld das Risiko einer Nahrungsmittelallergie reduziert werden, kommen sog. präventive Kostformen in Betracht.

4.5.1 Diagnostische Kostformen

Nulldiät

Der Patient bekommt nur Mineralwasser zu trinken.

Suchkost

Der Patient bekommt nur Mineralwasser zu trinken und Kartoffeln und Reis oder gekochte Möhre zu essen (Kartoffel-Reis-(Möhre-)Mineralwasser-Diät).

Nulldiät und die Suchkost sollten nur unter ärztlicher Aufsicht und nach Möglichkeit nur unter stationären Bedingungen durchgeführt werden, da die lebensnotwendigen Nähr- und Wirkstoffe mit dieser Kost nicht gedeckt werden und der Patient nicht leistungsfähig ist. Bei längerer Durchführung ist unter Umständen auch eine parenterale Enährung erforderlich. Da mit den anderen für den Patienten weniger belastenden diagnostischen Kostformen sehr gute Ergebnisse erzielt werden, kommen Nulldiät und Suchkost nur noch in Ausnahmefällen zum Einsatz

Individuelle „allergologische" Basiskost

Reduzierung der Nahrung auf 10–20 Lebensmittel, wobei darauf zu achten ist, daß aus jeder wichtigen Lebensmittelgruppe mindestens ein Lebensmittel vorhanden ist. Die Kost sollte wenn möglich ‚Hausmannskost' entsprechen, überwiegend denaturierte, saisongebundene und ortsübliche Lebensmittel enthalten und frei von Zusatzstoffen (Additiva) sein. Fertigspeisen oder -gerichte und häufige Allergene sind zu meiden (Tab.1). Die Basiskost soll individuell für jeden Patienten zusammengestellt, mit ihm abgesprochen und 2–4 Wochen durchgeführt werden. Tritt eine Besserung der Symptome ein, schließt sich eine Aufbaukost an. Sie kann, unter ärztlicher Aufsicht, auch ambulant durchgeführt werden.

Tabelle 1 Beispiel einer individuellen „allergologischen" Basiskost

> 1 Sorte gut durchgebackenes Mischbrot
> 1 Sorte Streichfett (Butter oder milchfreie Margarine)
> 1 Sorte süßer Brotaufstrich (selbsthergestelltes Gelee – bei Pollenallergikern keinen Honig)
> 1 Fleischsorte – nicht roh
> 3–4 Gemüsesorten – nicht roh (evtl. 1 Sorte auch roh – z. B. Salatgurke)
> 1 Obstsorte
> Kartoffeln und Reis (poliert)
> 1 Öl – gut gereinigt (damit kein Restprotein vorhanden ist)
> Salz, Zucker
> Mineralwasser, evtl. Kaffee und schwarzer Tee

Aufbaukost

Bei der Aufbaukost wird systematisch ein nach Lebensmittelgruppen geordneter, stufenweiser Kostaufbau durchgeführt. Alle 2–4 Tage kann ein neues Lebensmittel bzw. eine neue Lebensmittelgruppe hinzugenommen werden. Die Aufbaukost setzt relative Symptomfreiheit voraus und schließt sich nach der Such- und Basiskost an.

Eliminationskost

Eine Eliminationskost als diagnostische Kost ist nur dann sinnvoll, wenn der begründete Verdacht besteht, daß ein oder zwei Lebensmittel allergische Reaktionen auslösen. Diese Lebensmittel sind zu eliminieren und später zu provozieren. Als „goldener Standard" der Provokation wird die doppelblinde orale Provokation durchgeführt (s. Kap. 3.7). Ist nach der Anamnese völlig unklar, welche Lebensmittel nicht vertragen werden, ist eine Eliminationskost nicht sinnvoll, da häufig die tatsächlich relevanten Allergene nicht gemieden werden. Zudem ist unter diesen Bedingungen die Zeitspanne bis zur Ermittlung des auslösenden spezifischen Allergens zu groß.

4.5.2 Therapeutische Kostformen

Eliminationskost

Nach Identifikation eines Allergens folgt als Therapie die Elimination des auslösenden Lebensmittels. Dabei ist, vor allem wenn Grundnahrungsmittel gemieden werden müssen, auf eine ausgewogene Ernährung zu achten. Beispielsweise muß bei einer Kuhmilchallergie eine ausreichende Calcium- und besonders bei Kindern auch Eiweißzufuhr gewährleistet werden, da es sonst zu Wachstumsstörungen, Knochendeformierungen oder Knochenbrüchen kommen kann. Die Verantwortung über eine ausreichende Versorgung mit Vitaminen, Mineralstoffen und anderen lebensnotwendigen Inhaltsstoffen liegt beim behandelnden Arzt.

Eine Eliminationskost zur Meidung klinisch relevanter Kontaktallergene ist selten und setzt voraus, daß eine nachgewiesene epikutane Sensibilisierung vorliegt und ekzematöse Hautveränderungen durch orale Provokation mit diesem Kontaktallergen auslösbar sind. Das häufigste Kontaktallergen, das auch hämatogene Ekzeme auslösen kann, ist Nickel. Bei der therapeutischen nickelarmen Eliminationskost ist darauf zu achten, daß zum einen nickelarmes Kochgeschirr (z. B. Geschirr aus Emaille, Glas, Glaskeramik, Keramik oder Ton) verwendet wird und zum anderen nikkelreiche Lebensmittel, wie Kakao, schwarzer Tee, Nüsse, Vollkornprodukte oder Soja (Abb. 1, Tafel X) gemieden werden.

Patienten mit einer Pollenallergie haben gelegentlich auch eine Nahrungsmittelallergie, da es Gruppensensibilisierungen zwischen verschiedenen Pflanzenfamilien gibt (Tab. 2, 3, Kap. 5.3.3). Diese äußern sich als „orales Allergiesyndrom" mit Kribbelgefühl im Mundbereich, ggf. auch mit Kontakturtikaria und/oder Angioödemen, bis hin zu Schwellungen im Rachen und Atemnot.

4.5.3 Präventive Kostformen

Allergiegefährdete Säuglinge, bei denen beide Eltern oder ein Geschwister Atopiker sind, sollten 6 Monate ausschließlich gestillt werden oder – wenn dies nicht möglich ist – hydrolisierte Säuglingsmilchnahrung erhalten. Danach kann schrittweise Breikost zugefüttert werden, d.h. maximal 1 neues Lebensmittel pro Woche. Um auch später einen Überblick über den Speiseplan und evtl. nicht vertragene Nahrungsmittel zu haben, ist es sinnvoll, ein Lebensmitteltagebuch zu führen. Wird ein Lebensmittel nicht vertragen, sollte es nach einiger Zeit nochmals ausgetestet werden.

Abgesehen von der Säuglingsernährung besitzen präventive Kostformen in der Allergologie nur einen geringen Stellenwert, da sie keinen nachweisbaren Effekt erzielen und nicht selten zu Fehlernährung und unnötigen emotionalen Belastun-

Tabelle 2 Pollenassoziierte Nahrungsmittelallergien: Birke, Erle, Hasel

Betulaceae	Rosaceae			Solanaceae		Umbelliferae
Birke	Apfel	Aprikose	Brombeere	Mandel	Paprika	Karotte
Erle	Pfirsich	Birne	Erdbeere	Quitte	Tomate	Sellerie
Hasel	Kirsche	Pflaume	Hagebutte	Schwarzdorn		
Haselnuß		Zwetschge	Himbeere	Weißdorn		

Tabelle 3 Pollenassoziierte Nahrungsmittelallergien: Beifuß (Sellerie-Karotte-Beifuß-Gewürz-Syndrom)

Umbelliferae				Compositae			
Anis	Karotte	Liebstöckel		Arnika	Kamille		Sonnenblume
Cumin	Kerbel	Pastinake		Artischocke	Kopfsalat		Sternanis
Dill	Kümmel	Sellerie		Chicorée	Löwenzahn		Topinambur
Fenchel				Endivie	Saflor		Wermut

gen führen. Beispiel einer aus allergologischer Sicht umstrittenen präventiven Kostform ist die sog. Rotationsdiät, bei der sich nach einem genauen Rotationsplan Lebensmittel abwechseln.

4.5.4 Pseudoallergische Reaktionen (PAR)

Pseudoallergische Reaktionen sind allergieähnliche Unverträglichkeitsreaktionen ohne Nachweis spezifischer Sensibilisierungen. Eine Reihe von Lebensmitteladditiva werden im Zusammenhang mit der Auslösung von PAR diskutiert (Tab. 4).
Natürliche Lebensmittelbestandteile können ebenfalls PAR auslösen. Hierzu zählen insbesondere biogene Amine (Histamin, Serotonin, Tyramin), Salicylsäure sowie die damit verwandte Benzoesäure (Tab. 5).

Tabelle 4 Lebensmitteladditiva, die eine PAR auslösen können

Chemische Additiva	Natürliche Additiva	
Schwefeldioxid (Deklaration erst ab 50 mg/kg Lebensmittel notwendig) Sorbinsäure Benzoesäure Azofarbstoffe (Tartrazin, u.a.) naturidentische Aromen Nitritpökelsalz Glutamat u.a.	Ätherische Öle Carotin Azorubin Gelatine Malz Guakernmehl Traganth	Harze Pektine Parabene Gummi arabicum Carrageen Rote-Bete-Farbstoff Amaranth u.a.

Tabelle 5 Vorkommen von biogenen Aminen, Salicylsäure und Benzoesäure in Lebensmitteln

Histamin	Serotonin	Tyramin	Salicylsäure	H-Benzoesäure
Thunfisch, Sardellen, Sardinen	Ananas, Bananen, Walnüsse	Fischextrakt, Hefeextrakt, Wurst	Obst: Ananas, Apfelsine, Aprikose, Nüsse, Beerenobst,	Preiselbeeren, Aprikosen, Erdbeeren
reifer Käse: Emmentaler, Harzer, Gouda, Tilsiter, Cheddar u.ä.		reifer Käse: Emmentaler, Cheddar, Edamer, Camembert, Brie u.a. Himbeeren	Gemüse: Champignons, Chicorée, Endivie, Paprika, Rettich, Radieschen	
Rohwurstsorten: Salami, Krakauer, Schinken, roh			Gewürze: Anis, Curry, Muskat, Oregano, Rosmarin, Thymian	
Gemüse: Sauerkraut, Spinat, Tomaten Wein			Getränke: schwarzer Tee, u.a.	

Zur Diagnostik einer lebensmittelbedingten PAR sollten über einen Zeitraum von 4–6 Wochen Additiva, biogene Amine sowie natürliche Salicylsäure und Benzoesäure gemieden werden. Es ist wichtig bei einer derartigen Eliminationskost eine „Positivliste" mit erlaubten Lebensmitteln auszuhändigen und diese individuell mit dem Patienten zu besprechen.

Bei Symptombesserung bzw. -freiheit sollte eine orale Provokation mit den eliminierten Substanzen, wenn möglich unter stationären Bedingungen, erfolgen.

Literatur

Elmadfa, I., W. Aign, E. Muskat, D. Fritzsche, H.-D. Cramer: Die große GU Nährwerttabelle. Gräfe u. Unzer, München (1994/95) 79–82

Thiel, C.: Allergenkarenz bei nutritiven Allergien. In Fuchs/Schulz: Manuale allergologicum. Dustri Verlag (1994) Kap. VII 2

Thiel, C.: Lebensmittelallergien und -intoleranzreaktionen. In: Ernährungsbericht. Deutsche Gesellschaft für Ernährung, Frankfurt am Main (1992) 223–242

Thiel, C.: Nahrungsmittelallergien und Intoleranzreaktionen, Prävention (1992) 2: 72–78

Wandtke, Götz, Jarisch: Die histaminfreie Diät. Hautarzt 44 (1993) 512–516

4.6 Rhinochirurgische Eingriffe

P. K. Plinkert, H.-P. Zenner

Pathologische Veränderungen der Nasenhaupthöhle und der angrenzenden Nasennebenhöhlen führen bei Patienten mit klinisch relevanten Inhalationsallergien häufig zu einer Verstärkung der Beschwerdesymptomatik. In diesen Fällen führen rhinochirurgische Eingriffe oft schlagartig zu einer Linderung der Beschwerden, obgleich die allergische Grundkrankheit naturgemäß nicht geheilt wird. Bei der zeitlichen Planung operativer Eingriffe bei Allergikern ist zu berücksichtigen, daß infolge des Postoperationssyndroms Allergietestungen und Hyposensibilisierungen frühestens nach 3 Wochen möglich sind.

4.6.1 Deformitäten der Nasenhaupthöhle

Nasenmuschelhyperplasie

Als pathologische Reaktion kann es im Rahmen einer chronischen allergischen Entzündungsreaktion zu einer Hyperplasie der Nasenschleimhaut kommen. In diesem Stadium reicht die alleinige konservativ-antiallergische Therapie nicht mehr aus, um die nasale Obstruktion vollständig zu beseitigen oder die Beschwerden nachhaltig zu bessern. Es ergibt sich hieraus die Indikation zur Nasenmuschelkaustik oder zur Konchotomie.

Septumdeviation

Neben der Muschelhyperplasie stellen Deformitäten der Nasenscheidewand die häufigsten pathologischen Veränderungen in der Nasenhaupthöhle dar. Im Vordergrund der Symptomatik steht wiederum die behinderte Nasenatmung, die durch die allergisch bedingte Schleimhautschwellung verstärkt wird. Als weitere Folgen einer Septumdeviation kann es zu Riech- und Tubenventilationsstörungen, Kopfschmerzen, Minderbelüftung und Drainagestörung der Nasennebenhöhlen sowie Einschränkung des mukoziliaren Transports kommen. Hieraus ergibt sich die Operationsindikation. Die Septumkorrektur nach Cottle ist der submukösen Resektion (Killian) klar überlegen und hat sich deshalb weitgehend durchgesetzt.

Concha bullosa

Eine funktionell relevante Einengung des mittleren Nasenganges mit konsekutiver Abschottung und Entzündung der nachgeschalteten Nasennebenhöhlen kann durch anatomische Varianten, beispielsweise eine Concha bullosa (Abb. **1**), resultieren. Therapeutisch ist es bei einer pneumatisierten mittleren Muschel erforderlich, endoskopisch oder mikroskopisch die laterale Lamelle der mittleren Muschel zu resezieren und damit den Engpaß zu beseitigen („Engstellenchirurgie").

4.6.2 Chronische Sinusitis

Chronische Sinusitis allergica

Das Behandlungskonzept der chronischen, auch allergisch bedingten Nasennebenhöhlenentzündungen hat sich durch die Arbeiten von Messerklinger und Wigand grundlegend gewandelt. Grundvoraussetzungen dafür waren die Etablierung eines biomechanischen Schleimhautmodells, die modernen Schichtbildverfahren (CT, NMR) und die Entwicklung optischer Hilfsmittel (Endoskop, Operationsmikroskop). Ein Grundsatz der klassischen Nasennebenhöhlen-Chirurgie war die radikale Ausräumung der pathologisch veränderten Schleimhaut. Im Gegensatz hierzu geht die moderne mit dem Endoskop oder Mikroskop durchgeführte endonasale Nebenhöhlenchirurgie davon aus, daß durch eine Verbesserung von Ventilation und Drainage die veränderte Schleimhaut in den großen nachgeschalteten Nasennebenhöhlen spontan ausheilt. Entscheidend ist die Erweiterung der natürlichen Öffnungen und Zugangswege. Bei dieser sog. Engstellenchirurgie nehmen der mittlere Nasengang und das vordere Siebbein eine Schlüsselstellung ein.

Liegt beispielsweise durch eine allergisch bedingte Schleimhauthyperplasie eine relevante Einengung des mittleren Nasenganges vor, kommt es zu einem Sekretrückstau, der eine chronische Si-

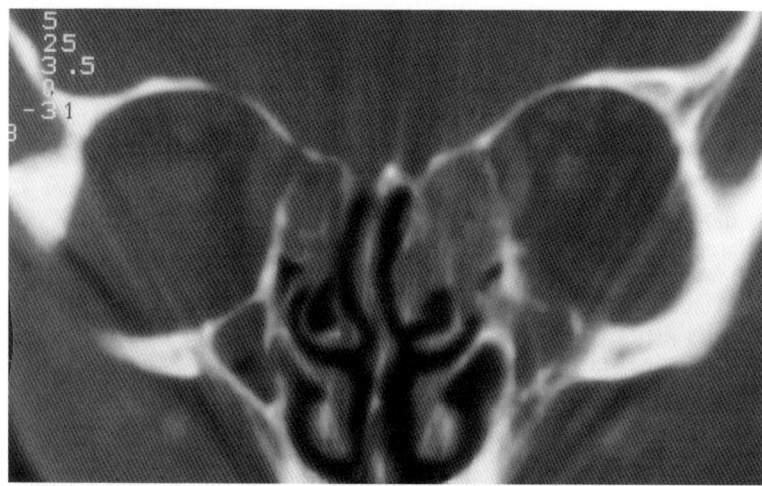

Abb. 1 Koronares CT der Nasennebenhöhlen eines Allergikers mit Siebbeinverschattung beidseits und Concha bullosa rechts.

nusitis fördert. Fast ausnahmslos läßt sich durch eine operative endonasale Erweiterung die Ventilation und Drainage verbessern und damit dieser Circulus vitiosus unterbrechen. Bei der Nachsorge von Nasennebenhöhlen-Operationen ist auf die regelmäßige Beseitigung von Sekret- und Blutkrusten sowie eine kombinierte lokale und systemische Behandlung zu achten (Sequentialtherapie nach Zenner).

Polyposis nasi et sinuum

Nasenpolypen (Abb. **2a** u. **b**, Tafel XI) entwickeln sich durch eine chronische Entzündungsreaktion bevorzugt im mittleren Nasengang und im Bereich der Nebenhöhlenostien. Nur eine sehr gering ausgeprägte Polyposis kann konservativ mit topischen oder systemischen Steroiden behandelt werden. Alle übrigen Formen bedürfen der operativen Sanierung. Das Prinzip der endonasalen Sanierung und der postoperativen Nachsorge entspricht weitgehend dem Vorgehen bei der chronischen Sinusitis (s.o.). Besteht der Verdacht auf eine pseudoallergische Genese der Polyposis, ist daran zu denken, daß neben der Unverträglichkeit von Aspirin und anderen nichtsteroidalen Antiphlogistika häufig auch eine Pseudoallergie auf Lokalanästhetika, Anästhetika, Muskelrelaxantien und Antibiotika besteht (s. Kap. 6.2).

Bei Kindern sind Polypen der Nase und des Nasennebenhöhlensystems eher selten. Differentialdiagnostisch müssen angeborene Erkrankungen (Kartagener-Syndrom, Mukoviszidose) ausgeschlossen werden. Bei Vorliegen einer Polyposis stehen sowohl bei Kindern als auch Erwachsenen die nasale Obstruktion und die zunehmende Riechstörung im Vordergrund. Bei inadäquater Therapie der Polyposis nasi im Kindes- und Jugendalter drohen Entwicklungsstörungen des Gesichtsskeletts und eine druckbedingte Verbreiterung des knöchernen Nasengerüstes (Woakes-Syndrom, Abb. **3**, Tafel XI).

Sinugene Komplikationen

Aufgrund der engen topographischen Nachbarschaft können sich auf dem Boden einer Nasennebenhöhlenentzündung endokranielle (Meningitis, Epidural-, Subdural-, Hirnabszeß) oder orbitale (subperiostaler Abszeß, Apex-orbitae-Syndrom, Orbitalphlegmone) Komplikationen entwickeln. In diesen Fällen ist eine rhinochirurgische Sanierung zwingend erforderlich. Lediglich beim Orbitaödem reichen konservative Maßnahmen (hohe Einlagen, Sekretolyse, Breitbandantibiotika) meist aus. Bereits die Periostitis kann jedoch eine endonasale Siebbeinausräumung erfordern. Ein wichtiges klinisches Zeichen für eine Operationsindikation ist die Störung der Bulbusmotilität und das Auftreten von Doppelbildern.

Sinubronchiales Syndrom

Als Reaktion auf entzündliche Erkrankungen der Nase und des angrenzenden Nasennebenhöhlensystems kommt es relativ uniform zur behinderten Nasenatmung und damit zu einem Überwiegen der Mundatmung. Die Atemluft wird nicht mehr angewärmt, gefiltert und angefeuchtet. Es resultiert eine deszendierende Entzündung, die sekundär den Larynx und die unteren Atemwege mit einbezieht. Überlagert wird dieser Mechanismus von neuralen Reflexmechanismen, die ebenfalls für die Mitreaktion der unteren Atemwege bei Entzündungen der Nasennebenhöhlen verantwortlich gemacht werden. Diese Zusammenhänge erklären, warum es nach Durchführung rhinochirurgischer Maßnahmen in einem Teil der Fälle zu einer entscheidenden Besserung der pulmonalen Symptomatik kommt.

Bei Kindern muß bei einer Sinubronchitis auch eine behinderte Nasenluftpassage durch vergrößerte Adenoide berücksichtigt werden. In diesen Fällen sollte stets eine Adenotomie erfolgen.

Literatur

Kastenbauer, E.: Komplikationen der Entzündungen der Nasennebenhöhlen und des Oberkiefers. In Naumann, H.H., J. Helms, C. Herberhold, E. Kastenbauer (Hrsg.): Oto-Rhino-Laryngologie in Klinik und Praxis Band 2. Thieme, Stuttgart, (1995) 234–264

Plinkert, P.K.: Entzündungen der Nasennebenhöhlen. In Zenner, H.P. (Hrsg.): Praktische Therapie von Hals-Nasen-Ohren-Krankheiten. Schattauer, Stuttgart (1993) 180–196

Rettinger, G.: Nasenseptumpathologie. In Naumann, H.H., H. Helms, C. Herberhold, E. Kastenbauer (Hrsg.): Oto-Rhino-Laryngologie in Klinik und Praxis, Band 2. Thieme, Stuttgart (1995) 369–374

Stammberger, H.: Functional endoscopic nasal and paranasal sinus surgery – The Messerklinger technique. BC Decker, Toronto 1989

Wigand, M.E.: Transnasale, endoskopische Chirurgie der Nasennebenhöhlen bei chronischer sinusitis. III. Die endonasale Siebbeinausräumung. HNO 29 (1981) 287–293

Zenner, H.P. (Hrsg.): Praktische Therapie von Hals-Nasen-Ohren-Krankheiten. Schattauer, Stuttgart (1993)

4.7 Komplementäre Methoden

M. Golenhofen

Generell besteht für den Bereich der komplementären Methoden ein erheblicher Bedarf an grundlagenorientierten und klinischen Studien. Für Akupunktur und Homöopathie konnte in einzelnen, teilweise groß angelegten Studien eine klinische Wirksamkeit gezeigt werden. Allgemein akzeptierte theoretische Vorstellungen über den Wirkmechanismus dieser Methoden fehlen indes. Für andere Verfahren der empirischen Heilmethoden existieren lediglich zweifelhafte Fallbeschreibungen. Es ist zu hoffen, daß Forschungseinrichtungen dem großen Interesse der ambulant tätigen Ärzte Rechnung tragen. Dabei ist davon auszugehen, daß einige Bestandteile komplementärer Methoden als obsolet verworfen werden. Ebenso sollte es aber möglich sein, wertvolles, teilweise jahrtausendealtes ärztliches Erfahrungswissen einer Medizin von morgen zu erhalten.

4.7.1 Allgemeine Überlegungen

Mit ihrer streng kausal-analytischen Ausrichtung hat die moderne westliche Medizin sehr große Erfolge in der Notfall- und Akutmedizin erzielt. Diagnostik und Therapie zeichnen sich durch eine lineare Ursache-Wirkungs-Beziehung aus. Unsere Medizin hat sich mit dieser Methode weit vom Menschenbild der antiken Medizin entfernt, das den Menschen im Kontext seiner räumlichen und psychosozialen Umwelt sah und Krankheit in einer Verbindung mit Naturphänomenen verstand. Die moderne Grundlagenwissenschaft hat sich insofern wieder angenähert, als sie das Newtonsche Dogma von der linearen Ursache-Wirkungs-Beziehung in der Natur verlassen hat. An seine Stelle tritt eine Sichtweise, die biologische Organismen als offene Systeme mit hohem Ordnungsgrad versteht, die in der Lage sind, ihr Ordnungsniveau mittels Energieumwandlung aufrechtzuerhalten.

In letzter Konsequenz bedeutet der Wegfall einer isolierten Ursache-Wirkungs-Kausalität auch das Ende der Spaltung von Körper und Geist, die im Denken der modernen Naturwissenschaft mit den Namen Descartes und Newton verbunden ist.

In der Behandlung allergischer Erkrankungen erscheinen komplementäre Methoden vor allem zur Langzeit- und Intervallbehandlung sinnvoll. Im Unterschied hierzu sind sie bei akuten Krankheitsbildern nur als eine adjuvante Therapiemöglichkeit zu verstehen, die der konventionellen symptomatischen Behandlung untergeordnet sind.

Besonderen Stellenwert für die Behandlung allergischer Erkrankungen besitzen toxische Einwirkungen und Herderkrankungen des Kopfes, die zu einer Belastung des lymphatischen Systems führen. Dies betrifft Zahnfüllungsmaterialien, Implantate sowie wurzeltote Zähne. Ferner sind Fokalerkrankungen wie die chronische Sinusitis und chronische Tonsillitis zu nennen, die ähnlich wie ausgeprägte Vernarbungen zu einer Toxinüberladung und Störfeldentstehung führen können.

4.7.2 Klassische Naturheilverfahren

Die klassisch-naturheilkundliche Behandlung ist nicht speziell, sondern allgemein bei allergischen Erkrankungen anzuwenden. Sie dient der Entlastung des Organismus, der Förderung regulativer und reparativer Vorgänge und stellt somit eine Basistherapie dar. Zu den klassischen Naturheilverfahren zählt man folgende Therapieformen (Tab. 1).

Hydrotherapie

Angewandte Bäder sind Armguß, Brustguß, Oberguß (Oberkörper u. Arme), Rückenguß, Nackenguß u. Gesichtsguß. Sie regen die Durchblutung von

Tabelle 1 Therapieformen klassischer Naturheilverfahren

Hydrotherapie
Bewegungstherapie
Ernährungstherapie
Phytotherapie
Ordnungstherapie

Kopf- und Halsregion an und fördern so den Lymphabfluß. Gleiches gilt für Waschungen, Abreibungen und Trockenbürstungen. Der Sauna kommt durch den thermischen Reiz und die Ableitung über die Haut eine stoffwechselanregende und entgiftende Bedeutung zu. Hals und Brustwickel wirken ferner entstauend.

Bewegungstherapie

Stoffwechselanregung und damit verbesserte Ausscheidung über Lunge, Haut, Niere und Darm werden durch eine gesteigerte Muskeltätigkeit erreicht. Am ehesten kommen ein Ausdauertraining mittlerer Intensität, bestehend aus Aufwärmphase, Ausdauerbelastung und Erholungsphase (insgesamt ca. 60 Min.) in Betracht.

Ernährungstherapie

Sie ist von großer Bedeutung für die Behandlung allergischer Erkrankungen. Ihre Ansätze sind:
1. Karenz von Nahrungsmittelallergenen (Hühnereiweiß, Getreide, Salicylsäure) nach erfolgter allergologischer Diagnostik.
2. Ausheilen chronischer Störungen im Gastrointestinaltrakt durch Nahrungsumstellung, ggf. Fastentherapie. Man geht davon aus, daß die entzündlich veränderte Darmwand die Penetration von Nahrungsmittelallergenen ermöglicht und es über diesen Mechanismus zur Sensibilisierung kommt. Die Behandlung besteht aus einer laktovegetabilen Vollwertkost, bei der der Anteil an Frischkost zu Therapiebeginn klein sein sollte, da der erkrankte Magen-Darm-Trakt schwerverdauliche Nahrungsmittel nicht aufschließen kann. Weiterhin ist für die Initialphase die Durchführung einer Fastenkur in Abhängigkeit von der Konstitution hilfreich. Vom reinen Teefasten über geringe Nahrungszufuhr (Gemüsebrühe, Milch-Semmel, Gemüsesäfte) bis hin zu einer milden, laktovegetabilen Ableitungsdiät reichen verschiedene Therapieansätze. Der Erfolg der Behandlung wird klinisch und mittels Stuhlkultur kontrolliert.
3. Vermeiden von Giftstoffbelastungen durch hochwertig erzeugte Nahrungsmittel (biologisch-organische Düngung). Dies betrifft Herbizide und Pestizide, Konservierungsstoffe und naturfremde Nahrungsmittelbegleitstoffe (z.B. Farbstoffe, Geschmacksverstärker).
4. Ausreichender Gehalt von Vitaminen, Mineralstoffen, Spurenelementen und sekundären Pflanzenstoffen (Vollwerternährung), die für regulär ablaufende Immun- und Ausscheidungsfunktionen essentiell sind. Das von Kollath vorgeschlagene Schema (Tab. **2**) klassifiziert Nahrungsmittel hinsichtlich ihrer Wertigkeit. An oberster Stelle stehen unverarbeitete, nicht erhitzte naturbelassene Nahrungsmittel aus hochwertigem Anbau (biologisch-organische Düngung, artgerechte Tierhaltung). Abgestuft nach dem Grad ihrer Aufbereitung und Veränderung finden sich dann in der untersten Abstufung konservierte, sterilisierte, vitamin- und mineralstofffreie Nahrungsmittel oder Konzentrate, die vermieden oder nur in kleinen Mengen zugeführt werden sollten (Trans-Fettsäuren, Geschmacksverstärker, Farbstoffe, Weißzukker).

Therapeutisch muß ein individueller Kompromiß zwischen Hochwertigkeit und Verträglichkeit der Nahrung gesucht werden. Hierbei ist in vielen Fällen eine initiale Ausheilung durch Diät hilfreich. Diese sollte unbedingt begleitet werden durch eine Ernährungsberatung. Ergänzend hilfreich sind eine Symbioselenkung und eine Mikrobiologische Therapie (s. Kap. 4.7.6).

Phytotherapie

Aus der westlichen Phytotherapie lassen sich Heilpflanzen angeben, welche die Stoffwechselfunktionen von Haut, Niere, Atemwegen und Darm beeinflussen und damit zur Basisbehandlung der allergischen Erkrankungen geeignet sind (Tab. 3). Die Heilpflanzen können als Teedrogen (Tab. 4) oder in Form von Fertigpräparaten angewandt werden.

Ordnungstherapie

Die Ordnungstherapie umfaßt Aspekte der Lebensführung wie Schlafgewohnheiten, Nahrungsaufnahme, Genußgifte und Urlaubsplanung (z.B. allergenfreie Zonen). Ferner Entspannungs- und Meditationstechniken (autogenes Training, Yoga, Zen-Meditation), die über einen Ausgleich psychovegetativer Mechanismen die immunologischen Vorgänge allergischer Erkrankungen beeinflussen. In Abhängigkeit von der Bereitschaft des

Tabelle 2 Wertigkeit der Nahrungsmittel nach Kollath

Wertstufen	1 – sehr empfehlenswert	2 – empfehlenswert	3 – weniger empfehlenswert	4 – nicht empfehlenswert
Verarbeitungsgrad	nicht/gering verarbeitete Lebensmittel	mäßig verarbeitete Lebensmittel	stark verarbeitete Lebensmittel	übertrieben verarbeitete Lebensmittel
Getreide	gekeimtes Getreide Vollkornschrot (Frischkornmüsli) frisch gequetschte Flocken	Vollkornbrot, -nudeln, -flocken, Vollkorngerichte	Weißbrot, Graubrot, weiße Nudeln, weißer Reis, Cornflakes, Auszugsmehle	Getreidestärke (z.B. Maisstärke) Ballaststoffpräparate
Gemüse/Obst	Frischgemüse, milchsaures Gemüse, Frischobst	erhitztes Gemüse, auch milchsaures Tiefkühlgemüse, -obst	Gemüsekonserven Obstkonserven	Vitaminpräparate Mineralstoffpräparate Tiefkühlfertiggerichte
Kartoffeln		gekocht, möglichst Pellkartoffeln	Fertigmischungen, z.B. Knödelmischung	Pommes frites, Chips, Kartoffelstärke
Hülsenfrüchte		gekeimte, blanchierte Hülsenfrüchte	„Sojamilch", Tofu Fertigmischungen	„Sojafleisch", Sojaprotein, -lecithin
Nüsse, Fette, Öle	Nüsse, Mandeln, Ölsamen, Ölfrüchte (z.B. Oliven)	geröstete Nüsse, kaltgepreßte, unraffinierte Öle, Butter, ungehärtete Pflanzenmargarinen	gesalzene Nüsse, extrahierte, raffinierte Fette und Öle, Kokosfett, Butterschmalz	gehärtete Margarinen
Milch/Milchprodukte	Vorzugsmilch	pasteurisierte Vollmilch, Milchprodukte und Käse ohne Zusatzstoffe	H-Milch-(Produkte) Milchprodukte (mit Zutaten), Käse (mit Zusatzstoffen)	Sterilmilch, Milchpulver, Milch- und Käseimitate Schmelzkäse
Fleisch Fisch Eier		Fleisch (bis 2x/Woche) Fisch (bis 1x/Woche) Eier (bis 2x/Woche)	Fleischwaren, -konserven, Fischwaren, -konserven	Innereien Ei-Pulver
Getränke	ungechlortes Trinkwasser natürliches Mineralwasser	Kräuter-, Früchtetees, verdünnte Fruchtsäfte Gemüsesäfte Getreidekaffee	Fruchtnektare, Kakao, Bohnenkaffee, schwarzer Tee, Bier, Wein	Cola-Getränke, Fruchtsaftgetränke, Instant-Kakao und -Sportlergetränke
Süßungsmittel	frisches, süßes Obst	Honig unverdünnt, nicht wärmegeschädigt, ungeschwefeltes Trockenobst	Honig (behandelt), Trockenobst, Fruchtdicksäfte, Vollrohrzucker	isolierte Zucker, Süßwaren, Süßstoffe, Süßigkeiten

Patienten gehören auch Sinnfragen in eine ordnungstherapeutische Behandlung. Chronische Erkrankungen, die, wie im Falle der Allergie, die Lebensweise beträchtlich beeinflussen, können Anlaß zu tiefgreifenden Änderungen in seinem Leben sein. Dies führt zu Fragen über die räumliche und psychosoziale Umwelt, Lebensrhythmus, Familie, Arbeitsfeld, Gesellschaft, aber auch das tiefe Lebensverständnis.

4.7.3 Traditionelle chinesische Medizin

Der Ursprung der traditionellen chinesischen Medizin reicht ca. 4000 Jahre zurück. Sie beschreibt die Funktionen des menschlichen Organismus als einen dynamisch-periodischen Prozeß, der Ähnlichkeit zum Zyklus der Jahreszeiten aufweist (5-Wandlungsphasen-Modell). In den Wandlungsphasen sind zwei „Organe" als Speicherungs- und Hohlorgan zusammengefaßt, z.B. Leber als Speicher und Gallenblase als Hohlorgan. Der Zustand

Tabelle 3 Phytotherapeutika in der Behandlung der allergischen Diathese

Atmungsorgane	Efeublätter (Folia hederae helicis), Anis (Pimpinella anisum L), Thymian (Herba Thymi), Sonnentaukraut (Herba Droserae)
Haut	Holunderblüten (Flores Sambuci), Lindenblüten (Flores Tiliae)
Darm	Leinsamen (Senen Lini), Aloe (Aloe barbadensis), Indische Flohsamen (Semen Plantaginis ovatae), Sennesfrüchte (Folliculi Sennae), Artischocke (Herba Cynarae), Ingwer (Zingiber officinalis), Wacholderbeeren (Fructus Juniperi)
Blase	Bärentraubenblätter (Folia Uvae ursi), Goldrutenkraut (Herba Solidaginis), Birkenblätter (Folia Betulae), Brennesselkraut (Herba Urticae)
Immunmodulatorisch wirksame Heilpflanzen	Zimt (Cortex cinnamomi), Purpureasonnenhutkraut (Herba Echinacea purpurea)

Tabelle 4 Teerezeptur für die allergische Rhinitis

Rp.	
Herba Urticae	100,0
Herba Solidaginis	20,0
Herba Thymi	30,0
DS. 2 x täglich 1 l mit ca. 2 Teel. zubereiten	

einer Organfunktion läßt sich ferner anhand von 8 Leitkriterien weiter differenzieren. Diese sind: Yin-Yang, Außen-Innen, Fülle-Leere, Hitze-Kälte.

Für ein ganzheitliches Verständnis der allergischen Erkrankungen ist der Funktionskreis von Magen-Milz-Pankreas bedeutsam. Er wird umschrieben mit der pathologisch-psychischen Haltung des Grübelns, des Bindegewebes als Körperstruktur und des Mundes als sog. Öffnungsorgan. Das gemeinsame Prinzip der aufgezählten Charakteristika kann als „das in der Mitte stehende" angesehen werden, das zwischen fremd und eigen zu entscheiden hat. Therapeutisch ist daraus für den ordnungstherapeutischen Ansatz abzuleiten, daß „die Mitte zu finden" für den Betroffenen von großer Bedeutung sein kann und ein Ausgleich von egoistischen und altruistischen Idealen anzustreben ist.

Für allergische Erkrankungen des Hals-Nasen-Ohren-Bereichs wird letztlich ein Mangel von Abwehrenergie im Lungen- und Nierenfunktionskreis angesehen (Abb. 1), ferner ein Aufstau der Energiebeschaffenheit „Wind" im Bereich der Schleimhäute des oberen Atmungstrakts. Die verminderte Abwehrenergie kann das Eindringen der Qualität „Wind" nicht verhindern, so daß es zu deren Aufstau kommt. Die energetische Verbindung zwischen dem Nierenfunktionskreis und dem Hals-Nasen-Ohren-Gebiet wird durch die Energieleitbahn des Lenkergefäßes bewerkstelligt. Eine ausgeprägte Schwäche der Abwehrenergie im Nierenfunktionskreis im Vergleich zum Lungenfunktionskreis hat eine perenniale allergische Tendenz zur Folge, während die Schwäche des Lungenfunktionskreises eher eine saisonale Allergie hervorruft. Für die Manifestation der allergischen Beschwerden ist schließlich das Eindringen der Qualität „Wind" im Lungenmeridian zuständig, über dessen verbundenen Meridian des Dickdarms die Nähe zu Kopf und Hals offensichtlich ist. Kennzeichnend für den Einfluß von Wind und Kälte sind die klinischen Manifestationen: Niesreiz, reichlich wäßrige Nasensekretion, Behinderung der Nasenluftpassage, leichter Kopfschmerz (Abb. 1).

Die Behandlung legt traditionell großes Gewicht auf die chinesische Pflanzenheilkunde, wäh-

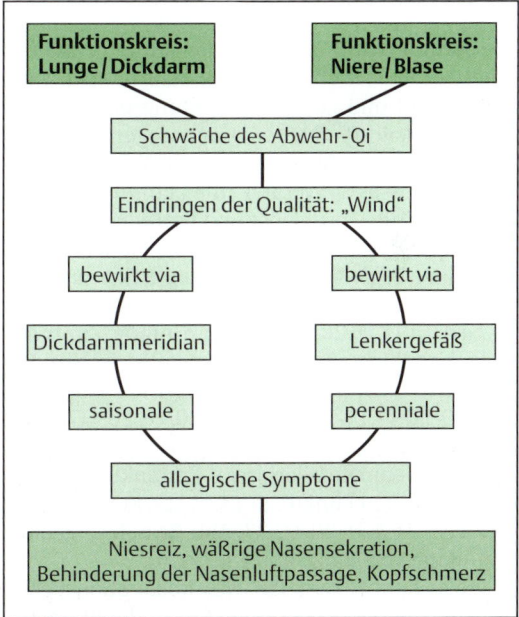

Abb. 1 Pathogenese allergischer Symptome in der traditionellen chinesischen Medizin.

rend die Nadelung (Akupunktur) und Erwärmung (Moxibustion) von Akupunkturpunkten eine geringere Rolle spielen. Ferner dienen das Meridiansystem auf der Körperoberfläche sowie die traditionelle Medizintheorie als Grundlage für eine meditative Bewegungsform mit dem Ziel der seelisch-geistigen Harmonisierung (Tab. **5**).

Tabelle **5** Formen der traditionellen chinesischen Medizin

Phytotherapie
Akupunktur
Chinesische Bewegungstherapie Qi Gong

Phytotherapie

Die Behandlung mit chinesischen Heilkräutern ist außerordentlich komplex, so daß sie an dieser Stelle nicht besprochen wird. Hinzu kommt die noch schwierige Beschaffung der Arzneidrogen. Es sei deshalb auf die angegebene Fachliteratur verwiesen.

Akupunktur

Die Akupunkturpunkte zur Behandlung allergischer Manifestationen im Kopf-Hals Bereich sind: Bl 12, Bl 13 und Lu 7, Di 20, Bitong und Yintang (beides lokale Punkte, wirksam gegen Niesreiz), ferner Lg 23 und Gb 20 (beide zur Ausleitung des Windeinflusses). Werden die Einflüsse durch Wind und Hitze ausgelöst und bestehen die klinischen Manifestationen in Niesreiz, trüber Nasensekretion, Begleitpharyngitis, Begleitkonjunktivitis und Durst, sind die wichtigsten Punkte: Bl 12, Bl 13, Di 4, Di 11, Di 20, Bitong und Yintang. Zur Intervallbehandlung der saisonalen allergischen Beschwerden eignen sich ferner: LG 4, KG 4, Bl 23, Ni 3, BL 13, LG 12, LG 23, LG 24, Gb 20, LG 20, LG 14, Dü 3 und Bl 62.

Für perenniale allergische Erkrankungen sind die wichtigsten Punkte: Bl 13, LG 12, KG 12, Ma 36, Lu 7, Lu 9, Di 4, Di 20, LG 23. Abb. **2a u. b** zeigen die Meridiane von Lunge und Dickdarm.

Abk.: Lg: Lenkergefäß, KG: Konzeptionsgefäß, Ni: Niere, Bl: Blase, Le: Leber, Gb: Gallenblase, He: Herz, Dü: Dünndarm, M/P Milz/Pankreas, Ma: Magen, LU: Lunge, Di: Dickdarm.

Chinesische Bewegungstherapie Qi Gong

Die Behandlung allergischer Beschwerden, durch die Bewegungstherapie Qi Gong spielt eine untergeordnete Rolle. Die Leitbahnen, auf denen die Akupunkturpunkte liegen und durch die nach chinesischer Vorstellung die Lebensenergie (Qi) fließt, wird durch die Bewegungsformen gelenkt und harmonisiert. Deshalb kommt ihr sowohl eine therapeutische als auch präventive Bedeutung zu.

4.7.4 Klassische Homöopathie

Das Therapiekonzept geht zurück auf den deutschen Arzt Samuel Hahnemann (1755–1843) und basiert auf:

1. Der Simile-Regel (Similia similibus curentur. Ähnliches werde durch Ähnliches geheilt). Zur Behandlung einer Krankheit werden Stoffe verwandt, deren Vergiftungssymptome (Arzneimittelbild) der zu behandelnden Erkrankung ähnlich sind (z.B. Rötung des Kopfes und pulsierender Kopfschmerz bei Vergiftung mit der Tollkirsche – Atropa belladonna).

2. Der Arzneimittelprüfung am Gesunden. Die der Arzneigabe zugrundeliegenden Arzneimittelbilder entstammen den Aufzeichnungen von gesunden Probanden, welche die nach Einnahme eines homöopathischen Arzneimittels entstehenden körperlichen und seelischen Symptome schilderten.

3. Der Anwendung hochverdünnter (potenzierter) Arzneimittel. Naturstoffe mineralischen, pflanzlichen und tierischen Ursprungs werden hergestellt, indem Ausgangsstoff mit Lösungsmittel (Alkohol-Wasser-Gemisch oder Milchzucker) verdünnt und einem rhythmischen Schüttelprozeß unterzogen wird (Potenzierung).

Die Gesamtheit körperlicher, seelischer und geistiger Symptome eines Patienten müssen eruiert werden und führen zur Wahl eines homöopathischen Arzneimittels. Die gleichzeitige Gabe mehrerer Arzneimittel entspricht nicht dem Therapiekonzept der klassischen Homöopathie. Charakteristika einzelner homöopathischer Arzneimittel seien am Beispiel der allergischen Rhinitis verdeutlicht (Tab. **6**).

Sehr häufig angewandte homöopathische Arzneimittel für die konstitutionelle Behandlung der allergischen Erkrankungen sind:

Arsenicum album (Tab. **7**), Bromum, Carbo vegetabilis, Jodum, Kalium jodatum, Naja tripudians,

Komplementäre Methoden **123**

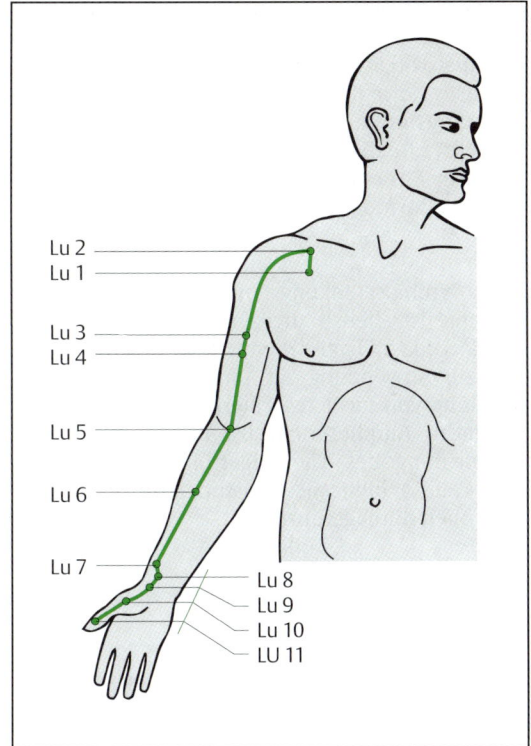 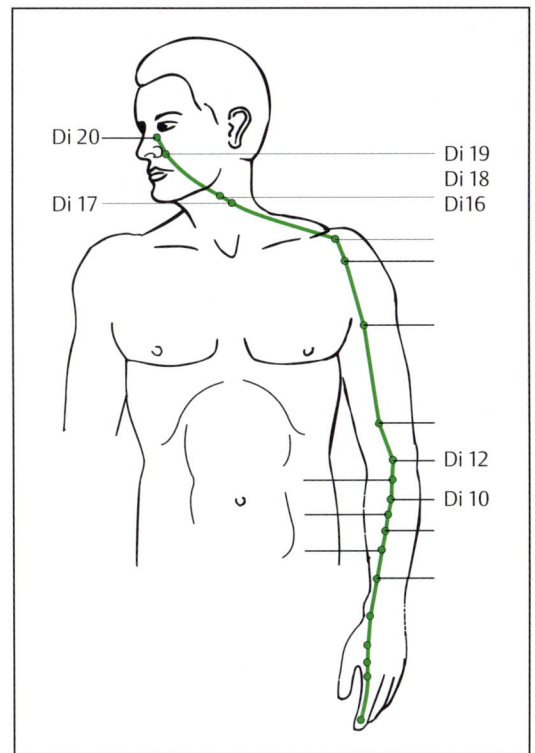

Abb. **2a u. b** Meridiane von Lunge **a** und Dickdarm **b** (nach Bischko).

Tabelle **6** Organotrope Beziehungen homöopathischer Arzneimittel

Arzneimittel	Symptom
Allium cepa	Niesen beim Eintritt in ein warmes Zimmer
Arum triphyllum	faßt sich ständig an Nase und Oberlippe
Euphrasia	starke Lichtempfindlichkeit der Augen
Kalium jodatum	verlangt frische Luft, Schwellung der Lymphknoten
Nux vomica	reizbar, überempfindlich gegen Gerüche, Licht, Lärm, Wechsel zwischen Verstopfung und Fließschnupfen
Sabadilla	krampfartiges Niesen, Jucken am Gaumen
Sanguinaria	sehr geruchsempfindlich, Schnupfen durch Geruch von Blumen
Sinapis nigra	übler Mundgeruch
Sticta pulmonaria	absteigende Katarrhe, muß dauernd die Nase schneuzen

Tabelle **7** Adjuvanter Therapievorschlag bei allergischer Rhinitis mit bronchialer Beteiligung

Beschwerden:
- Nasensekretion, wäßrig, wundmachend
- Schmerz, brennend in Nase und Rachen
- Innere Unruhe, nachts verschlimmert
- Atmung erschwert, durch Aufsetzen gebessert

Therapie: Arsenicum album

Natrium muriaticum, Natrium sulfuricum, Nux vomica, Psorinum, Pulsatilla, Silicea, Sulfur, Thuja, Calcium carbonicum.

4.7.5 Klinische Ökologie

Die klinische Ökologie ist nur bedingt als komplementäre Arbeitsrichtung zu bezeichnen, da sie Verbindungen zur Toxikologie besitzt. Es wird postuliert, daß es bei Einwirkung potentiell toxisch wirksamer Substanzen unterhalb der Schwellenkonzentration zur sog. chemischen Sensibilisierung kommt, welche zur Entstehung allergischer Erkrankungen prädisponiert. Bekanntes Beispiel ist das Quecksilber der Zahnfüllungen aus Silber- und Kupferamalgamen. Während Zahnfüllungen aus diesem Material vom toxikologischen Standpunkt bis zu einem bestimmten Grenzwert als unkritisch angesehen werden, sind sie vom Standpunkt der klinischen Ökologie prinzipiell inakzeptabel. Auch ohne erfolgten laborchemischen Nachweis ist die Präsenz von Stoffen, die eine chemische Sensibilisierung auslösen können, in implantierten Materialien, Nahrungsmitteln, Kleidungsgegenständen, Baustoffen sowie Trinkwasser zu vermeiden. Von den ca. 100000 auf den modernen Menschen einwirkenden Chemikalien sind interessanterweise nur ca. 5% toxikologisch untersucht, von den Wechselwirkungen der Stoffe untereinander ganz abgesehen.

Wichtige Substanzen sind:
Quecksilber, Kupfer, Asbest, Benzol, Blei, Cadmium, Dioxine und Furane, Formaldehyd, Lösungsmittel, Holzschutzmittel, Benzpyrene, Pestizide, Polyvinylchlorid, Zigarettenrauch, Chromsäure, Nickel, Kobalt, Arznei- und Desinfektionsmittel, Antibiotika, Lokalanästhetika, Konservierungsmittel, Antimykotika, Kolophonium, Kunststoffe (Epoxit- u. Acrylharze), Gummiinhaltsstoffe, Farbstoffe, Kosmetika und Pflanzenstoffe (Daunderer 1990).

Als ursächlich für Allergien im HNO-Bereich werden Kosmetika, Implantate, Arzneimittel und Zahnfüllungen angesehen. Wesentliche Bedeutung wird auch der sog. „Mundbatterie" durch galvanische Ströme zwischen unterschiedlichen Füllungsmaterialien oder Implantaten beigemessen. Eine Sanierung von Zahnmaterial ist daher wichtigstes Ziel einer klinisch-ökologisch orientierten Therapie allergischer Erkrankungen.

4.7.6 Symbioselenkung und mikrobiologische Therapie

Wie bereits im Kapitel 4.7.2 besprochen, kann über ein erkranktes Magen-Darm-System eine endogene Belastung mit Nahrungsmittelallergenen, Mikroorganismen und toxischen Metaboliten (Ammoniak, Indol, Skatol, Phenole, Fuselalkohole) entstehen. Neben der Ernährungstherapie ist daher die Wiederherstellung einer physiologischen Darmflora nach folgendem Stufenvorgehen sinnvoll:

1. Phase: Reduktion der pathogenen Darmflora durch Fasten und Gabe von Laxantien (Magnesiumperoxid, z.B.: Ozovit).
2. Phase: Normalisierung der exkretorischen Verdauungsfunktionen durch pflanzliche Bitterstoffe (z.B.: Iberogast, Carminativum-H.).
3. Phase: Besiedlung des Darms mit physiologischen Darmbakterien (z.B.: Mutaflor, Symbioflor 2).

Eine Symbioselenkung mit mikrobiologischer Therapie ist ebenso angezeigt bei der Belastung mit Candida albicans. Hier kommt eine Anti-Pilz-Diät zur Anwendung ggf. unter zusätzlicher Anwendung von nicht resorbierbaren Antimykotika (Nystatin, Amphotericin B). Zu Nachweis und Überprüfung des Therapieerfolgs der Dysbiose und Candida-albicans-Belastung werden Stuhlkontrollen durchgeführt.

4.7.7 Methoden der unspezifischen Hyposensibilisierung

Hierunter sind Verfahren zu verstehen, die in der Behandlung akuter und chronischer Störungen zur Umstimmung, d.h. Beschleunigung des regulär ablaufenden immunologischen Prozesses führen (Tab. **8**). Im Falle allergischer Erkrankungen ist die Stimulation von Immunfunktionen beabsichtigt, welche durch Giftstoffeinwirkung, ständige Exposition durch antigene Substanzen oder verminderte Anforderung durch übersteigerte Hygiene (z.B. staubfreie Räume) zum Erliegen gekommen ist.

Immunmodulation mit pflanzlichen Arzneimitteln

Hier spielt die orale oder parenterale Anwendung von pflanzlichen Reizstoffen eine dominante Rolle. Dies sind Echinacea purpurea (Purpursonnenhut), Thuja occidentalis (Lebensbaum) und Viscum album (Mistel). Die Anwendung der Reizstoffe erfolgt meist über einen Zeitraum von ca. 6 Wochen

Tabelle **8** Methoden der unspezifischen Hyposensibilisierung

Immunmodulation mit pflanzlichen Arzneimitteln
Eigenbluttherapie und Eigenharntherapie
Sauerstofftherapie, hämatogene Oxidationstherapie, Ozontherapie

mit einer darauf folgenden Pause von ca. 4 Wochen. Insgesamt sind drei Behandlungszyklen anzuraten. Die intravenöse oder die intramuskuläre Gabe phytotherapeutisch aufgearbeiteter Echinacea purpurea ist wegen des anaphylaktischen Risikos heute als absolet anzusehen.

Eigenbluttherapie und Eigenharntherapie

Venöse Blutentnahme und intramuskuläre Reinjektion wird als Eigenblutinjektion bezeichnet. Dabei kann das Blut nativ, mit Arzneimittel, homöopathisch potenziert, mit UV-Licht bestrahlt, mit Ozon vermischt, hämolysiert, defibriniert oder kurzwellenbestrahlt zur Anwendung kommen. Üblicherweise wird einmal pro Woche über einen Zeitraum von ca. 6–8 Wochen behandelt. Bei der Eigenurininjektion werden 1–2 ml steril filtrierter oder hitzesterilisierter Urin in gleicher Anwendungshäufigkeit verwandt. Eine Injektion mit Lokalanästhetikum empfiehlt sich hier, da sonst aufgrund der osmotischen Differenz ein Brennschmerz ausgelöst wird.

Sauerstofftherapie, hämatogene Oxidationstherapie, Ozontherapie

Die in ihrer Wirkungsweise verwandten Methoden ändern die Membranbeschaffenheit der Blutzellen und wirken durch ihre hochreagiblen Verbindungen auf den Prostaglandinstoffwechsel ein. Die Aufnahme hochreaktionsfähiger Bestandteile in den Organismus hat günstige Einwirkungen auf die Blutviskosität, O_2-Utilisation, Thrombozytenaggregation und Spiegel des Gesamtcholesterins durch Bildung von Cholesterinestern. Über ihren Stoffwechselreiz wirken die genannten Behandlungsverfahren immunmodulatorisch und sind so zur Begleitbehandlung allergischer Erkrankungen geeignet.

4.7.8 Reflextherapien

Zu den Reflextherapien rechnet man folgende Behandlungsformen (Tab. **9**).

Neuraltherapie

Hier werden Lokalanästhetika zu therapeutischen Zwecken verwandt. Weiterhin kommen pflanzliche und bakterielle Reizstoffe als Quaddeln oder extern appliziert zur Anwendung. Die Wirkung kommt durch Einflußnahme auf lokale und übergeordnete Reflexmechanismen zustande. Sie ging aus der Heilanästhesie Anfang dieses Jahrhunderts hervor und wurde von Huneke zu einer eigenständigen Therapieform ausgearbeitet. Es werden die Störfeldbehandlung und Segmentbehandlung unterschieden. Lassen sich Erkrankungssymptome durch einen neuraltherapeutischen Eingriff unmittelbar beseitigen, spricht man vom Sekundenphänomen (auch Huneke-Phänomen).

Im Fall der Störfeldbehandlung werden die Injektion und Infiltration sowohl diagnostisch als auch therapeutisch genutzt. In der Segmenttherapie werden Reflexbögen der Wirbelsäulensegmente zur Therapie genutzt. Hier werden Quaddelungen in der Haut vorgenommen. Die auch als westliche Akupunktur bezeichnete Neuraltherapie nutzt häufig Akupunkturpunkte für die Injektion. Für die allergischen Erkrankungen im Kopf-Hals-Bereich wird die neuraltherapeutische Behandlung folgender Akupunkturpunkte durchgeführt:
– LG 20, LG 23, Bl 1, Bl 2, Bl 10, Gb 14, Gb 20, Ma 5, Di 4, Di 20, Extrapunkt 19.
– Lymphwirksame Punkte am Vorderrand des M. sternocleidomastoideus.
– Punkte des „Lymph belt" im Verlauf einer gedachten engen Halskette.

Für die Behandlung können neben Lokalanästhetika auch den Lymphfluß stimulierende Arzneimittel zur Anwendung kommen (z.B. Acidum formicicum D4). Wichtig ist ferner die Störfeldbehandlung im Bereich der Lymphabflußwege. Hier sind besonders die Gaumen- und Rachenmandeln oder Narben nach Tonsillektomie und Adenotomie genannt, ferner dentogene Herde nach erfolgter zahnärztlicher Sanierung und funktionelle Störfelder der Lymphbahnen, ausgelöst durch eine erhöhte Toxinbelastung (Kosmetika, Genußgifte, chronische Keimbesiedlung von Tonsille und Nasennebenhöhlen) zu nennen. Für die Fernbehandlung eignen sich auch die besprochenen Akupunkturpunkte.

Tabelle **9**   Methoden der Reflextherapie

Neuraltherapie
Akupunktur von Mikrosystemen
Röder-Methode

Akupunktur von Mikrosystemen

Aus der modernen Physik nichtlinearer Systeme ist bekannt, daß komplexe Strukturen, so auch biologische Organismen, das Phänomen der Selbstähnlichkeit aufweisen. Kleinste Teile einer großen Gesamtheit gleichen in Form und Aufbau dem Gesamtsystem. Gleiches ist funktionell von den als Mikrosystemen bezeichneten Akupunktursystemen im Bereich einzelner Körperteile bekannt (Abb. **3a–c**). Ihre Wirkung ist im Vergleich zur Körperakupunktur schneller, allerdings auch weniger anhaltend und deshalb mehr auf die Ausschaltung aktueller Störeinflüsse gerichtet. Konstitutionelle Aspekte treten bei der Behandlung von Mikrosystemen in der Praxis in den Hintergrund.

Für die allergischen Erkrankungen des Kopf- und Halsbereichs kommen die Ohrpunkte P 22, 51, 55 (Shen men), 78 (Allergiepunkt), 13 (ACTH Nebenniere), 16 (Naseninneres) zur Anwendung (Abb. **3a**). In der Mundakupunktur kommen vorwiegend die Punkte des Retromolargebietes in Betracht, da sie eine Stimulation des Lymphabflusses gewährleisten (Abb. **3b**).

In erster Linie zur Behandlung symptomatischer Beschwerden und weniger zur Allgemeinbehandlung der allergischen Diathese geeignet ist die Schädelakupunktur nach Yamamoto (Abb. **3c**). Bei ihr kommen Punkte der Respirationszone (A)

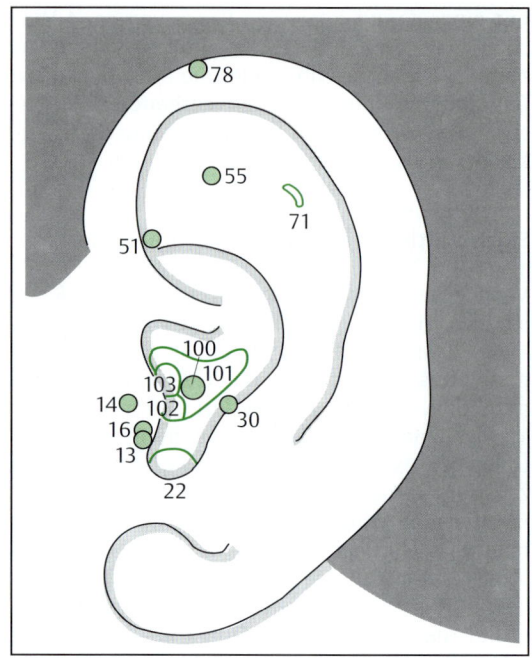

Abb. **3a–c** Somatotopien von Ohr (a), Mund (b) und Schädel (c) mit relevanten Zonen (nach Hecker).

a Somatotopien von Ohr
13 Nebenniere
14 Äußere Nase
16 Innere Nase
22 Endokrinium
30 Parotis
51 Vegetativum
55 Shen-Men
71 Urtikariazone
78 Ohrspitze
100 Herz
101 Lunge
102 Bronchus
103 Trachea

b Mund
3E Drei-Erwärmer
Ma Magen
Mi Milz-Pankreas
He Herz
Dü Dünndarm
Ni Niere
Bl Blase
Lu Lunge
Di Dickdarm
Le Leber
Gb Gallenblase

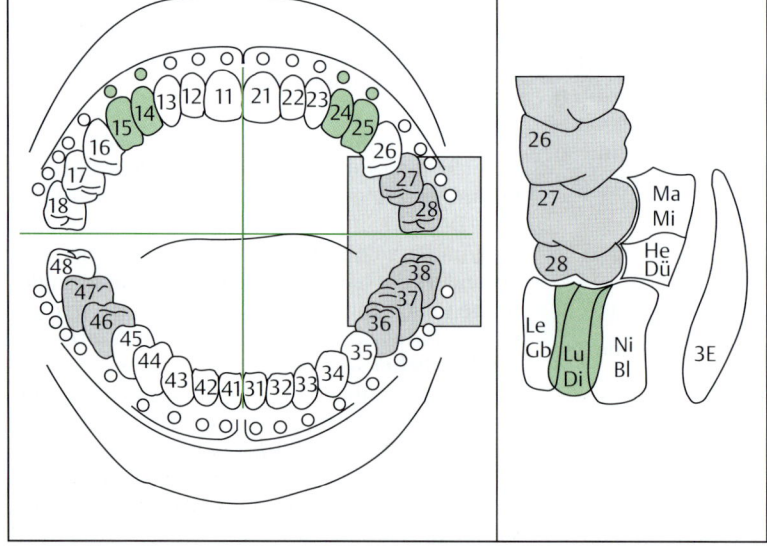

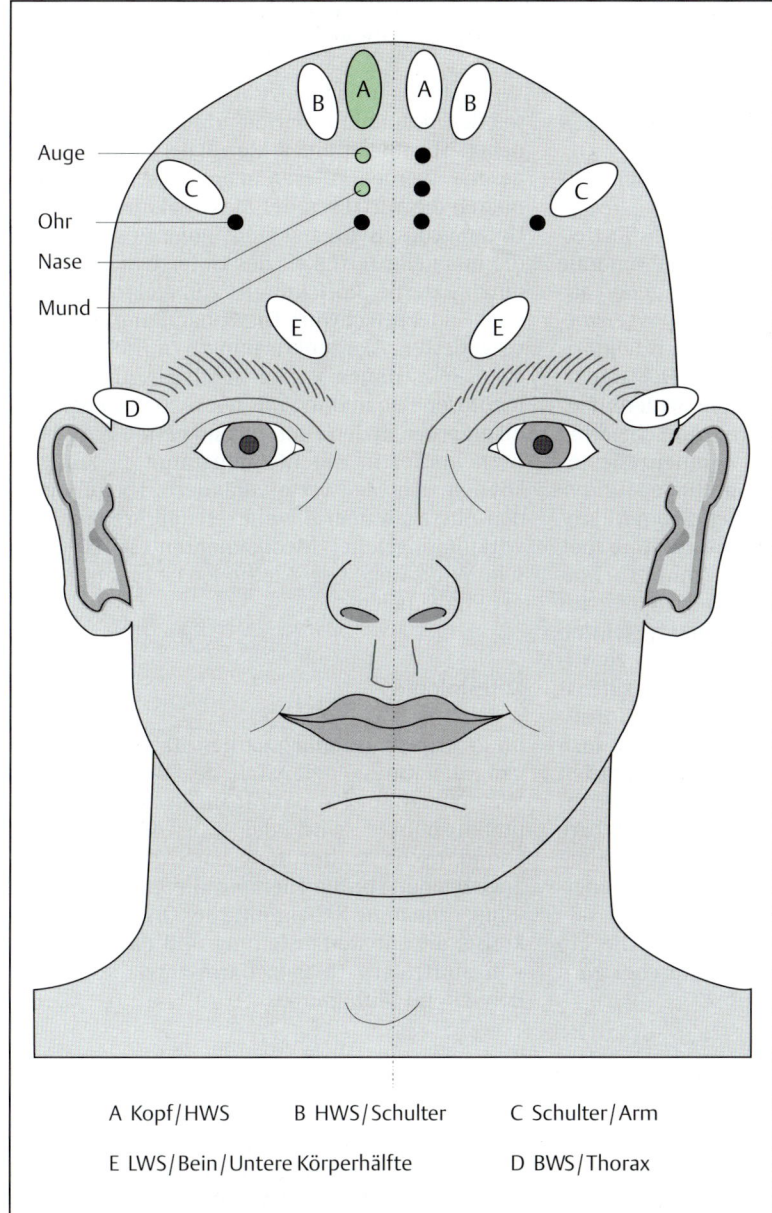

c Somatotopie am Schädel.

A Kopf/HWS   B HWS/Schulter   C Schulter/Arm
E LWS/Bein/Untere Körperhälfte   D BWS/Thorax

in Betracht, die vom Haaransatz aus bds. ca. einen Finger breit von der Meridianlinie entfernt im Bereich der Stirn abwärts tastend lokalisiert und mit tangential eingeführter Nadel bis zum Periost genadelt werden.

Röder-Methode

Die drei Therapieverfahren, welche in der Röder-Methode zusammengefaßt sind (Tab. **10**), dienen durch Saugung und lokale Arzneimittelapplikation, der Reinigung von Detritus und pathologischem Sekret. Dies führt zu einer Stimulation des

Tabelle 10 Therapieverfahren der Röder-Methode

- Konservative Tonsillenbehandlung
- Adenoidenbehandlung
- Nasale Reflextherapie

Lymphflusses und Ausheilung chronischer Entzündungsvorgänge.

Bei der Adenoidenbehandlung durch Bestreichen mit Röder-Haken wird eine neurohumorale Reflexwirkung postuliert. Die Adenoide gehen aus dem gleichen Gewebe wie der Hypophysenvorderlappen hervor, weshalb man eine reflektorische Beziehung über den obliterierten Ductus craniopharyngeus annimmt. Die lokale Schleimhautreaktion soll zu einer verstärkten Ausscheidung über das Adenoidengewebe und zu einer reflektorischen Beschleunigung des Lymphflusses führen. Die nasale Reflextherapie, ausgehend vom Mikrosystem der unteren und mittleren Nasenmuschel, beeinflußt den Plexus cervicalis (mittlere Muschel), Plexus solaris (untere Muschel) und Plexus coeliacus (hinterer Abschnitt) und hat das Ziel, den Lymphabfluß aus dem Kopf-Hals-Bereich zu stimulieren. Die Behandlung der Gaumentonsille ist als Allgemeinbehandlung der chronischen Tonsillitis anzusehen, falls die operative Therapie noch nicht notwendig erscheint. Gelingt das Ausheilen nicht auf konservativem Wege, ist die Tonsillektomie im Sinne der Fokussanierung unvermeidbare Konsequenz. Zur Lokalbehandlung der Tonsillen werden adstringierende und bakterizide Arzneimittel verwandt (H_2O_2, Sol. Mandl), für die nasale Reflextherapie eine Mischung ätherischer Öle. Ein stärkerer Lokaleffekt an der Nasenmuschel wird beispielsweise mit $AgNO_3$ ausgelöst.

4.7.9 Energetische Regulationstherapien

Unter den energetischen Regulationstherapien faßt man die Elektroakupunktur nach Voll, die Kinesiologie und die Bioresonanztherapie zusammen (Tab. 11).

Tabelle 11 Formen energetischer Regulationstherapien

- Elektroakupunktur nach Voll und verwandte Verfahren
- Kinesiologie
- Bioresonanztherapie

Elektroakupunktur nach Voll und verwandte Verfahren

Widerstands- und Kapazitätsmessungen an Punkten der Akupunkturmeridiane sollen mit funktionellen Störungen eines Meridians in Korrelation gesetzt werden. Diesen diagnostischen Zugang nutzen die Verfahren der Elektroakupunktur. Der Untersuchungsvorgang stellt hohe Ansprüche an die manuelle Fertigkeit des Untersuchers und ist durch externe Störfaktoren (z.B. elektromagnetische Felder) erschwert. Die Behandlung elektrisch veränderter Akupunkturpunkte mittels schwachen Reizströmen ist im Vergleich zur medikamentösen Behandlung mit homöopathischen Medikamenten in den Hintergrund getreten. Werden Arzneimittel in die Meßapparatur eingebracht, können sich Meßwerte verändern. Hieraus werden Aussagen über die eintretende Arzneimittelwirkung abgeleitet (Medikamententest). Die klinische Wirksamkeit der Methoden ist bislang in keiner Studie belegt.

Kinesiologie

Im Prinzip sehr ähnlich ist der diagnostische Zugang der Kinesiologie. Statt der Messungen von Widerstand oder Kapazität im Bereich der Akupunkturpunkte wird der Muskelfunktionstest (isometrische Kraftprüfung nach externem Reiz) angewendet. Für die Therapie allergischer Erkrankungen steht die Behandlung der Organfunktionskreise, die Giftstoffausleitung und das Auffinden von Störfeldern (Magen-Darm-Trakt, Kopf-Hals-Bereich) im Mittelpunkt.

Bioresonanztherapie

Das Behandlungsprinzip geht von der Aufnahme körpereigener Schwingungen aus, die durch Brownsche Molekularbewegung des Organismus hervorgerufen werden. Diese sollen mittels mikroelektronischer Bauteile umgewandelt werden und über eine Hand- oder Fußelektrode dem Körper wieder zugeführt zu werden. Das Konzept stützt sich auf Hypothesen der Biophysik; zuverlässige klinische Prüfungen existieren nicht. Für die Behandlung allergischer Erkrankungen gibt es eine Reihe von Erfahrungsberichten, die bei Allergien besonders auf Nahrungsmittel über gute Behandlungsergebnisse berichten. Als Wirkungsweise wird eine Ausleitung von Giftstoffen und „Löschung" von Schwingungsmustern postuliert, welche die Auslösung allergischer Symptome hervorrufen.

Die energetischen Regulationstherapien bewegen sich am Rande des therapeutischen Spektrums komplementärer Heilverfahren und sind weder physikalisch definiert noch klinisch fundiert.

Literatur

Adler, R.H., T. von Uexkull: Theory of a human medicine and the role of complementary medicine. Schweiz. Rundsch. Med. Prax. 83 (1994) 647–53

Allergy: conventional and alternative concepts. Summary of a report of the Royal College of Physicians Committee of Clinical Immunology and Allergy. J. R. Coll-Physicians London (1992) 26(3): 2604

Daunderer, M.: Handbuch der Umweltgifte. Ecomed Landsberg 1990

Frew, A.J.: Conventional and alternative allergen immunotherapy: do they work? Are they safe? Clin. exp. Alergy 24 (1994) 416–22

Kay, A.B., M.H. Lessof: Allergy. Conventional and alternative concepts. A report of the Royal College of Physicians Comittee on Clinical Immunology and Allergy. Clin. exp. Allergy 3 (1992) 144

Maciocia, O.: The Practice of Chinese Medicine. Churchill-Livingstone, Edinburgh (1994) 147–159

Nezabudkin, S.N., A.T. Kachan, G.B. Fedoseev, K.P. Gamajunov: The reflexotherapy of patients with respiratory allergoses. Ter-Arkh. 64 (1992) 64–7

Reilly, D.T., M.A. Taylor, C. McSharry, T. Aitchison: Is homoepathy a placebo response? Controlled trial of homeopathie potency, with pollen in hayfever as model. Lancet (1986) II: 881–886

Zang, J.: Immediate antiasthmatic effect of acupuncture in 192 cases of bronchial asthma, J. trad. Chin. Med. 10 (1990) 89–93

5 Synopsis allergologischer Krankheitsbilder

5.1 Allergische Rhinokonjunktivitis

W. Heppt

Die allergische Rhinokonjunktivitis ist eine typische Erkrankung der Jugendlichen und jüngeren Erwachsenen und häufiger beim männlichen Geschlecht anzutreffen. Im Vergleich zu Erwachsenen und Kindern, bei denen die Prävalenzrate unter 5% liegt, rangiert sie in der Altersklasse zwischen 10 und 25 Jahren bei etwa 15–20%.

5.1.1 Allergene und Pathophysiologie

Pathophysiologisch handelt es sich bei der allergischen Rhinokonjunktivitis um eine klassische IgE-vermittelte Soforttypreaktion (Typ I nach Coombs und Gell). Sie entsteht durch direkten Kontakt der Schleimhaut mit Inhalationsallergenen, seltener als mediatorvermittelte Fernreaktion, und wird durch „Cross-linking" zweier benachbarter IgE-Moleküle auf Mastzellen ausgelöst. In Abhängigkeit des zeitlichen Verlaufs und der dominierenden Zielzelle unterscheidet man innerhalb der allergischen Sofortreaktion zwei Phasen: die durch die Mastzelldegranulation bestimmte Frühphase 0–30 Minuten nach Allergenkontakt und die durch den Einstrom von Entzündungszellen vermittelte Spätphase 4–12 Stunden nach Allergenkontakt. Anders als die Soforttypreaktion des Pollenallergikers ist die selten anzutreffende Spättypreaktion der Nasenschleimhaut, z.B. bei Kontaktallergie auf Salbengrundlagen, lymphozytenvermittelt. Abb. 1 zeigt die wichtigsten Allergene der allergischen Rhinitis im mitteleuropäischen Raum.

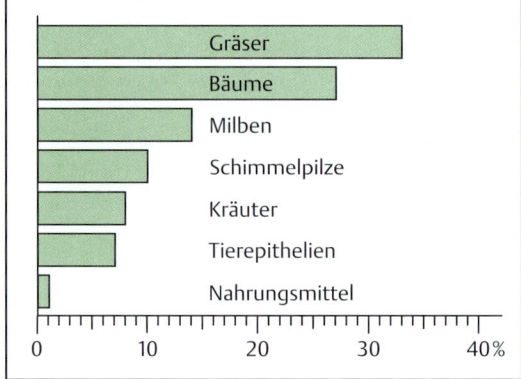

Abb. 1 Häufigkeitsverteilung der wichtigsten Allergene bei allergischer Rhinitis (%).

5.1.2 Klinik

Nach Zeitpunkt des Auftretens und Dauer der Beschwerden unterscheidet man zwei Formen der allergischen Rhinitis: die saisonale allergische Rhinitis, die üblicherweise durch Pollen windbestäubter Pflanzen hervorgerufen wird, und die perenniale allergische Rhinitis als Reaktion auf ganzjährig präsente Allergene, wie Schimmelpilze oder Hausstaubmilben. Die typischen Beschwerden saisonaler Allergiker bestehen in Niesen, Juckreiz und wäßriger Sekretion, die perennialer Allergiker in nasaler Obstruktion, trockener Nasenschleimhaut und Hyposmie (Tab. 2). Wenngleich prinzipiell alle Entzündungszellen an der allergischen Reaktion beteiligt sind, stehen bei beiden Beschwerdebildern unterschiedliche Zielzellen im Vordergrund: bei akuten, saisonalen Beschwerden die Mastzellen, bei chronischen, perennialen die eosinophilen Granulozyten. Zu einer Beteiligung der Nasennebenhöhlen kann es sowohl im akuten als auch chronischen Krankheitsstadium kommen. Hierbei handelt es sich nach heutigem Wissen nicht um eine echte allergische Reaktion, sondern eine reflexvermittelte Mitreaktion. Der Befund einer Polyposis nasi ist, wie in mehreren epidemiologischen Studien gezeigt werden konnte, weder für akute noch für chronische Allergien typisch.

Differentialdiagnostisch von der IgE-vermittelten allergischen Rhinitis abzugrenzen ist die kontaktallergische Reaktion der Nasenschleimhaut. Sie ist im Vergleich zur allergischen Sofortreaktion selten, da der erforderliche längere Allergenkontakt durch die mukoziliare Clearance der Nasenschleimhaut normalerweise nicht gegeben ist. Klinisch handelt es sich meist um eine chronische Rhinitis mit behinderter Nasenluftpassage und trockener Schleimhaut. Rhinoskopisch findet man im Gegensatz zur blaß, lividen Schwellung der allergischen Sofortreaktion eher eine hochrote, derbe Mukosa mit teilweise plaqueartigen Veränderungen (lymphozytäre Reaktion) (Abb. **2a** u. **b**, Tafel XII).

Abgesehen von lokalen Beschwerden an Nase und Nasennebenhöhlen sind bei Vorliegen einer allergischen Rhinitis Folge- und Begleitkrankheiten zu beachten.

Zu den durch die chronische Behinderung der Nasenatmung verursachten Folgekrankheiten zählen Tubenventilationsstörungen, Paukenergüsse, chronische Mittelohrentzündungen sowie eine verstärkte Infektionsneigung des oberen und unteren Respirationstrakts. Bei etwa einem Viertel der Patienten ist im Laufe der Jahre mit einem sog. Etagenwechsel zu rechnen, d.h. mit dem Auftreten von Bronchitis, bronchialer Hyperreaktivität oder Asthma. Typische Folgeerscheinungen bei Kindern mit chronisch allergischer Rhinitis sind Gaumen- und Zahnstellungsanomalien (hoher, spitzer Gaumen, offener Biß, adenoide Fazies), Schmelzdefekte und Hyperplasien des Waldeyer-Rachenringes.

Neben den sekundären Folgekrankheiten gibt es eine Reihe typischer Begleiterkrankungen, die häufig bereits initial bei einer allergischen Rhinitis vorliegen. Hierzu gehört beispielsweise die pollenassoziierte Nahrungsmittelallergie, die sich bereits wenige Minuten nach dem Allergenkontakt in Schluckbeschwerden, Zungenbrennen, Kratzen und Juckreiz im Hals äußert (s. Kap. 5.3.3). In ausgeprägten Fällen kann es sogar zu bedrohlichen Ödemen der Larynx- und Zungengrundschleimhaut sowie generalisierten allergischen Symptomen (z.B. Rhinitis, Urtikaria, Asthma etc.) kommen. Weitere mögliche Begleitphänomene sind kutane (Schub einer Neurodermitis, Urtikaria), gastrointestinale (Krämpfe, Diarrhoe) und genitale (Vulvovaginitis) Beschwerden.

5.1.3 Diagnostik

Die Diagnostik der allergischen Rhinitis basiert in erster Linie auf der allergologischen Anamnese. Sie sollte aufgrund ihrer herausragenden Bedeutung sorgfältig, wenn möglich Mithilfe eines Fragebogens, durchgeführt werden (s. Kap. 3.1). Einen weiteren wichtigen Hinweis auf das Vorliegen einer allergischen Rhinitis liefert die Rhinoskopie (Abb. **2a** u. **b**, Tafel XII). Das „Schleimhautbild" ermöglicht nicht nur eine Differenzierung zwischen akuter und chronischer Rhinitis, allergischer Sofort- und zellvermittelter Spätreaktion, sondern zeigt klinisch und therapeutisch relevante Differentialdiagnosen auf (Septumdeviation, Muschelhyperplasie, Polyposis etc.). Gelegentlich findet man auch bei Betrachtung der äußeren Nase Hinweise für das Vorliegen einer Allergie, wie die quer über dem Nasenrücken verlaufende Allergikerfalte (durch sog. allergischen Salut) (Abb. **3a**, Tafel XII) oder ekzematöse Hautveränderungen am Naseneingang bei kontaktallergischer Reaktion (Abb. **3b**, Tafel XIII). Besteht bei allergischer Rhinitis der Verdacht einer Mitbeteiligung der Nasennebenhöhlen ist eine bildgebende Diagnostik mittels Ultraschall, Computer-, ggf. Kernspintomographie hinzuzuziehen.

Nach Anamnese und Rhinoskopie folgt zur Bestätigung der allergischen Sensibilisierung die Hauttestung (Tab. 2, s. auch Kap. 3.3). Standardverfahren sind der Pricktest und bei schwacher Sensibilisierung sowie bestimmten Allergenen, z.B. Hausstaubmilben und Schimmelpilzen, der Intrakutantest. Zum Nachweis einer pollenassoziierten Nahrungsmittelallergie eignen sich der Prick-zu-Prick-Test (Einstechen einer dünnen Kanüle in das Nahrungsmittel und anschließend Pricktest) oder der Scratch-Test mit nativen Allergenen. Testungen mit kommerziellen Extrakten sind oft falsch-negativ. Zum Nachweis anamnestisch hochgradiger Sensibilisierungen, z.B. auf Tierepithelien, dient der Reibetest. Zur Bestätigung einer zellvermittelten Kontaktreaktion ist ein Epikutantest durchzuführen.

Bestehen nach der Hauttestung Unklarheiten, empfiehlt sich zur weiteren Diagnostik der nasale Provokationstest (s. Kap. 3.4). Mit seiner Hilfe gelingt es vor allem bei perennialen Inhalationsallergenen Aktualität und klinische Relevanz zu beurteilen. Besonders wertvoll ist er auch zur Einschätzung der Sensibilisierungslage vor und nach spezifischer Immuntherapie sowie im Rahmen rhinologischer bzw. allergologischer Gutachten (z.B. Mehlstauballergie der Bäcker).

Eine konjunktivale Provokation (s. Kap. 3.6) ist zum Nachweis einer allergischen Soforttypreaktion der Konjunktiven oder bei Kontraindikationen für eine nasale Provokation indiziert.

Weiterführende diagnostische Verfahren sind die In-vitro-Diagnostik (s. Kap. 3.9) sowie die Zytologie der Nasenschleimhaut (s. Kap. 3.10). Die Bestimmung von Entzündungsmediatoren in Blut oder Nasensekret (z.B. ECP = eosinophil kationisches Protein), eignet sich weniger zur Primärdiagnostik als vielmehr zur Verlaufkontrolle der allergischen Rhinitis.

5.1.4 Differentialdiagnose

Die zuvor dargestellte allergologische Diagnostik dient nicht nur dazu, eine allergischen Rhinitis eindeutig nachzuweisen, sondern auch andere Rhinitisformen abzugrenzen (Tab. **1**). Dies ist um so mehr von Bedeutung, da gerade die perenniale allergische Rhinitis nicht selten mit anderen Krankheitsbildern, wie einer viralen, aspirinsensitiven oder toxischen Rhinitis, kombiniert ist. Trotz der differenzierten allergologischen Diagnostik ist jedoch gerade bei chronischen Beschwerdebildern der Nachweis einer allergischen Rhinitis problematisch, da Schleimhautmetaplasien und das multifaktorielle Phänomen der nasalen Hyperreaktivität die Diagnosestellung erschweren.

5.1.5 Therapie

Die Behandlung der allergischen Rhinokonjunktivitis stützt sich auf Karenzmaßnahmen, die symptomatische medikamentöse Therapie, die spezifische Immuntherapie und flankierende rhinochirurgische Maßnahmen. Sie beinhaltet eine stadiengerechte Therapie unter Berücksichtigung von Beschwerdegrad und -qualität und zielt auf eine effektive Behandlung aktueller Beschwerden, einschließlich der Verhinderung und Beseitigung von Folge- und Begleitkrankheiten (pollenassoziierte Nahrungsmittelallergie, Etagenwechsel etc.) ab.

Karenzmaßnahmen stellen auf den ersten Blick eine sehr einfache Therapiemöglichkeit dar, sind jedoch, gerade bei perennialen Sensibilisierungen, wie gegen Hausstaubmilbe oder Katzenhaare, oft nur bedingt durchführbar. Sie erfordern eine umfangreiche Aufklärung (Pollenflugvorhersage, Allergenkunde, Sanierungsmaßnahmen, Diätvorschriften) und eine sehr gute Compliance des Patienten (s. Kap. 4.1). Beispiele einer effektiven Behandlung durch Karenzmaßnahmen sind Urlaubsplanungen bei Pollenallergikern, Diätvorschriften (s. Kap. 4.5) bei assoziierten Nahrungsmittelallergien sowie Umschulungsmaßnahmen bei Bäckern mit Mehlstauballergie.

Persistieren die Beschwerden trotz dieser Maßnahmen, sind antiallergische Medikamente unter Berücksichtigung eines Stufenplans einzusetzen (Tab. **2**). Die Medikamentenauswahl sollte sich dabei nach Beschwerdeart, -ausprägung und

Tabelle **1** Differentialdiagnose der allergischen Rhinitis

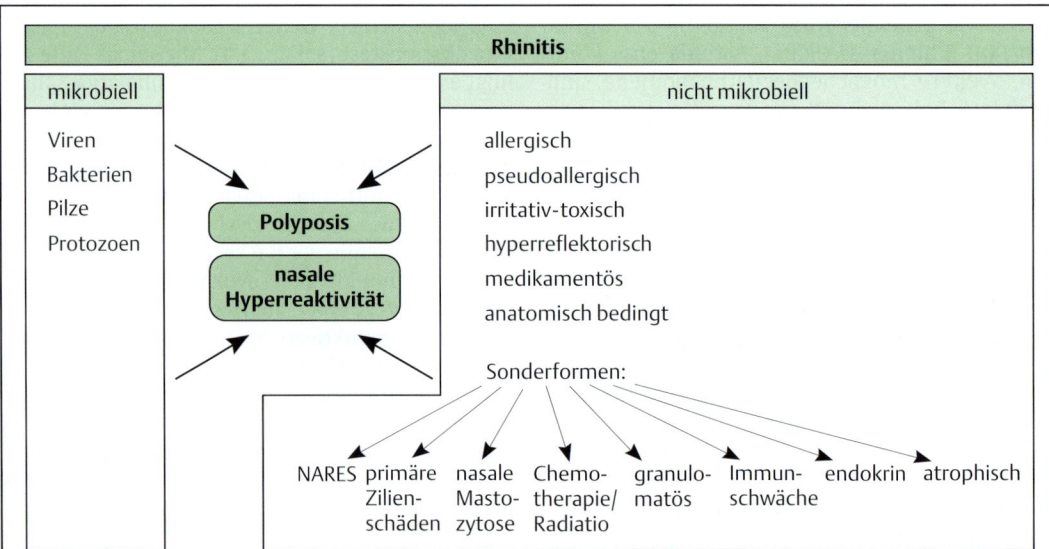

-dauer orientieren und richtet sich nach der Pharmakologie der einzelnen Substanzen (s. Kap. 4.2). Chronische Beschwerden eines perennialen Allergikers mit nasaler Obstruktion, Hyposmie, trockener Nasenschleimhaut und ausgeprägter Entzündungsreaktion sprechen beispielsweise weniger auf Mastzellstabilisatoren und Antihistaminika als vielmehr auf topische Glucocorticosteroide an. Steroide sind dagegen üblicherweise nicht bei gering bis mittelgradigen Beschwerden eines Pollenallergikers indiziert, da hier mastzellabhängige Beschwerden im Vordergrund stehen, die gut auf topische Cromone (DNCG, Nedocromil) und Antihistaminika ansprechen. Bereits zu Beginn der Therapie ist darauf zu achten, Begleitkrankheiten, wie eine Konjunktivitis (topische Antihistaminika, DNCG, Nedocromil), gastrointestinale Symptome (DNCG, Diät) oder Asthmabeschwerden (ß$_2$-Sympathomimetika, Cromone, Theophyllin, Steroide) mitzubehandeln.

Bei bestimmten klinisch relevanten IgE-vermittelten Sensibilisierungen, z.B. auf Baum-, Gräser-, Kräuterpollen und Hausstaubmilben, ist als kausale Therapie frühzeitig eine subkutane Hyposensibilisierung anzustreben (s. Kap. 4.3). Diese Behandlung ist nicht nur bezüglich der lokalen Symptome, sondern auch der Folge- und Begleitreaktionen (Verbreiterung des Allergenspektrums, bronchiale Hyperreaktivität, Asthma, pollenassoziierte Nahrungsmittelallergie) erfolgreich. Die besten Ergebnisse werden erzielt, wenn die Hyposensibilisierung kosaisonal über 3–5 Jahre durchgeführt wird.

Chronisch allergische Krankheitsbilder erfordern nicht selten zusätzlich rhinochirurgische Eingriffe, um die Nasenatmung zu verbessern und Folgekrankheiten (chronische Nasennebenhöhlenentzündung, chronische Bronchitis etc.) zu verhindern bzw. zu beseitigen (s. Kap. 4.6). Liegt eine allergische Schimmelpilzsensibilisierung mit Befall der Nasennebenhöhlen vor, ist neben einer chirurgischen Therapie eine langfristige Steroidbehandlung angezeigt.

Tabelle 2 Klinik, Diagnostik und Therapie der allergischen Rhinokonjunktivitis

Klinik	
Akute Beschwerden z.B. Pollenallergie	Chronische Beschwerden z.B. Milbenallergie
Niesanfälle, Juckreiz, wäßrige Rhinorrhoe, nasale Obstruktion, Kopfschmerzen	nasale Obstruktion, Hyp-, evtl. Anosmie, trockene Nasenschleimhaut, zähes Sekret

Diagnostik
Spezialanamnese
Rhinoskopie
Hauttest
(Prick-, Intrakutan-, Reibe-, Scratch-, evtl. Epicutantest)
Schleimhautprovokation
(nasaler, konjunktivaler Provokationstest)
In-vitro-Diagnostik
(RAST, Serum- und Sekretanalysen)
Zytologie/Histologie

Therapie	
Karenz	
Medikamentöse Therapie	
akut	*chronisch*
DNCG, Nedocromil (topisch)	Steroide (topisch, systemisch)
Antihistaminika (topisch, systemisch)	Antihistaminika (topisch, systemisch)
Steroide (topisch, systemisch)	
unterstützend:	
α-Sympathomimetika	α-Sympathomimetika, NaCl-Spray, Nasenöl, -salbe, Mukolytika (topisch, systemisch)
Spezifische Immuntherapie	
Rhinochirurgie	

Literatur

Busse, W.W., S.T. Holgate: Asthma and Rhinitis. Blackwell, Oxford (1995)

Davies, R. J., A. C. Bagnall, R. N. McCabe, M. A. Calderon, J. H. Wang: Antihistamines: topical vs oral administration. Clin. Exp. Allergy 26 (Suppl. 3) (1996) 11–7

Fritzsch, C., E. von Mutius, S.K. Weiland et al: Prävalenz asthmatischer und allergischer Erkrankungen bei Schulkindern – ein Vergleich zwischen Leipzig und München. Allergo J. 3 (1994) 11–16

Heppt, W.: Zytologie der Nasenschleimhaut. Springer, Heidelberg (1995)

Heppt, W.: Medikamentöse Therapie der allergischen Rhinitis. HNO 45 (1997) 647–655

Iliopoulos, O., D. Proud, F. Adkinson jr., P.S. Norman, A. Kagey-Sobotka, L.M. Lichtenstein, R.M. Nacleiro: Relationship between the early, late, and rechallenge reaction to nasal challenge with antigen: Observations on the role of inflammatory mediators and cells. J. Allergy Clin Immunol 86 (1990) 851–861

Konsensusbericht zur Pathophysiologie, Klassifikation Diagnose und Therapie der nasalen Hyperreaktivität HNO 45 (1997) 189–201

Mygind, N.: Nasal blockage: an important Symptom of rhinitis. Allergy vol. 52 No 40 Supplement (1997)

Passalacqua, G., J. Bousquet, C. Bachert et al.: The clinical safety of H_1-receptor antagonists (position paper). Allergy 51 (1996) 666–75

Turkeltaub, P.C., P.J. Gergen: Prevalence of upper and lower respiratory conditions in the US population by social and environmental factors: data from the second National Health and Nutrition Examination Survey, 1976–1980 (NHANES II). Ann. Allergy 67 (1991) 147–154

Wüthrich, B.: Nahrungsmittel und Allergie. Dustri Verlag 1996

5.2 Rhinitis durch Berufssubstanzen

R. Merget

5.2.1 Definition und Ätiologie

Über die beruflich bedingte Rhinopathie existieren relativ wenige Daten. Meist findet die Berufsrhinitis Erwähnung als ‚Begleit'symptom eines Berufsasthmas. Dagegen zeigt die klinische Erfahrung, daß vor allem das allergische Berufsasthma durch hochmolekulare Verbindungen fast regelhaft mit einer Rhinitis beginnt (Bäckerschnupfen!). Die Rolle der Rhinopathie durch chemisch-irritative Substanzen ist schwer abzuschätzen. Eine erhöhte Prävalenz rhinitischer Symptome und pathologischer entzündlicher Veränderungen in Nase und Nasennebenhöhlen wurde für einige Substanzen beschrieben, wie für Formaldehyd, Cadmium oder Textilstaub. Allerdings wurde eine beruflich bedingte Rhinopathie durch chemisch-irritative oder toxische Substanzen in Anlehnung an Nr. 4302 BKV (im Gegensatz zu Nr. 4301 BKV) nicht in die Liste der Berufskrankheiten aufgenommen. Anerkannte Berufskrankheiten sind demgegenüber bestimmte maligne Prozesse der Nase und Nasenhöhlen. Am bekanntesten sind Karzinome durch Chromverbindungen in der Galvanik und in der Leder- und Schuhindustrie sowie durch Holzstaub bei beruflicher Exposition. Die karzinogene Wirkung von Formaldehyd ist viel diskutiert, aber immer noch umstritten.

Als Grundlage für das Vorliegen einer berufsbedingten allergischen Rhinitis ist ähnlich den NIOSH-Kriterien des Berufsasthmas zu fordern, daß (1) eine Rhinopathie sicher diagnostiziert wurde, (2) arbeitsbezogene Beschwerden bestehen und (3) eine Exposition gegenüber einem bekannten Berufsallergen besteht. Die häufigsten Allergene sind nach einer finnischen Studie Mehl, Labortiere und Hölzer. Unter den Hölzern wurde zu einem hohen Prozentsatz Abachi gefunden, das im Gegensatz zu vielen anderen Hölzern einen IgE-vermittelten Pathomechanismus aufweist. Ein Beispiel für eine durch niedermolekulare Verbindungen ausgelöste Rhinopathie ist die Platinsalzallergie, die mit wenigen Ausnahmen zunächst als Rhinitis beginnt und meist nach wenigen Monaten regelhaft in ein Asthma übergeht. Ob sich die Berufsallergie mit häufigem Etagenwechsel tatsächlich von der Allergie gegenüber Umweltallergenen mit seltenerem Etagenwechsel unterscheidet, kann bisher nicht sicher beurteilt werden.

Die am häufigsten vermuteten Noxen für eine Berufsrhinitis in Deutschland sind nach einer Erhebung an 123 Fällen Säuren, Anhydride, Lösungsmittel, Lacke und ‚Staub'.

Über den Verlauf der allergischen Rhinitis nach Expositionskarenz liegen praktisch keine Daten vor. Fortbestehen einer Rhinitis nach Tätigkeitsaufgabe ist bei Platinsalzallergie extrem selten, während Asthma fast regelhaft weiterbesteht. Insgesamt ist die Prognose einer Berufsrhinitis als wesentlich günstiger als die des Berufsasthmas einzustufen. Die Symptomatik der berufsbedingten Rhinitis ist selten schwer; häufig wird der Arzt im Stadium der Rhinitis nicht konsultiert, so daß Antihistaminika oder topische Steroide in der Regel ausreichen, um die Zeit bis zur Tätigkeitsaufgabe zu überbrücken.

5.2.2 Diagnostik

Wie auch beim Asthma ist bei der Diagnostik der Rhinopathie bei positivem Hauttest und eindeutigen arbeitsbezogenen Beschwerden eine weitere Diagnostik in der Regel entbehrlich. Dennoch werden Provokationstests zum „Beweis" einer aktuellen Sensibilisierung gegenüber einer Berufssubstanz häufig von Berufsgenossenschaften für den Nachweis einer BK 4301 gefordert. In der Literatur gibt es keine systematischen Untersuchungen, die eine Abschätzung von Spezifität und Sensitivität der nasalen Provokation bei Berufsrhinopathie zulassen. Bei hochmolekularen Allergenen wird das Allergen mittels Sprühstoßvernebler (wobei ein größeres Areal erreicht wird) oder direkt mit einer Pipette lokal aufgetragen. Da nur wenige niedermolekulare Substanzen, wie Platinsalze, wasserlöslich sind, ist die Provokation mit diesen Stoffen meist als arbeitsbezogener Test durchzuführen. Dabei wird der Arbeitsprozeß im Labor möglichst exakt reproduziert. Eine genaue Beschreibung der Expositionsbedingungen und der Expositionsdauer, sowie ein Monitoring bei quantitativ erfaßbaren Substanzen ist zu fordern. Eine Pulverinhalation kann quantitativ mittels eines Insufflators (Fisons, Loughborough, Großbritannien) erfolgen (z.B. bei nativem Mehl). Zur Registrierung des Provokationsergebnisses werden üblicherweise die anteriore Rhinomanometrie und der Symptomscore verwendet (s. Kap. 3.4). Auch der nasale inspiratorische Peak Flow scheint als Parameter geeignet.

Literatur

Battista, G., P. Comba, D. Orsi, K. Norpoth, A. Maier: Nasal cancer in leather workers: an occupational disease. J. Cancer Res. Clin. Oncol. 121 (1995) 1–6

Broder, I., M.W. Higgins, K.P. Mathews, J.B. Keller: Epidemiology of asthma and allergic rhinitis in a total community. Tecumseh, Michigan. J. Allergy Clin. Immunol. 54 (1974) 100–110

Decoufle, P., J. Walrath: Nasal cancer in the US shoe industry: does it exist? Amer. J. Ind. Med. 12 (1987) 605–613

Druce H.M., M.J. Schumacher: Nasal provocation challenge. J. Allergy Clin. Immunol. 86 (1990) 261–264

Kanerva, L., E. Vaheri: Occupational allergic rhinitis in Finland. Arch. Occup. Environ. Health 64 (1993) 565–568

Kup, W.: Industrial nasal problems. Rhinology 23 (1985) 99–100

Nylander, L.A., J.M. Dement: Carcinogenic effects of wood dust: review and discussion. Am. J. Ind. Med. 24 (1993) 619–647

5.3 Allergien von Mundhöhle, Pharynx und Larynx
W. Heppt

5.3.1 Typische Allergien und ihre Differentialdiagnose

Allergien in Mundhöhle, Pharynx und Larynx besitzen klinisch mannigfaltige Erscheinungsbilder und können sich beispielsweise in Form einer Stomatitis, Glossitis, Cheilitis, Pharyngolaryngitis oder eines Zungengrund- und Larnyxödems manifestieren. Sie beruhen in der Mehrzahl der Fälle auf einer Lokalreaktion gegen Inhalations-, Nahrungsmittel-, Insektengiftallergene oder Dentalprodukte, treten aber auch als Fernreaktion, beispielsweise im Rahmen eines anaphylaktischen Schocks, in Erscheinung. Pathophysiologisch handelt es sich meist um IgE-vermittelte Soforttypreaktionen (z.B. Insektengiftallergie) oder zellvermittelte Spättypreaktionen (z.B. Kontaktstomatitis). Differentialdiagnostisch abzugrenzen sind das Quincke-Ödem (s. Kap. 6.1) und nicht allergische Unverträglichkeitsreaktionen, z.B. auf Konservierungsstoffe oder Arzneimittel. Zur dieser Gruppe zählen auch Überempfindlichkeitsreaktionen auf Lokalanästhetika, die nur zu einem geringen Prozentsatz auf eine allergische Reaktion als vielmehr auf vagovasale, toxische und psychische Effekte zurückzuführen sind (s. Kap. 5.9).

Von den obengenannten primär allergischen Schleimhautreaktionen sind sekundäre Krankheitserscheinungen abzugrenzen. Diese resultieren bei Patienten mit Inhalationsallergien aus der chronisch behinderten Nasenatmung bzw. der kompensatorisch verstärkten Mundatmung. Die Beschwerden entstehen auf dem Boden einer chronischen Entzündung der Mundhöhlen-, Rachen- und Kehlkopfschleimhaut und gehen häufig mit einer Hyperplasie des Waldeyer-Rachenrings einher. Sie beinhalten Symptome wie Trockenheitsgefühl im Rachen, Zungenbrennen, Heiserkeit, Schluckbeschwerden und verstärkte Infektionsneigung. Typische Sekundärerscheinungen bei Kindern mit chronischer Behinderung der Nasenluftpassage sind Zahnstellungsanomalien, Schmelzdefekte und die Entwicklung eines hohen spitzen Gaumens.

5.3.2 Hyperplasie des Waldeyer-Rachenrings

Hyperplasien der Gaumentonsillen, der adenoiden Vegetationen, des Zungengrundes und der Seitenstränge sind gehäuft bei Kindern, aber auch Erwachsenen mit Inhalations- und Nahrungsmittelallergien zu beobachten (Abb. 1, Tafel XIII). Trotz der klinisch offenkundigen kausalen Beziehung zwischen Allergie und Tonsillenhyperplasie gibt es bis heute kein diagnostisches Verfahren zum direkten Nachweis einer allergischen Reaktion der Mundhöhlen- und Rachenschleimhaut. Auch aufwendige immunhistochemische (Nachweis IgE+ Mastzellen) und elektronenmikroskopische (Granulastruktur der Mastzellen) Untersuchungen von Tonsillengewebe ließen zwischen Normalpersonen und Allergikern keine signifikanten Unterschiede erkennen.

Besteht bei einer Hyperplasie des Waldeyer-Rachenrings der Verdacht auf eine allergische Genese, gelten je nach Art der vorliegenden Sensibilisierung die bekannten Therapieprinzipien Allergenkarenz, medikamentöse Therapie und spezifische Immuntherapie. Hinzu kommen bei ausgeprägten lymphatischen Hyperplasien operative Eingriffe wie die Tonsillektomie, Adenotomie, laserchirurgische Verkleinerung des Zungengrundes und der Seitenstränge. Da eine chronische Behinderung der Nasenatmung ebenfalls als Ursache einer lymphatischen Hyperplasie in Frage kommt, ist häufig auch eine Verkleinerung der Nasenmuscheln einschließlich Septumkorrektur indiziert.

5.3.3 Pollenassoziierte Nahrungsmittelallergie

Das bei Pollenallergikern auftretende orale Allergiesyndrom (Synonym: pollenassoziierte Nahrungsmittelallergie) beruht auf Kreuzreaktionen zwischen inhalativen und nutritiven Allergenen und stellt bei Erwachsenen die häufigste Form der Lebensmittelallergie dar. Nach jüngsten Untersuchungen liegt die Rate der pollenassoziierten Nahrungsmittelallergie bei Birkenpollenallergikern zwischen 50 und 90%, bei Beifußallergikern zwischen 15 und 20%. Klinisch geht die pollenassoziierte Nahrungsmittelallergie mit oropharyngealen Beschwerden, wie Mund- und Zungenbrennen, Schluckbeschwerden oder Kloßgefühl, einher. Man findet häufig eine Stomatitis oder Glossitis teilweise mit Bläschen- oder Aphthenbildung sowie Zeichen einer akuten oder chronisch granulierenden Pharyngitis. Interessanterweise besteht ein Zusammenhang zwischen der Art der vorliegenden Kreuzreaktion und dem Beschwerdebild des Patienten. Birkenpollenallergiker klagen nach Genuß von Äpfeln oder Nüssen über oropharyngeale Symptome, wie Kratzen im Hals, Mund- und Zungenbrennen oder Kloßgefühl. Nach Genuß einer gewürzten Pizza kommt es bei Beifußpollenallergikern zusätzlich zu den oben beschriebenen Beschwerden gehäuft zu Haut- und Rhinitissymptomen. Generalisierte, teilweise bedrohliche Krankheitserscheinungen (z.B. Larynxödeme) finden sich vor allem bei Kreuzreaktionen auf Haselnüsse (Abb. 2, Tafel XIII). Tabelle 1 zeigt eine Zusammenstellung der bekanntesten Kreuzreaktionen bei Pollenallergikern.

Bei anamnestischem Verdacht auf eine pollenassoziierte Nahrungsmittelallergie ist die Diagnose mittels kommerzieller Extrakte (Pricktest) oder besser mittels nativen Materials (Prick-zu-Prick-Test, Scratch-Test) zu sichern. Auch eine orale Provokation ist möglich. In klinischer Erprobung sind lokale Provokationen, die an der Wangenschleimhaut durchgeführt werden. Liegen nach Angaben des Patienten ausgeprägte klinische Reaktionen vor, ist bei der Provokationstestung besondere Vorsicht geboten und die In-vitro-Diagnostik (RAST) miteinzubeziehen.

Die Therapie pollenassoziierter Nahrungsmittelallergien basiert auf der Allergenkarenz unter Einhaltung differenzierter Diätvorschriften. In diesem Zusammenhang ist interessant, daß gekochte Speisen bei baumpollenassoziierten Nahrungsmittelallergien infolge der Allergendenaturierung vertragen werden (z.B. Apfelmus), bei beifußassoziierten Allergien (z.B. gekochte Karotten) jedoch meist weiterhin allergische Reaktionen auslösen. Sind Karenzmaßnahmen bzw. Diätempfehlungen nicht ausreichend, stehen zur Behandlung des oralen Allergiesyndroms symptomatische Antiallergika zur Verfügung. Günstig beeinflußt wird die pollenassoziierte Nahrungsmittelallergie offensichtlich auch durch eine frühzeitige subkutane Hyposensibilisierung der assoziierten Pollenallergie.

Wenig bekannt ist bis heute über die Mitbeteiligung der Speicheldrüsen bei Nahrungsmittel- und Inhalationsallergien. Eine allergische Entzündungsreaktion wird vermutet, wenn neben einer homogenen Schwellung der Drüse eine Eosinophilie im Sekret der Glandula parotis oder Glandula submandibularis vorliegt.

5.3.4 Akutes Larynxödem, chronische Laryngitis

Akute Larynxödeme (Abb. 2) treten als lokale oder systemische allergische Reaktionen vor allem bei Nahrungsmittelallergien (v.a. Haselnüsse), Insektengiftallergien und anaphylaktischen Reaktionen auf. Sie verursachen in den meisten Fällen nur leichte Dyspnoe, können aber auch zu inspiratorischem Stridor und Erstickungsanfällen führen. Liegt ein begleitendes Ödem der Pharynxschleimhaut und der Zunge vor, klagen die Patienten zusätzlich über Schluckbeschwerden und Kloßgefühl. Die Akutbehandlung des Larynxödems ist abhängig vom Ausprägungsgrad der Dyspnoe und besteht in der Gabe von Sympathomimetika, Glucocorticoiden, Antihistaminika und Sauerstoff (s. Kap. 4.4). Die Diagnostik bei unklarem Larynxödem sollte unter besonderer Vorsicht erfolgen und speziell die Abklärung einer Allergie, Pseudoallergie und Komplementstörung umfassen (s. Kap. 6.1, 6.2).

Abgesehen vom akuten Larynxeingangsödem können Allergien auch bei der chronischen Laryngitis und der akut stenosierenden Laryngitis (Pseudokrupp) kausal von Bedeutung sein. Patien-

Tabelle 1 Klinisch relevante pollenassoziierte Nahrungsmittelallergien

Frühblüher (Birke, Hasel, Erle)	frisches Stein- und Kernobst (Apfel, Kirsche, Aprikose, Pflaumen etc.), Haselnuß, Mandeln seltener Gemüse (Karotten, Kartoffeln, Tomaten, Sellerie), exotische Früchte (Kiwi)
Gräser	Gemüse: Sellerie, Kartoffeln, Tomate, Soja und Erdnuß (Hülsenfrüchte) Gewürze: Petersilie, Curry, Thymian
Kräuter (Beifuß, Kamille, Wegerich)	Gemüse: Sellerie, Fenchel, Soja, Karotten Gewürze: Anis, Curry, Dill, Knoblauch, Koriander, Kümmel, Paprika, Petersilie (oft nicht vertragen Pizza, Soße, wermuthaltige Getränke = aromatisiert mit Kraut von Artemisia absinthium)

ten mit Inhalationsallergien weisen speziell bei Mitbeteiligung der tiefen Atemwege klinisch überdurchschnittlich häufig Zeichen der chronischen Laryngitis mit Reizhusten, Rötung und Ödem der Stimmlippen auf. Die akut stenosierende Laryngitis (gebräuchlich „Krupp", definitionsgemäß „Pseudokrupp") ist bei Kindern mit Inhalationsallergien durchschnittlich doppelt so häufig zu beobachten wie bei nichtallergischen Kontrollgruppen. Bei beiden Phänomenen ist mit den herkömmlichen diagnostischen Verfahren letztlich nicht zu entscheiden, ob es sich um eine primäre allergische Reaktion handelt oder die Beschwerden sekundär, z.B. auf eine verstärkte Infektionsneigung oder eine begleitende Bronchitis zurückzuführen sind. Auch Therapieversuche mit lokal oder systemisch wirksamen Antiallergika können nur richtungweisend sein.

5.3.5 Allergie auf Dentalprodukte

Kontaktallergische Reaktionen auf Dentalprodukte sind klinisch relativ selten, wenngleich sie von seiten der Patienten oft vermutet werden. Die geringe Prävalenzrate hängt damit zusammen, daß die allergische Spätreaktion eine längere Allergeneinwirkung voraussetzt, die in Mundhöhle und Pharynx durch den Speichel und den erhöhten Zellumsatz normalerweise nicht gegeben ist. Liegt eine Allergie auf Dentalprodukte vor, klagen die Patienten meist über Zungenbrennen, seltener über Globusgefühl oder Kratzen im Rachen. Bei der Inspektion der Mundhöhle findet man eine Rötung der Schleimhaut, aber auch Leukoplakien, Aphthen oder lichenartige Veränderungen (s. Kap. 5.4 und 5.8).

Die Objektivierung kontaktallergischer Reaktionen erfolgt mittels standardisierter Epikutantestblöcke. Häufig sind Sensibilisierungen auf metallhaltige Prothesenmaterialien (Nickel, Kobalt, Palladium, Quecksilber), Kunststoffprothesen (Methylmethacrylate, Epoxidharz), Zahnzement (Kolophonium, Eugenol) und Prothesenhaftmittel (Perubalsam, Eugenol, Duftstoffe) (s. Kap. 5.8.1). Sensibilisierungen auf Quecksilberamalgam sind durch positive Reaktionen auf Amalgam (5% in Vaseline) bzw. anorganisches Quecksilber(II)-amidchlorid (1% in Vaseline) im Epikutantest nachweisbar. Sind Sensibilisierungen nachgewiesen, ist eine Zahnsanierung unter Verwendung zuvor allergologisch getesteter Materialien anzustreben.

Literatur

Aslanian, G.G.: Allergy and acute stenosing laryngotracheitis in children. Vestn. Otorinolaringol. (2) (1995) 34–8

van Cauwenberge, P., N. Masy: Allergy and dentistry. Ned-Tijdschr-Tandheelkd. 98 (1991) 58–61

Dixon, H.S.: Allergy and laryngeal disease. Otolaryngol. Clin. North. Amer. 25 (1992) 239–50

Dutree-Meulenberg, R.O., M.M. Kozel, T. van -Joost: Burning mouth syndrome: a possible etiologic role for local contact hypersensitivity. J. Amer. Acad. Dermatol. 26 (1992) 935–40

Holinger, L.D.: Chronic cough in infants and children. Laryngoscope 96 (1986) 316

Kelso, J.M., R.T. Jones, R. Tellez, J.W. Yunginger: Oral allergy syndrome successfully treated with pollen immunotherapy. Ann. Allergy Asthma Immunol. 74 (1995) 391–6

Oranje, A.P., R.S. Aarsen, P.G. Mulder, G. Liefaard: Immediate contact reactions to cow's milk and egg in atopic children. Acta-Derm-Venerol. 71 (1991) 263–6

Smith, J.F.: Salivary gland manifestation of allergy. In Frazier, C.A. (ed): Dentistry and the allergic patient. Springfield, I.L., C. Charles, Thomas 172–190 (1973)

5.4 Zahnärztliche Allergologie
A. Wichelhaus

5.4.1 Überblick über Pathophysiologie, Klinik und Diagnostik

Bei der zahnärztlichen Behandlung werden unterschiedliche Materialien verwendet, die bei vorübergehender oder dauerhafter Anwendung allergische oder irritative Reaktionen im Kontaktbereich der Mundschleimhaut hervorrufen können. Die Schwierigkeiten bei der Abgrenzung allergischer Reaktionen werden deutlich, wenn man die Vielfalt der möglichen klinischen Erscheinungsbilder betrachtet. Bei Nickelallergikern reicht beispielsweise die Palette der Symptome von einer Kontaktstomatitis bis hin zur generalisierten Dermatitis ohne Reaktion der Mundschleimhaut. Hinzu kommt, daß trotz einer im Epikutantest eindeutig nachweisbaren Sensibilisierung nickelhaltige Materialien bei vielen Patienten ohne jegliche Beschwerden toleriert werden. Diese Toleranz der Allergene wird auf anatomische und physiologische Besonderheiten der Mundhöhlenschleimhaut und die Tatsache zurückgeführt, daß allergische Reaktionen der Schleimhaut verglichen mit Hautreaktionen üblicherweise eine 5–12fach höhere Konzentration benötigen.

Unter den allergischen Reaktionen auf zahnärztliche Materialien stellt die Kontaktallergie Typ IV nach Coombs und Gell die häufigste Form dar (Tab. 1). Sie zeigt sich klinisch in Form einer leichten Rötung der Mukosa mit ödematösen Veränderungen des Gewebes. Die Oberfläche kann dabei glatt und glänzend erscheinen. Bei ausgeprägteren allergischen Reaktionen können zusätzlich Erosionen und Ulzerationen vorkommen. Die Kontaktstomatitis kann zudem kombiniert mit einer periorealen Kontaktdermatitis und kutanen Manifestationen auftreten. Neben direkt sichtbaren Symptomen an der Mundschleimhaut und Fernreaktionen der Haut können auch unspezifische Symptome, wie Juckreiz, Geschmacksveränderung, Parästhesien der Mukosa, Wundgefühl und Schmerzen auftreten. Brennen der Mundschleimhaut ist bei Vorliegen einer allergischen Genese eher untypisch. Da diese Symptome allerdings auch bei anderen Krankheitsbildern auftreten können, müssen Kausalfaktoren wie hormonelle und metabolische Störungen oder neurologisch-psychiatrische Ursachen mitberücksichtigt werden.

Allergische Reaktionen von Soforttyp (Typ I nach Coombs und Gell) (Tab. 2) treten, verglichen mit den Typ-IV-Reaktionen, bei der zahnärztlichen Behandlung seltener auf und beruhen meist auf der Anwendung von Dentalpharmaka, wie z.B. Lokalanästhetika. Charakteristisch sind rasch auftretende Symptome wie Urtikaria, Quincke-Ödem, Konjunktivitis, Rhinitis, Asthma bronchiale oder gar die Entwicklung eines anaphylaktischen Schocks.

Das einfachste diagnostische Verfahren zur Beurteilung eines Zusammenhangs zwischen Kontaktallergen und klinischer Symptomatik stellt das Verschwinden der Symptome nach Karenz dar. Dieses Vorgehen hat sich gerade in der Prothetik und Zahnerhaltung als probat erwiesen, kommt jedoch in der kieferorthopädischen Behandlung aufgrund des erheblichen Zeit- und Kostenaufwandes weniger in Betracht. Da die meisten Kontaktallergien der Mundschleimhaut mit einer allergischen Sensibilisierung der Haut verknüpft sind, ist der Epikutantest das wichtigste diagnostische Nachweisverfahren. Ist dieser negativ, steht der Epimukosatest zur Verfügung. Bei diesem Test wird das Testmaterial über eine individuell angepaßte Gaumenplatte aus Kunststoffmaterial direkt mit der Schleimhaut in Kontakt gebracht. Der Nachweis einer allergischen Reaktion vom Soforttyp geschieht mittels Prick-, Scratch- und Intrakutantest. Generalisierte allergische Reaktionen mit eher diskreter oder nicht sichtbarer Reaktion an der Mundschleimhaut können über eine Verschiebung der T-Lymphozyten-Subpopulationen im Sinne einer Zunahme von T-Helferzellen, aktivierten T-Lymphozyten- und Monozyten verifiziert werden. Differentialdiagnostisch von der allergischen Kontaktstomatitis abzugrenzen sind Krankheitsbilder, die zu ähnlichen klinischen Erscheinungsbildern führen, wie Lupus erythematodes, infektbedingte Plaques sowie leukoplakieartige und irritative Veränderungen.

Tabelle 1 Allergene in der zahnärztlichen Behandlung, die eine Typ-IV-Reaktion verursachen können

Material	Anwendung	Allergisierende Komponente
Polymethylmethacrylate, Heißpolymerisate	Prothesenbasen	Hydrochinon, Restmonomer, (Benzoylperoxid), Farbstoffe
Polymethylmethacrylate, Kaltpolymerisate	provisorische Kronen und Brücken, Teilprothesen	Hydrochinon, Restmonomer, (Benzoylperoxid)
Polyesterkunststoffe	provisorische Kronen und Brücken	Methylparatoluolsulfonat
Abdruckmaterial (Polyesterbasis)	Abdruckmaterial für Zahnersatz und Kronen	Methyldichlorbenzolsulfonat
Zinkoxid-Eugenol-Zement	Befestigung von provisorischen Kronen	Eugenol
Zemente	Provisorien, Füllungen	Kolophonium, Eugenol-Äthoxybenzoesäure, Sulfonamide
Parodontalverband	Parodontalchirurgie	Eugenol
Guttapercha	Endodontie	Latex
Abdruckmaterial (Alginate)	Abdrücke der Zähne in Oberkiefer und Unterkiefer	Eugenol, Perubalsam, Zimtöl
Komposit	Füllungen der Frontzähne	Bisphenol A, Hydrochinon, tertiäre aromatische Amine
Zahnlacke	Versiegelung von Zähnen	Methylmethacrylat, Epoxidharze, Vinylchlorid, Vinylacetat
Gummi	Kofferdam, intermaxilläre Gummis, Handschuhe	Latex
Nickel-, Chrom-, Kobaltlegierungen, NEM-Legierungen	Gerüst von Teilprothesen, Kronen, Brücken, intermaxilläre Fixation, kieferorthopädische Apparaturen, insbesondere Brackets, Bänder, Drähte	Nickel, Chrom, Cobalt, Berryllium, Palladium
Amalgam	Füllungen der Seitenzähne	Quecksilber, Silber, Kupfer, Zink
Goldlegierung	Kronen und Brücken, Inlays	Gold
Antiseptika	Desinfektionsmittel	Formalin, Phenolderivate
Zahnpasta	Zahnpflege	Aromastoffe, Aluminium, Konservierungsstoff CA 24, Chloracetamid

Tabelle 2 Zahnärztliche Materialien, die eine allergische Reaktion vom Typ I oder Pseudoallergien verursachen können.

Material	Anwendung	Allergisierende Komponenten
Lokalanästhetika	Anästhesie	p-Aminobenzoesäureester Amide Carticain Sodium Bisulfat Parabene
Oberflächenanästhetika	Anästhesie	Tetracain
Wurzelkanalfüllmaterial	Endodontie	Paraformaldehyd
Antibiotika	Wundbehandlung	Penicillin
Analgetika	Schmerzbehandlung	Acetylsalicylsäure
Antiseptika	Desinfektion	Formalin, Phenolderivate
Zahnpasta	Zahnpflege	Menthol

5.4.2 Prothesen

Die Prothesenunverträglichkeit ist nur selten auf eine allergische Reaktion des Prothesenmaterials zurückzuführen (Abb. **1**, Tafel XIV). Bei dem verwendeten Kunststoffmaterial ist zwischen Heiß- und Kaltpolymerisaten zu differenzieren. Beide Verfahren unterscheiden sich durch eine unterschiedliche Verarbeitungstechnik. Dies hat wesentlichen Einfluß auf den Restmonomergehalt des Prothesenmaterials und damit auf die mögliche Präsenz eines Allergens. Bei der Heißpolymerisation beträgt der Restmonomergehalt etwa 1 %, bei Kaltpolymerisation etwa 5%. Die Restmonomere besitzen irritative Eigenschaften, können aber auch allergische Reaktionen verursachen. Diese sind vor allem bei Personen von Bedeutung, die das Material verarbeiten. So kann das flüssige Monomer Methylmethacrylat bei Zahnärzten und Zahntechnikern zu einem Kontaktekzem der Hände führen.

Allergische Reaktionen der Mundschleimhaut können jedoch nicht nur durch Kunststoff, sondern auch durch zugesetzte Farbstoffe oder Substanzen, die am Polymerisationsprozeß beteiligt sind, wie den Stabilisator Hydrochinon oder den Katalysator Benzoylperoxid, verursacht werden. Trotz der Vielzahl der potentiellen Allergene sind echte allergische Reaktionen auf Prothesenkunststoff und seine Inhaltsstoffe selten. Wannenmacher (1994) geht von einer Häufigkeit von 2–3° aus. Zu einem ähnlichen Ergebnis kommt Lindmaier (1989), der Unverträglichkeiten gegenüber Zahnprothesen bzw. Zahnfüllmaterialien weniger im Rahmen einer klinisch relevanten Kontaktallergie als vielmehr auf dem Boden mechanischer, mikrobieller sowie psychischer Ursachen beobachtete. Zum Nachweis einer Kontaktreaktion bei Zahnprothesenunverträglichkeit werden Epikutantests mit dem getragenen Prothesenmaterial selbst, Kunststoffproben aus Heiß- und Kaltpolymerisat sowie Proben mit flüssigem und pulverförmigem Kunststoff empfohlen.

5.4.3 Füllungsmaterialien

Das bekannteste Füllungsmaterial ist Amalgam, das für die Versorgung der Zähne im Seitenzahnbereich genutzt wird. Die allergische Reaktion auf Amalgam beruht üblicherweise auf Quecksilber. Bei einer fertigen Amalgamfüllung beträgt die Quecksilberkonzentration 40–45%. Korrosive Prozesse und schließlich die Freisetzung von Quecksilber stehen im engen Zusammenhang mit der pH-Konzentration im Mund sowie einer schlechten Mundhygiene und Plaquebesiedelung. Die Abgabe von Quecksilber aus der Amalgamfüllung wird ebenfalls beeinflußt durch die Verarbeitung des Materials. Polierte Füllungen zeigten bei einer In-vitro-Untersuchung eine geringere Abgabe. Auch mechanische Einflüsse wie kauen und Zähneputzen besitzen einen Einfluß. Quecksilber findet sich außer in Amalgamfüllungen in Thermometern, Papier, Desinfektionsmitteln und dient in verschiedenen Medikamenten als Konservierungsstoff. Eine im Epikutantest nachgewiesene Allergie auf Quecksilber kann sowohl zur lokalen Kontaktallergie der Mundschleimhaut als auch zu unspezifischen systemischen Reaktionen wie Rhinorrhoe, Kopfschmerz, Krankheitsgefühl, Muskelschmerzen und allgemeinem Krankheitsgefühl führen. Da bei sensibilisierten Patienten im Rahmen der Entfernung der Amalgamfüllungen die beschriebenen Beschwerden akut auftreten können, empfiehlt sich die Verwendung von Kofferdam. Insgesamt sind allergische Reaktionen bei nachgewiesener Sensibilisierung gegen Amalgam selten. Die Quecksilbersensibilisierungsquote beträgt nach Klaschka (1985) weniger als 0,2% und ist damit der Sensibilisierungsrate auf Gold vergleichbar. Eine weitere Reduktion der Sensibilisierung gegenüber Quecksilber ist zu erwarten, da Amalgam immer mehr durch andere Materialien wie Acrylate und Komposits ersetzt wird.

Allergien auf Komposits, die als Füllungsmaterial für Frontzähne, in zunehmendem Maße aber auch im Seitenzahnbereich genutzt werden, sind selten. Ähnlich verhält es sich für Kunststoffe, die für die provisorische Versorgung von Kronen und Brücken genutzt werden. Bei dem Polyester-Kunststoff Scutan ist es vor allem der Katalysator, der allergische Reaktionen hervorrufen kann und im ausgehärteten Polymerisat in einer Konzentration von etwa 4% vorliegt. Da im Epikutantest teilweise sogar bei einer Konzentration von 0,1% eine positive Reaktion nachweisbar ist, genügen zur Auslösung klinischer Symptome oft geringe Mengen.

Andere Füllungsmaterialien wie Zemente, das in der Endodontie verwendete Guttapercha und die für die Versiegelung von Zähnen verwendeten Zahnlacke sind weitere potentielle Allergene mit niedriger Sensibilisierungpotenz.

5.4.4 Abdruckmaterialien

Unter den potentiellen Allergenen bei Anfertigung eines Zahnabdrucks ist an erster Stelle das unter dem Handelsnamen Impregum verwendete, aus einer Polyesterbasis bestehende Abdruckmaterial zu nennen. Ähnlich dem Scutan, welches zur Herstellung provisorischer Kronen und Brücken verwendet wird, stellen nicht der Polyesterkunststoff selbst, sondern die Katalysatoren (Benzolderivate) das Allergen dar. Allergische Reaktionen auf das Lösungsmittel Dibenzyltoluol sind nicht bekannt. Die Häufigkeit der allergischen Reaktionen durch die beschriebenen Katalysatoren, wie sie bei Impregum und Scutan verwendet werden, wird mit einer Häufigkeit von 0,5% angegeben. Klinisch sind die durch Abdruckmaterialien erzeugten Reaktionen der Mundschleimhaut jedoch eher als geringfügig einzustufen, da die Kontaktzeit des Allergens kurz ist.

Eugenol, ein Stoff, der auch in Parodontalverbänden und temporären Zementen vorkommt, ist ein weiteres potentielles Allergen der Abdruckmaterialien. Auch allergische Reaktionen gegenüber Alginatstaub sind in der Literatur beschrieben.

5.4.5 Metallegierungen

Metalle in unterschiedlichen Legierungen finden in der prothetischen Versorgung mit Kronen, Brücken und Teilprothesen Verwendung. Bei den Aufbrennlegierungen unterscheidet man folgende Legierungen:
1. Goldlegierungen mit einem Hauptanteil aus Gold und Platin bzw. Gold und Palladium, bei einem Kobaltanteil von 3%.
2. Palladiumlegierungen mit einem Hauptanteil von Palladium und Kupfer oder Palladium und Silber.
3. Nickel-Chrom-Molybdän-Legierungen.
4. Kobalt-Chrom-Molybdän-Legierungen.

Legierungen setzen bei schlechter Mundhygiene, niedrigem pH-Wert und Potentialdifferenzen im Mund, beispielsweise bei Lötungen, durch Korrosion Ionen frei, die bei entsprechender Sensibilisierung allergische Reaktionen erzeugen können. In der prothetischen Versorgung besteht diese Gefahr insbesondere bei den NEM-Legierungen (Ni, Co, Cr, Pd, Be). Die häufigsten im Epikutantest nachweisbaren allergischen Reaktionen findet man bei Nickellegierungen, gefolgt von Kobalt-Chrom-Molybdän- und quecksilberhaltigen Palladiumlegierungen. Die klinische Symptomatik variiert von lokalen Schleimhautreaktionen bis zur Entwicklung von Fernsymptomen (z.B. Rhinorrhoe) und generalisierten Erscheinungen (z.B. Ekzem) (Abb. **2a–c**, Tafel XIV u. XV). Allergische Reaktionen auf Gold sind selten und beruhen meist auf einer Reaktion gegen Goldchlorid.

Trotz Nachweis einer allergischen Sensibilisierung im Epikutantest können dentale Legierungen im Mund des sensibilisierten Patienten verwendet werden, ohne daß sie eine Reaktion an der Schleimhaut auslösen. Diese unterschiedliche Reaktion von Schleimhaut und Haut beruht offenbar auch darauf, daß der Speichelglucoproteinfilm der Mundschleimhaut als Diffusionsbarriere fungiert.

5.4.6 Kieferorthopädische Materialien

In der Kieferorthopädie spielen bei Überempfindlichkeitsreaktionen vor allem unterschiedliche Legierungen der verwendeten Materialien eine Rolle (Tab. **3**). Sie können, wie bereits im Kapitel über die restaurative Zahnheilkunde erwähnt, sowohl lokale (Kontaktdermatitis) als auch systemische (generalisierte Dermatitis) Phänomene auslösen. Da Nickel wiederum das häufigste Allergen darstellt, wurden in der Vergangenheit nickelfreie bzw. nickelreduzierte Legierungen entwickelt (Tab. 3) Rematitan und Menzanium. Bei Verwendung nickelfreier Materialien ist jedoch zu berücksichtigen, daß Ni-sensibilisierte Patienten – etwa 10% aller Frauen, 5–6% aller Männer – gleichzeitig eine Sensibilisierung gegenüber Kobalt und Chrom aufweisen können. Bei dem nickelfreien Material für Brackets (Menzanium) sowie den verwendeten nickelfreien Drahtmaterialien (Ni-free, Noniunium und Menzanium) läßt sich ein nicht unerheblicher Anteil von Chrom (ca. 20%) nachweisen.

Tabelle 3 Oberflächenzusammensetzung in der Kieferorthopädie verwendeter Materialien (Brackets/Attachments)

Bracket-/Attachmentmaterial	Ni%	Ti%	Cr%	Fe%	Co%	Mo%	Mn%	Sonst.%
Standard -Twins (A-Company)	20,23		22,89	56,88				
Klebebrackets (Leone)	9,94		21,24	67,54		1,28		
Miniature Twin (Unitek)	3,30		19,31	75,30				Cu 2,08
Ultra-Minitrim (Dentaurum)	8,26		18,81	72,93				
Mini-Mono (Dentaurum)	9,11		19,47	71,43				
Mini-Taurus (RMO)	7,28		21,99	70,73				
Mini-Diamond (Ormco)	3,91		17,64	75,48				Cu 2,97
Attachment Titan beschichtet	4,47	40,76	12,04	42,06				Cu 0,39
Lötstelle (Forestadent)	3,88	33,69	9,58	35,35				Al 15,64
(Forestadent)								Ag 0,59
Rematitan (Dentaurum)		100%						
Menzanium (Scheu-Dental)			19,81	60,11			20,08	

Durch Korrosion und mechanische Beanspruchung ist bei den Legierungen mit einer Ionenfreisetzung zu rechnen. Alle verwendeten kieferorthopädischen Apparaturen zeigen nach zehnmonatiger oraler Exposition Korrosionserscheinungen in Form von Spalt-, Spannungsrißkorrosion und Lochfraß. Besonders betroffen sind Materialien, die bereits zu Beginn eine rauhe Oberfläche besitzen (Abb. **3**) oder bei denen durch Recycling die Mikrostruktur geschädigt wird (z.B. Recycling bei Brackets). Eine wichtige Rolle bei der Korrosionsanfälligkeit spielt die Placquebesiedelung auf der Oberfläche der Materialien und Chlorionen aus Speichel und interstitiellem Gewebe. Bezüglich des Allergisierungspotentials prinzipiell als problematisch einzustufen ist die Verwendung unterschiedlicher Legierungen sowie der Einsatz gelöteter Materialien.

Bei einer Sensibilisierung auf die obengenannten Substanzen sind die Materialien durch Ausweichmaterialien zu ersetzen. Bei Nickelallergikern bedeutet dies, daß beschichtete Materialien (z.B. mit Titan-Nitrit oder Kunststoff) oder andere Stoffe wie Keramik oder Fiberglas verwendet werden. Bei nicht sensibilisierten Patienten kann mit konventionellen Legierungen gearbeitet werden. Eine Sensibilisierung durch Kontakt mit der Mundschleimhaut ist gerade auch bei nickelhaltigen Materialien nicht zu erwarten. Geringe oral aufgenommene Mengen an Nickel scheinen dagegen sogar eine gewisse Immuntoleranz zu bewirken.

5.4.7 Dentalpharmaka

In der zahnärztlichen Behandlung können diverse Pharmaka, wie Antibiotika oder Antiseptika, allergische und pseudoallergische Reaktionen auslösen (Tab. **2**).

Am häufigsten sind Reaktionen auf Lokalanästhetika. Vor allem Verbindungen der Ester-Gruppe, weniger Amidverbindungen sind in der Lage, sowohl Typ-I- (Urtikaria, Quincke-Ödem, Rhinitis, Asthma) als auch Typ-IV-Reaktionen (Kontaktallergie) hervorzurufen. Auch die in Lokalanästhetika vorkommenden Konservierungsstoffe kommen für die Auslösung allergischer Phänomene in Betracht. Die Diagnostik allergischer Reaktionen erfolgt über den Scratch- bzw. Intrakutantest. Kreuzreaktionen zwischen Lokalanästhetika des Ester- und Amid-Typs und Konservierungsstoffen können vorkommen. Differentialdiagnostisch abzugrenzen sind toxische, psychogene und reflektorische Nebenwirkungen sowie pseudoallergische Reaktionen. Echte allergische Reaktionen auf Lokalanästhetika oder zugesetzte Konservierungsstoffe sind eher als selten einzustufen. Selten zu beobachten sind auch allergische Reaktionen auf Zahnpflegemittel wie Zahnpasta und Spüllösungen, die beispielsweise durch Menthol, Aroma- und andere Zusatzstoffe ausgelöst werden können.

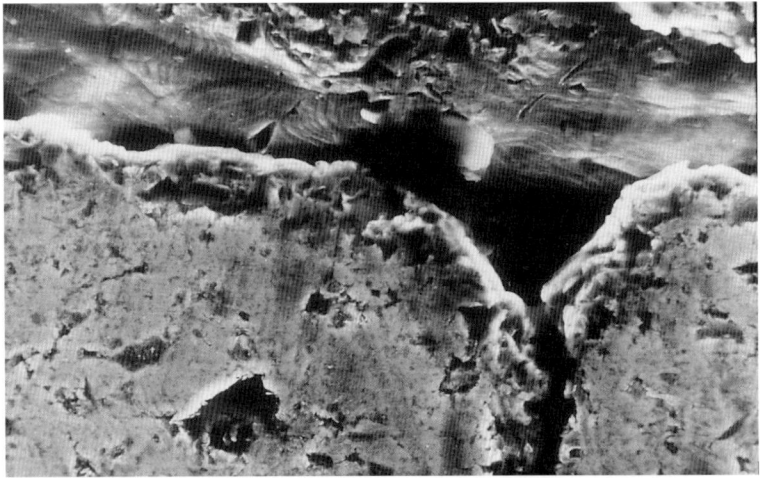

Abb. **3** Rasterelektronische Aufnahme eines kieferorthopädischen Bandapparates (Attachement) mit Rissen und Spalten, die sich ins Innere des Attachementkörpers fortsetzen.

5.4.8 Kieferanomalien bei allergischer Rhinitis

Bei Vorliegen einer chronischen perennialen allergischen Rhinitis finden sich nicht selten Stellungsanomalien der Zähne, die durch die behinderte Nasenatmung bzw. verstärkte Mundatmung resultieren. Dental zeigt sich bei diesen Patienten typischerweise ein offener Biß sowie ein schmaler hoher Gaumen. Die Therapie dieser Stellungsanomalien beruht auf der interdisziplinären Zusammenarbeit zwischen HNO-Arzt und Kieferorthopäden. Sie beinhaltet zum einen Maßnahmen zur Beseitigung der behinderten Nasenatmung (z.B. Adenotomie), zum anderen das Umstellen des Atemmodus und die Erweiterung des Zahnbogens mit der Mundvorhofplatte bzw. weiterführenden kieferorthopädischen Maßnahmen. (Abb. **4a–d**, Tafel XVI).

Literatur

Aberer, W., H. Holub, R. Strohal, R. Slavicek: Palladium in dental alloys – the dermatologists responsibility to warn? Contact Derm. 28 (1993) 163–163

Brehler, R., B. Panzer, G. Forck, H.P. Bertram: Quecksilbersensibilisierung bei Amalgamfüllungen. Dtsch. med. Wschr. 118 (1993) 451–456

den Dekker, J.: Allergy in dentistry. Allergy Today 13 (1987) 9–11

Enzmann, H., A. Wichelhaus: Tuberkulinschock auf Amalgam: Neue diagnostische Verfahren. Fallbeschreibung. Allergologie 8 (1990) 311

Van Hoogstraten, I.M.W., H. Lenter, C. Boss, D. Boden, M.E. Blomberg, R.J. Scheper, G. Kraal: Oral induction of tolerance to nickel sensitization in mice. J. Invest. Dermatol. 101 (1993) 26–31

Klaschka, F., M.E. Galandi: Allergie und Zahnheilkunde aus dermatologischer Sicht. Dtsch. Zahnärztl. Z. 40 (1985) 364–371

Laeijendecker, R., T. van Joost: Oral manifestation of gold allergy. J. Amer. Dermatol. 30 (1994) 205–209

Lindmaier, A., H. Lindmayr: Probleme mit Zahnprothesen und Zahnfüllungsmaterialien: Epicutantestergebnisse, Konsequenzen und Nachbeobachtungen. H+G Zeitschrift für Hautkrankheiten 64 (1989) 24–30

Loidl, H., D. Pape, R. Miethke: Die Bedeutung von Allergien für kieferorthopädische Behandlungen. Prakt. Kieferorthop. 7 (1993) 263–268

Vaii Loon, L.A.J, P.W. Elsas, Th. van Joost, L.L. Davickon: Test battery for metal allergy in dentistry. Contact Derm. 14 (1986) 158–161

Lutz, H., Enzmann H., Heppt W.: Diagnostik beruflich-inhalativer Kontaktallergie mit HNO-Manifestation. Allergologie 16 (1993) 198–202

Merk, H.F., H. Schwickerrath, I. Goca: Aufbrennfähige Dentallegierungen im Epikutantest. H+G Band 68, Heft 10 (1993) 646–649

Veien, N.K., T. Hattel, T. Laurberg: Systemically aggravated contact dermatitis caused by aluminium in toothpaste. Contact Derm. 28 (1993) 199–200

Wannenmacher, E.: Die Prothese als schädigender Faktor durch Reizwirkung auf die Schleimhaut. Dtsch. zahnärztl. Z. 9 (1954) 89–104

Wichelhaus, A.: Kraft- und Unterdruckmessungen bei Anwendung der elastischen Mundvorhofplatte. Prakt. Kieferorthop. 6 (1992) 259–268

Wichelhaus, A., T. Culum, F.G. Sander: Untersuchungen zur Oberflächenzusammensetzung kieferorthopädischer Legierungen unter besonderer Berücksichtigung des Nickelanteils. Inf. Orthod. Kieferorthop. 1 (1997) 51–69

5.5 Implantatunverträglichkeiten
H. Enzmann, I. Prinz

Die Abstoßungsreaktion eines Implantats oder Transplantats ist eine zellvermittelte, von T-Lymphozyten getragene Reaktion (Typ IV nach Coombs und Gell). Sie kann – neben vielen anderen nicht immunologischen Gründen – ihre Ursache in der Grundsubstanz selbst haben (z.B. Nikkelallergie bei Endoprothesen) oder auf einer Unverträglichkeit von Zusatzstoffen (z.B. Merthiolat bei Knorpel, Aminoglykoside bei Hydroxylapatit) und Verunreinigungen beruhen. Eine besondere Rolle spielt darüber hinaus das „excited-skin syndrome", der „angry back" oder besser die allgemeine Gewebsüberempfindlichkeit bei einer manifesten Allergie vom Typ IV. Diesem Phänomen liegt die Beobachtung zugrunde, daß eine starke allergische Reaktion dazu führen kann, daß auch andere Kontaktallergene am Testort eine scheinbar positive Reaktion zeigen. Entsprechendes läßt sich auch bei Implantaten beobachten, so z.B. die Abstoßungsreaktion eines jahrelang vertragenen Polyamidspans am Nasenrücken durch die Verwendung einer unverträglichen Hautcreme mit einem Konservierungsmittel.

5.5.1 Nickel, Chromat, Kobalt

Nickel ist das häufigste Kontaktallergen und verursacht vor allem bei Frauen (Schmuck!) häufig Sensibilisierungen (ca. 10%). Die Sensibilisierungsrate bei Männern beträgt 1%. Nicht selten liegen zusätzlich Sensibilisierungen auf Chrom und Kobalt vor, Metalle, die bereits natürlich gemeinsam im Erz vorkommen und bei der Verarbeitung schwer voneinander zu trennen sind. Die Belastung durch Nickel bei Implantaten ist sehr vom verwendeten Stahl abhängig. „Stainless Steel" gibt an der Haut normalerweise keine klinisch relevanten Nickelionen ab. Es gibt jedoch Ausnahmen, wie einige stark schwefelhaltige Stahlsorten, die Nickel in klinisch relevanter Konzentration freisetzen. Die allergologische Bedeutung von Nickel in Endoprothesen ist belegt. Typisch für eine allergische Reaktion sind neben der lymphomonozytären Infiltration die verbreiterten Nekrosezonen um das allergenhaltige Implantat.

Im otorhinolaryngologischen Bereich sind entsprechende Untersuchungen rar. Brunner erwähnt je einen Fall einer Allergie gegen Titan- und Chrom-Kobalt-Platten. Hinweise auf allergische Reaktionen von Mittelohrimplantaten beruhen auf Einzelbeobachtungen. So wurden Innenohrabfälle bei Stapesplastiken auf Spättypreaktionen gegenüber Draht (Legierung u.a. Eisen, Chrom, Nickel, Molybdän, Silicium), aber auch Platin-Teflon-Prothesen zurückgeführt oder mit einem „excited-skin syndrome" in Zusammenhang gebracht. Unklar ist bis heute auch, in welchem Ausmaß bei Nickelallergikern durch Operationsinstrumente aus chromiertem Stahl allergische Reaktionen ausgelöst werden können (Abb. **1**, Tafel XVII).

Der sicherste Nachweis einer Allergie ist die Provokation unter Simulation der Operation: Einziehen des verdächtigten Fadens oder Drahtes in die Haut, verbunden mit einer eingehenden allergologischen Untersuchung um ein „excited-skin syndrome" auszuschließen. Entsprechend gelingt auch der Nachweis einer Chromatallergie als Ursache einer Defektheilung durch Verwendung von Chromcatgut.

5.5.2 Gold und andere Metalle

Bei dem Edelmetall Gold ist eine Kontaktallergie, nicht nur im Rahmen der rheumatologischen Behandlung mit Goldsalzen, wohl bekannt. Es gibt diverse klinische Berichte über durch Goldlegierungen ausgelöste Kontaktallergien sowohl an der Haut als auch an der Schleimhaut. Zum Nachweis einer Überempfindlichkeit gegen Gold eignen sich ein Epikutantest mit der galenischen Aufbereitung „gold sodium thiosulfate 0,5% in pet" oder ein Intrakutantest, weniger die verwendeten Chloride. Bei Gold (Antirheumatika), Silber (Ätzmittel) und weniger erforscht bei Platin ist eine iatrogene Sensibilisierung der häufigste Grund einer Allergie. Silber und Palladium sind ähnlich wie Nickel typische Kontaktallergene, jedoch weniger sensibilisierend.

Gleiches gilt für Beryllium und Zirconium. Sie finden sich unter anderem in chirurgischem Besteck, in Implantaten (Stahldraht) und als Füllmittel im Acrylat (Zirconium). Beryllium induziert im Gewebe Granulome, die mit einem Morbus Boeck, aber auch Morbus Wegener (limited disease) verwechselt werden können. Selten verursacht auch Zirconium solche Granulome. Erkannt wurde dies, nachdem in amerikanischen Kaufhäusern Antitranspiranspuder mit Zirconiumoxid verkauft wurde und entsprechende granulomatöse Hautveränderungen auftraten.

5.5.3 Gummichemikalien und andere organisch-chemische Verbindungen

Bei der Gummiallergie ist die sog. Latexallergie von der Gummichemikalienallergie abzugrenzen. Die Latexallergie ist eine Reaktion auf Proteine, die vom Rohstoff, also der Latexmilch, bis in das fertige Produkt verschleppt werden. Auslöser ist unter anderem ein pflanzliches Enzym, der sog. „rubber elongating factor". Bei der Latexallergie handelt es sich um eine Soforttypallergie, die vor allem im operativen Bereich (intraoperativer Schock) zu beachten ist. Wichtiger für die Implantologie sind Chemikalien, die dem Gummimaterial zugesetzt werden (Tab. 1). Der diagnostische Nachweis von Überempfindlichkeitsreaktionen gegen diese Stoffe im Epikutantest ist besonders problematisch, da im allgemeinen keine Deklarationspflicht besteht.

Epikutantests, bei denen das Originalmaterial unter einem Epikutantestpflaster auf die Haut aufgebracht wird, empfehlen sich auch bei Verdacht auf eine allergische Reaktion auf andere Implantate, wie z.B. Silicon. In diesem Zusammenhang sei auf eine Mitte der achtziger Jahre angebotene, sonst bewährte Siliconschaummasse (Silastic) erinnert, die wegen einer Kontaktallergie auf den verwendeten Härter aus dem Verkehr gezogen wurde. Ist eine Kontaktallergie (z.B. auf ein Siliconimplantat an der Stirn) nachgewiesen und eine Infektion sowie ein „excited-skin syndrome" ausgeschlossen, ist ein sofortiger Ersatz dieses Implantats möglich. In dem in Abb. 2, Tafel XVII, gezeigten Fall wurde die Diagnose intraoperativ (breite galertige Nekrosezone mit derber Bindegewebskapsel ohne freien Eiter) vermutet und durch einen Epikutantest mit dem entfernten Material später gesichert.

Acrylate finden sowohl für Prothesen als auch Implantate Verwendung. Hierzu zählt beispielsweise Paladon, Palakos, aber auch im weiteren Sin-

Tabelle 1 Gummichemikalien in medizinischen Artikeln (Gummihandschuhe)

Thiurame
Carbamate
Benzothiazole
Thioharnstoffe

Thiurame:
Tetramethylthiuramdisulfid
Tetramethylthiurammonosulfid
Tetraethylthiuramdisulfid
Dipentamethylthiurambisulfid

Tabelle 2 Acrylattestsubstanzen bei Verdacht auf Sensibilisierung

Triethylglycoldimethacrylat
Ethylenglycolmethacrylat
Methylmethacrylat
Bisphenol-A-dimethacrylat

ne Glasionomerzement. Eine Sensibilisierung erfolgt fast ausschließlich durch die niedermolekularen, noch nicht voll polymerisierten Bestandteile (Tab. 2).

Bei Glasionomerzement liegt Acrylat und Maleinat in einer bereits polymerisierten Form vor, weshalb Sensibilisierungen von seiten des Acrylatanteils mehr als unwahrscheinlich sind. Eine extrem geringe Sensibilisierungsrate besteht auch für Polyamid, ein Stoff, der als Implantat und Nahtmaterial verwendet wird und als Kontaktallergen bekannt ist.

Ausgehend vom organisch-chemischen Nahtmaterial werden eine Vielzahl verschiedener, resorbierbarer Implantate angeboten, bei denen es im Rahmen von Überempfindlichkeitsreaktionen zur Abstoßung kommen kann. Ein Epikutantest ist nur sinnvoll, wenn man niedermolekulare Verunreinigungen als Ursache annimmt, die auch durch die Haut diffundieren können. Für die höhermolekularen Verbindungen oder fest gebundene Substanzen ist nur die probeweise Implantation sinnvoll. Dies gilt beispielsweise für das Nahtmaterial Chromcatgut.

Bei den nichtresorbierbaren, jedoch phagozytierbaren Substanzen, oder sei es nur durch den Abrieb von einem kompakten Implantat, ist ebenfalls mit Nebenwirkungen zu rechnen. Diese sind als Adjuvanserkrankung (Freudsche komplette und inkomplette Adjuvantien) bekannt. Pathogenetisch bedeutsam scheint die Überladung von

Makrophagen mit dem Implantatmaterial zu sein, welche über bislang nicht näher bekannte Reaktionen zu fibrotischen Veränderungen führt.

Da Silicon am häufigsten verwendet wird, wurde hier auch das Krankheitsbild am klarsten beschrieben: Granulome, Arthritiden, Kollagenosen, Narbenbildung um das Implantat (fibröse Kapsel). Hinzu kommt die Wirkung des nicht organisch gebundenen Siliciums (Siliciumoxid), welches zur Ausbildung sklerodermiformer Krankheitsbilder führen kann. Ähnliche lokale Reaktionen sind auch bei pulverisiertem Hydroxylapatit und Proplast zu beobachten.

5.5.4 Konservierungsstoffe, Kleber

Allergische Reaktionen auf Konservierungs- und Denaturierungsmittel spielen beim Einsatz homologer Knochen- und Knorpeltransplantate eine Rolle. In den 80er Jahren fanden sich wiederholt positive Reaktionen auf Merthiolat als Ursache für Abstoßungsreaktionen des damals so konservierten, ansonsten sehr gut tolerierten Rippenknorpels bei Rhinoplastiken. Eine weitere Ursache für Abstoßungsreaktionen sind Sensibilisierungen auf Antibiotikalösungen, z.B. Aminoglykoside, die Transplantaten oder Implantaten zur Infektionsprophylaxe zugegeben werden. Untersuchungen, inwieweit formaldehydkonservierte Gehörknöchelchen bei der nicht seltenen Formaldehydallergie schlechter vertragen werden, liegen bislang nicht vor.

Zusätze, die eine Allergie vom Spättyp auf ein Implantat vortäuschen können, sind unter anderem auch Thrombin und Aprotinin des Fibrinklebers (Abb. 3, Tafel XVII). Überempfindlichkeitsreaktionen auf diese Substanzen können im Intrakutantest beurteilt werden.

5.5.5 Diagnostik und Therapie bei Verdacht auf Implantatallergie

Bekannte Allergie

Bei bekannter Sensibilisierung ist präoperativ festzulegen, welche Instrumente, Implantate und Medikamente intraoperativ zur Anwendung kommen. Bestehen Unklarheiten, sind die Substanzen präoperativ zu testen – bei injizierbaren Kollagenpräparaten ist der präoperative Intrakutantest Vorschrift. Ist eine Allergenkarenz nicht möglich, muß als zweitbeste Lösung eine Corticoidgabe in Betracht gezogen werden.

Postoperativer Verdacht auf Allergie

Besteht postoperativ der Verdacht auf eine Allergie, ist eine Liste aller verwendeten Substanzen und Konservierungsstoffe anzulegen, die potentiell eine Spättypallergie auslösen können. Dazu zählen Desinfektionsmittel, Anästhetika, Benzodiazepine, Lokalanästhetika, Sulfite, Parabene, Antibiotika, Corticoide und deren galenische Zubereitung. Da im Rahmen von Abstoßungsreaktionen unmittelbar postoperativ durchgeführte Epikutantests falsch positiv sein können ("excited-skin syndrome"), empfiehlt es sich, die Allergiediagnostik erst nach etwa $1/2$ Jahr in die Wege zu leiten. Sie besteht üblicherweise aus dem Standardtest der Deutschen Kontaktallergiegruppe und Provokationen bzw. Implantationen spezieller verwendeter Substanzen. Ergänzung finden diese Testungen durch die Bestimmung der T-Zell-Subpopulationen. Labormethoden zur Erkennung zellvermittelter Allergien (z.B. Makropageninhibitionstest = MIF-Test, Lymphozytentransformationstest) sind für die Routinediagnostik noch nicht etabliert.

Schwierig zu interpretieren ist die Bedeutung mikrobieller Infektionen im Rahmen von Abstoßungsreaktionen, da Bakterien und Pilze nicht nur im Sinne einer mikrobiellen Infektion wirken, sondern auch Substanzen freisetzen, die sog. Id-Reaktionen auslösen. Dabei könnte es sich um lokal manifeste, systemisch ausgelöste Spättypphänomene handeln. Ein Allergietest mit standardisierten Präparaten (intrakutan) zum Nachweis dieser Spättypreaktion ist möglich, aber berechtigterweise sehr umstritten.

Insgesamt muß festgestellt werden, daß trotz teilweise für den Patienten belastender Diagnostik nur in einem kleinen Teil die Pathogenese von Abstoßungsreaktionen eindeutig geklärt werden kann. Aufflammreaktionen (flare up), „excited-skin syndrome", latente Infektionen, insbesonders wenn sie mit abnormen immunologischen Reaktionen wie der obengenannten Id-Reaktion auf Bakterien einhergehen, und nicht standardisierte Testbedingungen machen verständlich, warum viele Abstoßreaktionen eine allergologische Ursache ahnen lassen, der letzte Beweis jedoch fehlt. Prinzipiell ist immer zu beachten, daß die Allergie nur eine Ursache einer Implantatunverträglichkeit ist und von diversen anderen potentiellen Faktoren, wie toxischen, nicht immunologischen Phänomen, aber auch inadäquaten chirurgischen Techniken zu differenzieren ist.

Literatur

Brunner, F.X.: Implantatmaterialien – was hat sich wo und wann bewährt? Europ. Arch. Oto-Rhino-Laryngolgy Suppl. (1993) 1: 311–336

Drößler, K.: Basiswissen, die zellvermittelte Immunität. Allergologie 18 (1995) 477–478

Enzmann, H.: „Angry Back" – Ursache für Ertaubung nach Stapesplastik? Arch. klin. exp. Ohren-Nasen- und Kehlkopfheilk. Suppl. (1983) 349–353

Enzmann, H., V. Daniel: Die Diagnose des excited-skin-syndrome aus dem Blut. Laryngol. Rhinol. Otol. 70 (1991) 184–186

Focke, M., W. Hemmer, T. Haglmüller, F. Wantke, M. Götz, R. Jarisch: Contact hypersensitivity to iron. Allergy, Suppl. 50 (1995) 373–373

Hierholzer, S., O. Hierholzer: Internal Fixation and Metal Allergy. Clinical Investigations, Immunology and Histology of the Implant Tissue Interface. Thieme, Stuttgart 1992

Holt, P.G.: Immune tolerance and protection against allergic sensitization. Allergy 1995 50 (25 Suppl.) 34–36

Kanerva, L., T. Sipilainen Malm, T. Estlander, A. Zining, R. Jolanki, K. Tarvainen: Nickel release from metals, and a case of allergic contact dermatitis from stainless steel. Contact Derm. 31 (1994) 299–303

Pérez, A., M. Lozano, M. Gómez, M. Orta, A. Minguez, M. Rodriquez Mosquera, C. Fernandez de Miguel: Hypersensitivity to suture. Allergy, Suppl. 50 (1995) 371–371

Yang, J., K. Merrit: Detection of antibodies against corrosion products in patients after CoCr total joint replacements. J. Biomed. Mater. Res. 28 (11) (1994) 1249–1258

5.6 Allergien des Ohres
W. Heppt

Allergische Erkrankungen des Ohres manifestieren sich üblicherweise am äußeren Ohr (Ohrmuschel, äußerer Gehörgang) und im Mittelohr. Im Innenohr werden sie zwar von einigen Autoren postuliert, sind jedoch bis heute nicht bewiesen. Während es sich bei den Reaktionen an Ohrmuschel und Gehörgang meist um Kontaktallergien handelt, werden bei den Erkrankungen der Pauke antikörpervermittelte Soforttypreaktionen diskutiert.

5.6.1 Ohrmuschel und Gehörgang

Allergische Erkrankungen des äußeren Ohres manifestieren sich üblicherweise als allergische Kontaktdermatitis und beruhen auf einer verzögerten, T-Zell-vermittelten Spättypreaktion. Klinisch findet man im akuten Stadium ein nässendes Ekzem mit Papulovesikeln und intensiver Hautrötung, im chronischen Stadium ein schuppendes Ekzem mit verdickter Haut und blasser Rötung (Abb. 1, Tafel XVIII) (s. auch Kap. 5.8.1). Differentialdiagnostisch abzugrenzen sind ekzematöse Veränderungen bei atopischer Dermatitis (Cheilitis, Mundwinkelrhagaden, retroaurikuläre Ekzeme), Psoriasis sowie Fernreaktionen bei Inhalations- und Nahrungsmittelallergien.

Zur Bestätigung einer allergischen Kontaktdermatitis ist ein Epikutan- oder Photopatch-Test durchzuführen (s. Kap. 3.3). Häufige Kontaktallergene in der Otologie sind Inhaltsstoffe von Haarshampoo und Ohrentropfen (Tab. 1), Ohrringe (Nickel), lokale Pflegemittel und Sonnencremes (Wollwachsalkohole, Konservierungsstoffe, UV-Blocker), Ohrstöpsel und Kopfhörer (Kunststoffe, Acrylat, Gummibestandteile) (s. Kap. 5.8.1).

Bei chronischen, aber auch akuten Krankheitsbildern ist die Diagnose einer allergischen Kontaktdermatitis initial oft nicht eindeutig zu stellen, da infolge von Selbstreinigungsversuchen mit Q-Tips, Streichhölzern oder Ohrspülungen nicht selten mikrobielle Gehörgangsinfektionen vorliegen. Besteht eine chronisch allergische Entzündungsreaktion mit rezidivierender bakterieller Superinfektion, kann es in seltenen Fällen zur Ausbildung einer Gehörgangsstenose (Abb. 2, Tafel XVIII) ggf. sogar Gehörgangsatresie kommen. Diese besitzt klinisch Ähnlichkeit mit der gefürchteten postinflammatorischen meatalen Fibrose nach Ohroperationen.

Ist eine allergische Kontaktdermatitis nachgewiesen, besteht wie bei anderen allergischen Erkrankungen die Therapie der Wahl in konsequenter Allergenkarenz. Das Ekzem bedarf darüber hinaus einer stadiengerechten Lokaltherapie (Tab. 2). Nur selten ist bei ausgeprägten Gehörgangsstenosen oder -atresien eine operative Revision mit Excision und Spalthautdeckung erforderlich.

Tabelle 1 Potentielle Kontaktallergene in Otologika

Cerumenex N	Ölsäure, Propylenglycol
Incut	Oxytetracyclin, Natamycin, Tetracain
Jellin	Cetylalkohol, Stearylalkohol, Benzoesäure, Paraffin, Propylenglycol, Neomycin (Jellin-Neomycin)
Mercurochrom	Quecksilber, Brom, Benzoesäure
Otalgan	Phenazon, Procain, Glycerol
Otobacid	Cinchocain, Glycerol
Otosporin	Polymyxin, Neomycin, Cetostearylalkohol, Benzoesäure
PanotileN	Polymyxin, Lidocain, Propylenglycol, Glycerol, Benzalkoniumchlorid
Polyspectran HC	Polymyxin, Bacitracin, Paraffin, Wollwachsalkoholsalbe
VolonA	Neomycin, Gramicidin, Propylenglycol

Tabelle 2 Lokaltherapie der allergischen Kontaktdermatitis des äußeren Ohres

akutes nässendes Ekzem:	hydrophile Cremes, Lotionen, wäßrige Lösungen, evtl. Steroide
chronisch schuppendes Ekzem:	fette Salbengrundlagen, evtl. Steroide

5.6.2 Mittelohr

Tubenventilationsstörungen, Paukenergüsse und chronische Mittelohrentzündungen treten gehäuft bei Inhalations- und Nahrungsmittelallergien auf (Abb. **3**, Tafel XVIII). Nach Untersuchungen von Bernstein u. Mogi (1992) liegt bei Kindern mit chronisch sekretorischer Otitis in etwa 30–40% eine allergische Rhinitis zugrunde; Hinweise für eine Beziehung zwischen allergischer Sensibilisierung und dem Vorliegen einer bestimmten Ergußqualität konnten jedoch nicht festgestellt werden. Demgegenüber besitzen allergische Reaktionen in der Mittelohrchirurgie Seltenheitscharakter. Dies gilt sowohl für die im Rahmen von Tympanoplastiken verwendeten alloplastischen Mittelohrimplantate (Metalle, Kunststoff, Keramik, Glasionomerzement) als auch für Bohrstaub (s. Kap. 5.5).

Welcher pathophysiologische Mechanismus einer allergisch bedingten Mittelohrerkrankung zugrunde liegt, ist bis heute unklar. Diskutiert werden die unmittelbare allergische Reaktion der Pauken- und Tubenschleimhaut und Mittelohrerkrankungen als sekundäre Entzündungsreaktionen. Nach dem heutigen Kenntnisstand handelt es sich offensichtlich um sekundäre Entzündungsreaktionen. So konnten bei passiv sensibilisierten Tieren (Affen) bei lokaler Allergenprovokation im Mittelohr keine allergischen Reaktionen nachgewiesen werden. Analysen von Paukensekret ergaben, daß hohe Histaminspiegel nicht mit allergischen, sondern eher entzündlichen Krankheitsbildern korrelieren. Ebensowenig war der IgE-Spiegel im Paukensekret bei Kindern mit Inhalationsallergien im Vergleich zu nicht allergischen Kindern erhöht. Lediglich bei Kindern mit Nahrungsmittelallergien (Milchallergie) waren im Paukensekret Immunkomplexe nachweisbar. Hinweise für ein lokales Immungeschehen im Mittelohr lieferten Studien, die bei Allergikern mit Paukenerguß erhöhte ECP-Spiegel (eosinophil cationic protein) im Mittelohrsekret fanden, die weder mit dem Serum-ECP- noch dem Serum-IgE-Spiegel korrelierten. Eine allergische Reaktion der Adenoide scheint pathophysiologisch für Mittelohrerkrankungen von untergeordneter Bedeutung zu sein, zumal im Elektronmikroskop bei Patienten mit und ohne Paukenerguß kein Unterschied in Struktur und Degranulationsgrad isolierter Mastzellen nachweisbar war und in Adenoiden nur eine bedingte Korrelation zwischen IgE+-Mastzellen und klinisch nachweisbarer Sensibilisierung gefunden werden konnte.

Faßt man alle bislang vorliegenden Studien zusammen, ist davon auszugehen, daß Mittelohrerkrankungen bei Allergikern nicht durch primäre allergische Reaktion der Paukenschleimhaut, sondern durch entzündliche Veränderungen der Tubenschleimhaut resultieren. Das entzündliche Ödem der Ohrtrompete wird offensichtlich durch Entzündungsmediatoren verursacht, die durch die muköziliare Clearance von der Nasenschleimhaut Richtung Tubenostium transportiert werden. Ist der Tubenmechanismus gestört, kommt es in der Folge durch Minderbelüftung zu chronischen Mittelohrerkrankungen. Virale und bakterielle Superinfektionen, die vor allem bei kindlichen und jugendlichen Allergikern eine große Rolle spielen, unterstützen diesen Prozeß.

Die Diagnostik einer allergisch bedingten Mittelohrerkrankung stützt sich neben der klinischen Untersuchung (Otoskopie, Nasenracheninspektion) auf den herkömmlichen Nachweis einer klinisch relevanten Sensibilisierung (Hauttest, nasale Provokation, RAST, Zytologie etc.). Sekretuntersuchungen des Mittelohres zum Nachweis von IgE, IgG oder ECP erscheinen nicht aussagekräftig.

Die Therapie einer allergisch bedingten Mittelohrerkrankung basiert, abgesehen von Karenzmaßnahmen auf der Kombination von klassischen Antiallergika, lokal abschwellenden Maßnahmen (abschwellende Nasentropfen, Mikrowelle) und Tubenventilationsübungen (Otovent = Aufblasen eines Luftballons über einen Nasenadapter, Valsalva-Manöver) (Tab. 3).

Da Mittelohrerkrankungen zusätzlich durch rezidivierende Infektionen unterhalten werden können, ist gerade bei Kindern auf eine konsequente Infektprophylaxe zu achten. Die häufigsten Erreger bakterieller Superinfektionen sind Streptococcus pneumoniae, Haemophilus influenzae und Branhamella catarrhalis. Weitere Therapieempfehlungen allergisch bedingter Mittelohrer-

Tabelle **3** Therapieschema bei Verdacht auf allergischen Paukenerguß

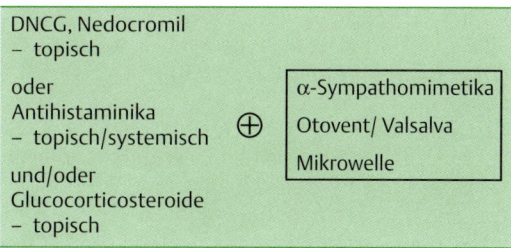

krankungen werden durch die Art der vorliegenden Sensibilisierung bestimmt und bestehen unter anderem in Diätmaßnahmen (Nahrungsmittelallergien) und Einleitung einer frühzeitigen Immuntherapie (Inhalationsallergie). Stillen bis zum 4. Monat hat nach Studienergebnissen keinen Effekt auf die spätere Entstehung eines Paukenergusses. Liegen therapieresistente Krankheitsverläufe vor, sind frühzeitig operative Maßnahmen wie Adenotomie, Tonsillektomie, Parazentese oder Paukendrainage anzustreben.

5.6.3 Innenohr

Zusammenhänge zwischen herkömmlichen klinisch relevanten Sensibilisierungen und Innenohrerkrankungen werden zwar von einigen Autoren vermutet, sind bis heute jedoch nicht bewiesen. Somit sind Mitteilungen über Patienten mit Inhalations- und Nahrungsmittelallergien und expositionsabhängigen otoneurologischen Beschwerden vorsichtig zu beurteilen. Diagnosen wie allergisch bedingter Tinnitus, Hörsturz, Morbus Menière oder allergische Labyrinthitis sind nach dem gegenwärtigen Stand der Forschung nicht haltbar und auch nicht durch Therapieerfolge mit speziellen Diätplänen oder antiallergischen Medikamenten (z.B. Antihistaminika bei Tinnitus) zu rechtfertigen. Eine Beziehung zwischen Allergie und Innenohrfunktionsstörung konnte bislang nur in vereinzelten wissenschaftlichen Arbeiten aufgezeigt werden. Am bekanntesten sind Studien, die nach Allergenprovokation Potentialveränderungen in der Elektrokochleographie beschreiben.

Von den klassischen Allergien zu unterscheiden sind Autoimmunerkrankungen, die zu einer progredienten Schwerhörigkeit führen können und serologisch teilweise mit einer Erhöhung von Autoantikörpern gegen kochleäre Antigene oder verschiedene Kollagentypen des Innenohres einhergehen.

Literatur

Bernstein, J.M.: Recent advances in immunologic reactivity in otitis media with effusion. J. Allergy. Clin. Immunol. 81 (1988) 1004–9

Corey, J.P., R.E. Adham, A.H. Abbass, I. Seligman: The role of IgE-mediated hypersensitivity in otitis media with effusion. Amer. J. Otolaryngol. 15 (1994) 138–44

Drake-Lee, A., J. Price, R. Varley: Mast cell ultrastructure in the adenoids of children with and without secretory otitis media. J. Laryngol. Otol. 108 (1994) 1058–63

Duncan, B., J. Ey, C.J. Holberg, A.L. Wright, E.D. Martinez, L.M. Taussig: Exclusive breastfeeding for at least 4 month protects against otitis media. Pediatrics 91(1993) 867–72

Host, A.: Mechanisms in adverse reactions to food. To ear. Allergy 50 (1995) 64–7

Joliat, T., J. Seyer, J. Bernstein, M. Krug, X.J. Ye, J.S. Cho, T. Fujiyoshi, T.J. Yoo: Antibodies against a 30 kilodalton cochlear protein and type II and IX collagens in the serum of patients wiht inner ear diseases. An. Otol. Rhinol. Laryngol. 101 (1992) 1000–6

Lim, D., C. Blues tone, J. Klein, J.D. Nelson: Recent Advances in Otitis media with effusion. Decker, Philadelphia (1984) 5–44

Meltzer, E.O., H.A. Orgel, A.A. Jalowayski: Histamine levels and cytology in children with chronic otitis media and rhinitis. Ann. Allergy Asthma Immunol. 74 (1995) 406–10

Viscomi, G.J., D.I. Bojrab: Use of electrocochleography to monitor antigenic challenge in Meniere's disease. Otolaryngol. Head Neck Surg. 107 (1992) 733–7

5.7 Allergien des Auges

U. Gronemeyer

5.7.1 Anatomische Grundlagen

Die Immunpathogenese von endogenen Augenentzündungen (Skleritis, Uveitis und Retinitis) mit ihren ernsten Folgen für die Sehschärfe ist bis heute unklar, wenngleich endogene Antigene (gewebsspezifische Antigene, Autoantigene) mit großer Wahrscheinlichkeit von Bedeutung sein dürften.

Im folgenden soll nur von allergischen Erkrankungen die Rede sein, bei denen die Immunpathogenese klinisch gesichert oder sehr wahrscheinlich ist und die durch exogene Allergene hervorgerufen werden. Betroffen sind in der Regel die Lider, die Bindehaut und die oberflächlichen Hornhautschichten, die die „Eintrittspforte" für Allergene darstellen.

Der anatomische Aufbau der Lider (sehr dünne, wenig verhornte Epidermis; lockere, blutgefäßreiche Subkutis) begünstigt das leichte perkutane Eindringen von Fremdstoffen (Kosmetika, Medikamente u.a.), wie auch die enorme Reaktionsfähigkeit der Lidhaut auf entzündliche Reize. Im Gegensatz zur Orbita und zum Bulbus finden sich in der Lidregion reichlich Lymphgefäße, die ausgedehnte kutane, palpebrale und konjunktivale Netze bilden. Als Folge einer entzündlichen Verlegung der drainierenden Lymphgefäße kommt es schnell zu einem ausgeprägten Bindehaut- und Lidödem, das für die allergische Reaktion in der Lidregion charakteristisch ist. An den Augenlidern können die Urtikaria und das Quincke-Ödem als Reaktionen vom Frühtyp (Typ-I-Reaktion) sowie das Kontaktekzem als Reaktion vom Spättyp (Typ-IV-Reaktion) immunpathogenetisch unterschieden werden.

Häufiger als an den Lidern sind allergische Reaktionen jedoch an der Konjunktiva zu beobachten, was auf ihren besonderen anatomischen Aufbau und ihre Ausstattung mit speziellen Abwehrsystemen (konjunktivaassoziiertes lymphatisches System) zurückzuführen ist. Die Schleimhaut der Konjunktiva trägt ein nicht verhornendes Plattenepithel (leichte Antigenpenetration) und besitzt ein dichtes Kapillarnetz und Lymphgefäßsystem, welches reichlich von lymphatischem Gewebe (Lymphozyten und Plasmazellansammlungen) durchsetzt ist. Die Reaktionsantwort der Konjunktiva hängt von der Natur des Reizes ab. Eine sehr starke Rotfärbung läßt auf eine bakterielle Konjunktivitis schließen, wohingegen ein eher milchiges Aussehen eine allergische Konjunktivitis vermuten läßt. Die geringe entzündliche Rötung bei allergischer Konjunktivitis wird auf eine Verlegung der Gefäße durch eine mehr oder minder ausgeprägte glasige Chemosis (Ödem der Bindehaut) zurückgeführt (Abb. 1, Tafel XIX). Konjunktivalabstriche sind hilfreich, wenn es darum geht, die Ätiologie des Entzündungsprozesses aufzuklären: Vorwiegend neutrophile Leukozyten sind charakteristisch für eine Infektion mit Pilzen und Bakterien sowie auch für einige Erkrankungen unklarer Ätiologie (Erythema multiforme, Reiter-Syndrom). Vorwiegend Lymphozyten finden sich bei viralen Konjunktividen. Vorwiegend eosinophile und basophile Leukozyten sind charakteristisch für eine allergische Entzündung.

5.7.2 Urtikaria und Quincke-Ödem der Lider (Typ-I-Reaktion)

Vorkommen

Häufig kommen Urtikaria und Quincke-Ödem (Abb. 2, Tafel XIX) der Lider zusammen mit allergischen Konjunktividen und Heuschnupfen vor. 10–15% der Bevölkerung leiden an einer allergischen Rhinokonjunktivitis, die bei starker Ausprägung auch zu einem allergischen Lidödem mit erheblicher Beeinträchtigung des Wohlbefindens führen kann. Die Urtikaria imponiert als blasses Lidödem von oft erheblichem Ausmaß. Der unwiderstehliche Juckreiz wird auf die Irritation oberflächlicher Nervenendigungen durch Histaminfreisetzung zurückgeführt, die ihrerseits Folge der Antigen-Antikörper-Reaktion ist. Die Einbeziehung tieferer Gewebsschichten und die Ausdehnung des Schwellungszustandes auf das subkutane und submuköse Gewebe werden als Quincke-Ödem bezeichnet.

Ätiologie

Das urtikarielle Lidödem und das Quincke-Ödem können durch verschiedene exogene Allergene ausgelöst werden: Arzneimittel (Penicillin), Kosmetika, Nahrungs- und Genußmittel, Inhalationsallergene und Eingeweidewürmer.

Spezielle Untersuchungen

Sorgfältige anamnestische Allergensuche, Allergennachweis durch Haut-, Provokationstest und IgE-Nachweis (RAST), evtl. Allergenkarenz und Reexposition.

Therapie

Antigenkarenz, Antihistaminika, Cromoglicinsäure, Corticosteroide, sämtlich in lokaler Anwendung. Eventuell auch Hyposensibilisierung. Prophylaxe: Nachgewiesene Allergene meiden.

Verlauf und Prognose

Nach völliger Ausschaltung des Verdachtsallergens sollte die Entzündungserscheinung schnell zur Ruhe kommen.

Differentialdiagnose

Die Differentialdiagnose der ödematösen Lidschwellung ist vielfältig:
1. Das Ödem bei beginnender Infektion der Lider: Hordeolum, Lidabszeß, Chalazion, Erysipel, Orbitaphlegmone.
2. Das lokal fortgeleitete Lidödem bei: Sinusitis ethmoidalis, Exophthalmus durch Orbitatumor.
3. Das Lidödem als Ausdruck eines Allgemeinleidens: Kapillar-toxisches Ödem bei Glomerulonephritis, endokrine Orbitopathie, Hypo- und Paraproteinämie, Myxödem.
4. Das Lidödem bei Syndromen: Melkersson-Rosenthal-Syndrom, okulonasale Reflexneurosen (Charlin-, Sluder-Syndrom).
5. Das Luftemphysem, das als Lidschwellung gelegentlich bei Frakturen der Lamina papyracea imponiert, jedoch an der Krepitation erkennbar ist.

5.7.3 Kontaktekzem der Lider (Typ-VI-Reaktion)

Vorkommen

Das Kontaktekzem ist an den Lidern häufig zu beobachten, weil die Lidhaut sehr dünn ist und Kosmetika oder Medikamente oft in diesem Bereich angewandt werden (Abb. 3, Tafel XX).

Krankheitsbild

Die Lidhaut oder auch nur der Lidrand können ein leicht schuppendes Erythem aufweisen. Häufiger werden Knötchen- und Bläschenbildung sowie nässende und erosive Gewebsveränderungen beobachtet. Ödematöse Lidschwellung, Lidspaltenverengung und starke Chemosis können hinzukommen und das Ekzem in den Hintergrund treten lassen. Die Beschwerden des Patienten sind gekennzeichnet durch Juckreiz im Lidwinkel oder an den Lidrändern.

Der bevorzugte Befall der mittleren Anteile des Oberlides weist auf eine vorwiegend digitale Übertragung des Allergens, der des Unterlides auf okulär angewandte Medikamente hin.

Ätiologie

Häufige Kontaktallergene sind Kosmetika, wie Eyeliner, Shadows und Wimperntusche. Ferner besitzen in verschiedenen Cremes vorhandene Duftstoffe und Konservierungsmittel oder Salbengrundlagen, wie Wollwachse, eine Bedeutung.

Spezielle Untersuchungen

Sorgfältige Anamnese und Nachweis der Kontaktallergie mit Hilfe des Epikutantests.

Therapie

Die beste Behandlung einer Kontaktdermatitis der Lider liegt in der Eliminierung der aktuellen Allergene. Mechanische Reizung, Seife und Reinigungslösung sollten ebenfalls bis zur Abheilung gemieden werden. Während der trockenen, subakuten und chronischen Stadien sind Cremes oder Salben wirkungsvoll, die Corticosteroide enthalten. Corticosteroide sollten aber nicht – auch nicht als Augensalbe – über längere Zeit im Lidbereich angewendet werden, da es leicht zu häßlichen Depigmentierungen, Atrophie, periokulären papulösen Dermatitiden oder einem Cortisonglaukom kommen kann.

Verlauf und Prognose

Abheilung bei Allergenausschaltung. Gelegentlich Sekundärinfektion und Lichenifizierung.

Differentialdiagnose

Abgrenzung zum Lidekzem bei atopischer oder seborrhoischer Dermatitis und zur Psoriasis.

5.7.4 Allergische Konjunktivitis vom Heuschnupfentyp (Typ-I)

Einteilung

Die allergische Konjunktivitis vom Heuschnupfentyp ist von anderen Formen der Konjunktivitis abzugrenzen. Prinzipiell unterscheidet man die:
1. Reaktion vom Heuschnupfentyp, die der immunologischen Reaktion vom Soforttyp (Typ-I-Reaktion) zuzuordnen ist (Abb. 4, Tafel XX).
2. Kontaktdermatokonjunktivitis, die an der Bindehaut und insbesondere auch an den Lidern bei Kontaktallergien zu beobachten ist (Typ-IV-Reaktion) (Abb. 5, Tafel XX).
3. Sonderformen mit nicht gesicherter Immunpathogenese, wie die Conjunctivitis vernalis, die Riesenpapillenkonjunktivitis und die Keratokonjunktivitis bei atopischer Dermatitis.

Vorkommen

Die Heuschnupfenkonjunktivitis (Konjunktivitis bei Pollinosis) wird saisonal durch Pflanzenpollen, perennial durch ubiquitäre Allergene, wie Hausstaubmilben, ausgelöst.

Krankheitsbild

Häufige Symptome sind: Okulärer und periokulärer Juckreiz, Rötung, Tränenfluß, Brennen, Lichtscheu. Die Symptome sind meistens stärker, wenn das Wetter warm und trocken ist, kühlere Temperaturen und Regen vermindern die Beschwerden, da der Pollenflug nicht so intensiv ist. Die Konjunktiva weist gewöhnlich ein mäßiges Ödem (Chemosis) und eine konjunktivale Injektion (Hyperämie) auf. Die Kombination dieser beiden Symptome führt zu einem mehr rötlichen oder milchigen Aussehen der Konjunktiva, je nachdem, wie stark die konjunktivalen Blutgefäße durch das Bindehautödem teilweise verschlossen werden.

Wenn das Ödem sehr stark ist, reagieren auch häufig die Unter- und Oberlider mit (s. „allergisches Lidödem").

Ätiologie

Die häufigsten Allergene, die eine Reaktion vom Heuschnupfentyp hervorrufen, sind Blütenpollen, Staubarten (Haarstaub, Schuppen von Haustieren, insbesondere von Meerschweinchen), Milben, Parasiten und selten Nahrungsmittel.

Spezielle Untersuchungen

Abhängig vom Sensibilisierungsgrad des Patienten sowie von der Antigenkonzentration ergeben sich verschiedene graduelle Abstufungen beim Ophthalmotest. Ein konjunktivaler Abstrich mit deutlich ausgeprägter Eosinophilie gilt ebenfalls als Hinweis für eine allergische Reaktion. Die Abwesenheit von Eosinophilen gestattet den Ausschluß einer allergischen Genese allerdings nicht, da Eosinophile häufig nur in tieferen Schichten der Konjunktiva vermehrt sind und bei positiver konjunktivaler Provokation erst nach 4–6 Stunden nachweisbar sind.

Therapie

Durch Anwendung von kalten Kompressen erreicht man eine Vasokonstriktion und einen Rückgang von Ödem, Hyperämie und Juckreiz. Ähnliches bewirken vasokonstriktorische Substanzen (z.B. Naphazolin 0,05%ig bis 0,1%ig). Das Tragen von Sonnenbrillen ist hilfreich, wenn eine starke Photophobie besteht.

Mittel der Wahl sind üblicherweise topische Antihistaminika und Mastzellstabilisatoren, wie Nedocromil oder DNCG, die die Histaminwirkung durch kompetitive Rezeptorblockade oder Mastzellstabilisierung antagonisieren.

Die Kombination eines topischen mit einem oralen Antihistaminikum der jüngeren Generation ist sinnvoll, wenn primär Niesreiz, stärkere Sekretion und Juckreiz vorliegen und die topische Therapie nicht ausreicht oder andere Organe betroffen sind. Bei weiterer Beschwerdepersistenz sind Corticosteroide indiziert, bei denen allerdings im Rahmen der topischen Anwendung die Gefahr eines Cortison-Glaukoms, bei längerer systemischer Anwendung von Prednison (10 mg/Tag/Jahr) die einer Cortison-Katarakt droht. Eine wirksame kausale Therapie der allergischen Rhinokonjunktivitis besteht in der frühzeitigen subcutanen Hyposensibilisierung.

Verlauf und Prognose

Die Konjunktivitis bei Pollinosis kann wie die übrigen Symptome (Rhinitis, Bronichalasthma u.a.) therapeutisch wirksam beeinflußt werden. Allerdings ist die Konjunktivitis die hartnäckigste Manifestation und in geminderter Form teilweise als Restsymptom über Jahre persistierend.

Differentialdiagnose

1. Die Kontaktdermatokonjunktivitis manifestiert sich ebenfalls in Form von Ödem, Hyperämie und Juckreiz im Bereich der Lider. Insbesondere bei chronischen Formen kommt es jedoch häufig zur Follikelbildung.
2. Die Conjunctivitis vernalis ist initial wegen des saisonalen Auftretens, des enormen Juckreizes und der Photophobie differentialdiagnostisch in Erwägung zu ziehen (s. Kap. 5.7.6).
3. Die Konjunktivitis, die durch toxische oder ätzende Substanzen hervorgerufen wird (syndrome of drug irritation) ist häufig klinisch schwer abzugrenzen, vor allem bei Gewebsdefekten, wenn schon geringe Konzentrationen von Substanzen toxisch wirken (z.B. Konservierungsmittel in Augentropfen). Die akute Entzündung ist gekennzeichnet durch wäßriges Exsudat, Chemosis, Hyperämie; Juckreiz und Eosinophilie im Bindehautabstrich fehlen.
4. Ein unter dem Lid sitzender Fremdkörper kann ebenfalls eine Hyperämie der Bindehaut, ein Lidödem sowie eine wäßrige Sekretion erzeugen.
5. Die Keratoconjunctivitis epidemica kann plötzlich mit Lid- und Bindehautödem, Hyperämie und wäßriger Sekretion auftreten. In einem späteren Stadium erleichtert die Symptomentrias: Schwellung von Plica und präaurikulären Lymphknoten, Ptosis und allgemeines Krankheitsgefühl die Erkennung der Virusentzündung.
6. Alle mikrobiellen Konjunktivitiden im Anfangsstadium, bei denen noch keine eitrige Sekretion vorliegt, sind in Erwägung zu ziehen.

5.7.5 Kontaktdermatokonjunktivitis (Typ-IV-Reaktion)

Vorkommen

Wie beim Kontaktekzem der Lider und der Haut wird durch den direkten Kontakt der Allergene mit der sensibilisierten Bindehaut eine Konjunktivitis hervorgerufen. Da bei primärem Kontakt der Antigene mit der Bindehaut die Entzündung eigentlich immer auf die Lidränder und dann auf die Lider „überfließt", ja häufig erst die Diagnose durch die typischen Lidveränderungen möglich wird, spricht man von einer Kontaktdermatokonjunktivitis oder der Konjunktivitis bei Kontaktekzem.

Mit zunehmender Anwendung von Augenmedikamenten (Antibiotika, antivirale und antientzündliche Mittel, Konservierungsstoffe, Quecksilberverbindungen, quarternäre Ammoniumverbindungen u.a.) werden vermehrt auch bisher nicht bekannte kontaktallergische Reaktionen der Bindehaut beobachtet. Ein typisches Opfer einer „Conjunctivitis medicamentosa" ist der Patient, der wegen eines roten Auges mit Kombinationspräparaten (Antibiotika, Corticosteroid, Antimykotika) behandelt wurde. Wenn sich die Symptome unter dieser Therapie verstärken, ist es schwierig zu sagen, ob die Konjunktivitis der ursprünglichen Erkrankung zuzuordnen ist oder ob durch die Medikation bereits eine Sensibilisierung gegen ein Augenmedikament stattgefunden hat.

Krankheitsbild

Die Reaktion an der Bindehaut tritt schon innerhalb eines Tages auf, obwohl die sog. Spätreaktion an der Haut erst nach 24–48 Stunden zu beobachten ist. Die akute Form dieser Konjunktivitis ist charakterisiert durch Hyperämie und Chemosis, die chronische Form durch Follikelbildung, insbesondere in der unteren Umschlaghälfte der Conjunctiva bulbi et tarsi (direkter Tropfenkontakt).

Durch die chronische Entzündung kommt es zur Keratinisierung der Bindehaut, so daß der Glanz der Bindehaut verlorengeht. Ferner kann sich eine punktförmige oder grobkörnige Keratopathie (Keratitis superficialis punctata) entwickeln. Überfließende allergenhaltige Augentropfen führen auf der Lidhaut zur Kontaktallergie, die durch ihre lividrote Farbe und umschriebene Verdickung der Haut mit grobem Hautfaltenrelief charakterisiert wird.

Ätiologie

Überempfindlichkeitsreaktionen gegen folgende Substanzen werden beobachtet: Neomycin, Polymyxin, Sulfonamide, Chloramphenicol, Kanamycin, Bacitracin, antivirale Mittel, Lokalanästhetika, antiglaukomatöse Augentropfen, Konservierungsmittel in Augentropfen, Augensalben und Kontaktlinsenpflegemittel.

Spezielle Untersuchungen

Die Diagnose der allergischen Kontaktüberempfindlichkeit der Bindehaut kann durch den Epikutantest bestätigt werden.

Therapie

Corticosteroide sind wegen des vielseitigen Eingriffs in den pathogenetischen Ablauf der Typ-IV-Reaktion am effektvollsten. Bei anhaltender lokaler Corticosteroidtherapie am Auge kann es zu o.g. Cortisonschäden kommen. Es gilt die Regel: nur bei intaktem Hornhautepithel Cortison zu verwenden, da es sonst zu Ulkusbildungen der Hornhaut mit Superinfektionen (cave Pilze) kommen kann.

Verlauf und Prognose

Nach Ausschaltung des Allergens in der Regel Rückbildung der Entzündung.

Differentialdiagnose

1. Toxisch bedingte Konjunktivitis (syndrome of drug irritation). Im Gegensatz zur Kontaktdermatokonjunktivitis sind die Lider meist nicht betroffen, da toxische Veränderungen eher die Bindehaut als die Lider schädigen.
2. Atopische Keratokonjunktivitis, die ebenfalls mit ekzematösen Veränderungen der Lidhaut einhergeht (s. Kap. 5.7.7).

5.7.6 Conjunctivitis vernalis

Vorkommen

Die Conjunctivitis vernalis ist oft beidseitig ausgeprägt, beginnt in der Pubertät und wird häufiger bei Jungen als bei Mädchen gesehen.

Krankheitsbild

Die Hauptsymptome sind heftiger Juckreiz, vermehrter Tränenfluß, Lichtscheu, Brennen, Absonderung von zähflüssigem Schleim mit massenhaft eosinophilen Granulozyten und polygonalen papillären Hypertrophien der Conjunctiva palpebrae (pflastersteinähnliche Gewebsproliferationen) (Abb. 6, Tafel XXI). In schweren Fällen kommt es zur Ausbildung einer Pseudomembran sowie eines Hornhautulkus.

Ätiologie

Eine allergische Reaktion gegen Gräserpollen wurde nachgewiesen und erklärt Exazerbationen der Conjunctivitis vernalis im Frühjahr. Der Nachweis von IgE und Histamin in der Tränenflüssigkeit sowie von reichlich Eosinophilen im Bindehautabstrich spricht ebenfalls für eine Typ-I-Reaktion. Neben der Immunreaktion vom Typ I werden Reaktionen vom Typ II unter Vermittlung von IgG und Komplement, aber auch Typ-IV-Reaktionen verantwortlich gemacht.

Spezielle Untersuchungen

Starke Eosinophilie mit z.T. freien eosinophilen Granula im Bindehautabstrich. Nachweis einer Pollensensibilisierung im Prick-, Provokations-, In-vitro-Test.

Therapie

Die Therapie ist wegen der nicht einheitlichen Pathogenese vielfältig: Corticosteroide, vasokonstriktorische Medikamente sowie Mastzellstabilisatoren, Antihistaminika und Benetzungsmittel kommen zum Einsatz.

Verlauf

Die Conjunctivitis vernalis ist eine sich selbst begrenzende Erkrankung, die 5–10 Jahre dauert. Bei schweren Verläufen kommt es zu Epithelschäden der Hornhaut mit nachfolgendem Ulkus.

Differentialdiagnose

Die Differentialdiagnose der Conjunctivitis vernalis ist selten ein Problem. Eine Verwechslungsmöglichkeit besteht eigentlich nur mit der chronischen atopischen Keratokonjunktivitis, die als nächstes Krankheitsbild beschrieben wird.

5.7.7 Atopische Keratokonjunktivitis

Vorkommen

Das Krankheitsbild wurde 1953 erstmals von Hogan beschrieben. Die atopische Keratokonjunktivitis tritt gewöhnlich gegen Ende des zweiten Lebensjahrzehnts auf und besteht viele Jahre fort, selbst dann, wenn die atopische Dermatitis bereits abgeheilt ist.

Krankheitsbild

Die atopische Keratokonjunktivitis tritt in jedem Fall bilateral auf, ihre Symptome sind Jucken, Brennen, Tränenfluß und eine wäßrige bis schleimig weiße Absonderung. Die papillären Hypertrophien und Hyperämien der Bindehaut sind im Gegensatz zur Conjunctivitis vernalis nicht so sehr im Oberlid, sondern mehr im Unterlid zu finden. Keratokonus, Keratoglobus, punktförmige epitheliale Keratitis, fleckförmige Trübungen des Limbus, Vernarbungen und Schrumpfung der Bindehaut und tiefe Hornhautvaskularisation sind gehäuft zu beobachten (Abb. 7, Tafel XXI). Bei Patienten mit atopischer Dermatitis werden hartnäckige Oberlidekzeme, Lidrandentzündungen und eine typische Katarakt (Cataracta syndermatotica) beobachtet.

Ätiologie

Allergene wurden trotz intensiver Testung nicht gefunden. IgE ist im Serum erhöht. Es sind Defekte im zellgebundenen Immunsystem nachweisbar.

Spezielle Untersuchungen

Zu den klinischen Symptomen kommen eine positive Familienanamnese (Atopie), eine Erhöhung von IgE nicht nur im Serum, sondern auch in der Tränenflüssigkeit und der Nachweis von eosinophilen Granulozyten.

Therapie

Der chronische Verlauf der atopischen Keratokonjunktivitis, verbunden mit der Empfindlichkeit atopischer Patienten gegenüber bestimmten Infekten (Staphylococcus aureus, Herpes simplex), gestalten die Therapie mit Corticosteroiden schwierig. In neuerer Zeit werden Immunsuppressiva angewandt.

Verlauf

Kommt es zur Kataraktextraktion, verläuft diese meist kompliziert, da bei 22% der Patienten mit Netzhautablösungen gerechnet werden muß. Hornhauttransplantationen haben bei vaskularisierter Wirtshornhaut und wegen Symblepharonbildung und falscher Zusammensetzung des Tränenfilms eine schlechte Prognose.

Differentialdiagnose

Eine Verwechslung mit der Conjunctivitis vernalis ist möglich (s. Kap. 5.7.6).

5.7.8 Riesenpapillenkonjunktivitis, makropapilläre Konjunktivitis

Vorkommen

Seit 1974 wird dieses Krankheitsbild vermehrt bei Kontaktlinsenträgern in 2–5% beobachtet. Eine Prädisposition bei allergischer Disposition (Atopie) ist von Bedeutung.

Krankheitsbild

Juckreiz, vermehrt klares Exsudat der Bindehaut, das ein Verschwommensehen hervorruft. Die Kontaktlinse paßt nicht mehr, sie wird beim Lidschlag unter das Oberlid mithochgezogen, weil die tarsale Bindehaut die typischen Riesenpapillen aufweist (Abb. 8, Tafel XXI).

Ätiologie

Als Allergen kommen Polymere der Kontaktlinse, Ablagerung auf der Kontaktlinsenoberfläche, Chemikalien der Kontaktlinsenflüssigkeit in Frage.

Spezielle Untersuchungen

Spezielle Untersuchungen zur Diagnosestellung entfallen, da das Krankheitsbild nur im Zusammenhang mit dem Tragen von Haftschalen auftritt.

Therapie

Es ist leicht die Krankheit zu behandeln, indem die Kontaktlinse rechtzeitig entfernt wird. Manchmal hilft auch der Wechsel der Kontaktlinse (anderes Material) oder der Wechsel der Kontaktlinsenspülflüssigkeit oder des Benetzungsmittels.

Literatur

Abelson, M.B. et al.: Conjunctival eosinophils in allergic ocular disease. Arch. Ophthalmol. 101 (1983) 555–563

Ballow, M. et al.: IgG specific antibodies to eye grass and ragweed pollen antigens in the tear secretion of patients with vernal conjunctivitis. Amer. J. Ophthalmol. 95 (1983) 161–170

Ben Ezra, D. et al.: Guidelines on the diagnosis and treatment of Conjunctivitis. Ocular Immunol. and Inflammation 2 (Supplement) (1994)

Chandler, J.W., T.E. Gillette: Immunologic defense mechanismus of the ocular surface. Ophthalmology 90/6 (1983) 585–591

Foster, C.S., M. Calonge: Atopic keratoconjunctivitis. Ophthalmology 95 (1990) 444–454

Friedlaender, M.H.: Conjunctivitis of allergic origin: Clinical presentation and differentialdiagnosis. Surv. Ophthalmol. 38 (1993) 105–114

Gronemeyer, U. (1988): Allergische Reaktionen des äußeren Auges. In Fuchs, E., K.H. Schulz (Hrsg.): Manuale allergologicum. Dustri, Deisenhofen

Gronemeyer, U. (1988): Der konjunktivale Provokationstest (CPT). In Fuchs, E., K.H. Schulz (Hrsg.): Manuale allergologicum. Dustri, Deisenhofen

Hogan, M.J.: Atopic keratoconjunctivitis. Am. J. Ophthalmol. 36 (1953) 937

Seamone, C.D., W.B. Jackson: Immunology of the external eye. In Duane's Clinical Ophthalmology. Lippincott, Philadelphia (1995) 4/2: 1–52

Smolin, G., G.R. O'Connor: Immunologie des Auges. Enke, Stuttgart (1984)

5.8 Allergische Kontaktdermatitis, atopische Dermatitis, Urtikaria und Angioödem

T. Werfel, A. Kapp

5.8.1 Allergische Kontaktdermatitis

Die allergische Kontaktdermatitis ist eine sehr häufige Erkrankung. Die Inzidenz variiert in unterschiedlichen Bevölkerungsgruppen, da sie von spezieller Allergenexposition abhängt. So ist Nikkelsulfat häufiger bei Frauen als bei Männern von Relevanz. Kontaktallergien gegenüber topischen Medikamenten treten vermehrt bei Patienten mit einer chronischen Hautkrankheit auf. Viele Kontaktallergene sind in bestimmten Berufsgruppen gehäuft zu beobachten (Tab. 1).

Wie in Kapitel 2.5.1 näher ausgeführt, handelt es sich bei der allergischen Kontaktdermatitis um eine durch T-Lymphozyten vermittelte Reaktion vom Spättyp (Typ IV nach Coombs und Gell). Während der Sensibilisierungsphase entstehen keine klinischen Symptome. Die spezifische Sensibilisierung geschieht allerdings häufig auf dem Boden eines irritativ-toxischen Ekzems (z.B. bei atopischer Diathese) oder einer chronischen Wunde, wie etwa dem Ulcus cruris venosum. Tabelle 2 faßt Faktoren zusammen, die einen Einfluß in dieser frühen Phase der Erkrankung haben.

Das bei persistierendem oder wiederholtem Allergenkontakt auftretende akute Ekzem ist durch eine intensive, meist unscharf begrenzte Rötung (im Gegensatz zum toxischen Kontaktekzem), leichte Infiltrationen und viele Papulovesikel (Einzelmorphen meist kleiner als 2 mm) geprägt. Bei heftigen ekzematösen Reaktionen können in der Nähe der Kontaktstelle (Abb. 1, Tafel XXII), seltener auch in ganz anderen Regionen, Streureaktionen auftreten (Abb. 2, Tafel XXII). Das chronische Ekzem geht mit einer meist blassen Rötung, feiner Schuppung, einer Verdickung der Haut (Abb. 3, Tafel XXII) und bei hochchronischem Verlauf einer Vergrößerung der Hautfelder (Lichenifikation) einher (Tab. 3).

Die wichtigste Differentialdiagnose der allergischen Kontaktdermatitis ist die atopische Dermatitis, deren Effloreszenzen nicht von denen der allergischen Kontaktdermatitis zu unterscheiden sind. Wichtige Hinweise auf die Diagnose ergeben sich aus der Anamnese und dem Verteilungsmuster der Effloreszenzen. Auch das dysregulativ mikrobielle Ekzem weist ähnliche Morphen auf, ist jedoch durch nummuläre Ekzemherde bereits blickdiagnostisch abzugrenzen. Selten kann eine Skabies oder ein seborrhoisches Ekzem mit einer allergischen Kontaktdermatitis verwechselt wer-

Tabelle 1 Rangfolge der Sensibilisierungen auf häufige Kontaktallergene bei Ärzten und Pflegepersonal im Vergleich zum Gesamtkollektiv (nach Rustemeyer 1994)

	Ärzte(%)	Pflegebereich(%)	Gesamtkollektiv(%)
Nickelsulfat	2,6	29,9	18,7
Duftstoff-Mix	13,2	10,9	9,2
Thiomersal	10,8	11,8	4,4
Perubalsam	12,8	6,1	7,0
Thiuram-Mix	12,9	6,5	3,6
Formaldehyd	0,0	4,3	2,9

Tabelle 2 Faktoren, die in der Sensibilisierungsphase bei der allergischen Kontaktdermatitis von Bedeutung sind

1. Konzentration des Kontaktallergens
2. Expositionsfläche
3. Entzündete Haut (z.B. irritativ-toxisches Ekzem)
4. Chronische Wunde (z.B. Unterschenkelgeschwür)
5. Okklusionsbedingungen (z.B. Arbeiten mit Handschuhen)
6. Wiederholte Exposition des Kontaktallergens
7. Allergene Potenz des Kontaktallergens

Tabelle 3 Klinische Unterscheidung von akuten und chronischen Ekzemen

Akutes Ekzem	Chronisches Ekzem
Intensive Rötung, Infiltration	blasse Rötung, Infiltrationen, evtl. Papeln
Papulovesikel, Vesikel, selten Bullae	feinlamellöse Schuppung
nässende Areale	Hautverdickung und
gelbliche Krusten (serös) oder braune Krusten und Pusteln (als Hinweis auf sekundäre Infektion)	-vergröberung evtl. Lichenifikation

Tabelle 4 Checkliste zur Anamnese bei Verdacht auf allergische Kontaktdermatitis

- atopische Erkrankungen
- bekannte Allergien
- Familienanamnese
- Beruf
- Hobbys
- Effekt von Urlauben
- Hautpflege, Kosmetika
- topische Medikamente
- systemische Medikamente

den. Wichtige Punkte, die bei jeder Anamnese bei klinischem Verdacht auf eine allergische Kontaktdermatitis berücksichtigt werden müssen, sind in Tabelle 4 zusammengefaßt.

Die diagnostische Methode der Wahl bei der Abklärung einer allergischen Kontaktdermatitis ist der Epikutantest (s. Kap. 3.3.5). Neben den anamnestischen Gesichtspunkten sollten charakteristische Kontaktstoffe für die befallene Körperregion bei der Testung berücksichtigt werden. Allerdings muß stets auch an die Möglichkeit der Übertragung von Kontaktallergenen mit den Fingerspitzen gedacht werden. In Tabelle 5 werden klinische Gesichtspunkte der allergischen Kontaktdermatitis sowie wichtige Kontaktstoffe für bestimmte Körperregionen zusammengefaßt. Neben den wichtigen Handekzemen werden im folgenden Text auch Kontaktallergien im Mund- und Ohrbereich näher besprochen.

Handekzeme

Ein besonderes diagnostisches Problem stellen die Hände dar, da die Haut hier (wie auch an den Füßen) relativ uniforme Effloreszenzen bei verschiedenen Erkrankungen ausbildet. Das Handekzem beginnt häufig auf dem Handrücken (Abb. **4**, Tafel XXIII) und interdigital, unabhängig davon, ob es sich um eine allergische Kontaktdermatitis, ein irritativ-toxisches oder ein atopisches Handekzem handelt. Eine klinische Sonderform stellt das Ekzem der Fingerkuppen (Abb. **5**, Tafel XXIII) dar, das bei Berufstätigen in bestimmten medizinischen Bereichen (Zahnärzte, -arzthelferinnen, -techniker, Chirurgen, Operationspersonal) beobachtet wird. Häufig treten im akuten Stadium kleine, jukkende, sog. dyshidrosiforme Bläschen auf. Die Umgebung ist dabei häufig nicht verändert. Später treten Rötung, Nässen, Krustenbildung und in den späten Stadien Schuppung, Schwielen- und Rhagadenbildung hinzu. Diese Veränderungen sind differentialdiagnostisch nicht zu unterscheiden von atopischen Handekzemen. Auch können irritativ-toxische bzw. chronisch-degenerative Handekzeme, Hautveränderungen bei der Psoriasis, der Tinea oder des Lichen ruber oft klinisch nur

Tabelle 5 Wichtige Kontaktstoffe bei Verdacht auf regionale allergische Kontaktdermatitis

Lokalisation	Klinische Gesichtspunkte	Häufige Kontaktstoffe
Gesicht	Augenlider meist zuerst betroffen (Abb. 3, Tafel XXII), bei Photoallergie Aussparung der Schattenregionen (retroaurikulär, Kinn, unter der Nase).	Lokaltherapeutika, Kosmetika, Rasierwasser, aerogene Pflanzen, Berufsstoffe, Brillengestell, Augentropfen; Allergene, die mit den Fingerspitzen übertragen werden (z.B. Nikkel, Nagellack Pflanzenallergene)
Behaarter Kopf, Nacken, Stirn	Beginn meist an der Stirn, retroaurikulär, am Nacken	Haarshampoo, Haarkosmetika, Haarfarben, Friseursubstanzen, Badekappen (Gummi)
Hals Dekolleté		Kleidung, Parfüm, Schmuck, Shampoo Photoallergene, Schwebstoffe (z.B. Pflanzenallergene)
Axilla		Deodorantien, Textilien
Genitalien		Lokaltherapeutika, Kontrazeptiva
Analregion		Hämorrhoidalsalben, Lokaltherapeutika
Oberschenkel		Innenseite: Textilien; Außenseite: Inhalt der Hosentaschen
Unterschenkel	häufig assoziiert mit chronisch venöser Insuffizienz, DD Stauungsdermatitis	Lokaltherapeutika, Gummistrümpfe oder Gummistiefel
Füße	uniforme Effloreszenzen; an Differentialdiagnosen, wie für Handekzeme dargestellt, denken	Leder (Chrom), Antimykotika, Antihidrotika

Tabelle 6 Wichtige Differentialdiagnosen von Handekzemen

allergische Kontaktdermatitis
atopisches Handekzem
genuines dyshidrosiformes Handekzem
irritativ-toxische Dermatitis
Tinea manum
Lichen ruber
Psoriasis palmaris

Tabelle 7 Ratschläge für die Behandlung und Vorbeugung von Handekzemen

1.	Händewaschen	Mit Wasser, milder Feinseife oder Flüssigsyndet. Gut abspülen, abtrocknen, insbesondere in den Fingerzwischenräumen.
2.	Hautpflege	Mehrfach täglich mit einer pflegenden Salbe.
3.	Detergentien	Nach Möglichkeit direkten Hautkontakt vermeiden.
4.	Haarshampoo	Haare nicht selbst waschen oder Plastikhandschuhe verwenden.
5.	Polituren und Wachse, Lösungsmittel oder Fleckentferner	Direkten Hautkontakt vermeiden, kurzfristiges (15–20 Minuten) Tragen von Plastik- bzw. PVC-Handschuhen ist möglich (keine Gummihandschuhe verwenden).
6.	Obst, Gemüse	Keine Orangen, Zitronen, Grapefruit, Tomaten oder frische Kartoffeln schälen.
7.	Kaltes Wetter	Handschuhe tragen.
8.	Ringe	Innenseite mit warmem Wasser und einer Bürste reinigen, Ringe während der Hausarbeit ablegen. Haut unter Ringen nach dem Waschen sorgfältig abtrocknen und anschließend gut eincremen.
9.	Geschirrspülen	Möglichst nur laufendes warmes Wasser benutzen, besser: Geschirrspülmaschine.
10.	Wäsche	nach Möglichkeit nur mit der Waschmaschine waschen.

schwer abgegrenzt werden (Tab. **6**). Die Diagnose wird in diesen Fällen unter Zuhilfenahme von anamnestischen Hinweisen, von allergologischen Tests sowie mykologischen und histologischen Befunden gestellt.

In der Praxis gibt es natürlich Mischformen der in Tabelle **6** angegebenen Differentialdiagnosen. So tritt eine Sensibilisierung nicht selten auf dem Boden einer kumulativ-toxischen Handdermatitis auf. Häufige Irritanzien sind Berufsstoffe wie Detergentien, Lösungsmittel oder oberflächenaktive Substanzen. Auch führen Feuchtberufe bzw. Berufe mit dem Zwang, häufig mit okklusiven Schutzhandschuhen zu arbeiten, zu Vorschädigungen der Haut, die eine Sensibilisierung begünstigen können. Besonders gefährdet sind Atopiker, die deshalb möglichst trockene, wenig hautbelastende Berufe ergreifen sollten. Eine entsprechende Beratung durch das Arbeitsamt vor Beginn einer Berufsausbildung ist für Patienten mit chronischen Handekzemen in jedem Fall empfehlenswert. Auch sollten diese Patienten am besten mit einem Merkblatt über sinnvolle Verhaltensweise informiert werden. Tabelle **7** listet eine Reihe derartiger Empfehlungen auf.

Ohrmuschel-, Gehörgangsekzem

Ekzematöse Veränderungen der Ohrmuschel und des Gehörgangs (s. Kap. 5.6.1) auf dem Boden kontaktallergischer Reaktionen sind differentialdiagnostisch von der atopischen Dermatitis, dem seborrhoischen Ekzem sowie der Psoriasis vulgaris abzugrenzen. Mögliche Kontaktallergene für Ohrmuschelekzeme sind in Tabelle **8** aufgelistet.

Die Otitis externa hat eine komplexe Ätiologie. Neben den o.g. Hautkrankheiten, ist an infektiös (bakteriell, mykotisch) und irritativ bzw. traumatisch induzierte Dermatitiden zu denken. Letztere werden meist durch Manipulationen bei vorbestehendem Juckreiz oder erhöhtem Sauberkeitsbedürfnis induziert. Hierdurch kann es sekundär zu Sensibilisierungen kommen, etwa gegen Kontaktallergene an den Fingerspitzen/-nägeln wie Nagellack, Berufsallergene oder Pflanzenallergene. Auch Hilfsmittel, mit denen im Gehörgang manipuliert wird, können zu Sensibilisierungen führen (z.B. Chromate in Streichhölzern oder Nickel in Haarspangen). Kontaktallergene, die eine Rolle bei der Auslösung der allergischen Kontaktdermatitis des äußeren Gehörgangs spielen, sind in Tabelle **9** zusammengefaßt.

Periorales Ekzem, Cheilitis

Ein periorales Ekzem sowie eine Cheilitis treten seltener im Rahmen einer allergischen Kontaktdermatitis als im Zusammenhang mit einer atopischen Dermatitis auf. Mögliche Kontaktallergene

Tabelle 8   Allergische Kontaktdermatitis der Ohrmuscheln

Kontaktstoffe	Häufige Kontaktallergene
Ohrringe, -clips	Nickel, andere Metalle
Haarfärbemittel, Shampoos	Konservierungsmittel, Haarfarben, Dauerwellenstoffe
Badekappen	Gummibestandteile
Kopf- und Telefonhörer	Gummi- und Kunststoffbestandteile, Phenolformaldehyd-Derivate
Externa zur Pflege oder zur Behandlung von vorbestehenden Hautveränderungen	Grundlagenbestandteile wie Wollwachsalkohole, Cetylstearylalkohole, Euxyl K400; Wirkstoffe wie Lokalantibiotika
Sonnenschutzmittel	Hilfs- und Trägerstoffe siehe Externa. UV-Blocker führen nicht selten zur photoallergischen Kontaktdermatitis

Tabelle 9   Wichtige Kontaktallergene des äußeren Gehörgangs

Ohrentropfen u.a. Externa zur lokalen Anwendung	Wirkstoffe (Lokalantibiotika, Steroide etc.), Hilfsstoffe
Ohrstopfen zur Schallabdichtung	Antiseptika und Konservierungsstoffe
Hörgeräte, Kopfhörer (zum Einstecken in die Ohren)	Kunststoffbestandteile, (Acrylate), Gummibestandteile

sind Lippenstifte, Lokaltherapeutika sowie Gegenstände, die – etwa von Handwerkern – aus Angewohnheit in den Mund gesteckt werden (z.B. nikkelhaltige Instrumente, Nägel usw.). Als wichtige Differentialdiagnose ist neben dem Lippenleckekzem der Atopiker der Angulus infectiosus (Perlèche) zu nennen.

Allergische Kontaktstomatitis

Eine allergische Kontaktstomatitis wird von vielen Patienten mit Mißempfindungen im Mund vermutet. Tatsächlich sind jedoch allergische Kontaktreaktionen an der Mundschleimhaut viel seltener als an der Haut (s. auch Kap. 5.3.5 und 5.4). Wesentliche Gründe sind die kürzere Expositionszeit (Speichelfluß) sowie kürzere Kontaktzeit durch fehlende Einlagerungsmöglichkeiten in Keratinschichten. Die klinische Symptomatik der allergischen Kontaktstomatitis besteht in erster Linie in einer meist scharf begrenzten, mehr oder weniger intensiven Rötung der Mundschleimhaut, die mit einer ödematösen Schwellung verbunden sein kann. Fakultativ können Erosionen hinzukommen; die für die Haut typischen Effloreszenzen der allergischen Kontaktdermatitis (Papeln, Papulovesikel und Vesikel) treten im Rahmen der allergischen Kontaktstomatitis praktisch nicht auf. Nur ausnahmsweise kann sich die allergische Kontaktstomatitis auf die äußere Umgebung des Mundes erstrecken. Oft überwiegen die subjektiven Beschwerden wie Fremdkörpergefühl, Brennen oder Parästhesien; Juckreiz tritt praktisch nicht auf. Die Symptome sind nicht spezifisch, so daß bei Mundschleimhautveränderungen stets ein „passender" Kontaktstoff und eine entsprechend positive Epikutantestreaktion für die Diagnose der allergischen Kontaktstomatitis zu fordern ist. Die wichtigsten Kontaktstoffe sind in Tabelle 10 aufgelistet.

Quecksilberamalgam wird z. Zt. besonders häufig als Allergen und Verursacher mannigfaltiger Beschwerden verdächtigt (s. Kap. 5.4.3). Die Deutsche Kontaktallergiegruppe hat 1994 folgende Kriterien aufgestellt, die bei Empfehlung des Ersatzes von Amalgamfüllungen durch andere Materialien erfüllt sein sollen:
– Objektive Beschwerden wie die klinischen Zeichen einer Kontaktstomatitis oder lichenoide bzw. aphthöse Veränderungen in der Mundhöhle.
– Positiver Epikutantest auf Amalgam (5% in Vaseline) oder anorganisches Quecksilber-(II)amidchlorid (1% in Vaseline)
– Zeitlicher und topographischer Zusammenhang zwischen Beschwerden und Amalgamfüllungen.

Diese drei Kriterien sind nur sehr selten gemeinsam erfüllt. Ein Beispiel einer lichenoiden, netzartigen Zeichnung, die sich nach Entfernung der

Tabelle 10   Wichtige Kontaktstoffe bei allergischer Kontaktstomatitis

Metallische Prothesenmaterialien	Nickel, Palladium, Kobalt, Chrom
Kunststoff-Prothesenmaterialien	Monomethylacrylate bei mangelhafter Polymerisation, Epoxidharze
Zahnzement	Kolophonium, Eugenol
Prothesenhaftmittel	Eugenol, Perubalsam, Duftstoffe (als Aromazusätze)

Amalgamfüllung zurückbildete, zeigen die Abb. **6** und **7**, Tafel XXIII.

Sonderformen der allergischen Kontaktdermatitis:

Die hämatogene Kontaktdermatitis tritt bei vorhandener epikutaner Sensibilisierung auf, wenn das Allergen innerlich verabreicht wird. Prädilektionsstellen sind die Beugen und das Gesäß, welches aufgrund der intensiven Rötung der Erkrankung auch den Namen Baboon-Syndrom (Baboon = Pavian) gab (Abb. **8**, Tafel XXIV). Mögliche Auslöser sind Nickel in Nahrungsmitteln sowie Medikamente.

Die aerogen vermittelte allergische Kontaktdermatitis wird durch Stoffe ausgelöst, die durch die Luft schweben. Pflanzenallergene, z.B. Sesquiterpenlactone, sind die häufigste Ursache dieser Sonderform der allergischen Kontaktdermatitis.

Die photoallergische Kontaktdermatitis wird durch Stoffe, die erst durch den Einfluß von UV-Strahlen zum Allergen werden, ausgelöst. Von besonderer praktischer Relevanz sind Sonnenschutzmittel als Auslöser. Zur Identifikation wird der Photopatchtest durchgeführt (s. Kap. 3.3.5).

Nach der Identifikation eines möglichen Kontaktallergens mittels Epikutantestung bzw. Photopatchtest muß dessen klinische Relevanz überprüft werden. Hierzu ist die Kenntnis der Verbreitung der Allergene notwendig. Exemplarisch wird das Vorkommen der derzeit häufigsten Kontaktallergene in Tabelle **11** dargestellt (s. auch Kap. 7.2). Für die Beurteilung von Epikutantestreaktionen ist die Kenntnis von möglichen Gruppenallergien und Kopplungsallergien wichtig.

Gruppenallergien können bei chemisch verwandten Substanzen auftreten. Patienten haben sich in diesem Fall meist nur durch einen Stoff sensibilisiert, die Ekzemreaktion wird aber durch verschiedene Substanzen ausgelöst. Häufig bestehen Kreuzallergien gegen „Para-Stoffe", wie p-Phenylendiamin und seine Derivate sowie p-Aminobenzoesäure und ihre Derivate (Lokalanästhetika, Sulfonamide und Parabene).

Bei einer Kopplungsallergie kommt es dagegen zur gleichzeitigen Auslösung positiver Epikutantestreaktionen auf Substanzen, die chemisch nicht miteinander verwandt sind. Der Patient hat sich zum gleichen Zeitpunkt mit in Kombination verabreichten Substanzen sensibilisiert. Häufig findet man Kopplungsallergien bei Patienten mit Unterschenkelekzemen gegen Neomycin (Wirkstoff), Lanolin (Substanz in der Grundlage) und Parabene (Konservierungsstoffe).

Tabelle 11 Die häufigsten Kontaktallergene und ihr Vorkommen

Kontaktallergen	Vorkommen
Duftstoff-Mix*	Kosmetika, Parfüm, Lebensmittelaroma
Kaliumdichromat	Zement, technische Flüssigkeiten, Ledergerbung, Metallverarbeitung, Imprägnier- und Beizmittel für Textilien/Pelze, bei Schweißarbeiten, Farben und Glasuren, Streichhölzer
Kobaltchlorid	Metallegierungen, Verunreinigung in Metallen, Farben, Kunststoffen, Waschmitteln, Druckfarben, Glas- und Porzellanfarben, Mineralölprodukten
Kolophonium	Harz zur Herstellung von Druckerfarben, Polituren, Zahnabdruckmaterialien, Papier und Pappe, Pflaster, Klebebänder, Kosmetika, Linoleum, Lack, Farben, Glasuren, Dichtungsmaterialien, Lötzinn, Kaugummi, klebende Materialien
Methylisothiazolon (Kathon)	Konservierungsstoff in Kosmetika, Salben, Shampoos, technischen Flüssigkeiten
Neomycinsulfat	Lokaltherapeutika (antibiotischer Zusatz)
Nickel	Metallegierungen, Verunreinigung in Metallen, Zement, Farben, Kunststoffe, Waschmittel, Druckfarben, Mineralölprodukte
Paraphenylendiamin	Haarfärbemittel, photographische Entwickler, Druckfarben, Zwischenprodukt in der Farbstoffherstellung
Perubalsam	Parfüm, Kosmetika, Salben, Zahnpasta, Zahnzement, Lebensmittel (Aromastoff)
Quecksilber(II)-amid-chlorid	Antiseptika zur äußerlichen Anwendung

* Zimtaldehyd, Zimtalkohol, Eugenol, Hydroxycitronellal, Geraniol, Isoeugenol, Amylzimtaldehyd, Eichenmoos

Die kausale Therapie einer Kontaktallergie ist die Allergenmeidung. Häufig ist dieses jedoch nicht einfach möglich, wenn es sich um ubiquitäre Allergene oder um Berufsstoffe handelt. So gibt es Schätzungen, daß weniger als 10% aller Patienten mit einer Sensibilisierung gegen Chromate 5 Jahre nach Diagnosestellung hauterscheinungsfrei sind.

Wichtig ist daher auch die stadiengerechte Lokaltherapie, wobei bei nässenden Hautveränderungen hydrophile Cremes, Lotionen oder wäßrige

Tabelle 12 Klassifikation der Externcorticoide

Gruppe	Wirkstoff (Beispiele)	Konzentration (%)
I (schwach)	Hydrocortison	0,500; 1,000
	Hydrocortisonacetat	0,250; 1,000
	Prednisolon	0,400
II (mittelstark)	Hydrocortisonbutyrat	0,100
	Triamcinolonacetonid	0,100
	Prednicarbat	0,250
III (stark)	Betamethasonvalerat	0,100
	Flucinolonacetonid	0,025
[IV (sehr stark)]	Clobetasolpropionat	0,050

Lösungen angewendet werden, während bei chronischen, trockenen Hautveränderungen fette Salbengrundlagen indiziert sind. Die antientzündliche Therapie besteht in der Anwendung von Steroiden (Tab. 12), wobei bei akuten Ekzemen meist Steroide der Wirkstufe II (im Gesicht Wirkstufe I. Cave: längere Anwendung von Steroiden im Gesicht!) ausreichend sind. Bei chronischen Ekzemen im Bereich der Hände und Füße sowie am Capillitium sind evtl. stärker wirksame Steroide notwendig.

Bei flächenhaftem Befall ab 25% der Körperoberfläche ist eine systemische Therapie mit Steroiden zu erwägen.

Besteht bei einer Hauterkrankung allgemein und somit auch bei der allergischen Kontaktdermatitis die Gefahr, daß hieraus eine Berufserkrankung entstehen kann, soll ein Hautarztbericht gegenüber dem zuständigen Unfallversicherungsträger erstattet werden, damit vorbeugende Maßnahmen (§ 3 BekV) ergriffen werden können. Ist eine solche Berufserkrankung bereits eingetreten, muß eine Meldung durch den Arzt an den Unfallversicherungsträger erfolgen. Die allergische Kontaktdermatitis stellt die häufigste Ursache von anerkannten Berufskrankheiten in Deutschland dar.

5.8.2 Atopische Dermatitis

Die atopische Dermatitis ist eine chronisch rezidivierende Erkrankung mit häufigem Beginn im frühen Kindesalter. Besonders der quälende Juckreiz hat erheblichen Einfluß auf die Lebensqualität des Patienten. Die atopische Dermatitis stellt im Kindesalter die häufigste klinisch manifeste atopische Erkrankung dar und findet sich bei etwa 10% aller Schulanfänger. Während der letzten Jahrzehnte stieg die Häufigkeit der atopischen Dermatitis in vielen Industrienationen deutlich an. Ergebnisse, die auf dänischen Zwillingsstudien beruhen, zeigen klar einen signifikanten Anstieg der kumulativen Inzidenz von 3% für die Geburtskohorte von 1960 bis 1964 auf 12% für die Geburtskohorte von 1975 bis 1979.

Die atopische Dermatitis manifestiert sich selten während des ersten Lebensmonats und erscheint dann als Milchschorf am behaarten Kopf, der der Farbe von über Feuer eingetrockneter Milch seinen Namen verdankt. Nicht selten wird von den Eltern das seborrhoische Säuglingsekzem („Gneis") mit Milchschorf verwechselt, so daß die anamnestische Angabe „Milchschorf" keinen sicheren Hinweis auf eine Frühmanifestation der atopischen Dermatitis erlaubt. Die meisten Patienten erkranken während des 1. Lebensjahres. Typisch in dieser frühen Phase sind münzförmige, exsudative ekzematöse Hautveränderungen an Stamm (Abb. 9, Tafel XXIV) und Extremitäten sowie Ekzeme an den Wangen und der Stirn. Es besteht in dieser Phase eine Streckseitenbetonung. Nach dem zweiten Lebensjahr entstehen juckende Ekzeme mit einem Hang zur Chronifizierung dagegen häufig in den Ellen- und Kniebeugen, an den Handgelenken (Abb. 10, Tafel XXIV), Knöcheln, am Nacken, Hals und an den Innenseiten der Oberschenkel. Nicht selten treten ab Kleinkindesalter auch retroaurikuläre Ekzeme sowie Ohrläppchenrhagaden und lichenifizierte infraorbitale Ekzeme (Abb. 11, Tafel XXV) auf, die auch bei Erwachsenen häufig zu finden sind (Abb. 12, Tafel XXV). Die trockenen Lippen und die gesamte periorale Haut werden von einigen Kindern mit atopischer Dermatitis ständig mit Speichel befeuchtet, so daß durch die Irritation ein sog. Lippenleckekzem entstehen kann. Bei vielen Patienten werden die unter Einfluß bestimmter Schubfaktoren (Tab. 13) auftretenden Ekzemschübe im Laufe der Jugend milder.

Tabelle 13 Schubfaktoren bei atopischer Dermatitis

Schubfaktor	Charakteristika
Klima	kontinentales Klima
Jahreszeit	häufig Herbst und Winter
Umwelt/Allergene	häufig Hausstaub, Tierepithelien, Pollen
Nahrungsmittel	bei Kindern evtl. Kuhmilch, Hühnerei u.a.
Infekte	
emotionale Faktoren	manchmal Verschlechterung positiver und negativer Streß

Tabelle 14 Infektionen bei atopischer Dermatitis

Erreger	Krankheit
Staphylococcus aureus	Superinfektion der Ekzeme, Follikulitis, Furunkel
Herpes simplex Virus Typ 1	Eczema herpeticatum
Humane Papillomaviren (HPV)	Verrucae vulgares, Verrucae planes
Molluscum-contagiosum-Virus	Mollusca contagiosa (Dellwarzen)

Im Erwachsenenalter sieht man nicht selten pruriginöse Knötchen an den Extremitäten als Manifestation der atopischen Dermatitis. Auch treten isolierte Handekzeme (ohne spezifische Sensibilisierungen gegen Kontaktallergene) häufig bei erwachsenen Atopikern auf. Da diese Ekzeme durch hautirritierende Reize unterhalten werden können, sollte bei Kenntnis der atopischen Diathese eine entsprechende Berufswahl getroffen werden. Infektionen der Haut zählen zu den häufigeren Komplikationen bei atopischer Dermatitis, die entsprechend behandelt werden müssen (Tab. 14).

Die Diagnose der atopischen Dermatitis wird klinisch gestellt, wenn bestimmte Richtlinien erfüllt sind und 3 sog. Haupt- und 3 Nebenkriterien (Tab. 15) erfüllt sind. Um eine atopische Diathese zu objektivieren, können im Serum spezifische IgE-Antikörper gegen Atopene (z.B. Phadiatop im CAP RAST) sowie Pricktestreaktionen auf Atopene herangezogen werden.

Bei Patienten mit atopischer Dermatitis ist häufig eine Sensibilisierung gegen Hausstaubmilben bzw. deren Kotproteine mittels RAST oder Pricktestung nachweisbar. Ist dies der Fall, empfiehlt sich eine entsprechende Sanierung (Tabelle 16).

Gesichert ist, daß die Manifestation der atopischen Dermatitis durch konsequentes Stillen oder, falls das nicht möglich ist, durch Ernährung mit hypoallergener Milch während der ersten 6 Lebensmonate ins höhere Lebensalter hinein verschoben werden kann. Viele Patienten mit manifester atopischer Dermatitis vermuten, daß allergische Reaktionen gegen Nahrungsmittel Ekzeme auslösen oder unterhalten können. Die Mehrzahl der Patienten probiert im Verlauf der Erkrankung Diäten aus, wobei es zu Fehlernährungen und emotionalen Belastungen kommen kann. Eine ge-

Tabelle 15 Major- und Minor-Kriterien zur Diagnosestellung bei atopischer Dermatitis nach Rajka und Hanifin

1. Major-Kriterien	2. Minor-Kriterien
1.1. Pruritus	2.1. trockene Haut
1.2. typische ekzematöse Morphen und typische Verteilung	2.2. ichthyosiforme Hautveränderungen, Keratosis pilaris, verstärkte Handlinienzeichnung
1.3. chronischer oder chronisch rezidivierender Verlauf	2.3. Reaktionen vom Soforttyp im Hauttest
1.4. positive atopische Eigen- oder Familienanamnese	2.4. erhöhtes Serum-IgE
	2.5. früher Beginn der Erkrankung
	2.6. Neigung zu Infektionen der Haut
	2.7. atopische Hand- und Fußekzeme
	2.8. Mamillenekzeme
	2.9. Cheilitis
	2.10. rezidivierende Konjunktivitiden
	2.11. doppelte Unterlidfalte (Abb. 11, Tafel XXV)
	2.12. Keratokonus
	2.13. Cataracta dermatogenes
	2.14. orbitaler Halo
	2.15. Gesichtsblässe, Gesichtserythem
	2.16. Pityriasis alba
	2.17. ausgeprägte anteriore Nackenfalten
	2.18. Juckreiz beim Schwitzen
	2.19. Unverträglichkeit von Wolle und Detergenzien
	2.20. perifollikuläre Betonung
	2.21. Nahrungsmittelunverträglichkeit
	2.22. Beeinflussung durch Umwelteinflüsse und emotionale Faktoren
	2.23. weißer Dermographismus/Weißreaktion auf Metacholin

Tabelle 16 Empfehlungen zur Hausstaubmilbenreduktion

Bett:	Keine Roßhaarmatratzen, Daunen- und Federbetten, Schafwoll-, Kamelhaar- oder Wildseidendecken, statt dessen Matratzen und Kopfkissen aus Schaumstoff, Bettdecken aus Kunstfaser mit Leinenbezügen und milbenundurchdringliche, atmungsaktive Zwischenbezüge. Nicht frisch geduscht oder gebadet ins Bett gehen. Schlafanzug tragen
Kuscheltiere:	in regelmäßigen Abständen in die Tiefkühltruhe legen und waschen
„Staubfänger"	entfernen (Teppiche, schwere Vorhänge, Polstermöbel, offene Regale)
Kleider:	in geschlossene Schränke hängen
Wohnung:	häufig lüften. Möglichst trocken, oberhalb der ersten Etage wohnen. Raumtemperatur unter 20 °C. Keine Klimaanlagen
Staubmaske:	bei Tätigkeiten mit starker Staubentwicklung tragen
Haustiere:	nicht anschaffen (Hautschuppen sind Nahrung für die Milben!).

nerelle Neurodermitisdiät gibt es nicht, so daß gerichtete, kontrollierte Eliminationsdiäten mit anschließender oraler Provokation unter ärztlicher Kontrolle bei entsprechenden Hinweisen sinnvoll sind. Aus derartigen Untersuchungen ist bekannt, daß insbesondere Kinder auf Kuhmilch, Hühnerei, seltener auch auf Nüsse, Fisch und andere Nahrungsmittel mit Ekzemverschlechterungen reagieren können.

Relativ selten sind emotionale Schubfaktoren so deutlich, daß eine Psychotherapie eingeleitet wird. Entspannungsübungen, autogenes Training und bestimmte Formen der Verhaltenstherapie (z.B. im Umgang mit dem Kratzdrang) werden jedoch von vielen Betroffenen als hilfreich empfunden.

Wichtig ist die stadiengerechte Lokaltherapie, die im wesentlichen für die allergische Kontaktdermatitis beschrieben wurde. Ergänzend werden UV-Strahlen und Teerpräparate eingesetzt. Bei den nicht seltenen Superinfektionen, insbesondere mit Staphylococcus aureus, ist entsprechend antibiotisch zu behandeln, was oft auch zur Besserung der ekzematösen Hautveränderungen führt. Kuraufenthalte am Meer oder im Hochgebirge sind hilfreich.

5.8.3 Urtikaria und Angioödem

Die Urtikaria ist durch juckende, rote beetartige Erhabenheiten charakterisiert, die auf Druck abblassen, was das Vorliegen von erweiterten Blutgefäßen und Ödemen anzeigt. Das Erythem ist bei der Urtikaria häufig nur im Randbereich sichtbar, da das zentrale Ödem die primär dilatierten Gefäße wieder komprimiert (Abb. **13**, Tafel XXV). Angioödeme äußern sich als farblich gegenüber der Umgebung nicht abgegrenzte Schwellungen in Haut und Schleimhaut (Abb. **14**, Tafel XXVI), die im Gegensatz zur Urtikaria in der Regel nicht jucken. Die Urtikaria tritt relativ wahllos an verschiedenen Lokalisationen auf, während das Angioödem Prädilektionsstellen besitzt (Gesicht, Zunge, Extremitäten, Genitalien). Urtikaria und Angioödem können gleichzeitig auftreten. Da sie durch ähnliche pathologische Veränderungen charakterisiert sind (Dilatation von kleinen Venolen und Kapillaren in der oberen Dermis und beim Angioödem im subkutanen Fettgewebe), werden sie hier zusammen abgehandelt.

Akute Urtikaria

Die akute Urtikaria ist sehr häufig: wahrscheinlich sind 10–20% der Gesamtbevölkerung mindestens einmal im Leben von dieser Erkrankung betroffen. Sie ist meist eine selbstlimitierende Erkrankung, die nicht selten infektassoziiert ist. Man kann sich in der Regel bei der akuten Urtikaria auf die Anamnese, auf die Bestimmung von Entzündungsparametern (Blutbild, BKS, CRP) und auf eine Therapie des Infektes sowie eine symptomatische Behandlung der juckenden Hautveränderungen mit Antihistaminika und externen Antipruriginosa beschränken. Nur bei gezielten anamnestischen Hinweisen sollte eine allergologische Diagnostik erfolgen, z.B. wenn ein Medikament oder ein Nahrungsmittel als Auslöser verdächtigt wird. Vereinfachend gilt, daß oral aufgenommene Allergene und Pseudoallergene neben gastrointestinalen Symptomen nicht selten Urtikaria oder Angioödem auslösen, während inhalative Allergene nur ausnahmsweise als Auslöser von Urtikaria oder Angioödem in Frage kommen.

Die Urtikaria ist nach dem Arzneimittelexanthem die zweithäufigste Form der Arzneimittelnebenwirkungen. Eine Urtikaria entsteht gewöhnlich innerhalb von 36 Stunden nach Medikamentenaufnahme; bei erneuter Exposition können sich

Tabelle 17 Auswahl von Medikamenten, die häufiger eine Urtikaria auslösen

Vakzine mit Hühnereiweiß
Antibiotika: Penicilline, Cephalosporine, Aminoglykoside, Tetracycline, Sulfonamide
Antimykotika: Fluconazol, Ketoconazol
Blutprodukte
ACE-Hemmer, Betablocker
Röntgenkontrastmittel
Nichtsteroidale Antiphlogistika (Pyrazolon-Derivate)
Narkotika

die Läsionen innerhalb von Minuten entwickeln. Ein Angioödem sieht man als unerwünschte Arzneimittelreaktion seltener als die Urtikaria. Es tritt bei unter 1% der Patienten auf, die ein bestimmtes Medikament erhalten. Häufige medikamentöse Ursachen für Urtikaria und Angioödem sind in Tab. 17 zusammengefaßt.

Die Häufigkeit von Urtikaria und Angioödem oder Anaphylaxie als Reaktion auf Acetylsalicylsäure und andere nichtsteroidale Antiphlogistika lag in einer Gruppe von ambulanten Patienten bei etwa 1% und tritt familiär gehäuft auf. Penicillin ist als Ursache für eine akute Urtikaria sehr gut dokumentiert. Bei gesichertem anamnestischem Zusammenhang und dem Nachweis von spezifischem IgE gegen Penicillin G oder V sollte auf eine weitere Diagnostik verzichtet werden, da Penicillindeterminanten bei entsprechender Sensibilisierung auch in Hauttests zu lebensbedrohlichen systemischen Reaktionen führen können. Wenn eine medikamentöse Auslösung der Urtikaria bzw. des Angioödems vermutet wird, stellt die Elimination des Mittels das wichtigste Vorgehen dar. Manchmal kommt es allerdings zur protrahierten Abheilung der Symptomatik (z. B. bei Acetylsalicylsäure).

Während die In-vitro-Diagnostik (spezifisches IgE) unmittelbar erfolgen kann, sollte bei In-vivo-Testungen (Hauttests, ggf. Provokationstestungen) ein beschwerdefreies Intervall von mindestens 8 Wochen eingehalten werden. Zuverlässige In-vitro-Tests sind derzeit allerdings nur für Penicilline verfügbar, während man bei anderen Medikamenten ein eher empirisches Vorgehen wählen muß (Elimination, später Hauttestung und ggf. Provokation). Für Nahrungsmittel als Auslöser der akuten Urtikaria existieren In-vitro-Testmethoden (RAST) unterschiedlicher Qualität. Hauttestungen mit Extrakten liefern oft keine zuverlässigen Ergebnisse, so daß auf Hauttestungen mit Nativmaterial und wiederum ein empirisches Vorgehen (Elimination, Provokation) ausgewichen werden muß.

Chronische und chronisch rezidivierende Urtikaria

Besteht die Urtikaria länger als 6 Wochen, wird sie als chronische Urtikaria bezeichnet. Neben der Auslösung und Unterhaltung durch Allergene und Pseudoallergene kommt eine Reihe von Ursachen in Betracht, die ausgeschlossen werden müssen (Tab. 18).

Psychische Faktoren als Auslöser der Urtikaria sind umstritten, während eine psychische Belastung als Folge der chronischen Erkrankung bei den meisten Patienten offensichtlich ist.

Die in Tabelle 19 aufgeführten Untersuchungen stellen Basisuntersuchungen dar, die bei Patienten mit unklarer chronischer Urtikaria durchgeführt werden sollten.

Tabelle 18 Mögliche Auslöser der chronischen/chronisch rezidivierenden Urtikaria

Pseudoallergene, Allergene
Infekte:
– Foci im HNO- und Zahnbereich
– Helicobacter-pylori-Infektion der Magenschleimhaut
– virale (EBV, CMV, Hepatitis) und bakterielle (Streptokokken, Yersinien) Infekte
Kollagenosen
Neoplasien
Schilddrüsenerkrankungen
Parasitosen (Ascaris, Ancylostoma, Strongyloides, Filaria, Echinococcus, Schistosoma, Trichinella, Toxocara, Fasciola)

Tabelle 19 Basisuntersuchungen bei chronischer Urtikaria

1. Anamnese
2. körperliche Untersuchung
3. Konsilien (HNO-, Zahnarzt, ggf. Gynäkologe oder Urologe)
3. Röntgen des Thorax
4. Blutbild, Differentialblutbild, BKS, Transaminasen, Kreatinin
5. Serologie für EBV, HIV, Hepatitis-B-Virus, Helicobacter-Serologie (bei pos. Befund Endoskopie mit Probebiopsie)
6. ANA, Rheumafaktor, Schilddrüsenparameter
7. Gesamt-IgE, Penicillin-RAST
8. Stuhluntersuchung auf Wurmeier und Parasiten

Tabelle 20 Spezielle Untersuchungen bei chronischer Urtikaria

vemuteter Auslöser	Test
Nahrungsmittel, Medikamente	Elimination, ggf. RAST, ggf. Provokation
Inhalationsallergene	Hauttests, RAST
Physikalischer Reiz	physikalische Provokationstests
Vaskulitis	Biopsie, Entzündungsparameter, Komplementanalyse (CH50, C3, C4)
Kollagenose	Hautbiopsie, Autoantikörper, Komplementanalyse (C3, C4, CH50)
Neoplasie	organspezifische Untersuchungen, bei Angioödem CH50, C1-Inhibitor-Bestimmung qualitativ und quantitativ

Bei anamnestischen Hinweisen sollten gezielte Untersuchungen durchgeführt werden (Tab. 20).

Acetylsalicylsäure ist ein häufiger Auslöser der akuten Urtikaria, verschlimmert aber auch häufig eine chronische Urtikaria auf nicht immunologischem Weg. Weitere Pseudoallergene, die nicht selten urtikarielle Hautveränderungen verursachen, sind Sulfite und der Lebensmittelfarbstoff Tartrazin. Die Angaben der Häufigkeit von anderen Nahrungsmitteladditiva als Auslöser der chronischen Urtikaria variieren in verschiedenen Untersuchungen. Publizierte Aufklärungserfolge bezüglich der Auslösung der chronischen Urtikaria variieren je nach Autor von 10–80%. Bei Patienten, bei denen kein Auslöser der chronischen Urtikaria gefunden wird, empfiehlt sich die Durchführung einer vier- bis achtwöchigen additivaarmen Diät. In vielen Fällen kommt es hierunter zur Besserung, so daß eine Provokation unter stationären Bedingungen mit ausgewählten Pseudoallergenen (z.B. Tartrazin, PHB-Ester, Lebensmittelfarbstoffen, Na-Benzoat, K-Metabisulfit, Aspartam, Tyramin, Sorbinsäure, Na-Salicylat und Salicylsäure) angeschlossen werden kann. Im Falle der Persistenz von urtikariellen Veränderungen trotz additivaarmer Diät sollte eine Basisdiät oder ggf. eine Kartoffel-Reis-Mineralwasser-Diät mit anschließendem Kostaufbau angeschlossen werden. Wenn auf diese Weise ein Auslöser identifiziert werden kann, erfolgt eine gezielte Eliminationsdiät.

Die chronische Urtikaria wird systemisch mit Antihistaminika, wie z.B. Loratadin, Cetirizin oder Fexofenadin, therapiert. Ein kleiner Anteil von therapierefraktären Patienten spricht auf die zusätzliche Gabe von H_2-Blockern wie Ranitidin oder Cimetidin an. Wenn Antihistaminika alleine zur Therapie der chronischen Urtikaria nicht ausreichen, ist die Gabe von Corticosteroiden indiziert. In der Regel wird man mit einer Prednisolonäquivalenzdosis von 40 mg beginnen und diese in 5-mg-Schritten senken, um die niedrigste Erhaltungsdosis herauszufinden. Diese ist über mehrere Wochen zu geben, bevor ein Auslaßversuch durchgeführt werden sollte.

Urtikariavaskulitis

Hinter einer Urtikaria, bei der die Effloreszenzen länger als 48 Stunden bestehen und z.T. eine Hyperpigmentierung hinterlassen, verbirgt sich häufig eine leukozytoklastische Vaskulitis, die histologisch gesichert wird. Als Ursache einer Urtikariavaskulitis wird nicht selten ein Medikament identifiziert. Als Pathomechanismus wird eine Immunkomplexbildung angenommen. Manchmal ist es mittels Hauttestung (Scratchtestung) mit maximaler Reaktion nach 6 Stunden möglich, einen Auslöser zu identifizieren. Die Diagnostik sollte sich jedoch nicht auf allergologische Untersuchungen beschränken, sondern die Suche nach möglichen Infekten oder systemischen Erkrankungen einschließen. Die Therapie erfolgt je nach Grundkrankheit kausal oder symptomatisch.

Physikalische Urtikaria

Die physikalischen Formen der Urtikaria werden bei ca. 10–20% der Patienten diagnostiziert, die unter chronischen oder chronisch rezidivierenden Urticae oder Angioödemen leiden (Tab. 21). Die Abklärung erfolgt in der Regel in allergologischen Abteilungen, so daß die wichtigsten Formen, insbesondere die adäquaten Testmethoden, hier zusammenfassend dargestellt werden. Für genauere

Tabelle 21 Formen der physikalischen Urtikaria

1. Urticaria factitia
2. Druckurtikaria
3. Kälteurtikaria
4. Wärmeurtikaria
5. Lichturtikaria
6. Röntgenurtikaria
7. aquagene Urtikaria

klinische Beschreibungen und die seltenen Formen (Licht-, Röntgen-, aquagene Urtikaria) wird auf die weiterführende Literatur verwiesen.

Urticaria factitia

Die Urtikaria factitia tritt bei 2–5% der Bevölkerung zumindest zeitweilig auf. Zunächst besteht ein Juckreiz (gewöhnlich generalisiert). Dann treten Quaddeln mit Reflexerythemen und Juckreiz nach mechanischen Einwirkungen wie Kratzen, Sitzen auf harten Stuhl-, Tisch-, Bettkanten, Kneifen, Drücken usw. auf. Zur Testung wird der Kopf einer geschlossenen Sicherheitsnadel schnell mit mittlerem Druck über die Haut des oberen Rückens gezogen. Im positiven Fall tritt der Juckreiz in Sekundenschnelle auf, gefolgt vom Reflexerythem, und nach ca. 1–1,5 Minuten bildet sich ein Ödem. Öfter wird eine verstärkte dermographische Reaktion mit einer Urticaria factitia verwechselt. Eine Urticaria factitia liegt nur vor, wenn Juckreiz, Reflexerythem und Ödem vorhanden sind. Bei der sehr seltenen Urticaria factitia tarda oder „delayed and persistent dermographia" kann die Sofortreaktion entweder ganz fehlen oder nur mit leichtem Juckreiz und flüchtigem Reflexerythem einhergehen, gefolgt von einer mehr oder weniger langen Latenzzeit von ca. 15 Minuten bis zu 2 Stunden. Dann liegt das gleiche Erscheinungsbild wie bei dem Soforttyp vor. Die Therapie der Wahl bei Urticaria factitia ist die systemische Gabe von Antihistaminika.

Druckurtikaria

Die Druckurtikaria tritt häufig in Verbindung mit einer chronisch rezidivierenden Urtikaria auf. Es entstehen urtikarielle Reaktionen oder Angioödeme an druckexponierten Körperstellen wie der Gürtellinie, unter dem BH, unter Wäscheträgern, am Gesäß nach Sitzen auf Stuhl-, Tisch- oder Bettkanten, an den Fußsohlen nach Wanderungen oder an den Handinnenflächen nach handwerklichen Arbeiten. Nicht selten entstehen bei Patienten mit Druckurtikaria Quincke-Ödeme nach HNO- oder zahnärztlichen Eingriffen im Gesichtsbereich, die teilweise als „Allergie" auf verwendete Lokalanästhetika mißdeutet werden. Die Druckurtikaria tritt erst nach ca. 2–5 Stunden nach dem Reiz und mit dem Höhepunkt nach ca. 7–9 Stunden auf und ist dann oft schmerzhaft. In schweren Fällen geben die Patienten auch Unwohlsein und Abgeschlagenheit an.

Bei der Testung werden Plastikstäbe mit Ringgewichten (0,4–1,2 kg) auf die Rücken- bzw. Oberschenkelhaut gestellt. Im positiven Fall treten nach einer Latenzzeit von ca. 2–9 Stunden an den Druckstellen zunehmende Ödeme mit Erythembildung und Juckreiz auf, wobei auch Infiltrationen spürbar werden. Das Ödem klingt meist erst nach ca. 24 Stunden ab. Da Antihistaminika wenig Effekt auf die Druckurtikaria haben, müssen Steroide systemisch eingesetzt werden. Die niedrigste Erhaltungsdosis ist individuell zu ermitteln und liegt in der Regel zwischen 15 und 30 mg Prednisolonäquivalentdosis pro Tag.

Kälteurtikaria

Hierbei entstehen urtikarielle Reaktionen bei Kälteeinwirkungen wie Wind, feuchtem, kaltem Wetter oder beim Eisessen. Typisch sind auch Handödeme bei Kontakt mit kaltem Wasser. Besonders wichtig ist die Frage nach Allgemeinreaktionen wie Übelkeit oder Kollaps beim Schwimmen.

Bei der Testung werden zwei unten gut abgetrocknete Kupferzylinder mit Eisstüken (= trockene Kälte) möglichst in einem Gestell befestigt auf die Haut des Rückens appliziert (Abb. **15**, Tafel XXVI). Man beginnt am besten mit Expositionszeiten von 0,5 und 1,0 Minuten. Wenn sich keine Reaktionen einstellen, werden die Applikationszeiten auf 2–5 Minuten evtl. bis zu 10 Minuten erhöht. Juckreiz und Erythembildungen an den Teststellen setzen im positiven Fall meist rasch ein, gefolgt von Ödem- bzw. Quaddelbildungen mit Reflexerythemen. Juckreiz und Reflexerytheme klingen auch relativ schnell ab, während die Ödeme über Stunden anhalten können.

Der Verdacht auf die seltenere Kälteurtikaria vom Kaltluft-Kaltwassertyp ist gegeben, wenn Kälteapplikationstests mittels Kupferzylinder trotz entsprechender Anamnese negativ bleiben. Es empfiehlt sich dann ein kaltes Unterarmbad zur Klärung (Wassertemperatur 14 °C für 15 Minuten). Im positiven Fall treten zuerst Erytheme und ca. 3–5 Minuten später Quaddeln oder Ödeme mit Juckreiz am Unterarm auf. Bei der Kälteurtikaria ist an eine Reihe von assoziierten Krankheiten zu denken (Tab. **22**). Prophylaxe und Therapie der Kälteurtikaria sind in Tabelle **23** zusammengestellt.

Tabelle 22   Assoziierte Krankheiten bei der erworbenen Kälteurtikaria

1. Kryoglobuline
   1.1. primär
   1.2. sekundär
      1.2.1. chronisch lymphatische Leukämie
      1.2.2. Lymphosarkom
      1.2.3. Morbus Waldenström
      1.2.4. angioimmunoblastische Lymphadenopathie
2. Kälteagglutinine
3. infektiöse Krankheiten
   3.1. Infektiöse Mononukleose
   3.2. Syphilis
   3.3. Röteln
   3.4. Varizellen
   3.5. HIV-Infektion
   3.6. virale Atemwegsinfektion
4. leukozytoklastische Vaskulitis
5. Hyposensibilisierungsbehandlung mit Wespengift
6. α_1-Antichymotrypsin-Mangel
7. orale Kontrazeptiva, Penicillin, Griseofulvin

Tabelle 23   Prophylaxe und Therapie der Kälteurtikaria

Prophylaktische Maßnahmen:	
1. Individuelle Beratung:	Expositionsmeidung (adäquate Kleidung, keine kalten Vollbäder)
2. Rezeptur eines Notfallsets:	Antihistaminika, Corticosteroide, evtl. Adrenalininhalator
Therapeutische Maßnahmen:	
1. Sanierung eines entzündlichen Focus:	Penicillin-Therapie: 1 Mega U/Tag i.m. über 3 Wochen (evtl. ex juvantibus)
2. Symptomatische Langzeittherapie mit Antihistaminika:	z.B. Loratadin 10 mg/d oder Cetirizin 10 mg/Tag
3. Abhärtung:	nur bei besonderer Indikation unter ärztlicher Aufsicht und unter stationären Bedingungen

Cholinergische Wärmeurtikaria

Es treten kleine follikuläre Quaddeln mit Juckreiz durch Wärme, insbesondere aber nach Schweißausbruch bei Anstrengungen, selten nach einem warmen Bad auf. Die urtikariellen Reaktionen bleiben meist auf den oberen Stamm, auf Hals, Oberarm- und Schulterbereiche und evtl. den Bauch beschränkt, seltener ist ein generalisierter Befall mit konfluierenden Quaddeln zu beobachten. Zur Abklärung wird ein Anstrengungstest mittels Ergometer bei Herz-Kreislauf-gesunden Patienten empfohlen. Die charakteristische Läsion der cholinergen Urtikaria kann durch die intradermale Injektion von 0,01 mg Methacholin in 0,1 ml NaCl reproduziert werden. Als mögliche Therapie kann Hydroxyzin (100–200 mg/Tag), ein H_1-Blocker mit anticholinerger Wirkung, eingesetzt werden.

Kontakturtikaria

Bei der Kontakturtikaria kommt es rasch zur Quaddelbildung nach Kontakt mit dem verursachenden Stoff. Nach dem Genuß auslösender Nahrungsmittel kommt es zu Mißempfindungen im Lippenbereich oder zu meist flüchtigen Angioödemen im Bereich der Lippen, der Zunge, des Gaumens und des Halses. Hierzu zählen auch die bei Pollenallergikern bekannten Kreuzreaktionen auf Nahrungsmittelallergene (s. Kap. 5.3.3).

Ein anderer Auslöser der Kontakturtikaria sind Latexproteine. Die Häufigkeit der Latexallergie nimmt durch den breiten Einsatz von Gummihandschuhen im privaten und beruflichen Bereich zu. Angioödeme im Lippenbereich (Abb. **14**, Tafel XXVI) entstehen z.B. nach Aufblasen von Luftballons. Bei bekannter Latexallergie ist vor allen ärztlichen Eingriffen sicherzustellen, daß latexfreie Materialien (insbesondere latexfreie Operationshandschuhe!) verwendet werden. Die Sensibilisierung wird derzeit am sichersten mittels RAST nachgewiesen, da standardisierte Extrakte für die Hauttestung noch nicht verfügbar sind. Kreuzreaktionen, die zur Auslösung eines oralen Allergiesyndroms führen können, sind u.a. möglich bei Bananen, Maronen und Avocado.

Hereditäre Formen der Urtikaria und des Angioödems

Es gibt eine Reihe von hereditären Angioödemen (Tab. **24**). Bis auf den hier genauer dargestellten C1-Inhibitor-Defekt handelt es sich um äußerst seltene Erkrankungen (s. Kap. 6.1).

Hereditäres Angioödem bei C1-Inhibitor-Defekt (HAE)

Das HAE ist eine unbehandelt mit hoher Letalität behaftete Krankheit, der in der Regel ein autoso-

Tabelle 24 Hereditäre Angioödeme

C1-Esterase-Inhibitor-Mangel
Familiäre Kälteurtikaria
Hereditäres Vibrations-Angioödem
C3b-Inaktivator-Defizienz
Familiäre Urtikaria mit Amyloidosen

Tabelle 25 Formen des hereditären Angioödems

Typ I	Typ II
(ca. 85% aller Fälle) Keine Synthese von C1-INH durch das Null-Allel, erniedrigte Serumspiegel bei unzureichender Synthese von normalem C1-INH und erhöhtem Turnover.	(Ca. 15% aller Fälle) Synthese eines abnormalen und funktionell inaktiven C1-INH in normaler oder erhöhter Serumkonzentration. Das durch das normale Allel produzierte C1-INH zirkuliert in erniedrigter Serumkonzentration.

Tabelle 26 Assoziierte Erkrankungen beim erworbenen C1-INH-Mangel

Myelome
monoklonale Paraproteinämie mit Kryoglobulinämie
chronisch-lymphatische Leukämie
Immunozytom
B-Zell-Lymphome
systemischer Lupus erythematodes
Karzinome
Kälteurtikaria
Infektionen mit Echinococcus granulosus

Tabelle 27 Auslösefaktoren von Anfällen bei HAE

– Eingriffe im Mund- und Halsbereich, Adenotonsillektomie, Zahnextraktion
– Infektionserkrankungen
– (Mikro-)Traumata
– stärkere mechanische Belastungen
– Menses
– Beginn der Schwangerschaft
– östrogenhaltige Kontrazeptiva

mal-dominant vererbter Defekt des C1-Esterase-Inhibitors zugrunde liegt. Die Häufigkeit des HAE ist wahrscheinlich größer als allgemein angenommen. So wurden bei der Untersuchung von 333 Patienten mit dem Bild eines Quincke-Ödems 39 Patienten mit HAE diagnostiziert. Man unterscheidet beim HAE den häufigsten Typ I mit reduzierter Funktion des C1-INH durch verminderte Synthese eines qualitativ intakten Proteins vom Typ II mit Produktion eines funktionell inaktiven Proteins (Tabelle **25**).

Neben dem erblichen gibt es auch einen sehr seltenen erworbenen C1-INH-Mangel. Tabelle **26** listet mögliche assoziierte Grunderkrankungen auf.

Die Erstmanifestation des HAE tritt am häufigsten vor dem 5. Lebensjahr auf, eine zweite Häufung findet sich im Alter zwischen 10 und 20 Jahren. Bei wenigen Patienten entstehen Ödemschübe erst im späten Erwachsenenalter.

Das klinische Bild des HAE ist charakterisiert durch akut auftretende umschriebene Schwellungen der Haut und der Schleimhäute, die sich nach 2–5 Tagen spontan zurückbilden und nach unterschiedlich langen beschwerdefreien Intervallen rezidivieren. Typischerweise sind die subkutan gelegenen Ödeme weiß und teigig, nicht schmerzhaft, nichtjuckend und nicht mit Urtikaria assoziiert. Tabelle **27** listet auslösende Ursachen von Anfällen auf, wobei in ca. der Hälfte der Anfälle keine erkennbare Ursache gefunden wird.

Die Ödeme können an jeder Körperstelle auftreten, am häufigsten jedoch sind die Extremitäten oder das Gesicht betroffen. Bei mehr als 70% der Patienten treten Ödeme der gastrointestinalen Schleimhäute auf, die zu abdominellen Koliken mit Übelkeit, Erbrechen, Diarrhoen und im Extremfall zum Ileus führen können. Bei zwei Drittel aller HAE-Patienten kommt es zur Bildung von Schleimhautödemen im Respirationstrakt, wobei sich ein lebensbedrohliches Larynxödem entwickeln kann. Dieses tritt häufig isoliert auf, beginnt mit Heiserkeit und Schluckbeschwerden und entwickelt sich im Vergleich zu allergisch bedingten Larynxödemen eher langsamer.

Die Verdachtsdiagnose wird durch die Bestimmung der funktionellen C1-INH-Aktivität bestätigt. Diese sowie die C4-Serumspiegel sind zumindest im Schub deutlich erniedrigt. Beim erworbenen C1-INH-Mangel sind darüber hinaus meist die Serumspiegel deutlich erniedrigt. Die Therapie des HAE wird in Tabelle **28** zusammengefaßt. Wichtig ist, daß Therapieversuche mit Steroiden, Antihistaminika, Calcium oder Adrenalin im Schub erfolglos sind.

Tabelle 28 Therapie des HAE

Akuttherapie:	C1-Inhibitor-Konzentrat i.v. (500–1000 E Präparat: Berinert der Fa. Behring) falls nicht verfügbar: Frischplasma (cave: Virusübertragung)
Kurzzeitprophylaxe (z. B. vor Eingriffen im HNO-Bereich):	C1-INH 500–1000 E 30–60 min vor dem Eingriff. Falls nicht verfügbar: Danazol 600 mg/Tag über 5 Tage vor dem Eingriff
Langzeittherapie:	– alternierte Androgene (Danazol, Stanozolol). – falls nicht wirksam oder nicht tolerierbar: intermittierende C1-INH-Gabe

Literatur

Czarnetzki, B.M.: Urtikaria und Angioödem. In: Manuale allergicum (Fuchs E., Schulz, K.H., Hrsg.). Dustri, Deisenhofen (1993) V 12:1–12:22

Kaplan, P.: Urticaria and Angioedema. In Middleton, E., et al. (eds): Allergological Principles and Practice, 4th ed., Mosby, St. Louis (1993) 1553–1573

Maibach, H.I., C.J. Dännäker, A. Lahti: Contact skin allergy. In Middleton E. et al. (eds.): Allergological Principles and Practice. 4th ed., Mosby, St. Louis (1993) 1605–1647

Rajka, G.: Essential aspects of atopic eczema Springer Berlin 1990

Rustemeyer, T., B. Pilz, P.J. Frosch: Kontaktallergien in medizinischen Berufen. Hautarzt 45 (1994) 834–844

Ruzicka, T., J. Ring, B. Przybilla (eds): Handbook of Atopic Eczema. Springer, Berlin (1991) 256–262

Werfel, T., A. Kapp: Eczema. In Holgate S., M.K. Church: Allergology. Mosby, London, 2. Auflage 1998

Werfel, T., A. Kapp: Atopische Dermatitis – Asthma der Haut? Atemw.-Lungenkrkh. 23 (1997) 592–599

Zajouz, C., P.J. Frosch: Ursachen von Kontakturtikariae unter der besonderen Berücksichtigung von Arbeitsstoffen. Hautarzt 45 (1994) 65–73

5.9 Unerwünschte Arzneimittelreaktionen der Haut

H. Merk

Arzneimittelreaktionen manifestieren sich besonders häufig an der Haut, weshalb sie auch als Signalorgan für diese Reaktionen aufgefaßt wird. Alle Formen immuntoxikologischer Reaktionen wie Immunmodulation – Suppression und Verstärkung – Allergie oder Pseudoallergie und Auslösung von Autoimmunreaktionen können vorkommen. Die wichtigsten klinischen Krankheitsbilder und derzeitig in der Klinik bestehenden diagnostischen Möglichkeiten sollen in dieser Übersicht skizziert werden.

5.9.1 Einteilung unerwünschter Arzneimittelreaktionen

Unerwünschte Arzneimittelreaktionen können bei einer bestimmten Dosierung erwartet oder unerwartet sein. Die erste Gruppe wird auch als Typ-A-Reaktion bezeichnet, ist durch die pharmakologischen Eigenschaften des Arzneimittels determiniert und kann deshalb zumeist präklinisch durch geeignete Tierversuche beschrieben werden. Sie stellt im Vergleich zu den unerwarteten Typ-B-Reaktionen keine wesentliche Gefahr für die Arzneimittelsicherheit dar. Die Typ-B-Reaktionen werden nicht nur durch die pharmakologischen Eigenschaften des Medikaments, sondern allein oder zusätzlich durch individuelle Faktoren des Patienten bestimmt. Unerwartete Arzneimittelreaktionen sind Idiosynkrasie, Intoleranz und allergische Reaktionen.

Bei der Idiosynkrasiereaktion ist im Gegensatz zur Intoleranzreaktion der individuelle Faktor bekannt, der einzelne Patienten besonders prädisponiert, unerwünschte Arzneimittelreaktionen auf bestimmte Medikamente zu entwickeln.

Beispiele dafür sind die Methämoglobinämiereaktion bei Patienten mit Insuffizienz der Glucose-6-Phosphat-Dehydrogenase-Aktivität in Erythrozyten oder die Porphyrie-Induktion durch Medikamente wie Phenobarbital oder Antiepileptika bei Patienten mit akut intermittierender Porphyrie oder Porphyria variegata.

Intoleranzreaktionen gehören zu den nicht immunologischen Reaktionen mit unklarem Pathomechanismus. Ein Beispiel hierfür ist die Analgetika-Intoleranz.

Als allergische Reaktion bezeichnet man eine erworbene, immunologisch bedingte Überempfindlichkeit, die mit der Bildung antigenspezifischer Antikörper oder Lymphozyten einhergeht. Bei den Allergien unterscheidet man die Sensibilisierungs- und Auslösungsphase. Wenngleich prinzipiell zu jeder Zeit eine Sensibilisierung eintreten kann – also auch dann, wenn das Arzneimittel schon mehrere Jahre ohne unerwünschte Reaktionen vertragen wurde – tritt die Sensibilisierung meist etwa 10–14 Tage nach Einnahme des Arzneimittels oder bei erneuter Exposition nach einem Intervall auf. In Abhängigkeit vom Auftreten des klinischen Krankheitsbildes nach erfolgter Exposition unterscheidet man 3 Gruppen allergischer Reaktionen (Tab. 1): (1) Reaktionen vom Soforttyp, die meistens unmittelbar oder wenige Minuten

Tabelle 1 Einteilung unerwünschter Arzneimittelreaktionen

Reaktion Typ A (vorhersehbare Reaktion)
- toxische unerwünschte Reaktion
- Dosis-Wirkungsbeziehung

Reaktion Typ B (nicht vorhersehbare Reaktion)
- Idiosynkrasie (individuelle Prädisposition, z.B. verminderte Glucose-6-Phosphat-Dehydrogenase-Aktivität)
- Intoleranz (keine individuelle Prädisposition, z.B. Analgetika-Intoleranz)
- allergische Reaktionen:
- Sofortreaktion (nach Minuten, z.B. Urtikaria, Angioödem, allergische Rhinokonjunktivitis, anaphylaktischer Schock)
- verzögerte Reaktion (nach Stunden, z.B. Vaskulitis, Purpura, allergische Agranulozytose)
- Spätreaktion (nach Stunden bis Tagen, z.B. morbilliformes Arzneimittelexanthem, Lyell-Syndrom, allergische Kontaktdermatitis)

Nicht klassifizierbare Arzneimittelreaktionen
- Pathophysiologie unbekannt (z.B. Pruritus nach HAES)
- Kombination verschiedener Pathomechanismen (z.B. Protaminunverträglichkeit)

nach Einnahme des Medikaments auftreten, wie Urtikaria, Angiödem oder der anaphylaktische Schock. (2) Verzögerte Reaktionen mehrere Stunden nach der Einnahme, wie Vaskulitis, Purpura oder allergisch bedingte Agranulozytosen. (3) Verzögerte Reaktionen mehrere Stunden bis Tage nach erneuter Einnahme des Medikaments, wie morbilliforme Arzneimittelexantheme, mit Blasenbildung einhergehende Hauterkrankungen einschließlich dem Lyell-Syndrom oder klassische Reaktion vom Spättyp, wie die allergische Kontaktdermatitis. In der Einteilung allergischer Reaktionen nach Gell und Coombs würde die Sofortreaktion dem Typ I, die verzögerten Reaktionen den Typen II und III und die Spättypreaktion dem Typ IV entsprechen. Sonderformen sind die fixe Arzneimittelreaktion und die phototoxische oder photoallergische Arzneimittelreaktion.

Verschiedene Arzneimittelreaktionen lassen sich jedoch bislang nur schwer nach den obengenannten Kriterien einordnen, sei es, daß die Pathogenese noch nicht verstanden ist, sei es, daß verschiedene pathophysiologische Mechanismen beteiligt sind. Beispiel für eine noch unklare Pathogenese ist der lang anhaltende Pruritus auf Hydroxyethylstärkelösung, ein Plasmaexpander, der in der Behandlung des Hörsturzes und der Hämodilution verwendet wird. Offensichtlich werden die hochmolekularen HAES-Lösungen nicht vollständig eliminiert und von phagozytierenden Zellen aufgenommen, in denen es über Monate nach der Behandlung nachzuweisen ist. Etwa 6–8 Wochen nach einer Behandlung kommt es bei einigen Patienten zu einem starken, viele Monate anhaltenden Juckreiz, der bis zum Bild einer Prurigo simplex subacuta gehen kann.

Ein Beispiel für die Überlagerung unterschiedlicher Pathomechanismen ist Protamin. Es wird in Insulinpräparaten zur Depotbildung und bei kardiovaskulären Operationen zur Bindung von Heparin verwendet. Unverträglichkeitsreaktionen auf Protamin können einerseits auf einer klassischen IgE-vermittelten Allergie, andererseits auf anderen Pathomechanismen beruhen, wie der Komplementaktivierung, Antigen-Antikörper-Komplexen mit Anti-Protamin-IgG oder der direkten Freisetzung von Entzündungsmediatoren aus Basophilen und Mastzellen. Besonders gefährdet sind Diabetiker und vasektomierte Patienten beim hochdosierten Einsatz von Protamin während Operationen. Im Unterschied hierzu sind allergische Reaktionen bei Depotinsulin infolge der wesentlich geringeren Konzentration (um Faktor 1000 geringer) sehr viel seltener. Die Vielzahl der möglichen Pathomechanismen macht verständlich, warum die Diagnostik im Einzelfall oft problematisch und die Risikoabschätzung von Arzneimitteln unzureichend ist.

5.9.2 Sofortreaktionen

Symptome der allergischen Sofortreaktion sind Urtikaria, Angioödem, Rhinitis, Asthma und im Extremfall der anaphylaktische Schock. Im Zentrum der Pathophysiologie dieser Erkrankungen stehen die Mastzellen und Basophilen mit ihren hochaffinen IgE-Rezeptoren. Die allergische Reaktion wird durch Brückenbindung zweier benachbarter IgE-Moleküle ausgelöst (s. Kap. 1.1). Medikamente, die besonders häufig diese Reaktionen auslösen, sind β-Lactam-Antibiotika, Pyrazolone, Sulfonamide und artfremde Eiweiße.

5.9.3 Pseudoallergische Reaktionen

Allergieähnliche Krankheitsbilder kennzeichnen die sog. pseudoallergischen Reaktionen, die vermutlich auf einer Störung des Arachidonsäuremetabolismus beruhen (s. Kap. 6.2). Bekannt sind pseudoallergische Reaktionen auf nicht steroidale Antiphlogistika im Rahmen der Analgetika-Intoleranz. Patienten mit diesem Krankheitsbild reagieren potentiell auf alle nicht steroidalen Antiphlogistika mit Urtikaria, Angioödem, Asthma oder sogar anaphylaktoidem Schock. Auffallend häufig findet man gleichzeitig eine Polyposis nasi. Eine begleitende Analgetika-Intoleranz wird in bis zu 50% aller Patienten mit idiopathischer Urtikaria beobachtet.

Ebenfalls über nicht allergische Mechanismen lösen mit einer Häufigkeit von 1:3000 ACE-Hemmer, wie Captopril und Enalapril, pseudoallergische Angioödeme aus. Sie hemmen nicht nur das Angiotensinsystem, sondern auch die Inaktivierung des für Entzündungsreaktionen bedeutungsvollen Bradykinins und der Substanz P. Weil diese Reaktionen an die pharmakologische Eigenwirkung der Substanz gebunden sind, läßt sich nicht ein ACE-Hemmer gegen einen anderen austauschen; vielmehr ist auf eine andere pharmakologische Substanzgruppe auszuweichen. Allerdings sind nicht alle captoprilbedingten Hautreaktionen an diesen angiotensinhemmenden Mechanismus gebunden. Pemphigusartige Krankheitsbilder werden vorwiegend durch Arzneimittel mit freier SH-Gruppe ausgelöst, weshalb bei diesen Hautsymptomen auf Enalapril ausgewichen werden kann, ohne mit einer Kreuzreaktion rechnen zu müssen.

5.9.4 Fixe Arzneimittelreaktion

Eine bislang pathogenetisch nicht verstandene Reaktion ist die fixe Arzneimittelreaktion. Es handelt sich um ein meist akral lokalisiertes, nummuläres Erythem mit zentralem Bläschen. Die Arbeitsgruppe von Nickoloff hat festgestellt, daß die Keratinozyten in den betroffenen Hautarealen einen pathologischen Regulationsmechanismus für die Expression von Adhäsionsmolekülen aufweisen. Neben dieser lokalisierten fixen Arzneimittelreaktion können sie auch in Form großflächiger, multipler, fixer Reaktionen auftreten und stellen somit einen Übergang zu gefürchteten, schweren bullösen Arzneimittelreaktionen dar.

5.9.5 Bullöse Arzneimittelreaktionen

Erythema-exsudativum-multiforme-artige Arzneimittelreaktionen zeichnen sich klinisch dadurch aus, daß das Krankheitsbild nicht die klassische Kokardenform des Erythema exsudativum multiforme aufweist, sondern morbilliform imponiert und nur einzelne Effloreszenzen Erythemaexsudativum-multiforme-artig sind. Das Erythema exsudativum multiforme wird in der Regel nicht durch Medikamente, sondern durch eine Überempfindlichkeit nach Infektionen, insbesondere mit Herpesviren, verursacht. Häufiger durch Arzneimittel bedingt ist das sich vor allem an Schleimhäuten manifestierende Stevens-Johnson-Syndrom, das auch als Major-Form des Erythema multiforme bezeichnet wird. Pyrazolone und Sulfonamide stellen die häufigste Ursache dar.

Eine Extremvariante der bullösen Arzneimittelreaktionen ist das Lyell-Syndrom oder die toxische epidermale Nekrolyse. Arzneimittel, die das Lyell-Syndrom besonders häufig auslösen, sind Allopurinol, die Antiepileptika Phenytoin und Carbamazepin, Pyrazolonderivate, Trimethoprim, Sulfamethoxazol und die Penicilline. Differentialdiagnostisch muß insbesondere an die Auslösung durch einen Staphylokokkeninfekt gedacht werden. In Zusammenhang mit Antikonvulsiva stellt diese Arzneimittelreaktion die Maximalvariante des Phenytoin-Überempfindlichkeitssyndroms dar. Obgleich keine chemische Verwandtschaft zwischen Phenytoin, Carbamazepin und Phenobarbital besteht, sind Patienten mit diesem Syndrom nach Phenytoineinnahme einer erhöhten Gefahr ausgesetzt, diese Reaktion auch auf Carbamazepin, Diazepam und Phenobarbital zu erleiden, so daß z.B. Valproinsäure als Ausweichmittel bliebe. Klinisch bedeutsam ist dabei, daß nach der Zusammenstellung von Shear die anaphylaktischen Reaktionen auf Antikonvulsiva nicht zum Phenytoin-Überempfindlichkeitssyndrom gehören und man in diesen Fällen ohne größere Gefahr auf Carbamazepin ausweichen kann.

5.9.6 Arzneimittelexanthem

Das Arzneimittelexanthem ist die häufigste durch Medikamente ausgelöste Hauterkrankung. Man nimmt an, daß ca. 60% aller kutanen Arzneimittelreaktionen als Arzneimittelexanthem auftreten. Das Exanthem beruht offensichtlich auf einer allergischen Spätreaktion. Klassisches Symptom einer allergischen Spättypreaktion der Haut ist die allergische Kontaktdermatitis, die in den letzten Jahren häufig nach Anwendung von Tromanthadin zur Behandlung des Herpes labialis beobachtet wurde. Aufgrund der chemischen Verwandtschaft zwischen Arzneimitteln und Umweltsubstanzen muß bei Arzneimittelexanthemen besonders auf Kreuzreaktionen geachtet werden. Ein bekanntes Beispiel ist die Sensibilisierung gegenüber p-Phenylendiamin und chemisch ähnlichen Arzneimitteln, wie den Sulfonamiden oder Estercainen aus der Gruppe der Lokalanästhetika. Bei Unverträglichkeitsreaktionen gegenüber Ethylendiamin liegen oft Kreuzreaktionen zu Antihistaminika mit einer Ethylendiaminstruktur vor, bei einer Sensibilisierung gegenüber Neomycin Kreuzreaktion zu anderen Aminoglykosidantibiotika. Ausschlaggebend für die Auslösung eines Arzneimittelexanthems ist generell die Art der Anwendung. So führte Benzoylperoxid bei Ulcus cruris Patienten früher in bis zu 40% zu einer Sensibilisierung, wohingegen die Sensibilisierung in der Aknebehandlung eine ausgesprochene Rarität darstellt.

Von großer klinischer Bedeutung sind Kreuzreaktionen bei β-Lactam-Antibiotika. Bei nachgewiesener Penicillinallergie lag die Rate der Kreuzreaktivität auf Cephalosporine früher bei etwa 10%. Sie liegt heute deutlich unter diesem Wert, zumal die neuen Cephalosporine Penicillin nicht mehr als Verunreinigung enthalten; noch geringer sind die Kreuzreaktionen zu den Monobactam-Antibiotika, wie Aztreonam. Im Gegensatz hierzu ist die Wahrscheinlichkeit einer Kreuzreaktion auf Carbapenem-Derivate, wie Imipenem, relativ hoch, da sie wie Penicillin über eine bizyklische Struktur mit β-Lactam-Ring und Fünferring verfügen.

Bei einer primären Sensibilisierung auf Cephalosporine scheint die Seitenkette eine besondere Rolle zu spielen. Dadurch kann es zu Kreuzreaktionen etwa zwischen dem Monobactam Aztreonam und dem Cephalosporin Ceftazidin oder zwischen Piperacillin und Cephapyrizon kommen.

Generell haben Studien gezeigt, daß bei Vorliegen einer Penicillinallergie nicht nur Kreuzreaktionen, sondern auch auffallend häufig Sensibilisierungen gegen nicht verwandte Medikamente, wie Sulfonamide, bestehen. Dies könnte zum einen damit zusammenhängen, daß häufiger andere Antibiotika eingesetzt werden, zum anderen damit, daß bei diesen Patienten offenbar eine verringerte Fähigkeit an Trägerproteine gekoppelte Haptene wieder abzutrennen (Dehaptenisierung) vorliegt. Letztere Beobachtungen führten zur Charakterisierung des Multiple-Drug-Allergy-Syndroms.

5.9.7 Photoallergische und phototoxische Reaktionen

Eine Sonderform stellen photoallergische Ekzeme dar, die durch eine Wechselwirkung zwischen Medikament oder dessen Metabolit mit UV-Strahlen auftreten. Klinisch sind sie durch ihre Lokalisation an lichtexponierten Hautarealen gekennzeichnet. Vor allem langwelliges UV-A, das in Sonnenstudios bevorzugt genutzt wird, löst diese teilweise bullösen, bis zur Erythrodermie gehenden Reaktionen aus. Weitverbreitete Medikamente, wie die nicht steroidalen Antiphlogistika, können zu diesen Reaktionen führen. Nur bei einigen Medikamenten, wie beim Sulfanilamid, ist auch eine UV-B-Abhängigkeit bekannt.

5.9.8 Arzneimittelinduzierte Autoimmunerkrankungen

Auch arzneimittelinduzierte Autoimmunerkrankungen können sich in vielfältiger Form an der Haut manifestieren. Medikamente können Lupus erythematodes (LE)-artige oder pemphigus- und pemphigoidartige Krankheitsbilder bewirken. Während die pemphigusartigen Krankheitsbilder vor allem durch Arzneimittel mit freier SH-Gruppe ausgelöst werden, findet man LE-artige Krankheitsbilder besonders häufig nach Gabe von Isoniazid, Hydralazin und Procain (Tab. 2). Sie treten bevorzugt bei Patienten auf, die diese Präparate über die Azetylierung nur langsam verstoffwechseln. Es bilden sich Antikörper gegen Histone, im Falle des Procainamids gegen den H2A-H2B-Histon-Komplex. Die Ausbildung der Symptome hängt dabei vom Verhältnis der IgG- zu den IgM-Antikörpern ab. Symptome sind Fieber, Myalgie, Arthralgie, Pleuritis, Perikarditis, Hautveränderungen, vor allem als Folge einer erhöhten Lichtempfindlichkeit, und in seltenen Fällen eine Mitbeteiligung des ZNS, der Niere und der Schleimhäute.

5.9.9 Diagnostik unerwünschter Arzneireaktionen der Haut

In-vivo-Testung

Hauttestungen wie Prick-, Scratch- und Intrakutantest, aber auch Provokationstests sind wesentliche Verfahren der Diagnostik (Tab. 3).

Prick- und Intrakutantestungen haben sich insbesondere bei Sensibilisierungen auf Proteine bzw. Peptide, wie Insulin, Chymopapain oder Superoxiddismutase, und β-Lactam-Antibiotika bewährt. Für Penicillin konnten Stoffwechselprodukte isoliert werden, die die Hauptallergene darstellen und zur Hauttestung gebunden an Polylysin zur Verfügung stehen. Insbesondere die schweren anaphylaktischen Reaktionen auf β-Lactam-Antibiotika lassen sich damit erfassen. Bei anderen Penicillinreaktionen wie bei der Serum-

Tabelle 2 Die LE-auslösenden Medikamente lassen sich in 3 Gruppen einteilen:

1. Gruppe der Arzneimittel mit gesichertem Bezug (Hydralazin, Procainamid, Isoniazid, Methyldopa, Chlorpromazin, Chinidin)
2. Gruppe der Arzneimittel mit fraglichem Bezug (Antikonvulsiva, Propylthiouracil, Penicillamin, Sulfasalazin, Betablocker, Lithium, Captopril)
3. Gruppe der Arzneimittel mit kasuistischen Beobachtungen (insgesamt über 40 Medikamente), vor allem p-Aminosalicylsäure, Östrogen, Gold, Penicillin, Griseofulvin, Reserpin, Tetracyclin, Cinnarizin

Tabelle 3 Testverfahren bei allergischen Arzneimittelreaktionen

> *A. In-vivo-Diagnostik*
> – Prick-, Scratch-, Intrakutantest
> – orale Provokation
>
> *B. In-vitro-Diagnostik*
> – serologische Tests (spezifisches IgE, RAST, Western-Blot)
> – zelluläre Tests
> – Histaminfreisetzungstest
> – Lymphozytentransformationstest

krankheit oder Exanthemen ist der Epikutantest überlegen.

In ausgewählten Fällen ist eine orale Provokation mit dem verdächtigten Arzneimittel durchzuführen. Diese Testung ist potentiell mit einem großen Risiko verbunden und sollte nur unter stationären Bedingungen erfolgen. Auch kommt sie nur bei Medikamenten in Betracht, für die bei einzelnen Indikationen keine gleichwertigen Alternativen bestehen. Im Falle einer pseudoallergischen Reaktion, etwa bei Analgetika-Intoleranz, stehen neben der oralen auch bronchiale und nasale Provokationen als diagnostische Verfahren zur Verfügung. Ein Nachteil dieser Testung besteht jedoch unter anderem darin, daß man nicht zwischen allergischen und pseudoallergischen Reaktionen unterscheiden kann und somit keine Aussage über den zugrundeliegenden Pathomechanismus möglich ist.

In-vitro-Testung

Zuverlässigere Aussagen über den Pathomechanismus lassen sich durch die Ergebnisse der In-vitro-Testungen erzielen. Man unterscheidet serologische und zelluläre Testverfahren. Zu den serologischen Tests gehört der Nachweis von spezifischem IgE gegen Medikamente mittels der RAST-Technik und der Nachweis von spezifischen Antikörpern mittels der Western-Blot-Technik. Der RAST hat sich insbesondere bei der Aufklärung anaphylaktischer Penicillinreaktionen bewährt und sollte den In-vivo-Testungen vorangestellt werden. Von Nachteil ist allerdings, daß beim RAST die seltener zur Penicillinsensibilisierung führenden, meistens jedoch besonders schwere Zwischenfälle auslösenden minor determinants – im Gegensatz zum Hauttest – nicht zur Verfügung stehen. Ein anderes Antibiotikum, für das kürzlich eine RAST-Technik entwickelt wurde, sind Sulfonamide. Umstritten ist die Verwendbarkeit des RAST zur Erfassung von spezifischem IgE gegen Muskelrelaxantien, die alle zur Gruppe der quarternären Ammoniumsalze gehören. Neben der Möglichkeit einer IgE-abhängigen Sensibilisierung können Muskelrelaxantien auch Histamin freisetzen und anaphylaktoide Reaktionen auslösen. Auch bei Pyrazolonen hat sich die RAST-Technik nicht bewährt.

Eine sehr sensitive Methode zum Nachweis einer Arzneimittelsensibilisierung stellt der Western-Blot dar, der bislang allerdings nur bei Sensibilisierung gegenüber Proteinen oder höhermolekularen Peptiden eingesetzt werden kann.

Von den zellulären Testen werden in der Klinik die Histaminfreisetzung aus Basophilen und der Lymphozytentransformationstest gelegentlich verwendet. Im Falle des Histaminfreisetzungstests wird das Blut des Patienten mit dem fraglichen Arzneimittel versetzt und nach Inkubation das freigesetzte Histamin im Überstand gemessen. Im Gegensatz zum Lymphozytentransformationstest wird bei diesem Test nur ein immunologischer Effektormechanismus beurteilt. Eine weitere Modifikation ist der CAST-Elisa, dessen Sensitivität durch Präinkubation mit IL-3 erhöht wird und freigesetzte Leukotriene gemessen werden.

Der schon seit vielen Jahren zur Diagnostik von Arzneimittelallergien herangezogene Lymphozytentransformationstest, (LTT) bietet die Möglichkeit komplexe immunologische Reaktionen zu erkennen, da T-Lymphozyten zentrale immunmodulatorische Funktionen einnehmen. Erweitert wurde die Technik durch die Klonierung allergenspezifisch reagierender T-Lymphozyten sowohl aus dem peripheren Blut wie auch aus Hautläsionen. Es besteht die Hoffnung, daß durch diese und ähnliche Untersuchungen in Zukunft sowohl die Diagnostik als auch die Therapie schwerer allergischer Arzneimittelreaktionen optimiert werden kann.

Literatur

Hesse, E.: Drug related lupus. New Engl. J. Med. 318 (1988) 1460–1462

Hertl, M., H. Merk: Lymphocyte activation in cutaneous drug reactions J. invest. Dermatol. 105 (1995) 95–99

Merk, H.F. (Hrsg.): Allergische und pseudoallergische Arzneimittelreaktionen: Stellenwert von Epidemiologie und zellulären Testsystemen in Diagnostik und Vorbeugung. Blackwell Wissenschaft, Berlin 1993

Rosen, C.: Photo-induced drug eruptions. Semin. Dermatol. 8 (1989) 149–157

Ruojeau, J.C., J.P. Kelly, L. Naldi, B. Rzany, R.S. Stern, T. Anderson, A. Auquier, Bastuji-Garin S., O. Correia, F. Locati, M. Mockenhaupt, C. Paoletti, S. Shapiro, N. Shear, E. Schöpf, D.W. Kaufman: Medication use and the risk of Stevens-Johnson syndrome or toxic epidermal necrolysis 333 (1995) 1600–1607

Schöpf, E., B. Rzany, M. Mockenhaupt: Schwere arzneimittelinduzierte Hautreaktionen: Pemphigus vulgaris, bullöses Pemphigoid, generalized bullous fixed drug eruption, Erythema exsudativum multiforme majus, Stevens-Johnson-Syndrom und toxisch-epidermale Nekrolyse. In G. Plewig, H.C. Korting (Hrsg.): Fortschritte der praktischen Dermatologie und Venerologie. Springer, Heidelberg (1995) 90–95

Weiss M.E.: Drug allergy. Med.Clin.N. Amer. 76 (1992) 857–882

5.10 Insektengiftallergie
B. Przybilla, P. Thomas

Lokale Hautreaktionen, denen ein toxischer oder allergischer Mechanismus zugrunde liegt, können durch Stiche zahlreicher Insektenarten ausgelöst werden. Medizinisch bedeutsamer sind systemische, überwiegend IgE-vermittelte Reaktionen vom Soforttyp (Anaphylaxie), für die in unserem geographischen Bereich fast immer Stiche von Apis mellifera (Honigbiene; im folgenden als Biene bezeichnet) oder Vespa vulgaris bzw. Vespa germanica (im folgenden als Wespe bezeichnet) verantwortlich sind. Selten werden solche Reaktionen durch andere Hymenopteren (Hummeln, Hornissen), sehr selten durch andere stechende Insekten (Mücken, Bremsen) ausgelöst.

Systemische Reaktionen auf Hymenopterenstiche werden von bis zu 5% der Bevölkerung berichtet, Hinweise auf eine Sensibilisierung finden sich bei bis zu 25%. Tödlich verlaufende Reaktionen sind selten, für Westdeutschland sind durchschnittlich 10 Todesfälle pro Jahr statistisch dokumentiert; die tatsächliche Häufigkeit dürfte allerdings höher sein.

5.10.1 Hymenopterengifte

Bei einem Bienenstich werden durchschnittlich 140 µg, bei einem Wespenstich etwa 3–10 µg Gift (Trockengewicht) abgegeben. Hymenopterengifte enthalten biogene Amine, Peptide und Proteine. Zytotoxische und neurotoxische Effekte werden vor allem durch Peptide und Phospholipasen vermittelt. Das wichtigste Allergen im Bienengift ist die Phospholipase A_2, weiter von Bedeutung sind Hyaluronidase und saure Phosphatase, seltener andere Giftbestandteile. Hauptallergene in Vespidengiften sind Phospholipasen, Hyaluronidase und Antigen 5. Grundsätzlich ist nicht von einer Kreuzreaktivität zwischen Bienen- und Wespengift auszugehen, in einzelnen Fällen kann diese aber bestehen.

5.10.2 Klinisches Bild

Schmerz, Juckreiz oder Brennen an der Stichstelle sind auf die toxische Wirkung von Bienen- oder Wespengift zurückzuführen. Ausgedehnte und häufig längerfristig persistierende örtliche Reaktionen sind vermutlich allergischer (nicht unbedingt IgE-vermittelter!) Natur. Systemische Hymenopteren-Stichreaktionen entsprechen in den allermeisten Fällen einer allergischen Reaktion vom Soforttyp und sind überwiegend IgE-vermittelt; gelingt es nicht, einen IgE-vermittelten Mechanismus nachzuweisen, bleibt die Pathogenese meist unklar. Lebensbedrohliche Allgemeinreaktionen können auch durch eine sehr große Anzahl von Stichen verursacht sein. Sie können zu Rhabdomyolyse, Hämolyse, zerebralen Symptomen, Niereninsuffizienz und Leberparenchymschäden führen und tödlich enden. Bei ungünstiger Lokalisation, vor allem im Bereich der oberen Luftwege, kann auch ein einzelner Stich über eine allergische oder toxische Schwellung ein gefährliches Zustandsbild auslösen.

Die Symptome systemischer anaphylaktischer Reaktionen setzen im allgemeinen einige Minuten nach dem Stich ein, längere Intervalle (in Einzelfällen mehrere Tage!) kommen vor. Anaphylaktische Reaktionen können einige Stunden nach Abklingen wieder auftreten, so daß eine ausreichend lange Nachbeobachtung erforderlich ist. Im allgemeinen klingen Soforttypreaktionen ohne Folgen ab, selten bleiben zentralnervöse Störungen oder Schäden eines durch die anaphylaktische Reaktion ausgelösten Myokardinfarkts zurück. Anaphylaktische Reaktionen in der Schwangerschaft können zum Abort oder zur Hirnschädigung der Leibesfrucht führen. Schwerere Reaktionen werden häufiger bei älteren Patienten beobachtet.

Unklar ist die Pathogenese der seltenen „ungewöhnlichen" Stichreaktionen wie Serumkrankheit, Nephropathie oder thrombozytopenische Purpura.

5.10.3 Diagnose

Durch die Anamnese sind insbesondere der Reaktionstyp zu erfassen (Symptome, Intervall zwischen Stich und Reaktionsbeginn) und ggf. das auslösende Insekt zu identifizieren; letztere Angaben sind allerdings häufig unzuverlässig, insbesondere kann der Verbleib des Stachels (Bienen lassen ihn eher in der Haut zurück als Wespen) nicht zur sicheren Unterscheidung herangezogen werden. Weiter ist wichtig, wann die Stichreaktionen auftraten, welche Behandlung erfolgte und ob ggf. nachfolgende Stiche vertragen wurden. Begünstigende Faktoren einer Anaphylaxie, wie Infekte oder die Verwendung von Betablockern, und konkurrierende Auslöser, wie Nahrungs- oder Arzneimittel, sind zu berücksichtigen.

Nach der Anamnese folgt der Hauttest, der ebenso wie die Bestimmung der spezifischen IgE-Antikörper wegen einer möglichen Refraktärphase frühestens 2 Wochen nach dem Stich, dann aber möglichst umgehend (Abnahme der Reagibilität im Zeitverlauf!) vorgenommen werden sollte. Hierbei wird die Insektengiftkonzentration bestimmt, die zum Auftreten einer mindestens einfach positiven Reaktion (Quaddelgröße im Pricktest 2 mm, im Intradermaltest 3 mm) führt. Im Pricktest wird mit 0,01 µg/ml begonnen und jeweils um eine Zehnerpotenz gesteigert, bis 100 (auch 300) µg/ml; kommt es zu keiner Reaktion, wird zusätzlich mit 1,0 µg/ml intradermal getestet. Ausschließlich intradermale Tests (initial 100–1000fach niedrigere Konzentrationen) sind möglich, für den Patienten jedoch stärker belastend. Bei Patienten mit schweren Stichreaktionen sollte der Hauttest stationär vorgenommen werden.

Der wichtigste In-vitro-Test ist die Bestimmung der spezifischen IgE-Antikörper im Serum. Auch der Nachweis spezifischer IgG-Antikörper kann auf einen Antigenkontakt hinweisen; spezifische IgG-Antikörper dürfen jedoch nicht als schützende Antikörper angesehen werden. Gelingt der Nachweis spezifischer IgE-Antikörper im Serum nicht, können Tests eingesetzt werden, bei denen periphere Blutleukozyten des Patienten mit dem vermuteten Allergen inkubiert werden und die dadurch induzierte Histamin- oder Sulfidoleukotrienfreisetzung gemessen wird.

Bei der Interpretation der Ergebnisse ist folgendes zu beachten:
- Reaktionen auf Hymenopterengifte im Hauttest oder Hymenopterengift-spezifische IgE-Antikörper im Serum finden sich auch in der Normalbevölkerung; ihr alleiniger Nachweis führt nicht zur Diagnose einer Allergie.
- Mit zunehmendem Zeitabstand zur letzten Überempfindlichkeitsreaktion nehmen insbesondere die spezifischen Serum-IgE-Antikörper, geringer auch die Hauttestreaktionen ab.
- Bei Wespengiftallergie finden sich niedrigere Konzentrationen an spezifischen IgE-Antikörpern im Serum als bei Bienengiftallergie. In Einzelfällen ist der Nachweis von Hymenopterengift-spezifischem IgE im Serum trotz systemischer anaphylaktischer Reaktion nicht möglich.
- Bei Hauttestreaktionen auf Aeroallergene finden sich im Hauttest gegen Hymenopterengifte häufig niedrigere Reaktionsschwellen und im Serum höhere Konzentrationen an spezifischen IgE-Antikörpern

5.10.4 Therapie

Aktuelle Stichreaktionen sind symptomatisch zu behandeln. Bei systemischen anaphylaktischen Reaktionen erfolgt die Therapie nach den bekannten notfallmedizinischen Grundsätzen. Gesteigerte örtliche Reaktionen werden möglichst umgehend mit Glucocorticosteroidexterna und kühlenden Umschlägen behandelt. Bei starken lokalen Reaktionen kann, ebenso wie bei schweren „ungewöhnlichen" Stichreaktionen, eine systemische Glucocorticosteroidgabe angezeigt sein, die ggf. auch prophylaktisch nach einem neuerlichen Stich indiziert ist.

Auch bei Insektengiftallergie kommt den Karenzmaßnahmen eine wesentliche Bedeutung zu. Der Patient sollte ein Merkblatt mit Hinweisen zur Expositionsprophylaxe erhalten (Tab. **1**). Darüber hinaus ist bei Patienten mit systemischen anaphylaktischen Reaktionen eine Notfallapotheke zu rezeptieren, die Tropflösungen eines schnell wirksamen Antihistaminikums und eines Glucocorticosteroids sowie Adrenalin zur Inhalation enthält. Wegen erheblicher Risiken sollte Adrenalin zur Selbstinjektion nicht routinemäßig verordnet werden. Weiter ist daran zu denken, daß eine Behandlung mit Betablockern (auch Augentropfen!) oder ACE-Hemmern bei Patienten mit systemischen anaphylaktischen Reaktionen grundsätzlich kontraindiziert ist.

Wichtig ist die Information über das Verhalten bei neuerlichem Stich: Jede Panik ist zu vermeiden, ein in der Haut verbliebener Stachel ist durch Kratzen ohne Ausdrücken des anhängenden Gift-

Tabelle 1 Hinweise zur Expositionsprophylaxe bei Insektengiftallergie

- Kein sicherer Schutz durch Repellents!
- Bei möglichem Insektenflug Verzehr von süßen Speisen oder Getränken, Obst- und Blumenpflücken, Aufenthalt im Bereich von Abfallkörben, Mülleimern, Tiergehegen oder Fallobst sowie Verwendung von Parfüm oder parfümierten Kosmetika vermeiden!
- Zumindest bei Gartenarbeiten die Haut durch Kleidung weitgehend bedeckt halten, beim Motorradfahren Helm, Handschuhe und Motorradkleidung der Haut dicht anliegend tragen!
- Lose sitzende, leichte Kleidungsstücke, leuchtende Muster oder dunkle Farben ungünstig, Weiß, Grün oder Hellbraun bevorzugen!
- Schweiß und Kohlendioxid locken Insekten an, körperliche Anstrengung bedeutet erhöhtes Risiko!
- Wohnungsfenster tagsüber geschlossen halten oder Insektennetze anbringen!
- Bienen- oder Wespennester und deren Einzugsbereich meiden! Nester in der Nähe eines ständigen Aufenthaltes durch Imker bzw. die Feuerwehr entfernen lassen!
- Bei Annäherung von Insekten oder in Nestnähe alle hastigen oder schlagenden Bewegungen vermeiden! Nester keinesfalls erschüttern, nicht in ein Flugloch hauchen!
- Insekten nicht von Futterquellen verscheuchen, insbesondere nicht mit hektischen Bewegungen!
- Bei einem Angriff von Bienen oder Wespen den Kopf mit Armen oder Kleidung schützen! Rückzug nicht hektisch, sondern langsam!
- Im Gegensatz zu Bienen oder Wespen fliegen Hornissen auch in der Nacht!

sackes rasch zu entfernen. Personen in der Umgebung sind auf die Notfallsituation hinzuweisen und um Hilfe zu bitten. Antihistaminikum- und Glucocorticosteroid-Zubereitungen werden eingenommen. Hyposensibilisierte Patienten, bei denen eine Schutzwirkung durch Stichprovokation nachgewiesen ist, sollten diese Präparate erst verwenden, wenn sich wider Erwarten Symptome zeigen. Adrenalin ist erst bei tatsächlichen Beschwerden einzusetzen. Eine geeignete Lagerung ist bei Kreislaufsymptomen wichtig. Jeder nicht hyposensibilisierte Patient sowie jeder Patient mit erneuten systemischen Symptomen muß unverzüglich ärztlicher Betreuung zugeführt werden.

Grundsätzlich ist eine Hyposensibilisierung bei jedem Patienten mit IgE-vermittelter systemischer anaphylaktischer Reaktion auf einen Bienen- oder Wespenstich (evtl. auch Hummel- oder Hornissenstich) angezeigt. Ein früher häufig angewandtes Score-System, bei dem der Schweregrad der Reaktion, die Reaktivität im Hauttest und die Serumkonzentration insektengiftspezifischer IgE-Antikörper mit Punkten bewertet wurden, ist zur Indikationsstellung ungeeignet. Manche Autoren empfehlen eine Hyposensibilisierung nur für Patienten mit schwereren Reaktionen oder bei besonderer Exposition. Allerdings konnte lediglich für Kinder mit ausschließlich auf die Haut beschränkten systemischen anaphylaktischen Reaktionen gezeigt werden, daß bei neuerlichen Stichen eine Zunahme des Schweregrades unwahrscheinlich ist. Gesteigerte örtliche oder „ungewöhnliche" Reaktionen stellen keine Indikation für eine Hyposensibilisierung dar.

Bei der Indikationsstellung sind die allgemeinen Regeln der Hyposensibilisierungsbehandlung zu beachten. Da die Hymenopterengift-Allergie eine potentiell lebensbedrohliche Erkrankung ist, muß die Nutzen-Risiko-Abwägung besonders sorgfältig erfolgen. Vor allem bei älteren Menschen und Patienten mit kardiovaskulären Erkrankungen ist das Erreichen einer sicheren Schutzwirkung besonders wichtig. Bei Frauen im gebärfähigen Alter sollte die Hyposensibilisierung vor Eintritt einer Schwangerschaft begonnen werden.

Zur Behandlung stehen wäßrige und an Aluminiumhydroxid adsorbierte Bienen- oder Wespengiftzubereitungen zur Verfügung. Die übliche Erhaltungsdosis ist 100 µg Hymenopterengift/4 Wochen. Bei besonders hohem Expositionsrisiko oder sehr schweren Reaktionen kann die Erhaltungsdosis von Anfang an auf 200 µg/4 Wochen festgesetzt werden (höhere Schutzwirkung!). Für die Steigerungsphase der Behandlung gibt es verschiedene Therapieschemata, unter denen die stationär durchgeführte Schnellhyposensibilisierung eine Reihe von Vorteilen besitzt. Unter Sicherheitsvorkehrungen kann sie auch während der Flugzeit der Insekten vorgenommen werden; sie führt rasch zu einer Schutzwirkung, ist insgesamt zeitlich weniger belastend als ambulante Verfahren und erlaubt bei Nebenwirkungen eine rasche Therapie. Bei konventioneller Hyposensibilisierung wird die Erhaltungsdosis erst nach einigen Monaten erreicht.

Bestehen sowohl eine Bienen- als auch eine Wespengiftallergie oder kann nicht entschieden werden, ob ein Bienen- oder Wespenstich für eine systemische Reaktion verantwortlich war, ist mit beiden Insektengiften zu behandeln. Aufgrund der Ähnlichkeit der Gifte wird im allgemeinen bei Reaktionen auf Hornissenstiche eine Behandlung mit Wespengift, bei Reaktionen auf Hummelstiche eine Therapie mit Bienengift vorgenommen.

Als Nebenwirkungen der Hyposensibilisierung sind vor allem systemische, anaphylaktische Reaktionen während der Steigerungsphase bedeutsam. Sie verlaufen meist mild und sind bei geeigneter Versorgung des Patienten unproblematisch. Kommt es allerdings wiederholt zu derartigen Reaktionen, kann die Durchführbarkeit der Therapie in Frage gestellt sein. In diesen Fällen sind begünstigende Faktoren für Nebenwirkungen wie Begleitsensibilisierungen, Fokalinfekte, Schilddrüsenerkrankungen, Mastozytose und die Einnahme während der Hyposensibilisierung nicht erlaubter Medikamente (z.B. Betablocker) auszuschließen. Können solche Faktoren nicht aufgedeckt oder eliminiert werden, ist manchmal eine Erhöhung der Hymenopterengift-Erhaltungsdosis erfolgreich. Weiter sollte eine Prämedikation mit einem Antihistaminikum vor jeder Hymenopterengiftinjektion versucht werden. Gelingt die Behandlung weiterhin nicht, ist mit der niedrigsten tolerierten Dosis, sofern diese mindestens 50 µg beträgt, zu behandeln. Nicht therapierbare Patienten sind bei neuerlichen Stichen besonders gefährdet.

Immunologisch kommt es im Verlauf der Hyposensibilisierung zunächst zu einem Anstieg der Hauttestreaktivität und der Konzentration spezifischer Serum-IgE-Antikörper, langfristig zum gegenteiligen Effekt. Demgegenüber steigen die spezifischen IgG-Antikörper, zunächst bevorzugt IgG1-, später IgG4-Antikörper an. Diese Befunde erlauben jedoch keine Bewertung des Hyposensibilisierungserfolges. Verlaufskontrollen der Hauttests und der spezifischen Antikörperspiegel sind dennoch angezeigt, um ggf. ungewöhnliche Verläufe zu erfassen.

Der Behandlungserfolg kann nur anhand der Reaktion auf einen neuerlichen Stich überprüft werden. Zweckmäßig ist ein Stichprovokationstest (s. Kap. 3.8) mit einem lebenden Insekt, die Reaktion auf einen neuerlichen akzidentellen Stich („Feldstich") ist weniger aussagekräftig. Der Stichprovokationstest sollte 6–12 Monate nach Erreichen der Erhaltungsdosis stattfinden und muß in Notfallbereitschaft erfolgen. Kontraindikationen sind streng zu beachten. Die Nachbeobachtungszeit sollte auch bei akut nicht reagierenden Patienten bis zum Folgetag dauern. Durch Stichprovokationstests ist belegt, daß die Hyposensibilisierung in 80–100% der behandelten Patienten mit systemischen anaphylaktischen Reaktionen in der Anamnese zu einem vollständigen Schutz führt. Kommt es erneut zu einer systemischen Reaktion, kann durch Steigerung der Erhaltungsdosis auf 200 µg Hymenopterengift/4 Wochen (ggf. auch höher!) ein vollständiger Therapieerfolg erzielt werden.

Die Hymenopterengift-Hyposensibilisierung wird nach mindestens (3- bis) 5jähriger Dauer beendet, soweit der Eintritt einer Schutzwirkung durch Stichprovokationstests (oder einen vertragenen Feldstich) belegt ist und keine systemischen Nebenwirkungen aufgetreten sind. Sind diese Bedingungen nicht erfüllt, wird so lange behandelt, bis Hauttestreaktionen und spezifische Serum-IgE-Antikörper gegenüber Hymenopterengiften nicht mehr nachweisbar sind. Andere Gründe einer längeren (in Einzelfällen lebenslangen) Behandlung sind sehr schwere Stichreaktionen, hohes Alter oder andere besondere Risikofaktoren, auffällig hohe Konzentrationen an spezifischen IgE-Antikörpern bzw. auffällig niedrige Hauttestreaktionsschwellen nach (3-)5 Therapiejahren oder ein sehr hohes Expositionsrisiko. Kommt es nach Beendigung der Hymenopterengift-Hyposensibilisierung erneut zu systemischen anaphylaktischen Stichreaktionen, so wird eine neuerliche Hyposensibilisierung erforderlich.

Literatur

Franken, H.H., A.E.J. Dubois, H.J. Minkema, S. van der Heide, J.G.R. de Monchy: Lack of reproducibility of a single negative sting challenge response in the assessment of anaphylactic risk in patients with suspected yellow jacket hypersensitivity. J. Allergy clin. Immunol. 93 (1994) 431–436

Golden, D.B.K., A. Kagey-Sobotka, M.D. Valentine, L.M. Lichtenstein: Dose dependence of hymenoptera venom immunotherapy. J. Allergy clin. Immunol. 67 (1981) 370–374

Harries, M.G., D.M. Kemeny, L.J.F. Youlten, M. McK Mills, M.H. Lessof: Skin and radioallergosorbent test in patients with sensitivity to bee and wasp venom. Clin. Allergy 14 (1984) 407–412

Müller, U., H. Mosbech (eds): Position paper: Immunotherapy with hymenoptera venoms. Allergy 48 (Suppl 14) (1993) 37–46

Müller, U., H. Mosbech, P. Blaauw, S. Dreborg, H.J. Malling, B. Przybilla, R. Urbanek, E. Pastorello, M. Blanca, J. Bousquet, R. Jarisch, L. Youlten: Emergency treatment of allergic reactions to hymenoptera stings. Clin. exp. Allergy 21 (1991) 281–288

Przybilla, B.: Bienen- und Wespengiftallergie. HNO 43 (1995) 451–462

Rueff, F., B. Przybilla, U. Müller, H. Mosbech: The sting challenge test in hymenoptera venom allergy. Allergy 51 (1996) 216–225

Schäfer, T., B. Przybilla: IgE antibodies to hymenoptera venoms are common in the general population and are related to indications of atopy. Allergy 51 (1996) 372–377

5.11 Asthma bronchiale

M. Schmitz

5.11.1 Definition

Asthma bronchiale ist eine chronische, genetisch geprägte, immunologisch verursachte, entzündliche Erkrankung der Atmungsorgane mit charakteristischen Pathomechanismen (eosinophile Entzündung, Atemwegsobstruktion, bronchiale Hyperreaktivität), typischen Symptomen (Husten, anfallsartige Atemnot, insbesondere nachts und am frühen Morgen, Giemen, glasig-zähes Sputum) und zahlreichen Subformen (u.a. Exercise-induced-Asthma, Analgetika-Asthma-Syndrom).

5.11.2 Epidemiologie

Asthma bronchiale ist weltweit eine der häufigsten chronischen Erkrankungen und in der Bundesrepublik Deutschland bei etwa 10% der kindlichen und 5% der erwachsenen Bevölkerung anzutreffen. Insgesamt leiden in Deutschland derzeit etwa 4 Mio. Bundesbürger an Asthma bronchiale. 75% weisen ein präklinisches oder leichtes Asthma auf, 20%, sind mittelschwer erkrankt, und etwa 5% besitzen ein schweres Asthma. Für die Zunahme der Prävalenz vor allem in wohlhabenden Ländern werden Umweltfaktoren verantwortlich gemacht, wie erhöhte Luftschadstoffe, das Passivrauchen, veränderte Lebens- (Ernährungs-) und Wohngewohnheiten, Urbanisation, Veränderungen in der Architektur von Häusern (thermische Isolation, niedrige Luftwechselzahlen), klimatische Einflüsse und vor allem die Zunahme von Indoorallergenen (z.B. Milben) und allergischen Sensibilisierungen. In Australien und Neuseeland sind bereits bei 45% der Kinder positive Hauttests auf Umweltallergene nachweisbar. Besonders bedeutsam sind Sensibilisierungen auf Milben, Schimmelpilze und Tierepithelien.

Trotz aller Fortschritte ist die Mortalität unverändert hoch. Im internationalen Vergleich der Mortalitätsraten nimmt die Bundesrepublik Deutschland einen Spitzenplatz ein (Abb. **1**).

Asthma bronchiale verursacht jährlich immense direkte (Prävention, Diagnostik, Behandlung und Rehabilitation) und indirekte Kosten (Folgekosten der Erkrankung, z.B. durch Fehltage oder Erwerbsunfähigkeit). 1992 betrugen in Deutschland die Gesamtkosten etwa 5 Mrd. DM. Hiervon waren 61,6% direkte und 38,5% indirekte Kosten. Die Gesamtkosten pro Asthmatiker belaufen sich im Jahr auf durchschnittlich 1420 DM. Asthma bronchiale liegt 1,3% aller Erwerbsunfähigkeitsrenten zugrunde. Vorzeitig berentete Männer weisen ein durchschnittliches Alter von 54,6 Jahren, Frauen von 52,7 Jahren auf.

5.11.3 Klinisches Bild des allergischen Extrinsic-Asthma

Das allergische Extrinsic-Asthma zählt zu den sog. primären Asthmaformen und tritt typischerweise im Kindes- und Jugendalter, in der Mehrzahl der Fälle bis zum Ende des 3. Dezenniums auf. Es ist von dem nicht allergischen, postinfektiösen Intrinsic-Asthma, dem gemischtförmigen Asthma (Mixed-Typ-Asthma, d.h. Übergangsform zwischen Extrinsic und Intrinsic-Asthma) sowie sekundären Asthmaformen, wie dem Analgetika-Asthma-Syndrom, dem Exercise-induced-Asthma und dem SO_2-induzierten Asthma abzugrenzen.

Das allergische Asthma bronchiale ist bestimmt durch anfallsartige, oft nächtliche Atemnot, eine Abhängigkeit der Beschwerden von Zeit und Ort und eine Linderung der Beschwerden unter Allergenkarenz. Das rein allergische Asthma weist oft symptomfreie Intervalle auf und ist normalerweise nicht dauerhaft steroidbedürftig. Klinisch findet man Episoden von Giemen und Atemnot (exspiratorischer Stridor), eine variable Ventilationsstörung und expositionsabhängige, aber auch typische nächtliche (nocturnal asthma) und frühmorgendliche (early morning dip) Anfälle, Sputum- und Sekreteosinophilie, die Reversibilität der eosinophilen Entzündung auf Steroide, das Vorliegen einer bronchialen Hyperreagibilität und ein familiäres Vorkommen vor allem in Atopiker- bzw. Allergikerfamilien (Tab. **1**).

Klinisch kann das Asthma bronchiale vier Schweregraden zugeordnet werden (Tab. **2**). Die Symptomatik reicht von intermittierenden episo-

Asthma bronchiale

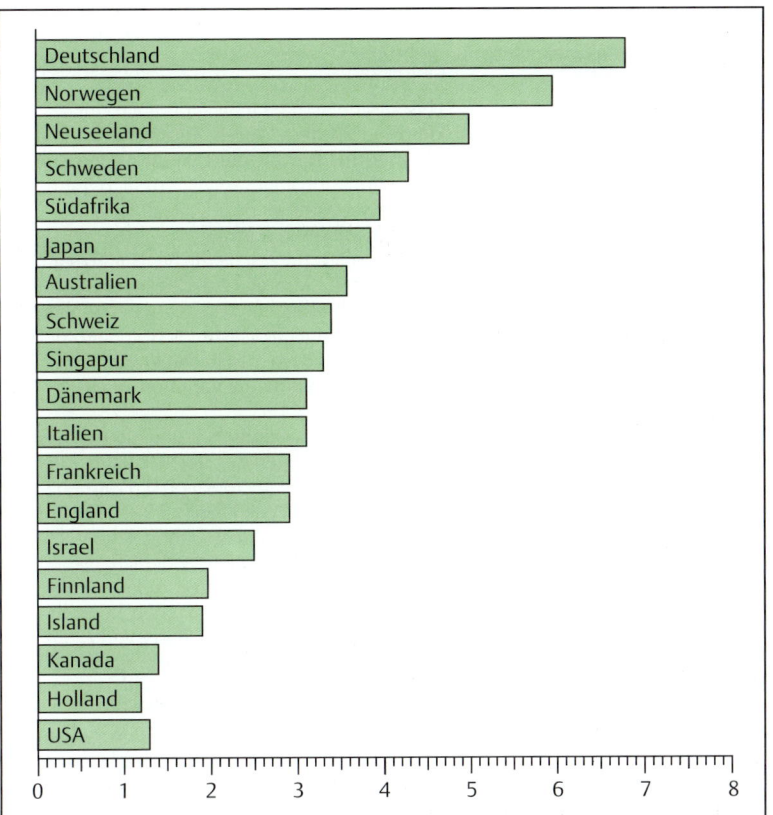

Abb. 1 Asthmamortalität im internationalen Vergleich (Todesfälle/100 000).

Tabelle 1 Klinische Zeichen des Asthma bronchiale

- Episoden von Giemen und Atemnot (exspiratorischer Stridor)
- Variable obstruktive Ventilationsstörung
- Variation im Peak-Flow (l/min) > 20%
- Reversibilität der Obstruktion auf Broncholytika
- Nächtliche und frühmorgendliche Atemnot
- Sputum- und Sekreteosinophilie
- Reversibilität der eosinophilen Entzündung auf Steroide
- Bronchiale Hyperreaktivität
- Atopie, Allergie, familiäre Häufung

dischen Beschwerden bis hin zum progredienten Beschwerdebild mit dauerhaft eingeschränkter Lungenfunktion.

5.11.4 Diagnostik

Anamnese

Asthma bronchiale ist charakterisiert durch eine Atemwegsverengung, die variabel, reversibel und leicht auslösbar ist. Der typische Asthmaanfall beginnt mit einem Gefühl der Brustenge und Beklemmung, das von trockenem Husten begleitet wird. Zunächst musikalisch klingendes Giemen durchmischt sich mit brummenden Nebengeräuschen und geht in Distanzgiemen über. Die Atemnot wird vom Patienten meist als in- und exspiratorisch erlebt. Asthmaanfälle klingen nach variabler Anfallslänge spontan oder nach therapeutischer Intervention ab. Oft wird für eine Weile noch zähes, visköses Sekret, das beim Intrinsic-Asthma einen gelblich-rahmigen Aspekt annehmen kann, abgehustet. Asthmaanfälle hinterlassen eine Phase verstärkter bronchialer Irritabilität. Husten, vor allem nachts, am frühen Morgen, bei körperlicher Anstrengung, auf kalte Luft oder kalte Speisen, bei

Tabelle 2 Klinische Schweregrade des Asthma bronchiale

Grad	Art	Schweregrad	Klinisches Bild
1	intermittierend, episodisch	leicht	episodische Asthmaanfälle, oft nach Einwirkung von Triggerfaktoren, Zusammenhang erkennbar, im Intervall meist Beschwerdefreiheit; Lungenfunktion im Intervall normal, Hyperreaktivitätstest immer positiv; Peak-Flow am Sollwert, Variation normal;
2	persistierend, im Intervall normale Lungenfunktion	leicht bis mittelschwer	Asthmaanfälle unterschiedlicher Häufigkeit und Schwere, spontan reversibel oder therapeutisch mit Broncholytika gut beherrschbar, Steroide meist nicht erforderlich; Lungenfunktion im Intervall normal; Peak-Flow am Sollwert, aber zunehmende Variation, auch im symptomfreien Intervall;
3	persistierend, im Intervall teilweise normale Lungenfunktion	mittelschwer bis schwer	Asthmaanfälle an Häufigkeit und Intensität zunehmend; Störungen des Nachtschlafes: „nocturnal asthma", „early morning dip"; erhebliche Variation des Peak-Flow (> 30%): „Arkadenform", Lungenfunktion erreicht gelegentlich normale Werte; Steroide erforderlich;
4	persistierend, progredient, dauerhaft eingeschränkte Lungenfunktion	schwer	wie Grad 3; Lungenfunktion zu keinem Zeitpunkt normal; anamnestisch lebensbedrohliche Asthmaanfälle, progredienter Verlust an kardiorespiratorischer Leistungsbreite (Ergometrie!).

lautem Sprechen oder Lachen, kann als Asthmaäquivalent oft das einzige Symptom eines präklinischen oder leichten Asthma bronchiale sein. Asthmatische Hustenäquivalente gehen mit einer nachweislichen bronchialen Hyperreaktivität einher und sprechen auf die übliche antiasthmatische Therapie an.

Faktoren, die zur Entstehung, Manifestation und Exazerbation von Asthma bronchiale beitragen, sind in Tab. 3 aufgelistet:

Im Kindesalter gehen den Asthmabeschwerden oftmals Atemwegsinfekte voraus. Die Erkrankung wird dann meist noch als asthmatische Bronchitis, spastische Bronchitis, im englischsprachigen Raum als „wheezy bronchitis" bezeichnet, obwohl das Ansprechen auf die übliche antiasthmatische Therapie die Diagnose Asthma bronchiale nahelegt. Im Alter von 3–5 Jahren wird das Asthma meist offensichtlich. Anfälle treten jetzt auch ohne respiratorische Infekte auf. Zusammenhänge mit Allergenen demaskieren sich.

Das Asthma des Erwachsenenalters ist meist nicht allergisch (Intrinsic-Asthma). Es entwickelt sich im Gefolge wiederkehrender respiratorischer Infekte und verläuft nicht selten trotz konsequenter Therapie chronisch progredient und invalidis-

Tabelle 3 Prädispositions- und Exazerbationsfaktoren des Asthma bronchiale

Prädisponierende Faktoren
- Genetik, Abstammung
- Atopie
- Geschlecht (im Kindesalter männlich, im Erwachsenenalter weiblich)
- Indoor- und Outdoor-Allergene
- Faktoren der beruflichen Umwelt
- Bronchopulmonale Deformitäten
- Atemwegsinfekte
- Niedriges Geburtsgewicht
- Ernährung
- Luftverschmutzung (Indoor/Outdoor)
- Rauchen (aktives/passives Rauchen, gefährdet v.a. Säuglinge und Kleinkinder)

Exazerbationsfaktoren
- Allergene
- Atemwegsinfekte
- Körperliche Anstrengung
- Emotionaler Streß
- Witterungseinflüsse/Klima
- SO_2, Ozon, Smog, unspezifische physikalische Irritantien
- Nahrungsmittel, Additiva, Medikamente, z.B. β-Blocker, NSAID
- Gastroösophagealer Reflux

ierend. Das erstmalige Auftreten eines allergischen Extrinsic-Asthmas im Erwachsenenalter ist selten.

Klinische Untersuchung

Die klinische Untersuchung des Asthmatikers beschreibt Symptome wie Dyspnoe, Orthopnoe oder Tachypnoe. Zur klinischen Einschätzung der Dyspnoe ist die Beurteilung des Sprechens hilfreich: die leichte bis mittelschwere Obstruktion läßt geordnetes Sprechen in ganzen Sätzen zu; zunehmende schwere Obstruktion erlaubt nur noch einzelne Worte. Bei jeder Untersuchung eines Asthmatikers sollte die Atemfrequenz bestimmt werden, da sie ein einfaches Instrument zur Bestimmung der Asthmaschwere darstellt.

Giemen, bei der Auskulation oder als Distanzgiemen hörbar, ist ein typisches Asthmasymptom, das allerdings nur lose mit dem Ausmaß der Obstruktion korreliert. Seine Lautstärke hängt von den noch erreichbaren Atemstromstärken und dem Ausmaß der Blähung ab. Die sog. „silent chest" gilt als Alarmsymptom.

Der Asthmatiker sitzt im Asthmaanfall gewöhnlich aufrecht und setzt zur Unterstützung der Ventilation die auxiliäre Atemmuskulatur ein. Sichtbare Kontraktionen der Mm. sternocleidomastoidei, Retraktionen der Interkostalmuskulatur und paradoxe Bewegungen des Abdomens entsprechen einer FEV_1 von unter einem Liter. Sie sind Zeichen eines fortgeschrittenen, bedrohlichen Asthmaanfalls.

Die Pulsfrequenz korreliert mit der Schwere des Asthmaanfalls und ist in der Attacke erhöht. Bei ihrer Beurteilung ist die bereits erfolgte Einnahme von Broncholytika zu beachten.

Als Pulsus paradoxus bezeichnet man eine abnorme Abnahme des Pulsvolumens während der Inspiration infolge starker Veränderung des intrathorakalen Drucks bei zunehmender Obstruktion und Blähung (Abb. 2). Der Pulsus paradoxus ist immer Zeichen eines schweren Asthmas mit Überblähung.

Die Zyanose ist im Gegensatz zur chronisch obstruktiven Bronchitis mit Lungenemphysem (COPD) beim Asthmaanfall ein spät auftretendes Symptom. Sie kündigt einen prälethalen Zustand an. Abb. 3 zeigt eine Übersicht der wichtigsten klinischen Symptome verschiedener Asthma-Schweregrade.

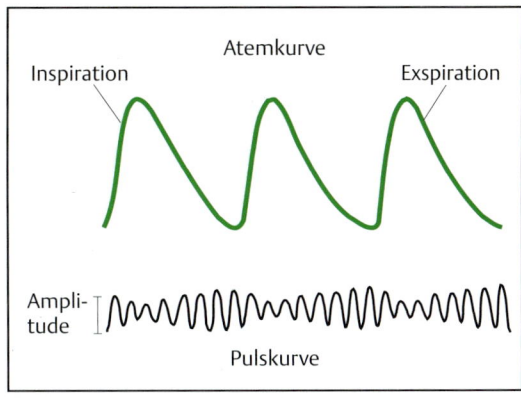

Abb. 2   Pulsus paradoxus.

Laboruntersuchungen

Die Allergiediagnostik mit positiver Reaktion im Hauttest, bronchialen und nasalen Provokationstest sowie einem erhöhten Gesamt-IgE und spezifischen IgE im RAST ist wegweisend für die Diagnose eines allergischen Asthma bronchiale.

Hilfreich sind darüber hinaus das Differentialblutbild (Eosinophilie) und der ECP-Spiegel im Blut (eosinophil kationisches Protein). Zur Erstdiagnostik eines Asthmas sollte immer der Ausschluß eines α_1-Proteinasen-Inhibitor-Mangels (α_1-Antitrypsin-Mangel) und im Kindesalter einer Mukoviszidose gehören.

In der Langzeitbasistherapie mit systemischen Steroiden müssen die Immunglobuline (erworbene, steroidinduzierte Immundefizienz), die Blutgerinnung (Thrombozytose mit Neigung zu thrombotischen Zwischenfällen), die HPA-Achse (adrenale Suppression), der Blutzucker (Steroiddiabetes) und die Knochendichte (steroidinduzierte Osteopenie-/porose) überwacht werden.

Lungenfunktion – bronchiale Provokation

Die Lungenfunktionsanalyse ist in der Diagnostik und Verlaufskontrolle des Asthma bronchiale unentbehrlich. Sie basiert auf der Durchführung der Spirometrie (Inspiration und Exspiration mit Fluß-Volumen-Kurve), der Ganzkörperplethysmographie sowie in einigen Fällen der Ergometrie und Blutgasanalyse (z.B. Exercise-induced-Asthma-Test). Zum Nachweis des allergischen Asthmas dient die inhalative Allergenprovokation (s. Kap. 3.5.2). Die Bestimmung der unspezifischen bronchialen Hyperreaktivität (s. Kap. 3.5.1) ist zusätz-

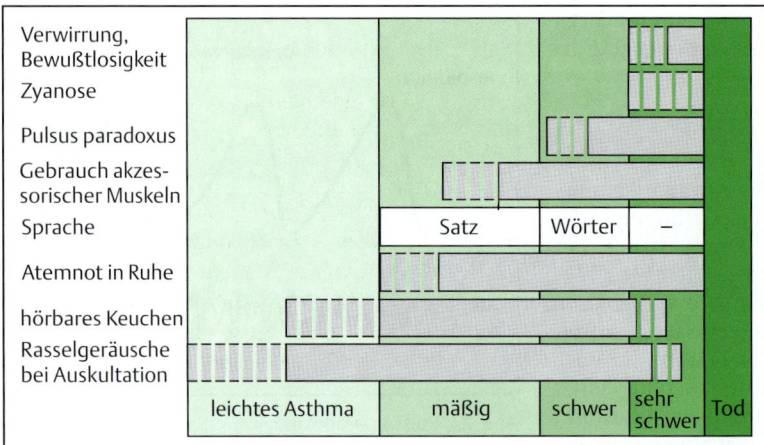

Abb. 3 Symptome verschiedener Asthma-Schweregrade.

lich im Follow-up unerläßlich, da sie aufgrund der Form und Position der Dosis-Wirkungs-Kurve und der Größe der PD(PC) 20 prognostische Aussagen über das Risiko schwerer Asthmaanfälle erlaubt und zur Therapiekontrolle eingesetzt werden kann.

Ein nützlicher, allerdings noch wenig verbreiteter Funktionstest, ist die inhalative Provokation mit SO_2, da sie mit hoher Sicherheit erlaubt, Patienten mit Asthma bronchiale und COPD zu unterscheiden. Allein Asthmatiker werden im SO_2-Test mit einer bronchialen Obstruktion reagieren.

Einen besonderen Stellenwert in der Verlaufskontrolle besitzt die Messung des Peak-Flow (exspiratorischer Spitzenfluß, PEF, l/s oder l/min). Sie ist einfach, preiswert, mit hinreichender Verläßlichkeit durch den Patienten selbst durchführbar (Self-Monitoring) und gestattet eine Beurteilung der Asthmaschwere (Tab. 4) einschließlich der Therapiesteuerung nach dem Ampel-Schema (Abb. 5, S. 196).

Blutgasanalyse

Routineanalysen der Blutgase aus dem arteriellen oder arterialisierten Blut sind beim Asthmatiker nicht notwendig. Dagegen sind sie fester Bestandteil der Erstdiagnostik im Rahmen der Differentialdiagnose anderer Erkrankungen sowie beim akuten oder chronisch progredienten schweren Asthma. Der PaO_2 (mm Hg, kPa) fällt parallel zur Schwere der asthmatischen Krise ab. Da Asthmatiker zu alveolärer Hyperventilation neigen, ist bei der Beurteilung des Gashaushaltes der $PaCO_2$ (meist Hypokapnie) besonders wichtig. Hypox-

ämie und Hyperkapnie sind immer Zeichen einer schweren, bedrohlichen, möglicherweise beatmungspflichtigen asthmatischen Krise (Tab. 5).

5.11.5 Differentialdiagnosen

Intrinsic-Asthma

Die Diagnose Intrinsic Asthma wird per exclusionem gestellt: negative Allergiediagnostik, z.T. auch unter Steroidtherapie persistierende Blut- und Sekreteosinophilie, chronische Rhinosinusitis mit Polyposis nasi und Hyp-/Anosmie, dauerhafte,

Tabelle 4 Peak-Flow-Werte (PEF) unterschiedlicher Asthmaschweregrade (Variabilität des Peak-Flow = bester Peak-Flow - schlechtester Peak-Flow / bester Peak-Flow x 100 [%])

Leichtgradig
Individuelle PEF-Baseline ≥ 80% Soll
Variabilität PEF ≤ 20%
Normalisierung des PEF auf Bronchospasmolytika

Mittelgradig
Individuelle PEF-Baseline zwischen 60 und 80% Soll
Variabilität PEF 20–30%
Noch Normalisierung des PEF auf Bronchospasmolytika

Schwergradig
Individuelle PEF-Baseline << 60% Soll
Variabilität des PEF >> 30%
„Arkadenform" der PEF-Kurve
Normalwerte des PEF werden trotz intensiver Therapie nicht erreicht

Tabelle 5 Blutgase und Säure-Basen-Haushalt (SBH) verschiedener obstruktiver Atemwegserkrankungen (pHa = pH arteriell, COPD = chronisch obstruktive Bronchitis mit Lungenemphysem)

	SBH	PaO$_2$	PaCO$_2$	Bikarbonat	pHa
Mittelschwerer Asthmaanfall	Akute respiratorische Alkalose	⇓	⇓	⇔	⇑
Schwerer, bedrohlicher Asthmaanfall	Akute respiratorische Azidose	⇓⇓	⇑	⇔	⇓
Exazerbation einer COPD		⇓⇓	⇑⇑	⇑⇑	⇔

meist schwere Obstruktion, permanente Atembeschwerden unterschiedlicher Intensität, ausgeprägte bronchiale Hyperreaktivität, Steroidbedürfigkeit (systemisch), Beginn im mittleren Lebensalter, Bevorzugung des weiblichen Geschlechts, oft vergesellschaftet mit Analgetika-Asthma-Syndrom. Die Symptomatologie des Intrinsic-Asthmas ist bei Kindern und Erwachsenen identisch. Das fortgeschrittene gemischtförmige Asthma nimmt bei Erwachsenen und Kindern die klinischen Merkmale des Intrinsic-Asthmas an. Obwohl sich Extrinsic- und Intrinsic-Asthma anhand ihrer Phänomenologie, ihrer T-Lymphozyten- und Zytokin-Profile unterscheiden, sind Ätiologie und Pathogenese des Intrinsic-Asthmas, das Ähnlichkeiten zu Autoimmunerkrankungen aufweist, letztlich unklar.

Exercise-induced Asthma

Exercise-induced Asthma (EIA) kommt bei fast allen Asthmatikern (90%) vor allem im Kindes- und Jugendalter vor (Abb. 4). Erwachsene sind nur deshalb scheinbar weniger von EIA betroffen, da sie sich häufig nicht intensiv genug körperlich belasten. Nach einer 6–8minütigen submaximalen körperlichen Anstrengung entwickelt sich nach einer kurzen Phase der Bronchodilatation unmittelbar nach Belastungsende, bei schwerem EIA auch schon während der Belastung, eine obstruktive Ventilationsstörung. Diese erreicht nach 5–10 Minuten ein Maximum und bildet sich meist nach weiteren 15 Minuten spontan zurück. Klinisch bedeutsam ist die unterschiedlich asthmogene Wirkung der verschiedenen Sportarten: freies Laufen ruft häufig und intensiv EIA hervor; Radfahren nimmt eine Mittelstellung ein; Schwimmen erweist sich in der Praxis als günstigste Sportart für Patienten mit EIA. EIA wird üblicherweise mit Hilfe der Fahrrad- oder Laufbandergometrie diagnostiziert, bei der während und nach Belastungsende eine Spirometrie (Fluß-Volumen-Kurve) durchgeführt wird. Ein EIA-Test gilt als positiv, wenn die FEV1 nach Belastung um mehr als 20% vom Ausgangswert abfällt.

Analgetika-Asthma-Syndrom

Bei 10% der Erwachsenen mit Intrinsic-Asthma, seltener bei kindlichen und jugendlichen Asthmatikern, rufen nichtsteroidale Antiphlogistika und nichtnarkotische Analgetika vom Typ der Zyklooxygenase-(COX)-Inhibitoren (NSAID) asthmatische Anfälle mit partiell lebensbedrohlichen Krisen hervor. Dabei handelt es sich um eine nicht allergische, nicht durch Immunglobuline vermittelte Unverträglichkeitsreaktion. Das klinische Bild ist gekennzeichnet durch häufige Steroidbedürftigkeit des asthmatischen Grundleidens (95%), Sputum- und Sekreteosinophilie, chronische Rhinosinusitis, Polyposis nasi, Hyp-/Anosmie und abgesehen von der Medikamentenunverträglichkeit durch eine Unverträglichkeit von Alkoholika, Nahrungs- und Konservierungsmitteln sowie Farbstoffen (s. Kap. 6.2).

Chronisch obstruktive Bronchitis und Lungenemphysem

Die chronisch obstruktive Bronchitis und das Lungenemphysem stellen wichtige Differentialdiagnosen des Asthma bronchiale im Erwachsenenalter dar. Die zweifelsfreie Abgrenzung der Erkrankungen wird nicht immer gelingen, da die Übergänge fließend und die Mischformen häufig sind. Die wichtigsten differentialdiagnostischen Kriterien sind in Tabelle 6 zusammengefaßt.

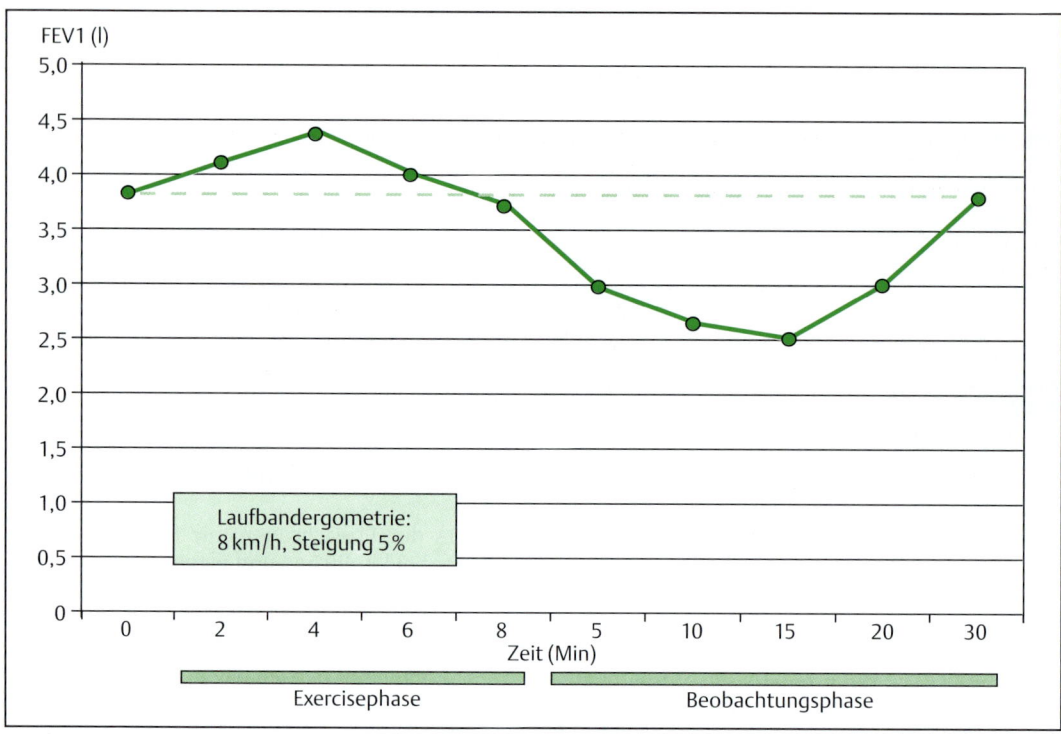

Abb. 4   Exercise-induced-Asthma-Test auf dem Laufbandergometer

Allergische bronchopulmonale Aspergillose (ABPA)

Die ABPA ist die häufigste allergische bronchopulmonale Mykose des Menschen. Sie wird meist von Aspergillus fumigatus, seltener von anderen Aspergillusspezies verursacht. ABPA kommt bei Patienten mit Asthma, zystischer Fibrose oder Young-Syndrom vor. Die Diagnose wird anhand einzelner, typischer Kriterien und durch klinische, labortechnische und radiologische Untersuchungen verschiedener Art gestellt. ABPA weist eine Reihe von Hauptkriterien auf: Lungeninfiltrate, erhöhtes polyklonales Gesamt-IgE, Sofortreaktionen im Hauttest auf Aspergillus fumigatus, präzipitierende IgG-Antikörper gegen Aspergillus fumigatus, Bluteosinophilie, zentrale Bronchiektasie und spezifisches IgE und IgG gegen Aspergillus fumigatus. Zu den Nebenkriterien zählen: kultureller Nachweis von Aspergillus fumigatus im Sputum, Expektoration von bräunlichen Sputumpfröpfchen, Spätreaktion von Aspergillus fumigatus im Hauttest.

Die Verteilung der diagnostischen Kriterien im Erkrankungsverlauf der ABPA lassen unterschiedliche Stadien erkennen: seropositive ABPA, akute ABPA, ABPA in Remission, ABPA in Exazerbation, corticoidpflichtiges Asthma, ABPA in fibrotischer Umwandlung (Tab. **7**).

Die Abgrenzung der ABPA vom allergischen Asthma bronchiale mit Aspergillus-fumigatus-Sensibilisierung ist v.a. im Stadium II (Remission) problematisch.

Das Management der ABPA ist komplex und umfaßt zusätzlich zur Behandlung der Grunderkrankung je nach Stadium der ABPA systemische Steroide, Antibiotika bzw. Antimykotika und intensive physiotherapeutische Maßnahmen.

Interstitielle Lungenerkrankungen

Interstitielle Lungenerkrankungen, wie die exogen allergische Alveolitis (s. Kap. 5.13), können die Symptomatologie des Asthma bronchiale nachahmen. Spezifische Anamnese, klinisches Bild, Röntgendiagnostik der Lunge und typische Lungenfunktionsveränderungen (restriktive Ventilations-

Tabelle 6   Differentialdiagnose Asthma bronchiale/chronisch obstruktive Bronchitis mit Lungenemphysem (COPD)

	Asthma bronchiale	Chronisch obstruktive Bronchitis mit Lungenemphysem
Alter bei Erkrankungsbeginn	Kindheit oder Erwachsenenalter	meist jenseits der Lebensmitte, oft im Alter
Inhalationsrauchen	gelegentlich	fast immer, meist Zigaretten
Respirationsallergien	häufig	fast nie
Bluteosinophilie	häufig	selten
Sputumeosinophilie	häufig	selten
Obstruktion	zentral und peripher	vorwiegend peripher
Blähung	gelegentlich, oft reversibel	immer, irreversibel
Blutgasanalyse	oft, im symptomfreien Intervall immer normal	oft, im fortgeschrittenen Stadium immer pathologisch
Ergometrie	exercise-induced-Asthma	Gasaustauschstörung progrediente respiratorische Insuffizienz Abnahme der dyspnoefreien Gehstrecke
Symptomfreie Intervalle	ja	nein
Nächtliche Atemnot	ja	zunächst nein
Variation des PEF	≥ 20%	≤ 20%
PEF	im Intervall normal	nie normal niedrige individuelle Baseline
Therapeutisches Ansprechen auf Glucocorticoide	gut	schlecht
Therapeutisches Ansprechen auf β-Sympathomimetika	gut	mäßig bis schlecht

störung, Diffusionsstörung, Hypoxämie bei ergometrischer Untersuchung ohne Zeichen des Anstrengungsasthmas, Ruhehypoxämie) lassen interstitielle Lungenerkrankungen meist gut von Asthma abgrenzen.

Vocal cord dysfunction

Unter Vocal cord dysfunction (VCD) wird ein intermittierender funktioneller in- oder exspiratorischer Laryngospasmus verstanden. VCD scheint bei bis zu 4% der Asthmatiker vorzukommen. Die Pathophysiologie der VDC ist unklar. Als mitursächlich werden ein gastroösophagealer Reflux mit Mikroaspiration, Schluckstörungen, chronische Sinusitiden und Laryngitiden sowie eine psychosomatische Genese diskutiert. Der Laryngospasmus kann durch verschiedenste physikochemische Irritantien, olfaktorische und taktile Reize, körperliche Anstrengung und heftiges Husten ausgelöst werden und ist willkürlich nicht beeinflußbar. Die Symptomatik reicht von der leichtgradigen Atemnot bis hin zu vital bedrohlich empfundenen Atemnotzuständen. Bei bekanntem Asthma bronchiale kann die VCD ein schweres, bedrohliches Asthma nachahmen.

Antiasthmatische Medikamente und selbst hochdosierte Corticoide sind bei VCD wirkungslos. Eine Besserung der Beschwerden kann nach Atmung von Heliox (80% He + 20% O_2), nach Gabe von Midazolam i.v. und nach Inhalation von Adrenalin erwartet werden. Im Intervall haben physiotherapeutische Behandlungskonzepte bei VCD einen besonderen Stellenwert.

Gastroösophagealer Reflux und Mikroaspiration

Gastroösophagealer Reflux und Mikroaspiration können ein bestehendes Asthma modifizieren und dabei insbesondere ein Nocturnal-Asthma vortäuschen. Im Hinblick auf die Diagnostik ist die sorgfältige Anamnese das wichtigste. Die Kontrastmitteldarstellung des oberen Verdauungstrakts mit Kopftieflage und Kontrolle nach 2–3 Stunden (pulmonale KM-Spots als Hinweis auf Mikroaspirationen), die Ösophagogastroskopie und ggf. die 24-Stunden-pH-Metrie werden zum Nachweis heran-

5 Synopsis allergologischer Krankheitsbilder

Tabelle 7 Stadien und diagnostische Kriterien der allergischen bronchopulmonalen Aspergillose (ABPA)

Kriterien	ABPA-seropositiv	I Akut	II Remission	III Exzerbation	IV Corticoidpflichtiges Asthma	V Fibrose
Asthma bronchiale	+	+	+	+	+	+
Röntgen-Thorax mit Infiltraten, sonstigen Auffälligkeiten	±	+	±	+	±	+
Sofortreaktion auf Aspergillus fumigatus im Hauttest	+	+	+	+	+	+
hohes Gesamt-IgE	++	++	±	+++	±	±
Präzipitine auf Aspergillus fumigatus	+	+	±	+	±	±
Bluteosinophilie	±	+	−	+	±	−
proximale Bronchiektasie	−	+	+	+	+	+
spezifische IgE- und IgG-Antikörper gegen Aspergillus fumigatus	+	+	±	+	±	±

gezogen. Die Diagnose ex juvantibus (Protonenpumpenblocker, Ernährungshygiene, Erhöhung des Kopfteils des Bettes) ist in der Praxis meist ausreichend.

Schlafbezogene Atemstörungen

Die Kombination von obstruktiven Atemwegserkrankungen und obstruktivem Schlaf-Apnoe-Syndrom (OSAS), sog. Overlap-Syndrome, sind in der Praxis nicht selten und können ein Nocturnal-Asthma vortäuschen oder verschlimmern. Schlafbezogene Atemstörungen (SA) lassen sich klinisch in solche mit und ohne Obstruktion der oberen Atemwege einteilen. Zu den obstruktiven schlafbezogenen Störungen zählen das OSAS und die partielle pharyngeale Obstruktion (heavy snorers disease), zu den nichtobstruktiven SA die primären und sekundären Hyperventilationssyndrome. Für OSAS rechnet man in Deutschland mit einem Anteil von 1% der Gesamtbevölkerung. Männer sind bis zu 10mal häufiger betroffen als Frauen. Der Häufigkeitsgipfel der Erkrankung liegt zwischen 50 und 55 Jahren. Bereits jeder 3. stationär behandelte Patient mit Atemstörungen leidet an SA. Als prädisponierende Faktoren gelten männliches Geschlecht, Alkoholgenuß und eine kraniofaziale Dysmorphie. Bei Adipösen, Hypertonikern, Patienten mit Koronarinfarkt oder Apoplexie ist OSAS besonders häufig.

Kardiovaskuläre Erkrankungen

Pulmonale Embolien, v.a. in Form rezidivierender Mikroembolien, und eine Linksherzdekompensation mit pulmonaler Stase können Husten, Auswurf und Atemnot mit asthmaähnlichem Auskultationsbefund verursachen. Patienten mit fortgeschrittener chronisch obstruktiver Bronchitis und Lungenemphysem entwickeln oft pulmonale Hypertonien, deren Dekompensation die bestehende Dyspnoe verschlechtern kann.

5.11.6 Asthma-Management

Konzepte zur Langzeittherapie des Asthma bronchiale bei Erwachsenen und Kindern basieren auf Empfehlungen von Konsensuskonferenzen, wie sie beispielhaft in Tabelle 8 zusammengefaßt sind. Sie postulieren das tägliche Monitoring mit Symptomkalender und Peak-Flow-Messungen, die Vermeidung und Kontrolle von Triggerfaktoren sowie stadiengerechte Therapievorschläge. Besonderes Augenmerk in der Asthmabehandlung verdienen darüber hinaus die Patientenschulung, bei der das persönliche Umfeld des Patienten miteinzubeziehen ist, die psychosoziale Betreuung und die pneumologische Rehabilitation, die ein unverzichtbares Element in der Langzeittherapie darstellt.

Als Zeichen des Therapieerfolges gelten die Beschwerdefreiheit in Ruhe, bei körperlicher Belastung und bei Exposition gegenüber physiko-chemischen Stimuli, die Normalisierung des Peak-

Flow, der ungestörte und erholsame Nachtschlaf (kein Nocturnal-Asthma, kein early morning dip), der Rückgang der exzessiven Sputumproduktion und die Verbesserung der ergometrischen Leistungsfähigkeit.

Peak-Flow-Monitoring und Interpretation mit dem „Ampel-Schema"

Peak-Flow-Monitoring und die Interpretation mit dem Ampel-Schema eignen sich zum Asthmamonitoring im klinischen Alltag. Es erlaubt den Patienten, die Unterschiede zwischen einer Obstruktion aufgrund eines bronchialen Muskelspasmus und aufgrund einer entzündlichen Verdickung der Mukosa zu differenzieren und unterschiedliche Therapien einzuleiten. Die im folgenden für die Bereiche rot, gelb und grün angegebenen Werte sind Erfahrungswerte und müssen individuell auf den Patienten abgestimmt werden. Das System basiert auf der Beurteilung der Peak-Flow-Reversibilität. Dies setzt voraus, daß β-Agonisten mindestens einmal täglich eingesetzt werden, sofern der frühmorgendliche Peak-Flow vor Bronchospasmolyse unterhalb des 90%-Wertes des individuell besten Peak-Flows des Patienten liegt und sich im Laufe des Tages nicht spontan verbessert.

Grüne Zone:
Die Peak-Flow-Werte befinden sich in dem Bereich zwischen 90 und 100% des individuell besten

Tabelle 8 Stufenplan für die medikamentöse Langzeittherapie des Asthma bronchiale des Erwachsenen in Anlehnung an die Empfehlungen der Deutschen Atemwegsliga zum Asthma-Management bei Erwachsenen

Stufe 1	Stufe 2	Stufe 3
Merkmale Symptome häufiger als dreimal pro Woche bis täglich PEF 60–80% des Sollwertes	Merkmale Symptome mehrfach täglich und häufiger auch nachts PEF morgens unter 60% des Sollwertes	Merkmale Ständige Symptome von erheblicher Intensität Körperliche Aktivität deutlich eingeschränkt PEF morgens unter 50% des Sollwertes ausgeprägte tageszeitliche Schwankungen
Behandlung regelmäßige Inhalationen einer topisch wirksamen, antiinflammatorischen Substanz Inhalatives Glucocorticoid: Beclomethason oder Flunisolid 250 bis 1000 µg/Tag bzw. Budesonid 200 bis 800 µg/Tag, Fluticasone 250 bis 1000 µg/Tag. Alternativ Cromoglicinsäure (ggf. auch in Kombination mit einem β$_2$-Sympathomimetikum), Nedocromil und Inhalation eines kurz wirksamen β$_2$-Sympathomimetikums bei Bedarf (ggf. auch in Kombination mit einem Anticholinergikum)	Behandlung regelmäßige Inhalationen eines topisch wirksamen Glucocorticoides: Beclomethason oder Flunisolid 250 bis 2000 µg/Tag bzw. Budesonid 200 bis 1600 µg/Tag, Fluticasone 250 bis 1000 µg/Tag und Inhalation eines kurz wirksamen β$_2$-Sympathomimetikums bei Bedarf (ggf. auch in Kombination mit einem Antichoinergikum) und eine oder mehrere der folgenden Substanzen: orales, retardiertes Theophyllin, regelmäßige Inhalation eines langwirksamen β$_2$-Sympathomimetikums (Salmeterol, Formoterol), orales, retardiertes β$_2$-Sympathomimetikum	Behandlung regelmäßige Inhalation eines topisch wirksamen Glucocorticoides: Beclomethason oder Flunisolid 250 bis 2000 µg/Tag bzw. Budesonid 200 bis 1600 µg/Tag, Fluticasone 250 bis 1000 µg/Tag. und Inhalation eines kurz wirksamen β$_2$-Sympathomimetikums bei Bedarf (ggf. auch in Kombination mit einem Anticholinergikum) und eine oder mehrere der folgenden Substanzen: orales, retardiertes Theophyllin, regelmäßige Inhalation eines langwirksamen β$_2$-Sympathomimetikums (Salmeterol, Formoterol), orales, retardiertes β$_2$-Sympathomimetikum regelmäßige Einnahme eines oralen Glucocorticoides

Peak-Flow-Wertes. Gelegentliche kurzfristige Abfälle nicht unter 80% werden toleriert. Generell sollte die Peak-Flow-Variabilität nicht mehr als 10% betragen. Peak-Flow-Werte in der grünen Zone zeigen an, daß das Asthma gut kontrolliert ist. Es besteht kein signifikanter Spasmus der Bronchialmuskulatur bzw. keine Verdickung der Mukosa. Die Medikation sollte unverändert weitergeführt werden. Evtl. ist langfristig auch eine Reduktion möglich.

Gelbe Zone:
Die Peak-Flow-Variabilität ist angestiegen. Die Peak-Flow-Werte vor Bronchospasmolyse sind abgefallen, nach Bronchospasmolyse erreichen sie jedoch gelegentlich noch mindestens 90% des individuell besten Wertes. Die Gründe für die Verschlechterung sollten erforscht werden (z.B. Allergenexposition, viraler Atemwegsinfekt, gastroösophagealer Reflux). Die Peak-Flow-Werte in der gelben Zone zeigen an, daß die bronchiale Hyperreaktivität zugenommen hat. Die Obstruktion ist vor allem Folge eines vermehrten Spasmus der bronchialen Muskulatur und rasch auf inhalierbare β-Agonisten reversibel. Therapeutisch sollte die Medikation mit inhalierbaren Steroiden für ca. 1 Woche verdoppelt werden. Kurzwirkende β-Agonisten können häufiger eingenommen werden, langwirksame sind unter Umständen indiziert, um ein „morning dipping" zu verhindern.

Rote Zone:
Die Peak-Flow-Werte vor Bronchospasmolyse liegen in dem Bereich wie in der gelben Zone. Aus diesem Grund kann ein Patient häufig subjektiv zwischen gelber und roter Zone nicht unterscheiden. In der roten Zone bessern sich die Peak-Flow-Werte nach Bronchospasmolyse mit β-Agonisten je-

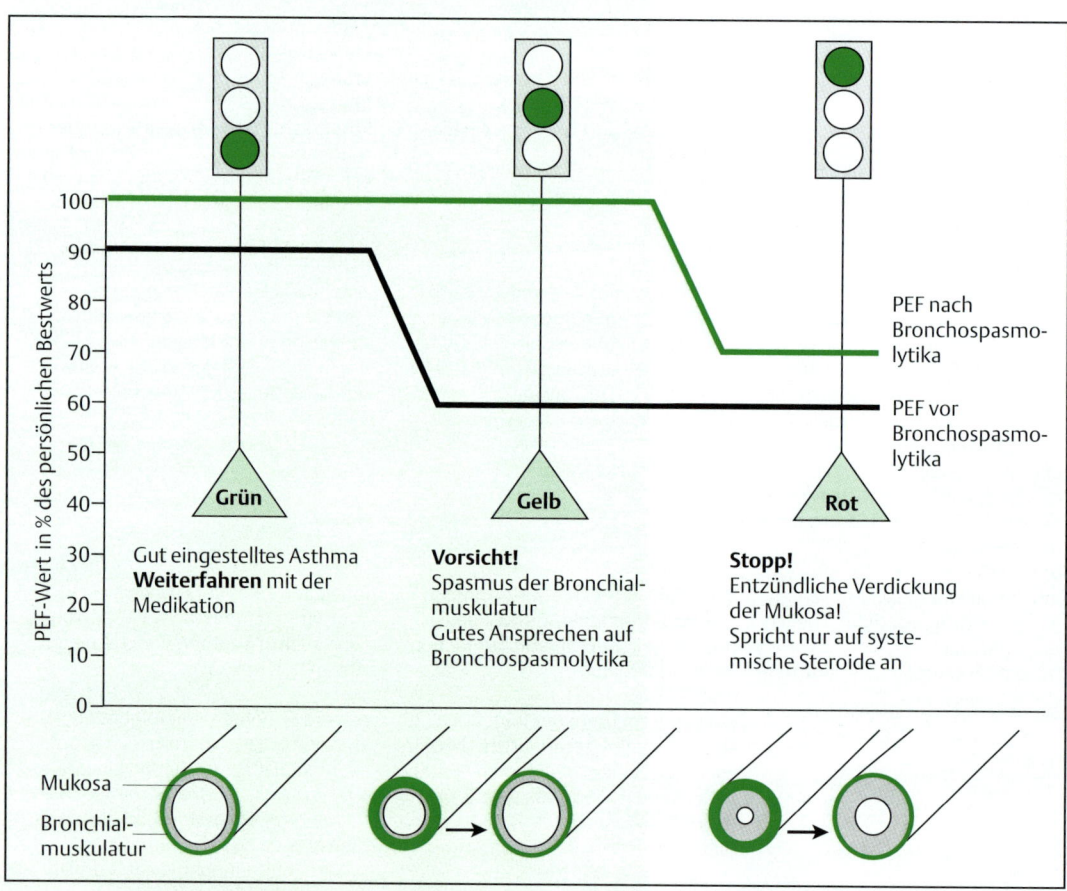

Abb. 5 Peak-Flow-Monitoring nach Rothe (1997).

doch nicht ausreichend, d.h. es persistiert eine Obstruktion aufgrund einer entzündlichen Verdikkung der bronchialen Mukosa. Ein akuter Abfall der Peak-Flow-Werte nach Bronchospasmolyse unter 50% des individuell besten Peak-Flow-Wertes innerhalb von Stunden bedeutet eine Notfallsituation. Die Patienten sollten eine vorher ausgehändigte Notfallmedikation mit oralen Steroiden selbständig einnehmen und möglichst schnell einen Arzt bzw. ein Krankenhaus aufsuchen. Ein weniger stark ausgeprägter Abfall der Peak-Flow-Werte nach Bronchospasmolyse, der über Tage anhält, erfordert eine Erhöhung der inhalierbaren Steroide oder einen kurzen oralen Steroidstoß, je nach den Erfordernissen des Patienten. Nach einer Exazerbation sollten systemische Steroide wieder abgesetzt werden, sobald die Werte nach Bronchospasmolyse 90% des individuellen Bestwertes überschreiten. Um die bronchiale Hyperreaktivität zu verbessern, müssen topische Steroide in doppelter Dosis noch so lange eingenommen werden, bis die grüne Zone wieder erreicht wird.

Literatur

American Association of Cardiovascular and Pulmonary Rehabilitation. Guidelines for Pulmonary Rehabilitation Programs, Human Kinetics Publishers, Leeds, UK, 1993, ISBN 0-87322-402-7

Busse, W. W., Holgate, St. T., Asthma and Rhinitis. Blackwell Scientific, 1995

Holgate, St. T., Church, M., Kapp, A. Allergologie. Ullstein Mosby, 1996

Kay, A. B. (Editor) Allergy and Allergic Diseases. Part 14: Asthma Blackwell Science, 1997

National Institutes of Health, National Heart, Lung, and Blood Institue. Global Strategy for Asthma Management and Prevention, Publication Number 95-3659, 1995

Nolte, D. (Hrsg.) Manuale pneumologicum. Dustri-Verlag 1996/1997

Martin, R. J. (Editor) Clinics in Chest Medicine – Asthma. W. B. Saunders, 1995

Mygind, N., Dahl, R., Pedersen, S., Thestrup-Peddersen. Essential Allergy. Blackwell Science, 1996

Deutsche Gesellschaft für Pneumologie, Sektion Pneumologische Prävention und Rehabilitation. Die stationäre pneumologische Rehabilitation für Erwachsene: Zielsetzung, diagnostische und therapeutische Standards, Forschungsbedarf. Pneumologie 5 (1997)

Arbeitsgruppe Patientenschulung der Deutschen Gesellschaft für Pneumologie und Deutsche Atemwegsliga in der Deutschen Gesellschaft für Pneumologie. Empfehlungen zum strukturierten Patiententraining bei obstruktiven Atemwegserkrankungen. Pneumologie 8/49 (1995) 455-460

Empfehlungen der Deutschen Atemwegsliga Asthmamanagement bei Erwachsenen und Kindern. Medizinische Klinik 2/89 (1994) 57-67

Deutsche Gesellschaft für Pneumologie, Deutsche Atemwegsliga und deutsches Zentralkomitee zur Bekämpfung der Tuberkulose. Empfehlungen zur Diagnostik und Therapie von Lungenkrankheiten. Pneumologie 1/48 (1994) 261-374

Rothe T. B.: A comprehensive graphic approach to peak flow „traffic light system"-interpretation. Europ. resp. J. 1997

5.12 Asthma durch Berufssubstanzen
R. Merget

5.12.1 Grundlage und Definition

Berufsasthma kann als variable Atemwegsobstruktion oder bronchiale Hyperreaktivität definiert werden, die durch Substanzen verursacht wird, die am Arbeitsplatz auftreten. Als eine Sonderform variabler Atemwegsobstruktion kann das RADS (reactive airways dysfunction syndrome) nach akuter Exposition gegenüber hohen Konzentrationen von Irritantien (wie z.B. Chlorgas) abgegrenzt werden. Im Vergleich zu Asthmatikern scheinen Patienten mit RADS eine geringere Variabilität der Atemwegsobstruktion aufzuweisen. Die Bedeutung geringgradiger chronischer Expositionen gegenüber irritativ wirkenden Substanzen, wie gegen Säuredämpfe, SO_2 oder Polyamide, bei der Entstehung von Asthma ist nicht bekannt. Epidemiologische Untersuchungen lassen grundsätzlich kein relevantes Gefährdungspotential von „low level irritants" erkennen. Andererseits wird häufig ein präexistentes Asthma gegenüber Umweltallergenen durch Irritantien im Beruf getriggert. Während die Empfehlung des Tätigkeitswechsels oder sonstiger Arbeitsschutzmaßnahmen in diesen Fällen einfach ist, ist gutachterlich meist unzureichend zwischen Berufskrankheit und vorübergehender Verschlimmerung einer nicht berufsbedingten Krankheit zu trennen. In Anlehnung an das amerikanische National Institute for Occupational Safety and Health (NIOSH) empfehlen sich folgende Kriterien für ein Erfassungs- und Überwachungsprogramm von Berufsasthma (zwei Haupt- und mindestens ein Nebenkriterium müssen erfüllt sein):

Hauptkriterien:
1. Diagnose „Asthma" durch Arzt gestellt und
2. arbeitsbezogene Symptome.

Nebenkriterien:
3. Exposition einer bekanntermaßen Berufsasthma induzierenden Substanz
oder
arbeitsbezogene Veränderungen von FEV_1 oder PEF
oder
arbeitsbezogene Veränderung der bronchialen Hyperreaktivität
oder
positiver bronchialer Provokationstest mit einer Berufssubstanz
oder
Sensibilisierungsnachweis.

Beim durch Irritantien getriggerten Asthma sind beide Hauptkriterien erfüllt, es gelingt aber häufig nicht, ein Nebenkriterium nachzuweisen. Andererseits sollte bei Nachweis einer konkurrierenden Allergie gegenüber Umweltallergenen bei Vorliegen eines der genannten Nebenkriterien ebenfalls von Berufsasthma gesprochen werden. Gerade in diesem sehr häufigen Fall kann dem quantitativen Ergebnis des inhalativen Provokationstests, meist als arbeitsbezogener Test durchgeführt, eine entscheidende Bedeutung zugemessen werden.

Im folgenden wird näher auf die immunologisch bedingten Formen des Berufsasthmas eingegangen, wenngleich für viele Substanzen der Wirkmechanismus bisher unklar ist und die Grenze zum chemisch-irritativen Asthma fließend ist. „Immunologisches" Asthma zeichnet sich dadurch aus, daß (1) eine Latenzzeit zwischen erster Exposition und Beschwerdebeginn besteht und (2) die Exposition gegenüber geringen Konzentrationen der Substanz bei „sensibilisierten" Personen zu Beschwerden führt. Nur für Substanzen, bei denen eindeutig eine IgE-vermittelte Reaktion nachweisbar ist, sollte von „allergischem" Berufsasthma gesprochen werden. Im wesentlichen betrifft dies die höhermolekularen Allergene, wie Mehl, Enzyme und Labortiere. Platinsalze, Isocyanate und Säureanhydride nehmen eine Mittelstellung ein, weil spezifisches IgE zumindest bei einem Teil der Exponierten nachgewiesen werden konnte. Für viele Stoffe, die ein erhöhtes Gefährdungspotential besitzen, ist der Mechanismus aber noch völlig unbekannt (z.B. Kolophonium, Methacrylate, Formaldehyd).

5.12.2 Epidemiologie

Das Berufsasthma zählt zusammen mit der Lärmschwerhörigkeit, Silikose und Hauterkrankungen zu den häufigsten Berufskrankheiten in Deutschland und weist, vergleichbar mit den Daten des in Großbritannien durchgeführten SWORD-Programms (Surveillance of Work-related and Occupational Respiratory Disease), seit vielen Jahren eine stetige Zunahme auf. Bezogen auf alle Asthmaerkrankungen dürfte die Quote der berufsbedingten Asthmaformen schätzungsweise bei knapp 10% liegen. Unter den anerkannten obstruktiven Atemwegserkrankungen dominieren die durch allergisierende Substanzen (BK 4301) verursachten Erkrankungen gegenüber den durch chemisch-irritative oder toxisch wirkende Substanzen (BK 4302) ausgelösten Formen (Abb. 1). Häufigstes Allergen ist nach Angaben des Hauptverbandes der Berufsgenossenschaften in Deutschland das Mehl. Es ist in fast 67% (1989–1993) aller anerkannten Berufskrankheiten nach Nr. 4301 BeKV die Ursache der berufsbedingten Atemwegserkrankung. Alle anderen Allergene liegen bei unter 3%. In vielen anderen Industrieländern wird den Isocyanaten die größte Bedeutung bei der Entstehung eines Berufsasthmas zugemessen.

Kritisch anzumerken bei der Betrachtung epidemiologischer Daten ist, daß vielfach keine einheitlichen Kriterien miteinander verglichen werden können.

Querschnittstudien sind aufgrund des „healthy worker effects" nur schlecht zur Abschätzung des Gefährdungspotentials einer Exposition geeignet. Vor allem in Kleinbetrieben oder Abteilungen mit wenigen Angestellten und hoher Fluktuation werden hohe Erkrankungsinzidenzen nicht wahrgenommen und das Gefährdungspotential unterschätzt. Prospektive Längsschnitt-Kohorten-Untersuchungen mit standardisierter Methodik wurden nur selten durchgeführt, so daß praktisch für keine Substanzen oder Tätigkeitsbereiche Inzidenzzahlen für sensibilisierende Substanzen vorliegen. Diese sind für eine effektive Arbeitshygiene erforderlich.

5.12.3 Atemwegsrelevante Berufssubstanzen

Es existiert eine Fülle von Berufssubstanzen, für die entweder nach epidemiologischen Untersuchungen oder am Einzelfall eine kausale Assoziation zu Asthma postuliert wurde. Während bei den hochmolekularen Allergenen ein Sensibilisierungsnachweis in der Regel einfach zu führen ist, ist eine „immunologische" Reaktion bei niedermolekularen Substanzen im Einzelfall schwer nachzuweisen, zumal fast alle niedermolekularen Substanzen irritativ wirken können. Insofern sind die wissenschaftlichen Kriterien, die der Einschätzung des Gefährdungspotentials zugrunde liegen, bei beiden Substanzgruppen unterschiedlich.

Bei den hochmolekularen Substanzen stehen als klassische Berufsallergene Mehl (Bäcker), Enzyme (Enzymhersteller, Bäcker, Waschmittelhersteller) und Produkte von Labortieren (Forschungslabors, Tierzucht) im Vordergrund. Technische Maßnahmen haben dazu geführt, daß Enzymallergien in der Waschmittelindustrie dra-

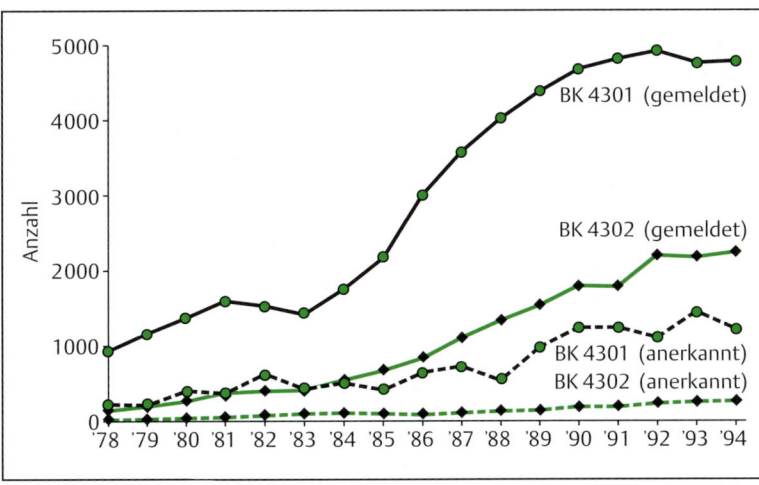

Abb. 1 Anzahl der anerkannten (gepunktete Linien) und gemeldeten (durchgezogene Linien) Berufskrankheiten nach Nr. 4301 (Punkte) und Nr. 4302 (Kästchen) von 1978–1994. (Quelle: Hauptverband der Gewerblichen Berufsgenossenschaften)

stisch reduziert, wenn auch nicht vollständig vermieden werden konnten. Andererseits treten Latexallergien, insbesondere bei Krankenhauspersonal, häufiger auf. Bei Bäckern sind Enzymallergien (insbesondere α-Amylase) zwar keine Seltenheit, aber fast ausschließlich mit einer Mehlallergie kombiniert. Bei den Tierallergenen müssen insbesondere Ratten- und Mäuseproteine als potente Berufsallergene bei Personen mit häufiger Tätigkeit im Tierstall angesehen werden. Landwirte besitzen häufig eine Sensibilisierung gegen Rinderhaare und Vorratsmilben. Grundsätzlich können eine Vielzahl von felltragenden Tieren, aber auch Insekten sensibilisierend wirken. Auch ohne direkten Tierkontakt führen tierische Proteine wie Hühnereiweiß oder Eiweiß anderer Tierspezies in der Pharma- oder Nahrungsmittelindustrie zu Atemwegsallergien. Eine Fülle weiterer hochmolekularer Substanzen sowohl tierischen als auch pflanzlichen Ursprungs wurde als „sensibilisierend" beschrieben.

Beim Berufsasthma durch niedermolekulare Substanzen sind an erster Stelle Isocyanate (Toluylendiisocyanat, Diphenylmethandiisocyanat, Hexamethylendiisocyanat u.a.), Säureanhydride (Phthalsäureanhydrid, Tetrachlorophthalsäureanhydrid, Trimellitinsäureanhydrid u.a.) und Platinsalze (überwiegend Hexachloroplatinate) zu nennen. Für diese Substanzen gibt es viele Hinweise, daß ihre Exposition mit einer vermehrten Inzidenz von Asthma einhergeht und daß zumindest in einem Teil der Fälle eine IgE-vermittelte Reaktion vorliegt. Insbesondere für Isocyanate gilt, daß in den meisten industrialisierten Ländern durch Arbeitsschutzmaßnahmen weniger die Herstellerbetriebe als die nachgeschaltete verarbeitende Industrie betroffen sind.

Für Nickel- und Kobaltsalze ist ein Soforttypasthma gut dokumentiert, jedoch handelt es sich nur um eine geringe Zahl Betroffener. Weniger gut dokumentiert und pathophysiologisch geklärt ist Berufsasthma durch Chromsalze bzw. Chromate und Amine. Amine sind in der Gummi-, Kosmetik-, Lack-, Pelz-, Farben- und Photoindustrie weit verbreitet. Asthma durch Amine wurde mit und ohne gleichzeitige Kontaktsensibilisierung beschrieben. Obwohl bei bestehender Kontaktsensibilisierung und Asthma ein kausaler Zusammenhang nicht grundsätzlich zu bejahen ist, kann im Einzelfall bei entsprechender Exposition mit Aerosolisierung der Substanz ein Berufsasthma anerkannt werden. Asthma durch Kolophonium, das in der Elektroindustrie in einem hohen Prozentsatz Exponierter zu Asthma führt, ist bezüglich des Pathomechanismus ebenfalls noch nicht aufgeklärt. Potente Allergene sind auch pharmazeutische Substanzen, insbesondere Antibiotika wie Cephalosporine und Penicilline. Eher selten, gleichwohl gut dokumentiert, sind Allergien gegen Farbstoffe (in der chemischen Industrie) oder Persulfate (in der chemischen Industrie, bei Friseuren).

5.12.4 Prognose

Mehrere Studien haben gezeigt, daß ein großer Teil von Patienten mit Berufsasthma auch nach Expositionsende asthmatische Symptome und eine unspezifische bronchiale Hyperreaktivität behält. Meist kommt es innerhalb der ersten beiden Jahre nach Tätigkeitsaufgabe zu einer Besserung der unspezifischen Hyperreaktivität und danach zu einer Plateauphase. Da bei Fortbestand der Exposition jedoch in jedem Fall mit einer Zunahme der Beschwerden zu rechnen ist und das Risiko letaler Asthmaanfälle besteht, ist vom medizinischen Standpunkt prinzipiell eine Expositionskarenz zu fordern.

5.12.5 Prävention

Unter Primärprävention wird die Reduktion der Exposition durch technische Maßnahmen verstanden. Expositionsminderung kann im Idealfall durch Ersatz eines hochpotenten Allergens durch eine weniger gefährliche Substanz erfolgen. Weitere Alternativen stellen bessere Ventilation oder Automatisierung dar. Schließlich kann eine technische Veränderung der Substanz erfolgen, z.B. die Verkapselung von Enzymen in Waschmitteln. Auch die Selektion der Beschäftigten (preemployment screening) stellt eine Primärprävention dar. Die Atopie scheint ein Risikofaktor für Berufsasthma durch hochmolekulare Allergene zu sein, nicht aber für Berufsasthma durch niedermolekulare Substanzen. Daß Rauchen einen Risikofaktor darstellt, wurde überzeugend für Platinsalze gezeigt (Tab. **1**). Ob präexistentes Asthma einen Risikofaktor darstellt, ist weitgehend unbekannt; allerdings wird man Asthmatikern nicht empfehlen, in Hochrisikobereichen zu arbeiten. Prinzipiell sollten Asthmatiker, aber auch Personen mit saisonaler Rhinokonjunktivitis möglichst nicht in Berufen mit hoher unspezifischer inhalativer Belastung tätig werden (z.B. als Friseur oder Lackierer). Im ein-

Tabelle 1 Risikofaktoren für Berufsasthma

Substanz	Atopie	Rauchen	Asthma	Exposition
Niedermolekular				
Rote Zeder	(–)	–	?	+
Isocyanate	(–)	–	?	+
Säureanhydride	(+)	(–) (+)	?	+
Platinsalze	(+)	+	?*	?
Hochmolekular				
Enzyme	(+)	(+)/–	(+)	(+)
Mehl	(+)	(–)	?	(+)
Labortiere	+/(–)	(–)/(+)	?	(+)

Persönliche Wertung aller Literaturhinweise:
„+" sichere Hinweise, „(+)" schwache Hinweise, „–" kein Einfluß festgestellt, „(–)" schwache Hinweise für fehlende Assoziation, „?" keine Daten verfügbar.
* Unsere eigenen bisher nicht veröffentlichten Ergebnisse einer Längsschnittstudie zeigen, daß Asthma kein Risikofaktor ist.

zelnen kann die Abschätzung eines persönlichen Risikos durch Ermittlung des relativen Risikos (RR) ermittelt werden (s. Kap. 1).

Sekundärprävention zielt auf möglichst frühzeitiges Erkennen von Krankheitszeichen, um durch Expositionskarenz eine Heilung oder zumindest Besserung zu erzielen. Dieses beruht auf der immunologischen Evaluierung, dem Symptom-Screening sowie auf Lungenfunktionsprüfungen. Bei Platinsalzasthma konnte gezeigt werden, daß ein medizinisches Überwachungsprogramm mit regelmäßigen, jährlichen Untersuchungen und Versetzung nach Konversion des Hauttests von negativ zu positiv hilft, eine Erkrankung zu verhindern.

Tertiärprävention zielt auf Schadensbegrenzung bei bereits manifester Erkrankung. Sie besteht in Expositionskarenz und konsequenter medikamentöser Therapie. Die Durchführung einer Hyposensibilisierungsbehandlung ist beim Berufsasthma in der Regel nicht sinnvoll. Prinzipiell gibt es ansonsten für die Behandlung des berufsbedingten und nicht berufsbedingten Asthmas keine therapeutischen Unterschiede.

5.12.6 Diagnostik

Zur Diagnostik des Berufsasthma zählen Anamnese, Lungenfunktion, immunologische Tests (in vivo und in vitro), serielle Messungen der Lungenfunktion (Peak Flow, FEV_1) und der bronchialen Hyperreaktivität sowie spezifische bronchiale Provokationstests.

Anamnese

Die Anamnese ist der Schlüssel zur Diagnose eines Berufsasthmas. Sie setzt Kenntnisse über die jeweiligen Arbeitsplatzbedingungen voraus. Das typische klinische Bild besteht in trockenem, auch nächtlichem Husten, Atemnot und Pfeifen in der Brust und Brustenge. Begleitende Rhinokonjunktivitis und Hautveränderungen sind Hinweise für ein immunologisch bedingtes Asthma. Ein direkter Arbeitsbezug fehlt oftmals, in einigen Fällen steht die nächtliche Dyspnoe im Vordergrund. Eine Wochenend- und Urlaubsbesserung ist häufig, aber insbesondere bei länger bestehender Erkrankung nicht immer vorhanden. Charakteristisch ist die für das Berufsasthma typische Latenzperiode zwischen Expositionsbeginn und ersten Beschwerden, die meist einige Wochen bis zwei Jahre beträgt, aber auch von längerer Dauer sein kann.

Lungenfunktion

Der Wert der Lungenfunktion zur Diagnostik des Berufsasthmas ist eingeschränkt, da die Methode keine genügende Sensitivität besitzt und auch Messungen vor und nach der Arbeit ohne ausreichende Sensitivität und Spezifität waren.

In-vitro-Diagnostik, Hauttest

Die immunologische Evaluierung mittels Hauttest, RAST oder ähnlichen Methoden erleichtert die Diagnostik, ist jedoch nicht zwingend zur Diagnosestellung erforderlich. Ein fehlender Sensibilisierungsnachweis schließt bei vielen Allergenen ein Berufsasthma nicht aus. Dies liegt daran, daß nur für einige hochmolekulare Proteinallergene, wie beispielsweise Enzyme, die Sensitivität, Spezifität und der positive prädiktive Wert von Tests bekannt sind.

Bei den niedermolekularen Antigenen ist eine Standardisierung infolge der fehlenden kutanen Reaktionen und chemisch-irritativen Eigenschaften schwierig. Die Diagnose ist hier im wesentlichen nur durch Gesamtbewertung aller diagnostischen Verfahren möglich; im Extremfall bleibt die genaue Berufsanamnese das einzige richtungsweisende Kriterium. Die Diagnostik muß sich in diesen Fällen auf die Erfassung konkurrierender Faktoren beschränken. Richtlinien zur immunologischen Evaluierung sowie eine Zusammenfassung des bisherigen Kenntnisstandes zur Diagnostik mit Einzelallergenen finden sich bei Grammer (1989).

Peak-Flow-Messungen

Die Sensitivität und Spezifität von PEF-Messungen, bezogen auf den Goldstandard bronchiale Provokation, liegt vermutlich bei 80–90%, von seriellen Hyperreaktivitätstests (mit Veränderung in Abhängigkeit von der Exposition) bei 60–80%. Eine minimale Beobachtungszeit für PEF-Messungen von zwei Wochen wird empfohlen. Ein Registrierabstand von zwei Stunden scheint die besten Resultate zu liefern. Durch jetzt verfügbare miniaturisierte Pneumotachographen wird vermutlich die Messung der PEFR durch Messung der gesamten Fluß-Volumen-Kurve ersetzt.

Bronchialer Provokationstest

Bronchiale Provokationstests gelten als Goldstandard in der Diagnostik des Berufsasthmas. Meist werden die Tests im Labor als arbeitsbezogene Tests durchgeführt; auch die Durchführung am Arbeitsplatz ist möglich. Richtlinien für die Durchführung wurden von Cartier (1989) publiziert. Nach Auffassung vieler Autoren kann die Provokation bei positiver Anamnese und Nachweis einer Sensibilisierung unterbleiben. Wird sie durchgeführt, ist generell zu beachten, daß viele Substanzen, wie z.B. Isocyanate, auch bei Gesunden irritative Effekte zeigen und falsch positive Ergebnisse resultieren. Diese sind normalerweise an dem typischen Zeitverlauf ihres Auftretens von den übrigen Reaktionen zu differenzieren.

Das nachfolgende Beispiel zeigt neben der Bedeutung der Zeit-Wirkungs-Kurve und der Begleitsymptome die Problematik auf, die sich bei vorbestehendem Asthma nach Hinzutreten eines Berufsasthmas ergibt. Die Diagnostik wurde im konkreten Fall einige Jahre verzögert, eine schwere Erkrankung mit der Notwendigkeit der systemischen Steroidmedikation war die Folge.

Kasuistik

Als Beispiel sei der Fall eines 55jährigen selbständigen Bäckermeisters geschildert, der seit 39 Jahren gegenüber Mehl exponiert war. Er berichtete über perenniale Asthmabeschwerden und eine geringfügige Rhinokonjunktivitis seit 20 Jahren, wobei ein Arbeitsbezug erst seit fünf Jahren bemerkt wurde. Die Tätigkeit wurde im Alter von 53 Jahren aufgrund häufiger Asthmaanfälle am Arbeitsplatz aufgegeben. In einem auswärtigen berufsgenossenschaftlichen Gutachten wurde eine bronchiale Hyperreaktivität sowie eine positive bronchiale Provokation mit Hausstaubmilbe beschrieben. Hauttests und RAST mit Mehlen waren negativ. Obwohl im arbeitsbezogenen Provokationstest mit nativem Mehl eine positive Reaktion auftrat, wurde angesichts einer Bronchokonstriktion mit der Negativkontrolle (Talkum) eine Berufskrankheit mit dem Argument verneint, daß es sich um eine unspezifische Reaktion auf natives Mehl bei allgemeiner unspezifischer bronchialer Hyperreaktivität handele. Der Patient wurde im Rahmen eines Sozialgerichtsgutachtens nachuntersucht. Er befand sich in einer stabilen Krankheitsphase unter täglicher Medikation mit Triamcinolon 4 mg, Budesonid Dosieraerosol 400 µg und Fenoterol-Dosieraerosol bei Bedarf. Bei der klinischen Untersuchung hörte man Pfeifen bei forcierter Exspiration. Die Lungenfunktion zeigte eine leichte obstruktive Ventilationsstörung mit einem spezifischen Atemwegswiderstand (sRaw) von 1,3 kPa•s und einem Tiffeneau-Index von 70%. Die Pricktestung zeigte folgende Allergene mit einem Quaddeldurchmesser von > 4 mm: Birkenpollen 7 mm, Erlenpollen 4 mm, Gräserpollen 10 mm, Roggenpollen 6 mm, Candida albicans 7 mm, Katzenepithelien 7 mm, D. pteronyssinus und D. farinae je 11 mm. Amylase aus Aspergillus oryzae sowie Roggen- und Weizenmehl zweier Hersteller waren negativ. Die Labordaten zeigten ein mit 513 U/ml deutlich erhöhtes Gesamt-IgE sowie RAST-Klasse 2 mit Hausstaubmilben, Lieschgras und Candida albicans. Spezifisches IgE gegenüber Mehlen war nicht nachweisbar. Unter Fortführung der Steroidmedikation führten wir Provokationstests durch (Abb. 2). Trotz der Medikation war eine starke bronchiale Hyperreaktivität nachweisbar ($PD_{50}sGaw$ 0,07 mg Methacholin). Ansonsten ließen sich die Vorbefunde mit positiver Reaktion auf Placebo bestätigen. Aufgrund der gegenüber Placebo (Lactose) jedoch wesentlich stärkeren und im Zeitverlauf protrahierten Reaktion auf natives Mehl, einhergehend mit mäßiger Rhinitis, führten wir eine erweiterte Diagnostik mit Enzymen durch, die eine Quaddel von 8 mm auf eine Amyloglykosidase (10 mg/ml, Rohmaterial der Fa. Röhm, Darmstadt) zeigte. Im daraufhin durchgeführten

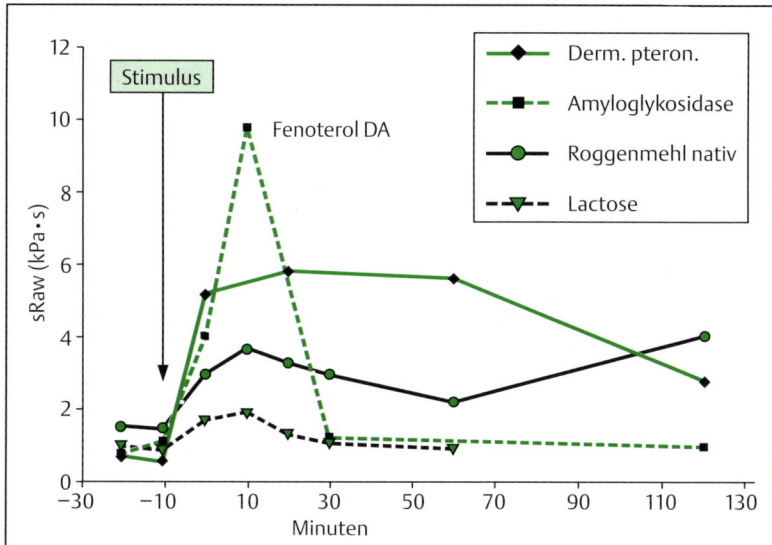

Abb. 2 Zeit-Wirkungs-Kurven inhalativer Provokationstests bei einem Bäcker (Fallbeispiel).

bronchialen Provokationstest mit diesem Enzym kam es zu einem deutlichen Anstieg des sRaw von 1,0 auf 9,8 kPa•s nach Inhalation des 1 mg/ml Extrakts, einhergehend mit starker Dyspnoe, Rhinokonjunktivitis und Präanaphylaxie. Die Reaktion war nach Gabe von Fenoterol schnell reversibel. Die arbeitsbezogene Symptomatik konnte somit auf ein Berufsallergen zurückgeführt werden.

5.12.7 Gutachterliche Aspekte

Im Rahmen der Begutachtung ist zu klären, ob „durch allergisierende Stoffe..." (BK 4301) oder „durch chemisch-irritativ oder toxisch wirkende Stoffe obstruktive Atemwegserkrankungen verursacht sind, die zur Unterlassung aller Tätigkeiten gezwungen haben, die für die Entstehung, die Verschlimmerung oder das Wiederaufleben der Krankheit ursächlich waren oder sein können" (BK 4302). Die Berufskrankheit nach Nr. 4301 (nicht aber 4302) schließt seit 1988 die allergische Rhinopathie als Berufskrankheit ein. Zur Anerkennung muß die schädigende Einwirkung aufgrund der beruflichen Tätigkeit die wesentliche Ursache der Erkrankung bzw. deren Verschlimmerung oder Wiederaufleben sein. Konkurrierende außerberufliche Allergene und nicht allergene Faktoren schließen somit eine Anerkennung nicht aus. Als Beginn der Berufskrankheit ist im Regelfall der Beginn der Erkrankung, d.h. der Zeitpunkt der ersten Behandlung oder ersten Arbeitsunfähigkeit anzusehen. Der Versicherungsfall ist jedoch erst dann gegeben, wenn die Tätigkeiten aufgegeben wurden, die für die Erkrankung ursächlich waren. Die Beurteilung der Minderung der Erwerbsfähigkeit (MdE) kann erst nach Aufgabe der Tätigkeit erfolgen. Die berufsbedingte chronisch obstruktive Bronchitis oder das RADS können als BK 4302 entschädigt werden.

Im Rahmen der Begutachtung ist nicht nur die Anerkennung oder Ablehnung einer Berufskrankheit möglich. „Besteht für einen Versicherten die Gefahr, daß eine Berufskrankheit entsteht, wiederauflebt oder sich verschlimmert, so hat der Träger der Unfallversicherung mit allen geeigneten Mitteln dieser Gefahr entgegenzuwirken" (§ 3 Abs. 1 BKV). Dies kann im Einzelfall die Aufgabe der Tätigkeit bedeuten; aus Sicht der Berufsgenossenschaften besteht die gleiche Leistungsverpflichtung wie bei Vorliegen einer Berufskrankheit. Problematisch ist die hohe Zahl von Personen mit exogen allergischem Asthma bronchiale gegenüber Umweltallergenen, die eine Verschlimmerung ihres Leidens durch irritativ wirkende Berufssubstanzen erfahren. Sollte tatsächlich eine relevante Exposition gegenüber Irritantien bestehen (z.B. im Friseurberuf oder bei Lackierern) und die Abgrenzung zu einer BK 4302 gelingen, besteht die Voraussetzung zur Anerkennung des § 3 der BKV.

Abgesehen von den Nummern 4301 und 4302 kann Berufsasthma auch unter anderen Nummern der BKV subsumiert werden, wie unter 1315 (Erkrankungen durch Isocyanate) oder 4202 (Byssinose).

Zur Einschätzung der Höhe der MdE sind mindestens vier Kriterien zu berücksichtigen: Symptome, Medikation, Hyperreaktivität und Lungenfunktion. Eine MdE von mindestens 20% und damit eine Entschädigungspflicht sollte als Mindestanforderung eine deutliche bronchiale Hyperreaktivität und gelegentliche Beschwerden voraussetzen. Bei regelmäßiger Einnahme von systemischen Corticosteroiden und nachgewiesenem Asthma bronchiale ist auch ohne Nachweis einer deutlichen obstruktiven Ventilationsstörung von einer MdE von bis zu 40% auszugehen.

Literatur

Meredith, S.K., J.C. McDonald: Work-related respiratory disease in the United Kingdom, 1989–1992: report on the SWORD project. Occup. Med. 44 (1994) 183–189

Vandenplas, O: Occupational asthma caused by natural rubber latex. Europ. Respir. J. 8 (1995) 1957–1965

Cartier, A., I.L. Bernstein, P.S. Burge, J.R. Cohn, L.M. Fabbri, F,E. Hargreave, J.I. Malo, R.T. McKay, J.E. Salvaggio: Guidelines for bronchoprovocation for occupational asthma. Report of the subcommittee on bronchoprovocation for occupational asthma. J. Allergy Clin. Immunol. 84 (1989) 823–829

Grammer C. L., R. Patterson, C. R. Zeiss: Guidelines for the Immunologic Evaluation of Occupational Lung Disease. J. Allergy Clin. Immunol. 84 (1989) 805–814

Sander, I., X. Baur, R. De Zotti: α-Amylase aus Aspergillus oryzae (Asp o 2) ist ein bedeutendes Berufsallergen und mögliches Nahrungsmittelallergen. Atemw.- u. Lungenkrkh. 22 (1996) 350–351

Merget, R., M. Reineke, A. Rückmann, E.M. Bergmann, G. Schultze-Werninghaus: Nonspecific and specific bronchial responsiveness in occupational asthma due to platinum salts after allergen avoidance. Amer. J. Respir. Crit. Care Med. 150 (1994) 1146–1149

Schultze-Werninghaus, G., R. Merget: Richtlinien für die gutachterliche Bewertung der Minderung der Erwerbsfähigkeit bei beruflichen obstruktiven Atemwegserkrankungen – ein Vorschlag. Atemw.- u. Lungenkrkh. 20 (1994) 146–148

Kroidl, R.F., D. Nowak, U. Seysen: Bewertung und Begutachtung in der Pneumologie. Thieme, Stuttgart 1995

5.13 Exogen allergische Alveolitis
M. Schmitz

5.13.1 Definition

Die exogen allergische Alveolitis (EAA) ist eine nicht-IgE-vermittelte interstitielle Lungenerkrankung, die durch eine Vielzahl inhalierbarer organischer Stäube oder auch durch Substanzen, die über die Blutbahn in die Lungen gelangen, hervorgerufen wird. Sie ist gekennzeichnet durch präzipitierende IgG-Antikörper und eine lymphozytäre Infiltration der Alveoli, die in eine Lungenfibrose übergehen kann.

5.13.2 Epidemiologie und Ätiologie

EAA kommt weltweit vor. In Deutschland rechnet man mit 3–4 Fällen auf 100000 Einwohner. Die Inzidenz scheint bei 0,5/100000 zu liegen. Die Prävalenz der EAA ist unter Atopikern nicht erhöht.

Auslöser der Erkrankung sind inhalierbare, alveolengängige (1–3 µm) Mikroorganismen, Proteine, Chemikalien und auch einige Medikamente. Es scheint, daß jeder organische Staub mit bestimmten aerosolphysikalischen Eigenschaften eine EAA verursachen kann. Die bei weitem häufigste EAA ist die Vogelhalterlunge (Tauben, Wellensittich, Huhn, Papagei, Kanarienvogel, Ente, Gans, Truthahn, Zierfinken, Fasan). Antigene der beruflichen Umwelt sind häufige Ursachen einer EAA.

5.13.3 Pathogenese

Die Entstehung einer EAA setzt eine intensive, mehrwöchige Antigenexposition und eine Prädisposition, die mit MHC-Klasse-II-Antigenen assoziiert sein könnte, voraus. IgE-Antikörper spielen keine Rolle, doch können allergisches Asthma und EAA nebeneinander vorkommen. Nach erfolgter Sensibilisierung weisen nahezu alle Patienten bei Hauttests und im Rahmen von inhalativen Provokationstests mit Antigen Spätreaktionen auf, die mit dem Nachweis von präzipitierenden IgG-Antikörpern gegen das verantwortliche Antigen einhergehen (s. Kap. 2.4). Dieser Typ-III-ähnlichen Reaktion entsprechen bioptische Befunde, die Antigen, IgG-Antikörper und Komplementablagerungen zeigen. Nach wiederholter Antigenexposition entwickeln sich Infiltrate aus Lymphozyten, Plasmazellen, schaumzelligen Monozyten und Makrophagen sowie epitheloidzellige (sarkoidoseähnliche) Granulomata; die Entzündung geht in diesem Stadium nicht selten in eine Fibrose über. Organischer Staub besitzt zahlreiche nicht antigene, entzündungsfördernde Eigenschaften, zu denen die Wirkung als immunologisches Adjuvans, die direkte Stimulation von Alveolarmakrophagen, die Aktivierung des Komplementsystems, die unspezifische Mediatorliberation aus Mastzellen, eine eigene Enzymaktivität und das Vorhandensein von Endotoxinen zählen.

5.13.4 Klinik

Nach Antigenexposition entwickelt sich nach einem 4–12stündigen beschwerdefreien Intervall ein akutes Krankheitsbild mit Fieber, Frösteln, Schüttelfrost, Husten mit oder ohne Auswurf, allgemeinem grippeähnlichem Krankheitsgefühl und Atemnot, vor allem unter körperlicher Belastung. Die Beschwerden klingen nach Antigenkarenz innerhalb von 12 Stunden wieder ab; bei protrahierter Antigenkarenz sind die Betroffenen meist völlig beschwerdefrei. Bei Fällen von EAA, die durch Antigene in der beruflichen Umgebung hervorgerufen werden, treten nach Arbeitspausen am Wochenende die Beschwerden als sog. „Montagskrankheit" wieder auf. Chronische Verlaufsformen zeigen eine schleichende Entwicklung mit zunächst trockenem, später meist produktivem Husten, Abgeschlagenheit, Mattigkeit, Inappetenz, Kopfschmerzen, Gewichtsabnahme und progredienter Belastungsdyspnoe. Schließlich kommt es zu allen klinischen Zeichen eines Cor pulmonale chronicum und einer chronischen Hypoxämie mit Uhrglasnägeln und Trommelschlegelfingern.

5.13.5 Diagnostik

Klinische Untersuchung

Bei der klinischen Untersuchung fallen Fieber, Tachypnoe, Zyanose, Tachykardie und über den Lungen Giemen, Brummen, Rasselgeräusche und Sklerosiphonie (beidseitiges, basales, feinblasiges Knisterrasseln) auf.

Röntgen-Thorax

Alveolitis und Fibrose sind in der konventionellen Radiologie nur zu 65% erkennbar. Die Computertomographie, insbesondere das hochauflösende CT, sind hier aussagekräftiger. Alveolitische Veränderungen im Röntgenbild können sich nach Antigenkarenz rasch zurückbilden, aber auch noch nach Monaten erkennbar sein. Typisch für die Röntgenaufnahme des Thorax in der akuten Phase der EAA ist eine feinnoduläre, beidseitige, basal betonte, interstitielle Zeichnungsvermehrung infolge alveolärer Entzündung (alveoläres Muster). Mediastinale oder hiläre Lymphome fehlen. In fortgeschrittenen Stadien finden sich alle radiologischen Zeichen einer fibrotischen Umwandlung des Lungenparenchyms.

Lungenfunktion

Frühstadien der EAA weisen nicht selten, insbesondere während der Antigenkarenz, normale Lungenfunktionen auf. In schwereren akuten Erkrankungsfällen kann die Rückbildung der restriktiven Störung mehr als ein Jahr dauern. Sowohl die lymphozytäre Infiltration des Lungenparenchyms als auch die spätere bindegewebige Umwandlung verursachen eine Lungensteife, die als restriktive Lungenfunktionsstörung faßbar wird. Statische und dynamische Volumina sind im Vergleich zum Sollwert erniedrigt. Die Diffusionskapazität ist eingeschränkt. Bereits in körperlicher Ruhe, spätestens nach dosierter ergometrischer Belastung findet sich eine Hypoxämie. In fortgeschrittenen Fällen findet man eine chronische Hypoxämie und Steigerung des Pulmonalarteriendrucks. Das Übergreifen der Entzündung vom Alveolargebiet auf die terminalen Bronchien und die kleinen Atemwege ruft funktionsanalytisch das Bild der obstruktiven „small airways disease" hervor.

Bronchoalveoläre Lavage (BAL)

In der Zytologie der BAL findet sich in der protrahierten Phase der EAA eine stark erhöhte Gesamtzellzahl mit einer dominanten Lymphozytenvermehrung. Die Lymphozyten weisen oft morphologische Aktivitätszeichen auf. Granulozyten und Mastzellen sind geringgradig vermehrt. Vereinzelt lassen sich Plasmazellen nachweisen. Immunzytologisch zeigt sich im Gegensatz zur Sarkoidose ein erniedrigter CD4/CD8-Quotient der sich im Verlauf der Erkrankung allerdings erhöhen kann. Die CD57+ Natural-Killer-Zellen sind in $2/3$ der Fälle vermehrt (bei Sarkoidose im Normbereich). Ein Normalbefund oder eine isolierte Vermehrung neutrophiler oder eosinophiler Granulozyten schließt eine EAA praktisch aus. Die BAL ist nicht nur ein sensitives diagnostisches Instrument zur Erfassung der EAA, sie läßt sogar im Gegensatz zum Präzipitatnachweis die Differenzierung zwischen Sensibilisierten und Erkrankten zu. Bei Sensibilisierten mit subklinischer Alveolitis findet sich ein ähnliches zytologisches und immunhistologisches BAL-Muster wie bei manifest Erkrankten. Persistierend pathologische BAL-Befunde sprechen für eine mangelhafte Antigenkarenz.

Hauttests

Für die meisten Antigene sind brauchbare Extrakte zur Durchführung von Hauttests kommerziell nicht erhältlich. Rekombinante Allergene scheinen ein großes Zukunftspotential zu besitzen, stehen allerdings nur vereinzelt zur Verfügung. Sind Hauttests möglich, kann eine kutane Spätreaktion die Diagnose der EAA stützen. Allerdings ist der Hautbefund, wie auch der Nachweis von Präzipitinen, eher Ausdruck einer spezifischen Sensibilisierung als einer klinisch relevanten Organerkrankung.

Laborbestimmungen

Zu den aus differentialdiagnostischen Erwägungen obligaten Laboruntersuchungen zählen: BSG, Blutbild mit Differenzierung, Elektrophorese, Leber- und Nierenparameter, ACE, ANA und der Tuberkulintest. Weitere fakultative Untersuchungen sind: Rheumaserologie (rheumatoide Arthritis), Scl-70-AK (progressive Systemsklerose), dsDNA und SmAK (systemischer Lupus erythematodes), mRNP-AK (Sharp-Syndrom), Ro/SSA und La/SSB (Sjögren-Syndrom), Jo-I-AK/CPK/Aldolase (Dermato-, Polymyositis), C3/C4/CH50 (Vaskulitis),

ANCA (Morbus Wegener), Antibasalmembran-AK (Goodpasture-Syndrom), Eisen i.S. (Morbus Ceelen), Gesamt-IgE (hypereosinophiles Syndrom), Tumormarker (Malignome), HIV-AK, Virusserologie, -isolation, Bakteriologie, Mykologie sowie ggf. Parasitologie.

Bis auf wenige Ausnahmen weisen alle Erkrankten mit EAA präzipitierende IgG-Antikörper im Serum auf. Unter Allergeneinfluß können die IgG-Spiegel, in geringerem Ausmaß auch die IgA-Spiegel im Serum parallel zu den Antikörpertitern erhöht sein. Die Immunglobuline normalisieren sich unter Antigenkarenz nach mehreren Wochen. Ein besserer Parameter zur Beurteilung der Krankheitsaktivität ist jedoch die Kontrolle der BSG. Keine Veränderung bei EAA zeigt normalerweise das polyklonale Gesamt-IgE; lediglich bei der Vogelhalterlunge kann es erhöht sein.

Inhalativer Provokationstest

Die Diagnose einer EAA kann durch kontrollierte Antigenkarenz und Exposition gesichert werden. Die inhalative Provokation ist Einzelfällen vorbehalten und nur in pneumologischen Zentren durchzuführen. Sie umfaßt die 24stündige Überwachung und die Bestimmung von Symptomen, Pulsfrequenz, Körpertemperatur, Atemfrequenz, Lungenfunktionsparametern, Blutbild und Röntgenaufnahmen des Thorax. Eine inhalative Provokation gilt als positiv, wenn im Sinne einer isolierten Spätreaktion drei der folgenden Kriterien erfüllt sind: Auftreten eines charakteristischen Auskultationsbefundes, Abfall der inspiratorischen Vitalkapazität um mehr als 20%, Abfall des PaO_2 in Ruhe um mehr als 5 mm Hg oder Abfall der Diffusionskapazität um mehr als 15%, Anstieg der Leukozyten um mindestens 2500 Zellen/mm^3, Anstieg der Körpertemperatur um mindestens 0,3 °C und Zellbildwechsel zwischen Tag 1 und 3 in der BAL.

Beurteilung der diagnostischen Ergebnisse

Die Diagnose einer EAA gilt als gesichert, wenn die Kriterien 1, 2 und 3 zusammen mit einem weiteren der Kriterien 4–7 erfüllt sind:
1. nachgewiesene oder wahrscheinliche Exposition,
2. respiratorische und/oder systemische Symptome,
3. Nachweis einer antigenspezifischen Sensibilisierung,
4. objektivierbare Lungenfunktionsbeeinträchtigungen,
5. typische röntgenologische Lungenveränderungen,
6. positiver inhalativer Provokationstest,
7. positive bronchoalveoläre Lavage.

5.13.6 Differentialdiagnose

Die in der Praxis wichtigsten Differentialdiagnosen zur EAA sind die Lungensarkoidose und die idiopathische Lungenfibrose, die sich jedoch beide histologisch und im Lavagebefund von der EAA unterscheiden. Klinisch ähnliche Krankheitsbilder sind auch einige toxisch bedingte Lungenkrankheiten, bei denen spezifische IgG-Antikörper allerdings regelhaft fehlen und funktionsanalytisch die obstruktive Komponente im Vordergrund steht.

5.13.7 Therapie

Der konsequenten Antigenkarenz kommt therapeutisch die größte Bedeutung zu. Dementsprechend sorgfältig hat die Antigenidentifizierung im Rahmen der Diagnostik zu erfolgen. Ist das Antigen unbekannt, sollten Haus-, Wohnungs- und Arbeitsplatzbegehungen stattfinden. Staubmasken und Staubfilter können insbesondere bei beruflich verursachter EAA, wie der Farmerlunge, zur Anwendung kommen. Vielfach ist die Aufgabe der schädigenden Tätigkeit jedoch unvermeidbar.

Die Behandlung der EAA mit oralen Glucocorticoiden läßt sich meist nicht umgehen. Die akute EAA bessert sich unter systemischer Steroidtherapie rasch. Das Ausmaß der Reversibilität wird allerdings vom Grad der bereits eingetretenen Fibrosierung und ihren kardiorespiratorischen Folgen abhängen. Ob sich mit systemischer Steroidtherapie progressive Verläufe in jedem Fall verhindern lassen, ist fraglich. Die Steroidtherapie wird mit Prednison/Prednisolon 0,5 mg/kg Körpergewicht/Tag als einmalige morgendliche Dosis eingeleitet und über drei Monate in absteigender Dosierung fortgeführt. Zeichen des Therapieerfolges können die Besserung der klinischen Symptomatik insbesondere der Rückgang der Dyspnoe, die Abnahme der IgG-Antikörpertiter, die Zunahme der Totalkapazität und der inspiratorischen Vitalkapazität, die Normalisierung des Thoraxröntgenbildes, der CO-Diffusionskapazität und der Blutgase unter ergometrischer Belastung sein.

Die Behandlung chronischer Verläufe richtet sich nach Art und Ausmaß der Folge- und Begleiterkrankungen. Eine Hyposensibilisierung (Immuntherapie) ist kontraindiziert, insbesondere bei den Patienten, die auf dasselbe Antigen sowohl ein allergisches Bronchialasthma als auch eine EAA aufweisen. Abb. **1a–c** zeigen den Verlauf einer goldinduzierten exogen allergischen Alveolitis unter Antigenkarenz und Kortisontherapie.

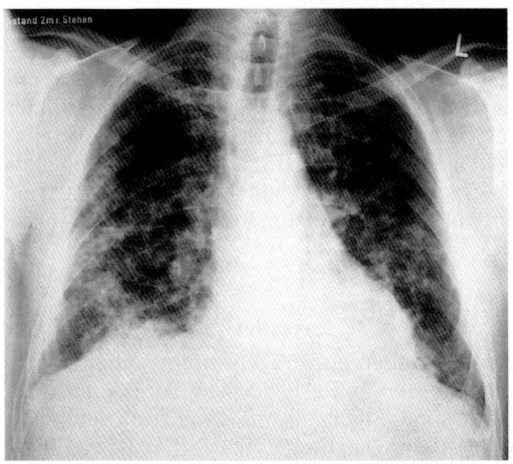

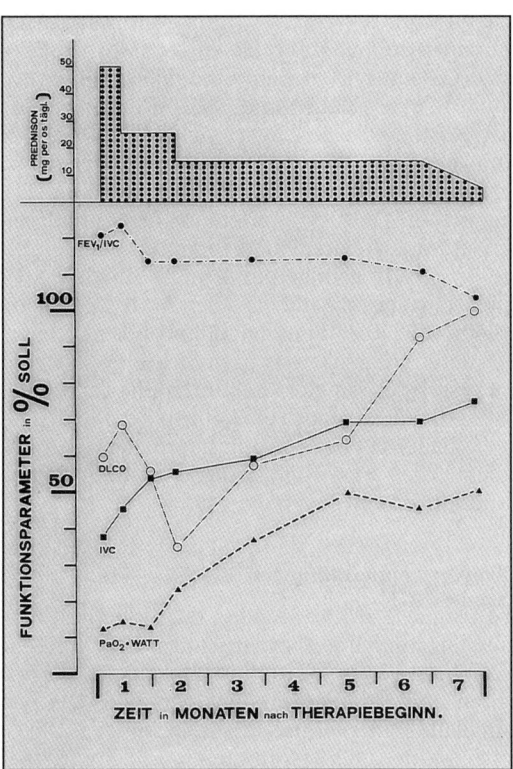

Abb. **1** Goldinduzierte exogen allergische Alveolitis.
a Typisches pulmonales Zeichnungsmuster der frischen exogen allergischen Alveolitis.

c Verlauf ausgewählter Funktionsparameter unter Karenz und Prednisontherapie.

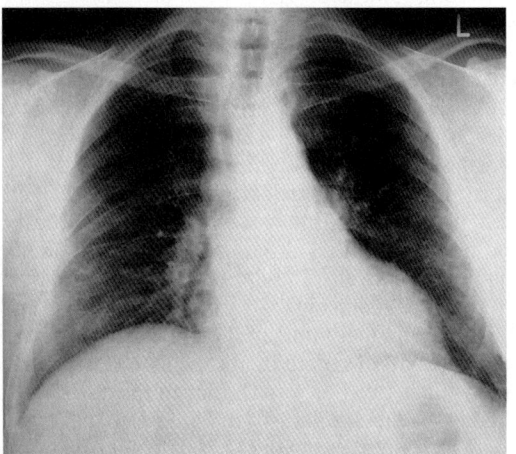

b Röntgenbefund nach strenger Antigenkarenz und mehrmonatiger systemischer Prednisontherapie.

5.13.8 Prognose

Die akute EAA hat bei frühzeitiger Diagnosestellung, eindeutiger Identifizierung des Antigens und konsequenter Antigenkarenz eine gute Prognose. Letale Ausgänge einer akuten EAA wurden beschrieben. Nur wenige Erkrankte entwickeln chronisch progrediente Verläufe, die in eine fortschreitende Lungenfibrose mit Ausbildung eines Cor pulmonale münden. Inspiratorische Vitalkapazität, Totalkapazität, CO-Diffusionskapazität und die ergometrischen Blutgase eignen sich zur prognostischen Einschätzung der EAA. Präzipitierende Antikörper können allerdings trotz suffizienter Therapie über Jahre nachweisbar bleiben (Farmerlunge 30%, Vogelhalterlunge 48%).

Tafel XIII

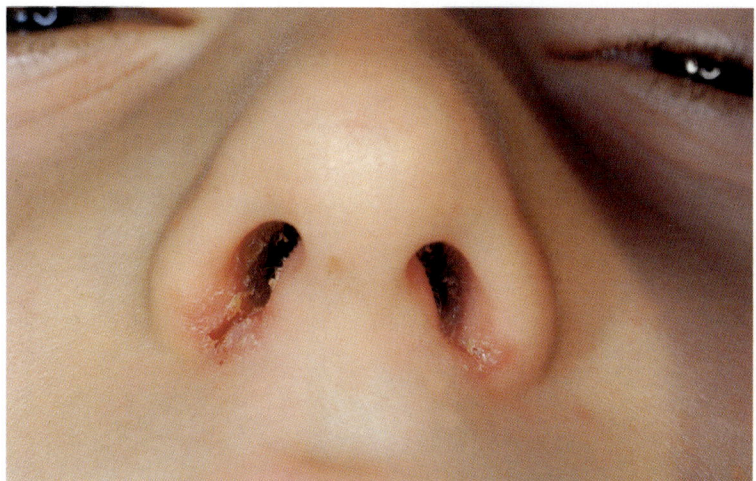

Kap. 5.1.3, Seite 133

b Naseneingangsekzem bei Kontaktallergie auf Nasensalbe.

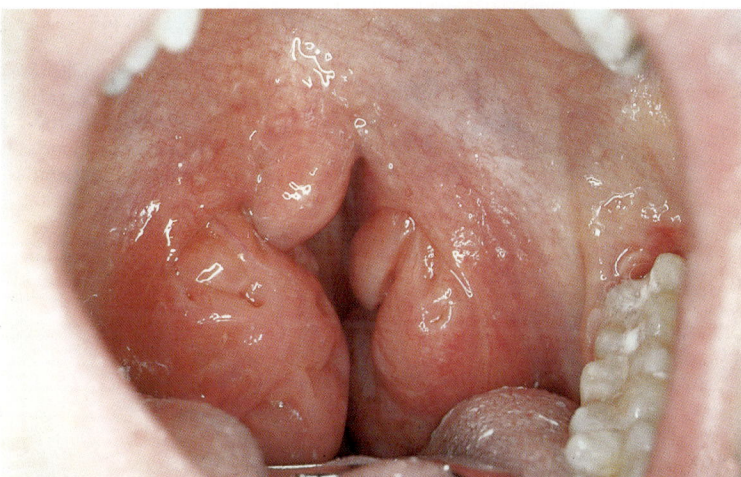

Kap. 5.3.2, Seite 139

Abb. **1** Chronisch entzündete, hyperplastische Tonsillen bei einem 12jährigen Jungen mit multiplen Sensibilisierungen (Hausstaubmilbe, Gräser, Hühner-, Milcheiweiß).

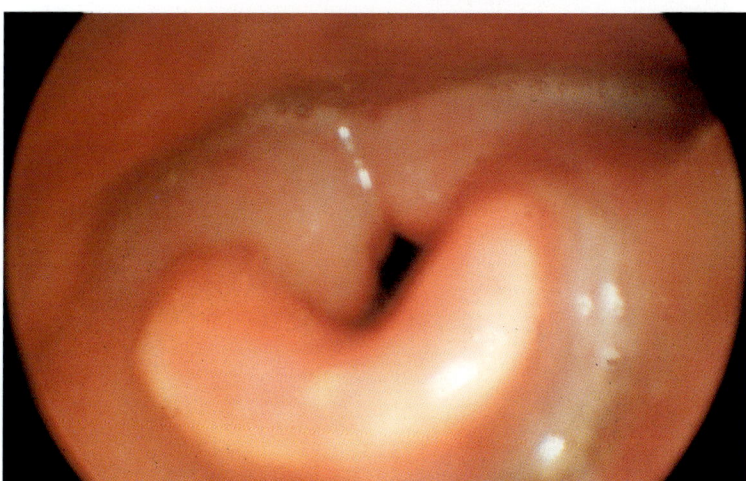

Kap. 5.3.3, Seite 140

Abb. **2** Akutes Larynxödem eines Birkenpollenallergikers nach Genuß von Haselnüssen.

Tafel XIV

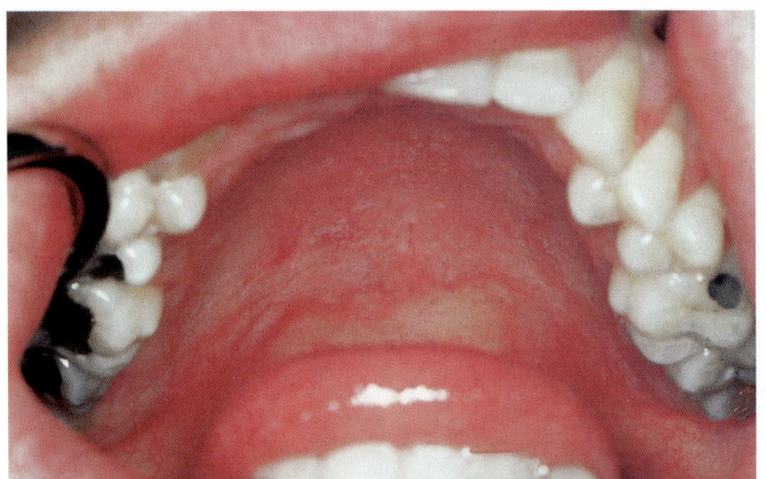

Kap. 5.4.2, Seite 143

Abb. **1** Prothesenstomatitis des harten Gaumens bei Allergie auf Methylmethacrylat.

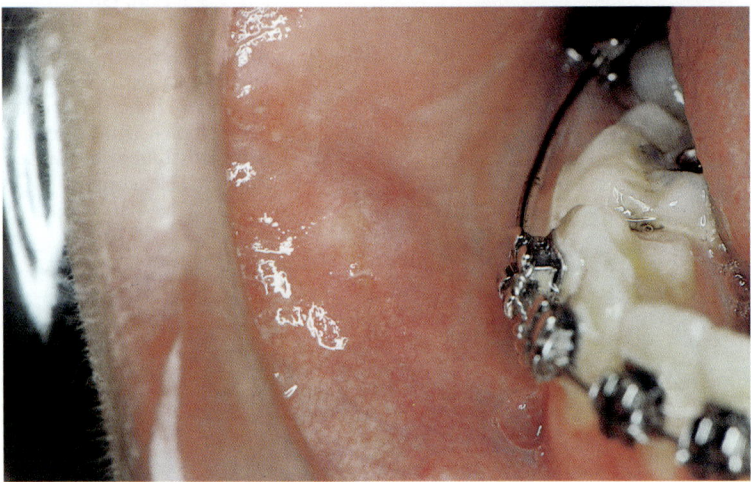

Kap. 5.4.5, Seite 145

Abb. **2** Überempfindlichkeitsreaktionen bei Nickelallergikern während kieferorthopädischer Behandlung.
a Allergische Kontaktstomatitis.

Tafel XV

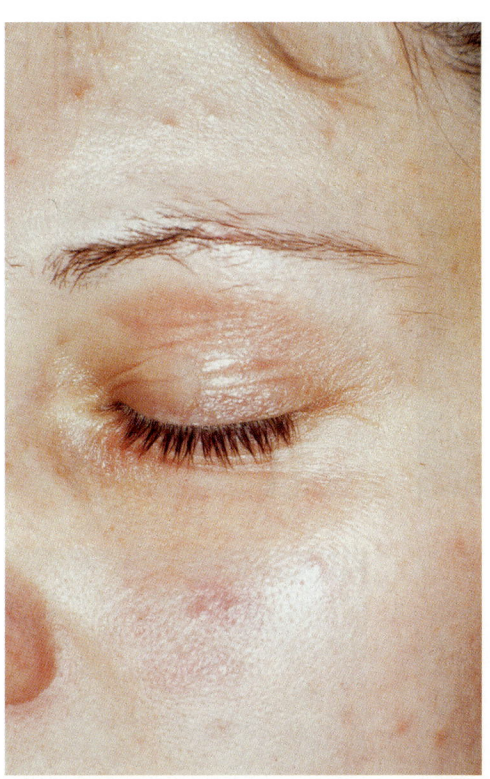

b Kutane Fernreaktionen im Gesichtsbereich.

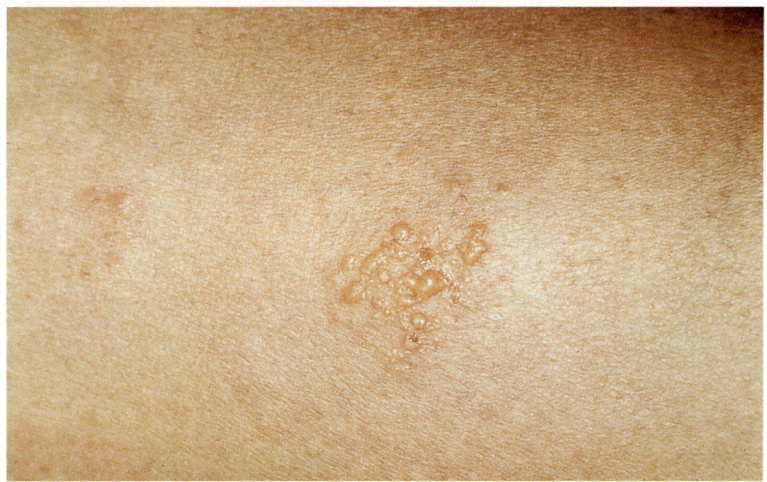

c Positiver Patch-Test auf Nickel.

Tafel XVI

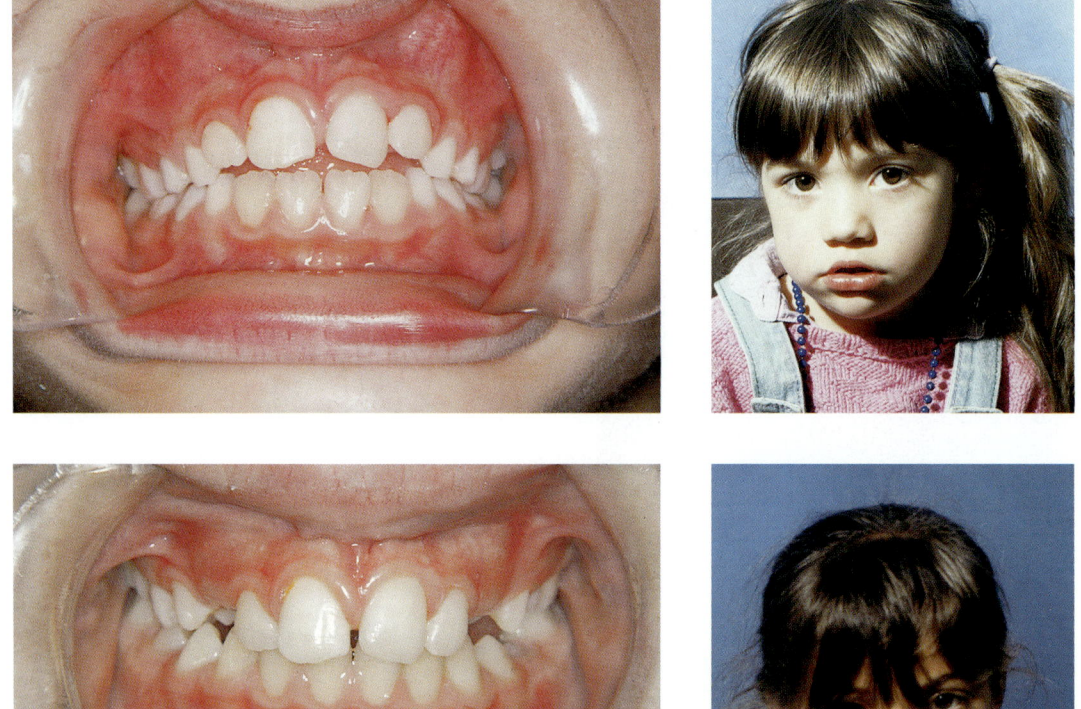

Kap. 5.4.8, Seite 147

Abb. **4a–d** Interdisziplinäre HNO-ärztliche und kieferorthopädische Therapie bei offenem Biß eines Allergikerkindes. Patient vor (a,b) und nach (c,d) 1 1/2 jähriger Behandlung mit Mundvorhofplatte und nach Adenotonsillektomie.

Tafel XVII

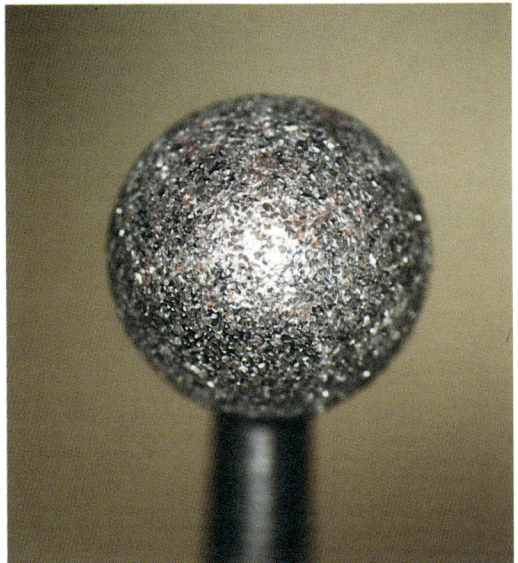

Kap. 5.5.1, Seite 148

Abb. 1 Nickelnachweis durch die Glyoximprobe: Rote Farbe zwischen den Diamantsplittern am Bohrer.

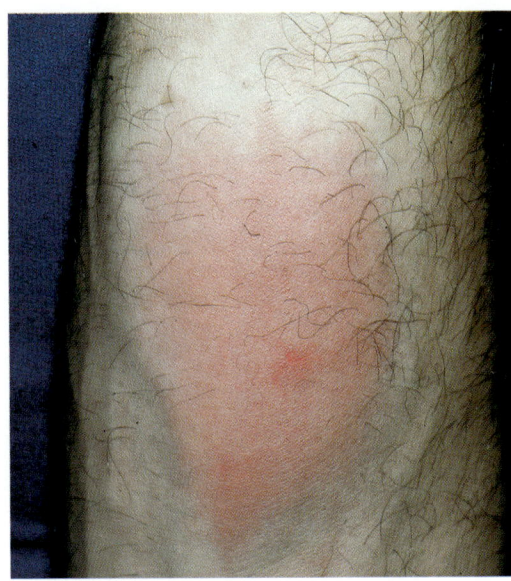

Kap. 5.5.4, Seite 150

Abb. 3 Positiver Intrakutan-Test auf Thrombin (Teil des Fibrinklebers).

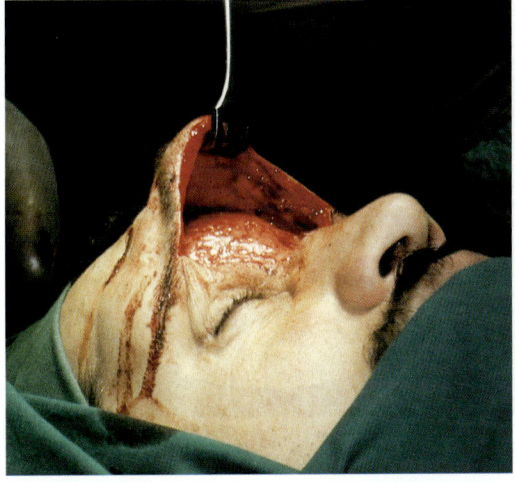

a

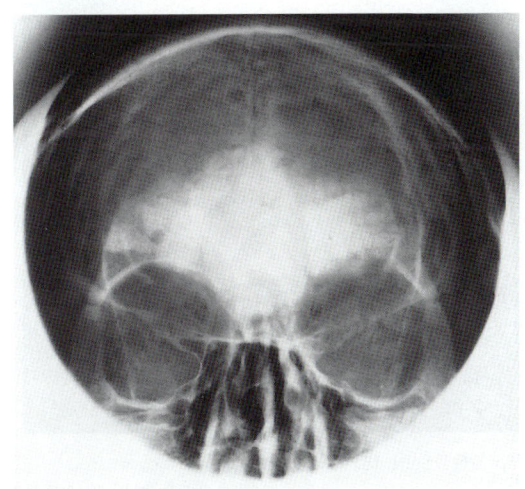

b

Kap. 5.5.3, Seite 149

Abb. 2a Ersatz einer Siliconplatte durch Hydroxylapatit mit Fibrinkleber bei Kontaktallergie auf Silicon.
b Röntgenkontrollaufnahme.

Tafel XVIII

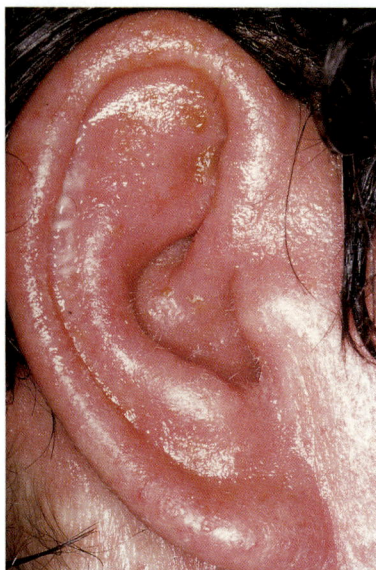

Kap. 5.6.1, Seite 152

Abb. 1   Akute allergische Kontaktdermatitis der Ohrmuschel.

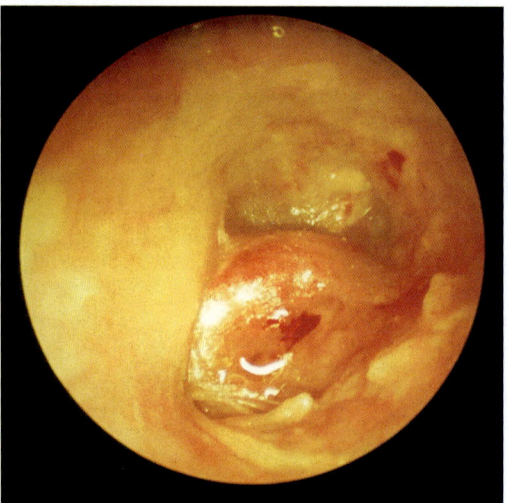

Kap. 5.6.1, Seite 152

Abb. 2   Gehörgangsstenose des rechten Ohres auf dem Boden einer Kontaktallergie auf Neomycin, Polymyxin und Benzalkoniumchlorid (Inhaltsstoffe von Otologika).

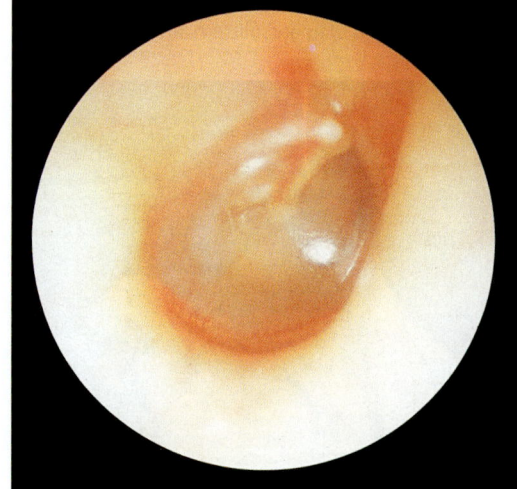

Kap. 5.6.2, Seite 153

Abb. 3   Paukenerguß bei 5jährigem Jungen mit Kuhmilchallergie.

Tafel XIX

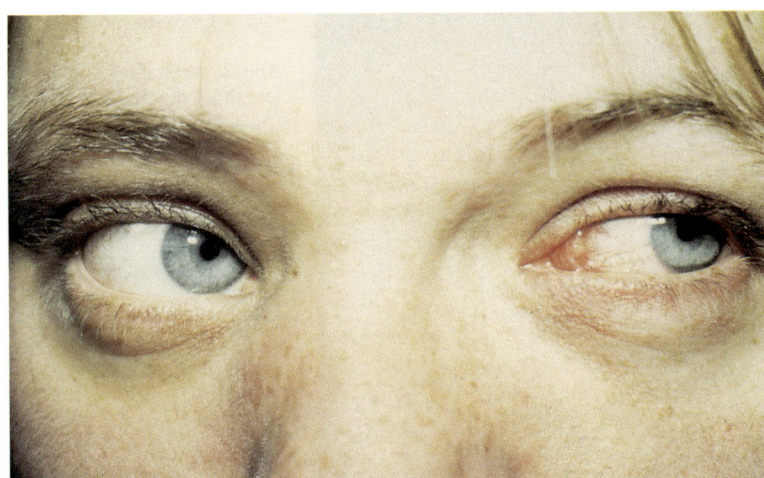

Kap. 5.7.1, Seite 155

Abb. 1   Konjunktivaler Provokationstest Stadium II. Linkes Auge: Provokation mit Birkenpollen (Pricktest-Lösung 1:10). Rechtes Auge: physiologische Kochsalzlösung.

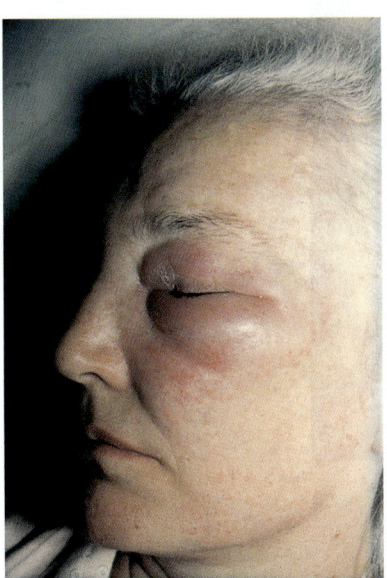

Kap. 5.7.2, Seite 155

Abb. 2   Urtikaria und Quincke-Ödem der Lider bei „Schokoladenallergie".

Tafel XX

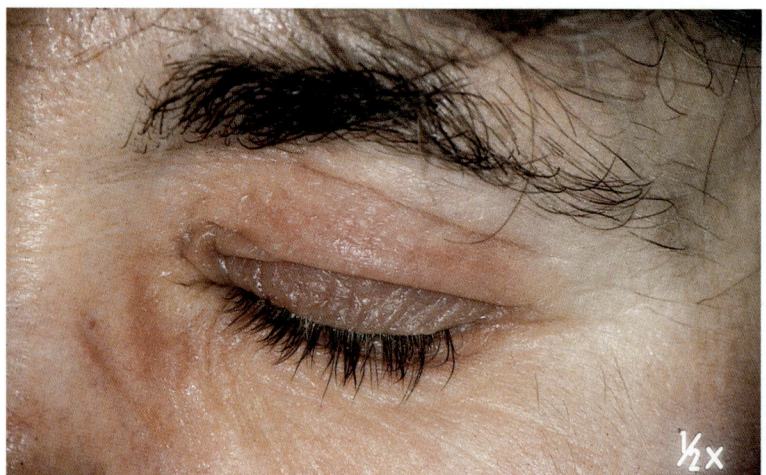

Kap. 5.7.3, Seite 156

Abb. **3** Kontaktekzem des Oberlides durch Lidschatten (Anilinfarbstoff).

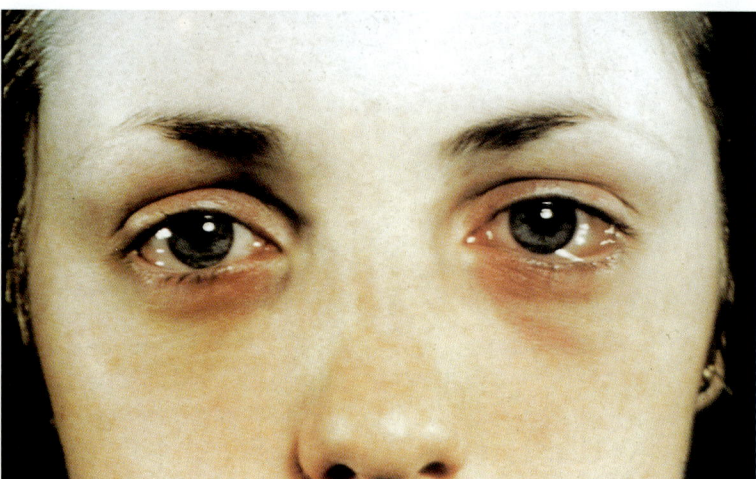

Kap. 5.7.4, Seite 157

Abb. **4** Heuschnupfenkonjunktivitis bei Gräserpollenallergie. Beidseitige gelatinöse Schwellung der Bindehaut (Chemosis) mit milder Hyperämie und vermehrtem Tränenfluß.

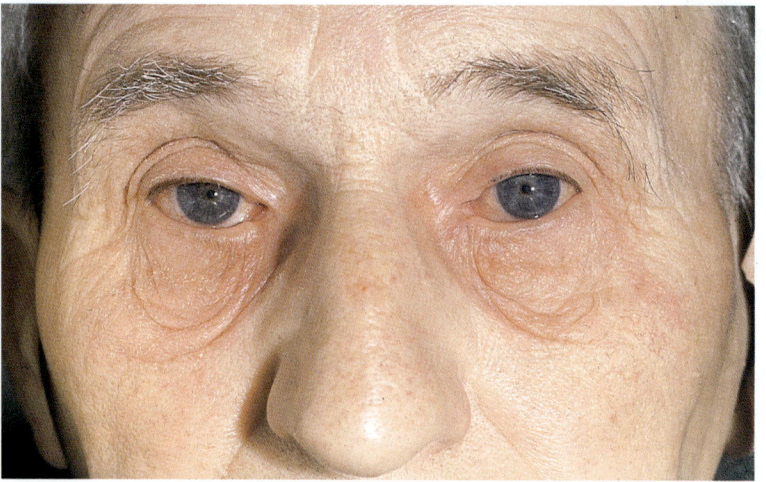

Kap. 5.7.4, Seite 157

Abb. **5** Kontaktdermatokonjunktivitis bei Pilocarpinallergie. Follikuläre Bindehautreaktion und umschriebene lividrote Verdickung der Lidhaut mit grobem Faltenrelief.

Tafel XXI

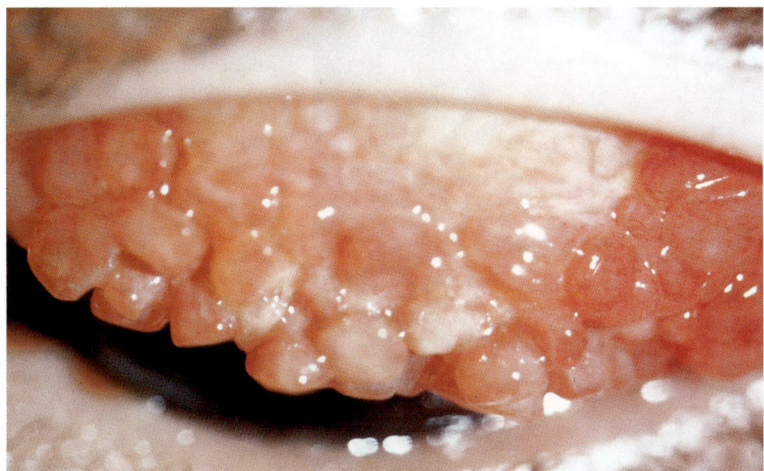

Kap. 5.7.6, Seite 159

Abb. **6** Conjunctivitis vernalis. Papilläre Hypertrophie (Pflastersteine) der tarsalen Bindehaut des Oberlides.

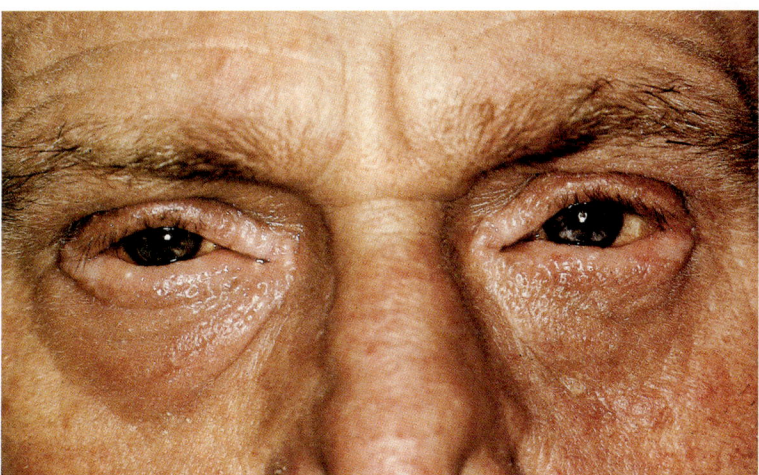

Kap. 5.7.7, Seite 160

Abb. **7** Atopische Keratokonjunktivitis. Schrumpfung der Bindehaut und Lidhaut, insbesondere des Lidrandes, Wimpernausfall.

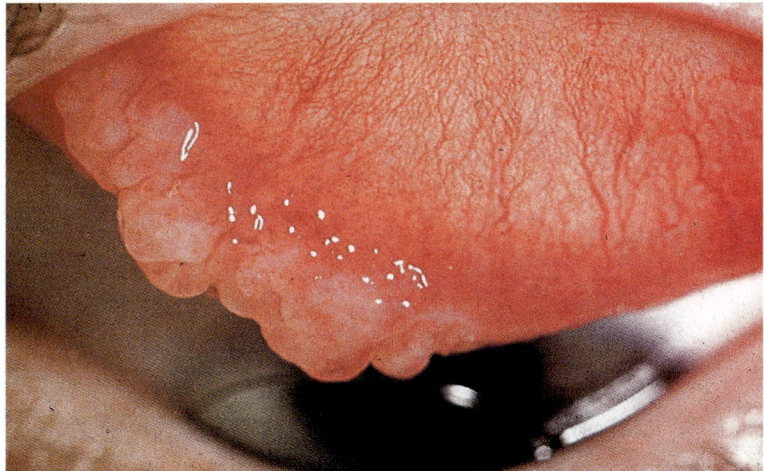

Kap. 5.7.8, Seite 160

Abb. **8** Riesenpapillenkonjunktivitis bei Kontaktlinsenträgern.

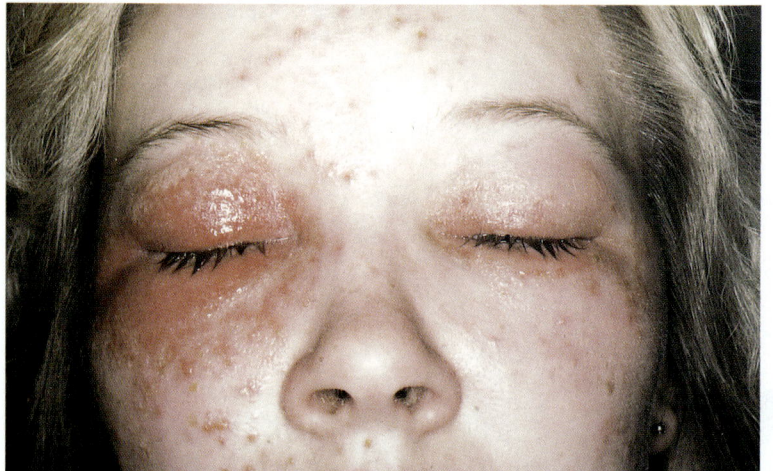

Kap. 5.8.1, Seite 162

Abb. **1**   Beginnende allergische Kontaktdermatitis auf Cetylstearylalkohol an den Augenlidern.

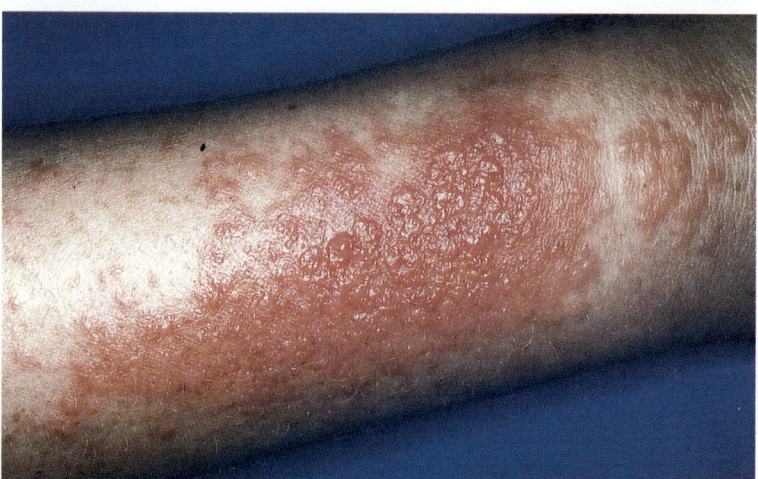

Kap. 5.8.1, Seite 162

Abb. **2**   Akute allergische Kontaktdermatitis mit lokalen Streureaktionen.

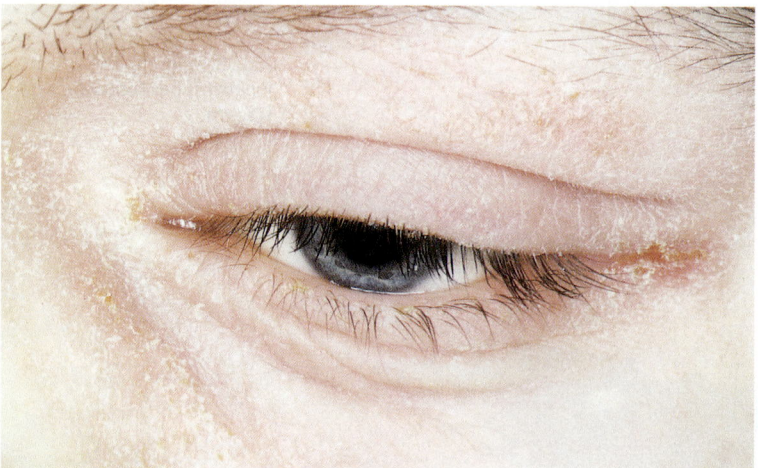

Kap. 5.8.1, Seite 162

Abb. **3**   Chronische allergische Kontaktdermatitis des Augenlides.

Tafel XXIII

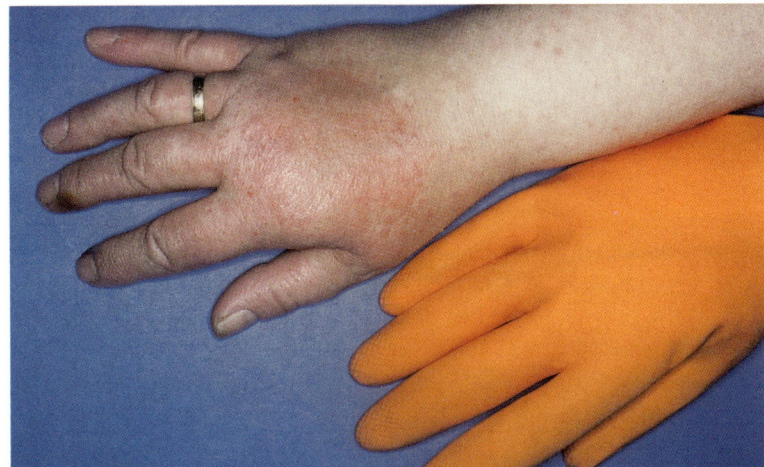

Kap. 5.8.1, Seite 163

Abb. **4** Handrückenekzem bei Sensibilisierung gegen einen Gummiinhaltsstoff.

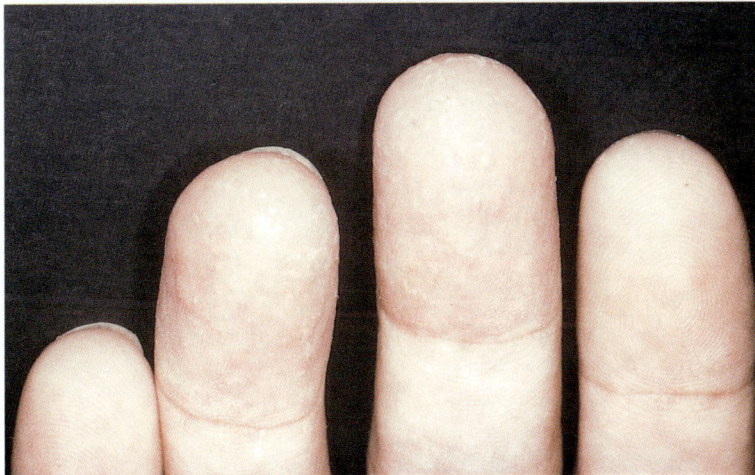

Kap. 5.8.1, Seite 163

Abb. **5** Fingerkuppenekzem.

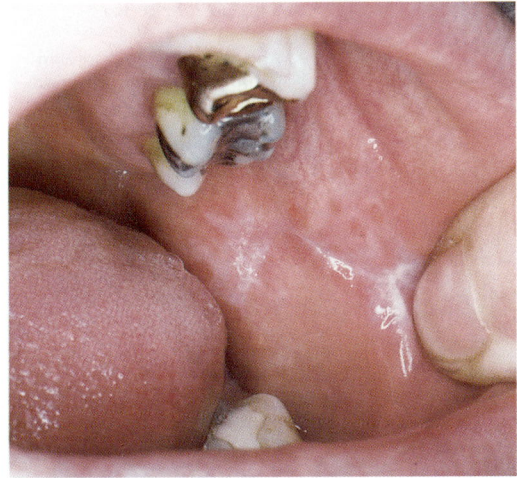

Kap. 5.8.1, Seite 166

Abb. **6** Lichenoide Reaktion neben einer Amalgamfüllung.

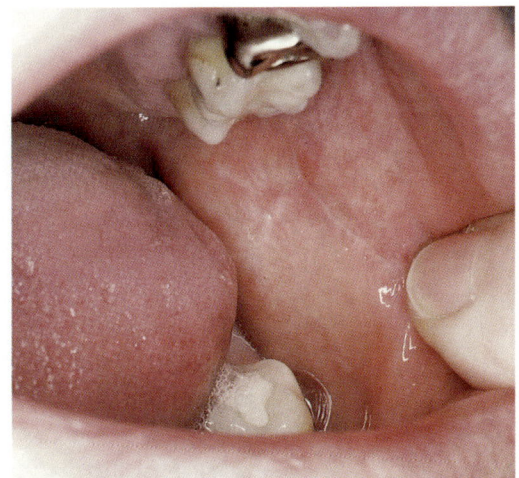

Kap. 5.8.1, Seite 166

Abb. **7** Gleicher Patient wie in Abb. 6, 14 Tage nach Entfernung der Amalgamfüllung.

Tafel XXIV

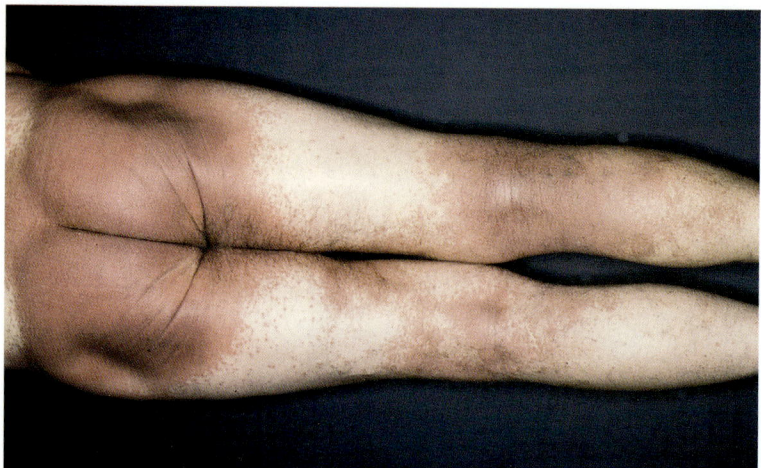

Kap. 5.8.1, Seite 166

Abb. **8** Baboon-Syndrom (hämatogene allergische Kontaktdermatitis).

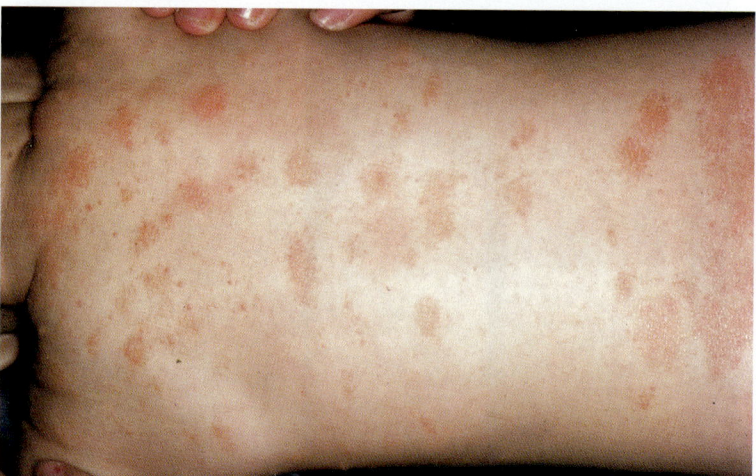

Kap. 5.8.2, Seite 167

Abb. **9** Nummuläre Ekzemherde bei einem Säugling mit atopischer Dermatitis.

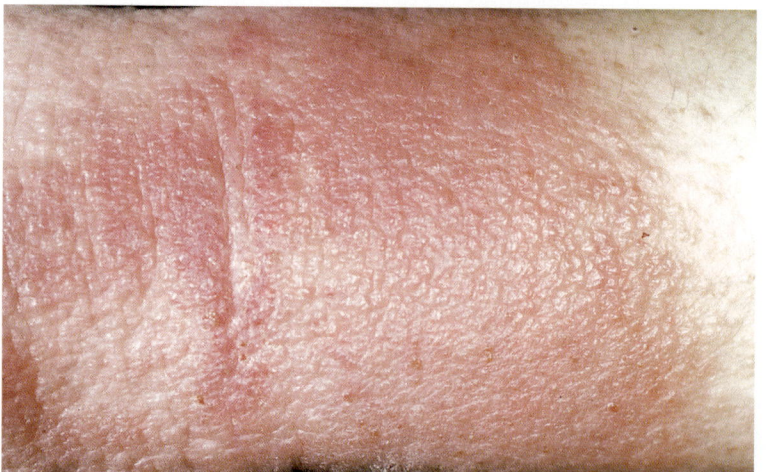

Kap. 5.8.2, Seite 167

Abb. **10** Akutes Ekzem im Beugebereich des Handgelenks (atopische Dermatitis).

Tafel XXV

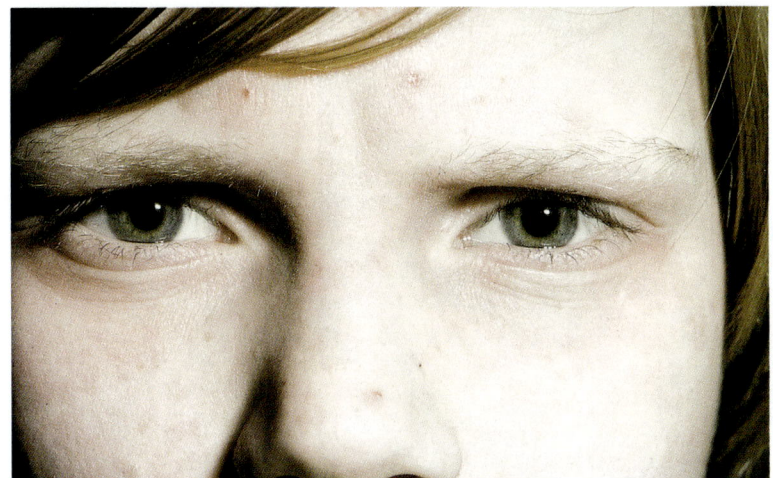

Kap. 5.8.2, Seite 167

Abb. **11** Lichenifiziertes infraorbitales Ekzem mit doppelter Unterlidfalte bei atopischer Dermatitis.

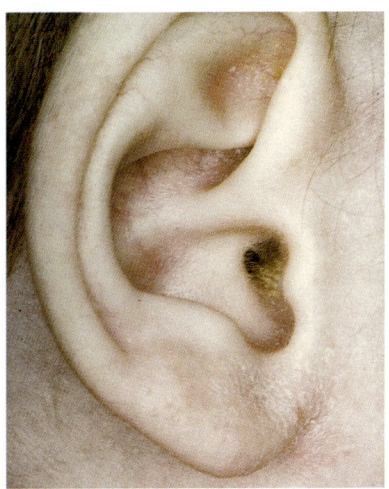

Kap. 5.8.2, Seite 167

Abb. **12** Ohrläppchenrhagade und lichenifiziertes Ekzem bei atopischer Dermatitis.

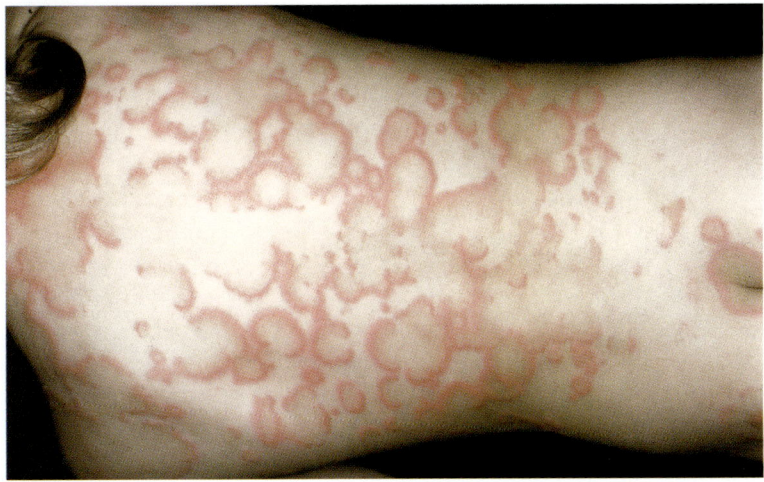

Kap. 5.8.3, Seite 169

Abb. **13** Akute Urtikaria.

Tafel XXVI

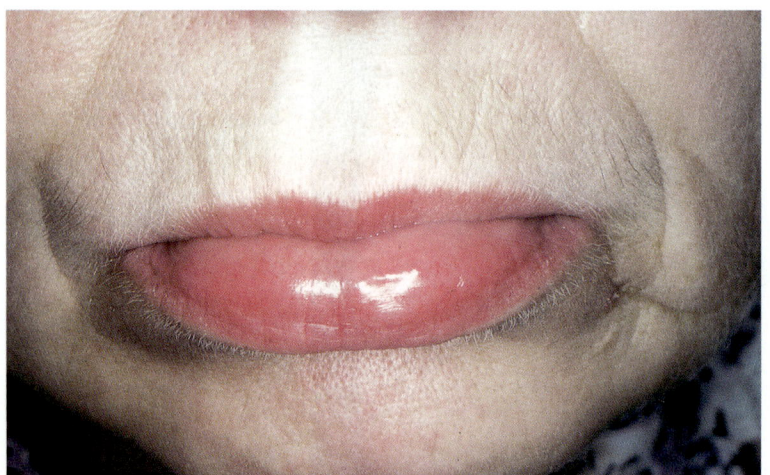

Kap. 5.8.3, Seite 169

Abb. **14** Angioödem der Unterlippe.

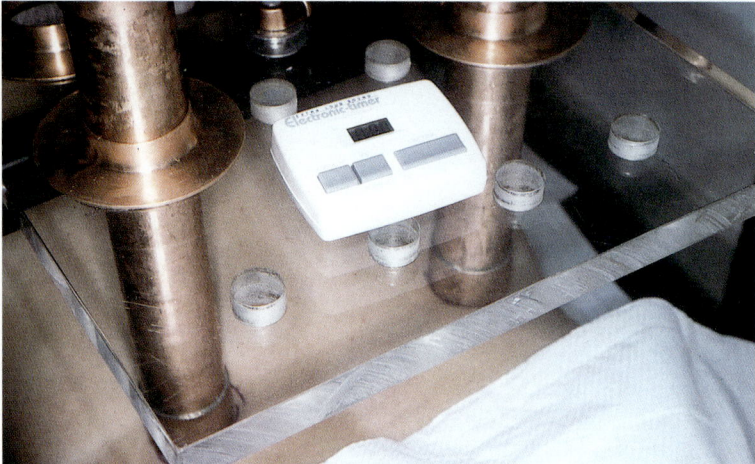

Kap. 5.8.3, Seite 172

Abb. **15** Provokation mit trockener Kälte mittels eisgefüllten Kupferzylindern.

Tafel XXVII

Kap. 5.14.2, Seite 211

Abb. **1a u. b** Histologie einer schweren eosinophilen Kolitis. Massive granulozytäre Infiltration der Lamina propria sowie Epitheldestruktionen. x 100.

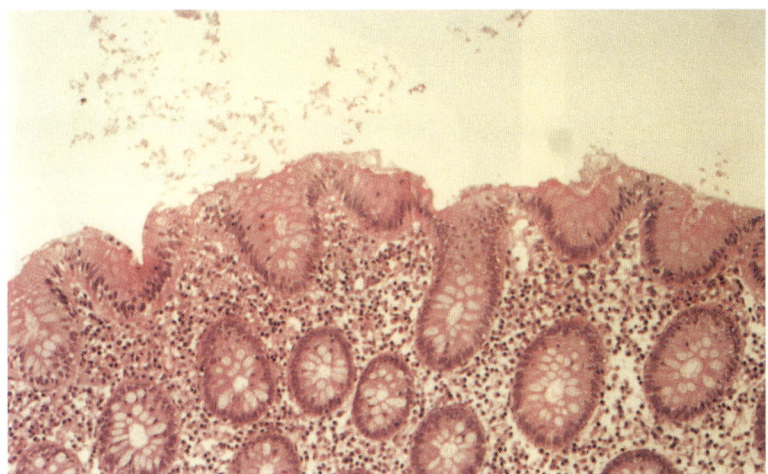

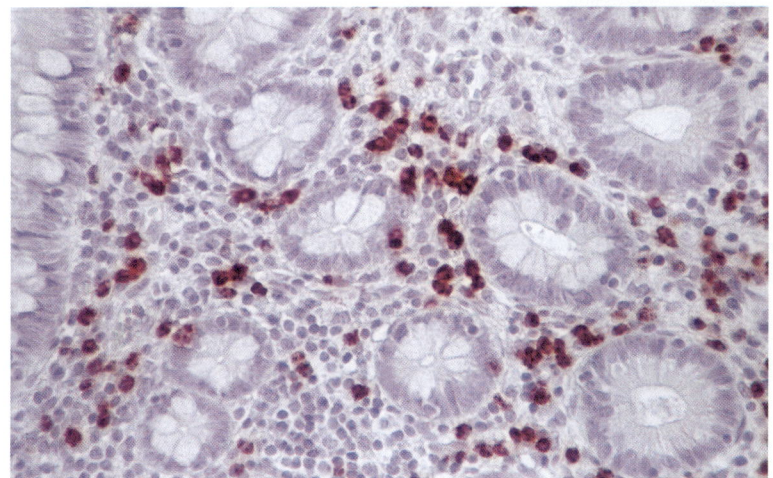

Kap. 5.14.3, Seite 211

Abb. **2** Auswahl häufiger Nahrungsmittelallergene (aus Thiel: Nahrungsmittelallergie. Falken, Niedernhausen).

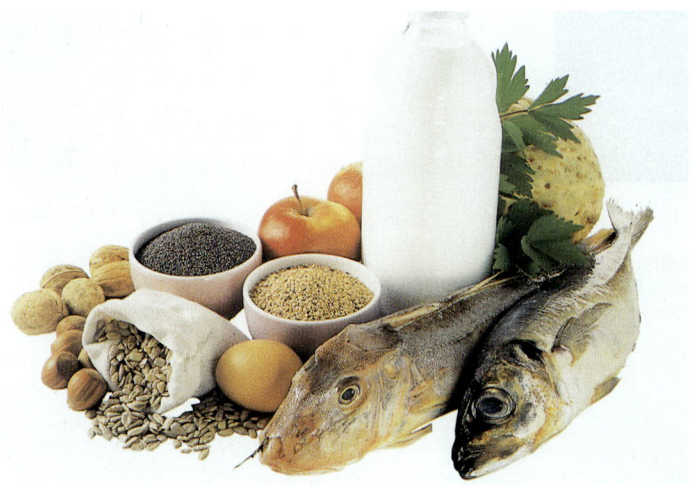

Tafel XXVIII

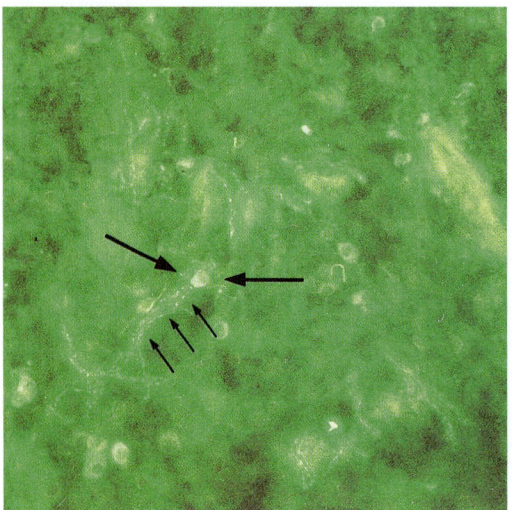

Kap. 5.17.2, Seite 227

Abb. 2 Immunfluoreszenz der Nasenschleimhaut bei allergischer Rhinitis: VIP-haltige Nervenfasern (kleine Pfeile) mit Kontakt zu Mastzellen (dicke Pfeile) (m. freundl. Genehmigung v. Zweng/Heppt 1996)

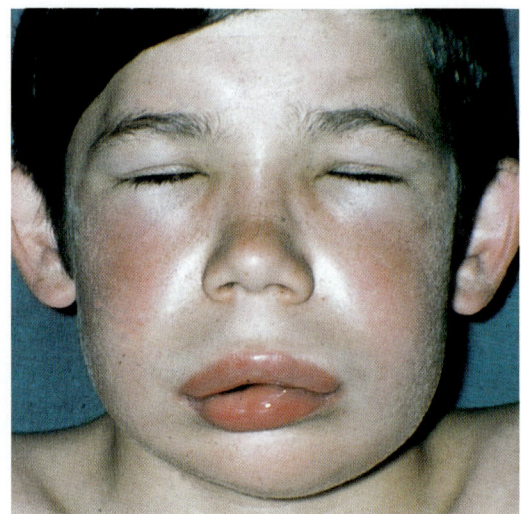

Kap. 6.1.1, Seite 230

Abb. 1 Typisches Bild eines Quincke-Ödems.

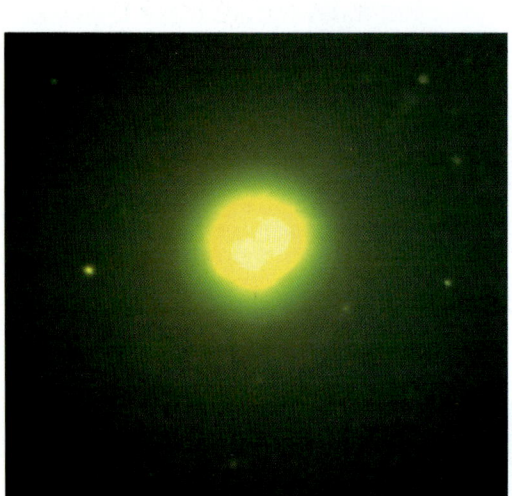

Kap. 6.2.2, Seite 233

Abb. 3 Eosinophiler Granulozyt mit Akridinorange gefärbt: Die DNA wird gelb dargestellt, die m-RNA leicht orange als Zeichen hoher transkriptioneller Proteinsynthese.

5.13.9 EAA als Berufskrankheit

Nicht selten handelt es sich bei der EAA um eine berufsbedingte Erkrankung, die einen Berufswechsel erforderlich macht (BK-Nr 4201). Ist dies nicht möglich, können organisatorische und technische Maßnahmen zur Expositionsprophylaxe zur Anwendung kommen (z.B. in der Landwirtschaft Trocknungs- und Lüftungseinrichtungen für Heu und Silage). Staubschutz und Luftfiltermasken und -helme werden in Deutschland allgemein empfohlen. Die Kosten für leichte Einwegmasken mit Ausatmungsventil der Filterklasse P2S (Schutz gegen gesundheitsschädigende feste Partikel bis zum 10fachen des MAK-Wertes), Gummi-Halbmasken mit Wechselfilter der mindestens gleichen Filterklasse und Atemschutzgeräte mit Frischluftzufuhr (Racal Dustmaster DM12-Helm, netzunabhängiger Ventilator mit Filter am Gurt; Racal Airstream AH 4 W, Helm mit integriertem Ventilator, in der Landwirtschaft bei Farmers lung häufig eingesetzt) werden von den zuständigen Berufsgenossenschaften übernommen.

Tab. 1 zeigt wichtige berufliche Antigene, ihr Vorkommen und die von ihnen verursachten pneumologischen Krankheitsbilder.

Tabelle 1 Antigene und ihr Vorkommen bei Berufskrankheiten der Lunge

Chemikalien, Medikamente	Vorkommen	Krankheitsbild
Isocyanate	Kunststoffe, Lacke, Kleber	Isocyanatlunge
Phthalsäure-, Trimellithsäureanhydrid	Kunststoff-/Chemiearbeiter	Chemiearbeiterlunge
Nitrofurantoin	Harnwegsdesinfizienz	Nitrofurantoinlunge
Goldsalze	Antirheumatikum	Goldlunge
Bleomycin	Chemotherapeutikum	Bleomycinlunge
Hydrochlorothiazid	Diuretikum	Hydrochlorothiazidlunge
Carbamazepin	Antikonvulsivum	Carbamazepinlunge
Amiodaron	Antiarrhythmikum	Amiodaronlunge
Natriumdiazobenzensulfat	Laboratorien	Pauli-Reagenz-Alveolitis
Kupfersulfat	Weinbergsarbeit	Weinbergsprüherlunge
Pilzssporen		
Aspergillus fumigatus/clavatus	schimmeliges Getreide/Malz	Malzarbeiterlunge
Aspergillus niger	Papierlager	Papierarbeiterlunge
Aspergillus spp. u. a. Schimmelpilze	schimmelige Käserinde	Käsewäscherlunge
Merulis lacrimans	verrottetes Holz	Holzarbeiterlunge
Penicillium casei/glaucum	Obstlagerstätten	Obstbauernlunge
Bakterien und Protozoen		
Bacillus subtilis	Waschmittelindustrie	Waschmittellunge
Botrytis cinerea	Weintrauben	Winzerlunge
Thermoactinomyces spp.	schimmeliges Heu, Silage, Futtermittel	Farmerlunge
Saccharopolyspora rectivirgula		Champignonpflückerlunge
Micropolyspora faeni	Kompost aus Speisepilzzucht	Pilzzüchterlunge
Thermoactinomyces vulg.	Klimaanlagen, Luftbefeuchter	Befeuchterlunge (Befeuchterfieber)
Aspergillus spp.		
thermolabile Bakterien		
Protozoen (Amöben)		
Tierische Proteine		
Vogelproteine	Vogelkot, -federn	Vogelhalterlunge
Fischmehl	Fischmehlstaub	Fischmehlarbeiterlunge
Weizenrüsselkäfer	Weizenmehl	Kornkäferlunge
Pelze	Pelzverarbeitung	Kürschnerlunge
Nagetierurin	Nagetierhaltung, Laboratorien	Tierhändlerlunge, Rattenalveolitis
Seidenraupe	Seidenzüchter, -verarbeitung	Seidenraupen- (-wurm, -spinner)lunge
Sonstige		
Holzfasern, Sägemehlstaub	Thuja plicata, Libanonzeder, Iroko, Mahagoni	Holzarbeiterlunge
Bagasse (Thermoactinomyceten)	Zuckerrohrverarbeitung	Bagassose

Literatur

Arbeitsgruppe „Exogen-allergische Alveolitis" der Deutschen Gesellschaft für Allergie- und Immunitätsforschung. Allergologie 15 (1992) 21–24

Baur, X.: Exogen-allergische Alveolitis als Berufskrankheit: Krankheitsursachen, klinische Befunde und Diagnostik. Zentralbl. Arbeitsmed. 43/9 (1993) 284–289

Cormier, Y.: M. Laviolette: Farmer's lung. Semin. Respir. Med. 14 (1993) 31–37

Holgate, St. T., M. Church: Allergy and Allergic Diseases. Part. 15: Other Allergic Diseases – Extrinsic Allergic Alveolitis Blackwell Science, Oxford 1997

James, G.G., P.R. Studdy: Wolfe Coloratlas. Lungen- und Atemwegserkrankungen. Ullstein Mosby, 1994

Nolte, D. (Herausgeber): Manuale pneumologicum. Dustri-Verlag, 1996/1997

Sennekamp, H.J.: Differentialdiagnose organic dust toxic syndrome (ODTS) – exogen allergische Alveolitis. Allergol. 19/3 (1996) 111–113

5.14 Intestinale Nahrungsmittelallergien

S. C. Bischoff

5.14.1 Epidemiologie

Die Prävalenz intestinaler Nahrungsmittelallergien ist weitgehend unbekannt. Nach Schätzungen leiden etwa 1–2 % der Gesamtbevölkerung an einer Nahrungsmittelallergie oder -unverträglichkeit. Demgegenüber geben bei Befragungen etwa 25–40 % der Bevölkerung an, gegen bestimmte Nahrungsmittel „allergisch" zu sein.

5.14.2 Klinische Symptomatik

Die Symptome der Nahrungsmittelallergie sind vielfältig, da sie sich klinisch nicht nur in Mundhöhle und Rachen sowie im Magen-Darm-Trakt, sondern auch an anderen Organsystemen wie Haut, Respirationstrakt und möglicherweise Zentralnervensystem manifestieren können (Urtikaria, Quincke-Ödem, Asthma bronchiale etc.). Von welchen Faktoren der Ort der Manifestation abhängt, ist unbekannt. Etwa ein Viertel der Patienten mit Nahrungsmittelallergie klagt über intestinale Beschwerden. Die klinischen Symptome am Gastrointestinaltrakt sind unspezifisch und reichen von Bauchschmerzen, Koliken und Meteorismus bis zu Motilitätsstörungen, Malabsorptionssyndrom, Diarrhoe, Obstipation und intestinalem Blutverlust. Interessanterweise ähnelt diese Symptomatik dem Beschwerdebild, das sich bei vielen Patienten mit chronisch entzündlichen Darmerkrankungen wie bei Morbus Crohn, Colitis ulcerosa, eosinophiler Enteritis, Zöliakie und Colon irritabile bietet (Abb. **1a** u. **b**, Tafel XXVII). Diese Beobachtung führte zusammen mit weiteren zu der Vermutung, daß Nahrungsmittelallergien bei der Pathogenese von idiopathischen intestinalen Krankheiten eine Rolle spielen.

5.14.3 Diagnostik und Differentialdiagnose

Da die Symptome der intestinalen Allergien auf Nahrungsmittel äußerst vielfältig und unspezifisch sein können, ist differentialdiagnostisch an nahezu alle Erkrankungen zu denken, speziell die chronisch entzündlichen Darmerkrankungen (s.o.). Besonders wichtig ist auch die Differentialdiagnose zur einheimischen Sprue bzw. Zöliakie, zu Pseudoallergien und Intoleranzen, die meist durch Enzymmangel oder -defekte hervorgerufen werden. Am bekanntesten ist die Lactoseintoleranz durch Mangel an milchzuckerspaltendem Enzym Lactase (Tab. **1**).

Im Vergleich zu allergischen Erkrankungen an anderen Organsystemen ist die Diagnostik bei intestinalen Nahrungsmittelallergien äußerst problematisch. Nahrungsmittelallergien können zwar aufgrund einer gezielten Anamnese vermutet werden (Tab. 2) (Abb. **2**, Tafel XXVII), sind aller-

Tabelle **1** Differentialdiagnose von Nahrungsmittelallergien und intestinalen Allergosen

Nahrungsmittelallergie:
– exogene Toxine (z. B. bakterielle Kontamination)
– Enzymdefekte (z. B. Lactasemangel, 6-GDP-Mangel)
– Pseudoallergien
Intestinale Allergosen:
– Morbus Crohn
– Colitis ulcerosa
– einheimische Sprue
– eosinophile Enteritis
– infektiöse Enteritis
– kollagene Kolitis
– Porphyrie
– Dumpingsyndrom

Tabelle **2** Häufige Nahrungsmittelallergien nach Anamnese und RAST (n = 50)

Allergen	nach Anamnese	nach RAST
Milch, Milchprodukte	10	8
Obst (außer Apfel)	12	4
(Hülsenfrüchte, Kohl etc.)	7	4
Nüsse	10	21
Apfel	8	3
Getreide	6	8
Gewürze	7	13
Wein, Bier	3	0
Zitrusfrüchte	2	1
mindestens ein Nahrungsmittel	28	48

dings auch bei Patienten möglich, denen eine Unverträglichkeit auf Nahrungsmittel nicht auffällt. Handelt es sich um ubiquitäre Allergene wie Milch, Ei oder Getreide, besteht für den Patienten oft kein klarer Zusammenhang zwischen Nahrungsmittelaufnahme und Beschwerden. Nahrungsmittel wie Shrimps, Hummer, Kiwi oder Haselnuß, die nur selten konsumiert werden, sind dagegen sehr viel leichter zu erkennen. Dennoch ist auch bei diesen die anamnestische Zuordnung häufig erschwert, da die intestinale Symptomatik teilweise mit erheblicher zeitlicher Latenz (1–24 Stunden nach Allergenkontakt) auftritt.

Zum Nachweis von Nahrungsmittelallergien und zur Abgrenzung anderer Krankheitsbilder ist eine umfassende gastroenterologische Diagnostik erforderlich (Tab. **3**). Sie umfaßt neben Sonographie, Endoskopie, radiologischen Methoden, Lactosetoleranztest, Malabsorptionstest und mikrobiellen Untersuchungen die klassischen Verfahren der allergologischen Diagnostik (Hauttests, Gesamt-IgE und spezifisches IgE im Serum). Letztere sind allerdings von eingeschränktem Wert, da sie häufig falsch positiv oder falsch negativ sind. Lediglich beim oralen Allergiesyndrom erweisen sich Hauttests als zuverlässig. Erhöhte Werte von Gesamt- oder spezifischem IgE sprechen für das Vorliegen einer intestinalen Nahrungsmittelallergie; sie liegen bei anderen chronisch entzündlichen Darmerkrankungen im Normbereich. Das Gesamt-IgE erreicht durchschnittlich Werte um 150 IU/ml.

Die größte Aussagekraft in der Diagnostik von intestinalen Allergien besitzen allerdings diätetische Maßnahmen und Provokationstests, wie die doppelblind-placebokontrollierte orale Provokation und die intestinale, endoskopisch kontrollierte Provokation (s. Kap. 3.7) (Tab. **4**). Der „diagnostischen Therapie" mit Cromoglicinsäure kommt lediglich Screeningcharakter zu. Es bleibt abzuwarten, inwieweit spezielle Laborbestimmungen, wie die Bestimmung von IgE-Fc-Fragmenten im Stuhl oder von ECP und EPX im Serum oder in Stuhlproben, in Zukunft die allergologische Diagnostik entscheidend verbessern.

Tabelle **3** Diagnostische Maßnahmen bei Verdacht auf gastrointestinale Allergie

1. Ausführliche Anamnese
   (Beschwerdecharakteristik, Nahrungsmittelunverträglichkeiten, Atopie-Anamnese)
2. Laborparameter
   (z.B. Entzündungsparameter wie CRP oder BSG, Differentialblutbild, α_1-Antitrypsin, Amylase, Chymotrypsin, Elastase, Mikrobiologie etc.)
3. Funktionelle Tests
   (z.B. Lactose-Toleranz-Test, Malabsorptionstests, Permeabilitätstests, H_2-Atemtest)
4. Bildgebende gastroenterologische Diagnostik
   (Sonographie, Endoskopie, radiologische Magendarmpassage)
5. Allergologische Diagnostik
   (Hauttests, Gesamt-IgE im Serum, spezifisches IgE, ECP und EPX im Serum und im Stuhl)
6. Diätetische Maßnahmen
   (diagnostische Eliminationsdiät und Reexposition, Allergensuchkost)
7. Provokationstests
   (doppelblind placebokontrollierte orale Provokation, intestinale Provokation im Rahmen einer endoskopischen Untersuchung)
8. „Diagnostische Therapie"
   (Cromoglicinsäure oral über 3 Monate)
9. Zukünftige Diagnostik
   (Bestimmung von eosinophilem kationischem Protein und Eosinophilenprotein X im Serum und in Stuhlproben, Bestimmung von IgE in Stuhlproben, In-vitro-Aktivierung von Basophilen und Gewebsmastzellen mit Allergen)

Tabelle **4** Kriterien für das Vorliegen einer intestinalen Allergie

Verdacht auf intestinale Allergie, wenn mindestens 3 der 6 Kriterien erfüllt sind:
- anamnestisch nahrungsmittelabhängige gastrointestinale Symptome
- erhöhtes Gesamt-IgE im Serum (> 100 IU/ml)
- Nachweis von spezifischem IgE gegen Nahrungsmittel (RAST)
- Eosinophilie im peripheren Blut (> 400/μl) oder im Darmgewebe
- Besserung der Symptome nach oraler Therapie mit Cromoglicinsäure
- atopische Diathese (z.B. allergisches Asthma oder Rhinokonjunktivitis beim Patienten oder in der Familie)

Gesicherte intestinale Allergie, wenn zusätzlich 1 der 2 Kriterien erfüllt ist:
- positiver coloskopischer Allergenprovokationstest (COLAP-Test)
- eindeutige Besserung der Symptome nach Eliminationsdiät

5.14.4 Therapie

Das erste Ziel aller therapeutischen Bemühungen (Tab. **5**) besteht, wie bei anderen allergischen Erkrankungen, darin, das auslösende Allergen zu meiden. Bei Vorliegen einer Nahrungsmittelallergie bedeutet dies in der Regel das Einhalten einer Eliminationsdiät (s. Kap. 4.5). Eine symptomatische medikamentöse Therapie ist indiziert, wenn das auslösende Allergen nicht identifiziert oder nicht bzw. nicht vollständig eliminiert werden kann und ein relevanter Schweregrad der Erkrankung vorliegt. Dies trifft bei ca. 50–70% der Patienten zu. Sie wird häufig mit einer Eliminationsdiät kombiniert. Am besten geeignet sind Corticosteroide (z.B. Prednisolon) und „Mastzellstabilisatoren" (z.B. Cromoglycinsäure). Cromoglycinsäure zeichnet sich durch eine äußerst geringe Nebenwirkungsrate aus und kann deshalb auch bei Kindern unbedenklich eingesetzt werden. Da ihr Effekt „allergiespezifisch" ist, kann sie zu diagnostischen Zwecken eingesetzt werden. Cromoglycinsäure wird für die intestinale Applikation in Form von Kapseln (100 mg) und Sachets (100 und 200 mg) angeboten (Colimmune) und muß ausreichend dosiert werden (Erwachsene: 0,8–1,6 g/Tag). Andere Vertreter aus der Gruppe der Mastzellstabilisatoren, wie Nedocromil und Ketotifen, sind bisher für intestinale Allergien nicht getestet. Während Mastzellstabilisatoren mehr bei milden Formen intestinaler Allergosen einzusetzen sind, sollten bei schwerer Ausprägung Corticosteroide in einer initial hohen Dosis (1 mg/kg/Tag) verwendet werden. Über den lokalen Einsatz von Corticosteroiden bei intestinalen Allergosen liegen bisher kaum Erfahrungen vor. Es ist aber anzunehmen, daß retrograd applizierte kortisonhaltige Lösungen (Klysmen, Einläufe, Rektalschäume etc.) bei lokal begrenzter Entzündung ebenso wirksam sind wie bei lokal begrenztem Morbus Crohn oder Colitis ulcerosa. Neue medikamentöse Therapieansätze bei intestinalen Allergien bestehen im Einsatz von Inhibitoren der Leukotriensynthese, Leukotrienrezeptorantagonisten und Proteinkinase-C-Inhibitoren.

Über die Wirksamkeit einer systemischen oder oralen Hyposensibilisierung bei Patienten mit intestinalen Allergien liegen bisher kaum Erfahrungen vor, wenngleich Pilotstudien bei Kindern erfolgversprechende Ergebnisse liefern.

5.14.5 Prognose

Da die Diagnostik und klinische Wertigkeit intestinaler Allergosen derzeit unklar sind, kann die Prognose dieser Erkrankungsformen kaum abgeschätzt werden. Die Tatsache, daß intestinale Allergien meist im Kleinkindes- oder jungen Erwachsenenalter klinisch symptomatisch sind, deutet darauf hin, daß die Intensität der Erkrankung mit zunehmendem Alter nachläßt. Inwieweit Zusammenhänge mit anderen chronisch entzündlichen Darmerkrankungen für die Prognose intestinaler Allergien eine Rolle spielen, ist unklar.

5.14.6 Intestinale Allergie und chronisch entzündliche Darmerkrankungen

Die Hypothese, daß allergische Reaktionen gegen Nahrungsmittelantigene an der Entstehung von chronisch entzündlichen Darmerkrankungen beteiligt sind, ist seit langem Gegenstand kontroverser Diskussionen (Abb. **3**). Einer der ersten Autoren auf diesem Gebiet war Truelove, der 1961 die Hypothese vertrat, daß Colitis ulcerosa eine Folge allergischer Reaktionen auf Nahrungsmittel, vor allem Milch, sein könnte. Er fand bei ausgewählten Colitis ulcerosa-Patienten, daß die Elimination bestimmter Nahrungsmittel zur deutlichen Verbesserung des klinischen Krankheitsverlaufs führte und es nach erneuter Exposition zum Rückfall kam. Ein ähnlicher Verlauf konnte bei Patienten mit Morbus Crohn beobachtet werden. Kritisch anzumerken ist jedoch, daß die meisten Studien, die den Zusammenhang zwischen Allergie und gastrointestinalen Erkrankungen untersuchten, auf unselektionierten Patientengruppen beruhen und somit keine statistisch verwertbare Aussage erlauben.

Tabelle 5   Therapie intestinaler Allergosen

- Diätetische Maßnahmen
  - Allergenkarenz mittels Eliminationsdiät
  - andere Maßnahmen, deren Wirksamkeit derzeit nicht gesichert ist (Rotationsdiät etc.)
- Medikamentöse Therapie
  - Cromoglycinsäure
  - Corticosteroide
  - neue Entzündungsinhibitoren in Entwicklung (Leukotrienrezeptorantagonisten etc.)
- Immuntherapie
  - Ziel: orale Toleranz (derzeit in Entwicklung)

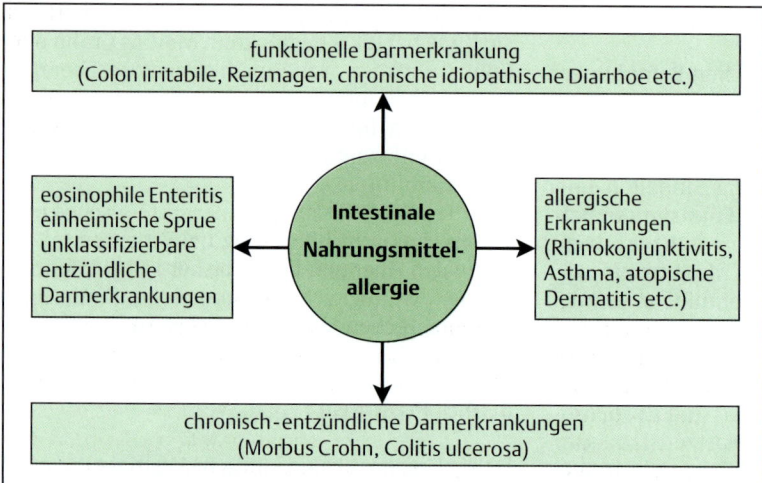

Abb. 3 Mögliche Zusammenhänge zwischen Nahrungsmittelallergie und intestinalen Erkrankungen.

Literatur

Bruijnzeel-Koomen, C., C. Ortolani, K. Aas, C. Bindslev-Jensen, B. Björktstén, D. Moneret-Vautrin, B. Wüthrich: Adverse reactions to food. Allergy 50 (1995) 623–35

Collins-Williams, C.: The role of phamacologic agents in the prevention or treatment of allergic food disorders. Ann. Allergy 57 (1986) 53–60

De Weck, A.L., H.A. Sampson (eds): Intestinal immunology and food allergy. Raven Press, New York 1995

Pearson, M., K. Teahon, A.J. Levi, I. Bjarnason: Food intolerance and Crohn's disease. Gut 34 (1993) 783–787

Podolsky, D.K.: Inflammatory bowel disease. New Engl. J. Med. 325 (1991) 928–937, 1008–1016

Sampson, H.A., L. Mendelson, J.P. Rosen: Food allergy: fact, fiction, and fatality. New Engl. J. Med. 327 (1992) 380–384

Shanahan, F.: Food allergy: fact, fiction, and fatality. Gastroenterology 104 (1992) 1229–1234

Thiel, C.: Nahrungsmittelallergie. Internist 32 (1991) 578–586

Wüthrich, B., T. Hofer: Nahrungsmittelallergie (Teil I–III). Schweiz. med. Wschr. 115 (1986)1428–1442

Young E, M.D. Stoneham, A. Petruckevitch, J. Barton, R. Rona: A population study of food intolerance. Lancet 343 (1994)1127–1130

5.15 Immunkomplexvermittelte Krankheiten, Serumkrankheit

M. Schmitz

5.15.1 Definition

Die Serumkrankheit gehört zur Gruppe der antikörperinduzierten Vaskulitiden, bei denen die pathologische Reaktion einerseits durch Immunkomplexe, andererseits durch direkte Antikörperwirkung ausgelöst werden kann. Im Rahmen von immunkomplexvermittelten Reaktionen kommt es zur Ablagerung von Komplexen löslicher Antigene und Antikörper in Gefäßwänden, anschließender Komplementaktivierung sowie zur Rekrutierung und Aktivierung von Entzündungszellen mit nachfolgender Gewebsschädigung. Demgegenüber kommt es bei der direkten antikörpervermittelten Reaktion zur unmittelbaren Schädigung von Blut- oder Gewebszellen.

5.15.2 Pathophysiologie

Nach der alten Klassifikation von Coombs und Gell handelt es sich meist um Typ-III-Reaktionen (z.B. Poststreptokokkenvaskulitis, Purpura Schönlein-Henoch). Darüber hinaus spielen bei einigen Krankheitsbildern Typ-II- oder Typ-IV-Reaktionen eine Rolle (z.B. hämolytische Anämie, Goodpasture-Syndrom).

Paradoxe Reaktionen auf Pferdeantiseren zur Behandlung von Diphtherie und Tetanus wurden 1890 von Behring und Kitasato erstmals beschrieben (urtikarielles, schockähnliches Syndrom oder fiebrige Erkrankung mit Hautausschlägen, Ödemen, Lymphknoten-und Gelenkschwellungen).

Die Kinderärzte Clemens von Pirquet und Bela Schick berichteten 1905, daß Kinder, die wiederholt Injektionen mit einem vom Pferd stammenden Streptokokkenantitoxin erhalten hatten, gelegentlich Fieber, geschwollene Lymphdrüsen und Urtikaria entwickelten. Da sich die Symptome auch auf nicht antitoxinhaltiges Pferdeserum einstellten, die ersten Symptome frühestens eine Woche nach Erstinjektion auftraten und sich die symptomfreien Intervalle mit jeder Injektion verkürzten, nahm man an, daß die beobachtete Symptomatik die Folge einer Reaktion gegen einen Bestandteil des Pferdeserums darstellte. Als Erklärung wurde die Bildung von Antikörpern gegen Pferdeserum postuliert, man bezeichnete das Syndrom als Serumkrankheit (serum sickness).

Die seit einem Jahrhundert in ihrer klinischen Phänomenologie bekannte Serumkrankheit ist zwischenzeitlich zum Prototyp der immunkomplexinduzierten Erkrankungen geworden. Unser heutiges Verständnis beruht auf Untersuchungen, die Ablagerungen von Immunkomplexen als wesentlichen Pathomechanismus nachwiesen.

5.15.3 Die Serumkrankheit im Tierexperiment

Im Tiermodell läßt sich nachweisen, daß innerhalb weniger Tage nach einer intravenös verabreichten Dosis eines Fremdproteins die Produktion spezifischer Antifremdprotein-Antikörper einsetzt. Antifremdprotein-Antikörper bilden mit freiem Fremdprotein im Serum Komplexe, die von Makrophagen in Leber und Milz durch Phagozytose aus dem Blut eliminiert werden. Immunkomplexe sind zunächst im Blut nachweisbar, lagern sich jedoch später im Gewebe ab. Dort kommt eine Aktivierung des Komplementsystems mit konsekutivem Abfall des Komplementspiegels im Serum in Gang. In einem weiteren Schritt werden Entzündungszellen, vor allem neutrophile Granulozyten, rekrutiert und aktiviert, die durch Freisetzung von Enzymen aus den Granula neutrophiler Granulozyten das Gewebe schädigen. Immunkomplexe lagern sich vor allem in den Wänden kleiner Arterien, den glomerulären Kapillaren der Niere und in Synovialhäuten ab. Die Folgen sind Vaskulitis, Nephritis und Arthritis. Steht das auslösende Antigen in der Zirkulation nicht mehr zur Verfügung, verschwindet die klinische Symptomatik; die pathologischen Veränderungen heilen ab. Dies ist der typische Verlauf einer akuten Serumkrankheit, die durch die Verabreichung einer großen Einzeldosis eines Fremdantigens ausgelöst wird und durch Ablagerung großer Immunkomplexe gekennzeichnet ist.

Die chronische Serumkrankheit entwickelt sich nach mehrfacher Applikation eines Antigens.

Die sich bildenden Immunkomplexe sind kleiner und lagern sich vor allem in Kapillaren von Nieren und Lungen sowie in den Wänden von Arterien ab.

Die lokalisierte Form der experimentell induzierten Immunkomplexvaskulitis wird als Arthus-Reaktion (Nicolas Maurice Arthus, 1862–1945) bezeichnet. Arthus konnte kurz nach der Jahrhundertwende beweisen, daß anaphylaktische Reaktionen auch durch Substanzen hervorgerufen werden können, die ihrerseits nicht toxisch sind. Die lokale anaphylaktische Reaktion wurde durch die subkutane Injektion eines Antigens in einem zuvor immunisierten Versuchstier ausgelöst. Lokal gebildete Immunkomplexe lagern sich in den Wänden von Arteriolen ab und verursachen eine lokale Vaskulitis mit Gefäßwandnekrose. Eine ähnliche Reaktion läßt sich durch die Injektion von Antikörpern ins Gewebe und die intravenöse Antigengabe auslösen. Die resultierende anaphylaktische Reaktion wird als „reverse Arthus-Reaktion" bezeichnet. Zahlreiche durch Antikörper verursachte Krankheiten des Menschen lassen sich als Äquivalente der akuten und chronischen Serumkrankheit und der Arthus-Reaktion auffassen.

5.15.4 Klinische Krankheitsbilder

Durch Antikörper bzw. Immunkomplexe verursachte Vaskulitiden beruhen auf einer Reaktion gegen vielfältige Antigene, wie bakterielle Abbauprodukte, Viren, Fremdseren, Arzneimittel und eigenes Körpergewebe. Klassische Beispiele immunkomplexvermittelter Krankheiten beim Menschen sind die Poststreptokokken-Glomerulonephritis durch Anti-Streptokokken-Antikörper gegen Zellwandantigene, der systemische Lupus erythematodes durch Autoantikörper gegen DNA, Nukleoproteine und weitere Antigene und die Polyarteriitis nodosa, unter anderem durch Anti-HBs-Antikörper gegen Oberflächenantigen von Hepatitisviren ausgelöst. Tabelle 1 gibt eine Übersicht über durch Autoantikörper gegen Zell- und Gewebsbestandteile verursachte Krankheiten.

Die Diagnose antikörpervermittelter Erkrankungen ist nach Erfüllung folgender Postulate gestellt:
1. Nachweis von Antikörper- oder Immunkomplexablagerungen im Gewebe.

Tabelle 1 Beispiele durch Autoantikörper gegen Zell- und Gewebsbestandteile verursachter Krankheiten

Krankheit	Klinik	Effektormechanismen	gegen
Insulinresistenter Diabetes mellitus	Nichtansprechen des DM auf Insulin	Inhibition der Bindung von Insulin an den Rezeptor, Verminderung der Rezeptorzahl?	Insulinrezeptor der β-Zellen der Pankreasinseln
Morbus Basedow	Hyperthyreose infolge Steigerung der Produktion von T_3 und T_4	Stimulation des TSH-Rezeptors	TSH-Rezeptor der Follikelepithelzellen der Schilddrüse
Myasthenia gravis	Muskelschwäche	Blockade und Abnahme der Zahl der ACh-Rezeptoren	ACh-Rezeptor der quergestreiften Muskulatur
Perniziöse Anämie	Störung der Erythropoese wegen Vit-B-12-Mangel	Neutralisierung des Intrinsic factor	Intrinsic factor, Belegzellen der Magenmukosa
Goodpasture Syndrom	Nephritis mit Proteinurie, Nierenversagen, Lungenblutungen	Komplement, neutrophile Granulozyten	Typ-IV-Kollagen der Basalmembran der Glomeruli und Alveoli
Autoimmunhämolytische Anämie	Hämolyse, Anämie	komplementabhängige Phagozytose, Lyse	Proteine der Erythrozytenmembran
Thrombozytopenische Purpura	Thrombozytopenie, Gerinnungsstörungen, Blutungen	komplementabhängige Phagozytose	Membranproteine der Thrombozyten
Pemphigus vulgaris	verminderte Adhäsion der Keratinozyten, Hautblasen	komplementabhängige Phagozytose	Membranproteine der Thrombozyten
Bullöses Pemphigoid	Ablösung der Epidermis von der Dermis, Hautblasen	Zerstörung interzellulärer Verbindungen durch antikörperstimulierte Proteasen	interzelluläre Verbindungen von Epidermiszellen

2. Nachweis von Antikörpern mit Gewebespezifität oder Immunkomplexen im Blut.
3. Klinisch-pathologische Verwandtschaft mit Krankheitsbildern, die experimentell durch adoptiven Transfer auslösbar sind.

Ist die Diagnose einer Vaskulitis durch klinische Symptome, serologische bzw. histologische Untersuchungen gestellt, steht therapeutisch die Gabe von Immunsuppressiva, d.h. Corticosteroiden und Zytostatika, an. Über differenzierte Behandlungsschemata und weitere Therapieformen wie Plasmapherese wird auf die einschlägige Literatur verwiesen.

Literatur

Bacon, P.A.: Systemic vasculitis syndromes. Curr. Opin. Rheumatol. 5 (1993) 5–10
Braun-Falco, O., G. Plewig, H.H. Wolff: Dermatologie und Venerologie (4. Aufl.). Springer, Berlin 1995
Jennette, J.C., R.J. Falk, K. Andrassy et al.: Nomenclature of systemic vasculitides. Proposal of an international consensus conference. Arthritis Rheum. 37 (1994) 187–192
Masi, A.T., G.G. Hunder, J.T. Lie et al.: The American College of Rheumatology 1990 criteria for the classification of Churg-Strauss syndrome (allergic granulomatosis and angiitis). Arthritis Rheum. 33 (1990) 1094–1101

5.16 Allergien im Kindesalter

U. Wahn

Für den Pädiater haben sich allergische Erkrankungen in den letzten Jahrzehnten als eine in Klinik und Praxis weit verbreitete Problematik herausgestellt. Dabei sind es fast ausschließlich atopische Erkrankungen in ihrer unterschiedlichen Manifestation, die den Kinderarzt beschäftigen und die inzwischen zu den häufigsten chronischen Krankheitsbildern in der pädiatrischen Altersgruppe gehören. Die in Deutschland erhobenen Daten aus Querschnittsuntersuchungen der letzten Jahre verdeutlichen, daß die Lebenszeitprävalenz von Asthma, Heuschnupfen und Neurodermitis für Schulkinder höher angegeben wird als für Erwachsene (Tab. 1). Dies ist vermutlich nicht auf die vieldiskutierte Zunahme allergischer Erkrankungen innerhalb eines Zeitraums von zehn bis zwanzig Jahren zurückzuführen, sondern eher durch den natürlichen Krankheitsverlauf im Kindesalter und den mit ihm verbundenen „Recall-bias" von Erwachsenen zu erklären.

Der natürliche Verlauf der Atopieerkrankung ist dadurch gekennzeichnet, daß sich Krankheitssymptome nahezu nie schon bei Geburt manifestieren. Unterschiedliche klinische Symptome treten in bestimmten Entwicklungsphasen auf, persistieren eine Zeitlang und zeigen dann oft eine Tendenz zur Remission (Abb. 1). Dies gilt insbesondere für das atopische Ekzem sowie für die sich früh manifestierenden spezifischen Sensibilisierungen gegen Nahrungsmittelallergene, deren Spontanverlauf sich von dem des Erwachsenenalters grundlegend unterscheidet.

In der Regel steht am Anfang einer „Atopikerkarriere" die Entwicklung eines atopischen Ekzems, welches mit oder ohne gleichzeitigem Auftreten einer Nahrungsmittelallergie manifest werden kann. Die Periodenprävalenz des atopischen Ekzems ist am höchsten während des 1.–4. Lebensjahres, während mit zunehmenden Alter das allergisch geprägte Asthma bronchiale sowie zwischen dem 5. und 20. Lebensjahr die allergische Rhinitis ihr Prävalenzmaximum erreicht (Abb. 1).

Zu den wichtigsten, den Krankheitsverlauf bestimmenden Einflußfaktoren gehört die genetische Prädisposition eines Kindes. Seit vielen Jahrzehnten ist bekannt, daß die Häufigkeit atopischer Erkrankungen durch die Atopiebelastung in der Familie mitbestimmt wird. Aus den in den siebziger und achtziger Jahren veröffentlichten Untersuchungen von Kjellman u. Mitarb. wurde deutlich, daß die Wahrscheinlichkeit, atopisch zu erkranken, für ein Neugeborenes etwa bei 40–50% liegt, wenn ein Verwandter ersten Grades ebenfalls Atopiker ist. Sind zwei Verwandte ersten Grades als Atopiker einzuordnen, so erhöht sich die Wahrscheinlichkeit der Krankheitsmanifestation für das Kind auf 70%. Da die Erhöhung der IgE-Konzentration im Serum eines der wesentlichen Merkmale der Atopie darstellt, hat sich das Interesse auf die genetische Regulation dieses Immunglobulins konzentriert. Die überschießende IgE-Antikörperproduktion wird ohne Zweifel genetisch determiniert. Dabei scheint die allergenspezifische IgE-Antikörperantwort unabhängig von der globalen Steuerung des Gesamt-IgE-Spiegels zu erfolgen. Neuere molekularbiologische Untersuchungen zeigen einen Zusammenhang zwischen genetischen Markern auf dem fünftem Chromosom innerhalb des Interleukin-/Zytokingenclusters und der Konzentration des Gesamt-IgE im Serum. Veröffentlichungen einer anderen Arbeitsgruppe, die das Gen für die Gesamt-IgE-Synthese auf dem elften Chromosom vermuten ließen, konnten in letzter Zeit nicht bestätigt werden.

Tabelle 1 Lebenszeit-Prävalenz (%) von Asthma, Heuschnupfen und Neurodermitis bei Erwachsenen (Müttern und Vätern von Neugeborenen des Jahrgangs 1990) und 9jährigen Schulkindern (1989/90) (Bergmann u. Mitarb. 1993; v. Mutius u. Mitarb. 1991)

	Mütter (MAS-Studie) (n = 6019)	Väter (MAS-Studie) (n = 5819)	Schulkinder (9–11jährig, München) (n = 9403)
Asthma	4,1	3,6	8
Heuschnupfen	15,5	16,0	18
Neurodermitis	3,5	1,7	20

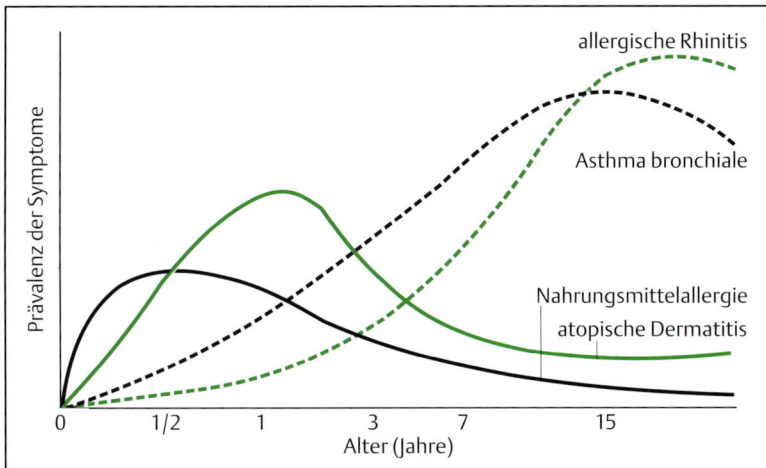

Abb. 1 Der natürliche Krankheitsverlauf der Atopie-Erkrankung im Kindes- und Jugendalter

Die über Immune-response-Gene vermittelte erhöhte Reagibilität ist offensichtlich an das HLA-System gekoppelt. So zeigen 95% aller Personen, die IgE-Antikörper gegen Amb 5, ein Major-Allergen aus Ragweedpollen produzieren, den HLA-Typ DR 2/Dw 2 gegenüber 22% derjenigen Ragweedallergiker, die gegen dieses Allergen keine Antikörper bilden.

Auf der Grundlage der genetischen Befunde ergibt sich für den Pädiater die Frage nach der frühzeitigen Atopieprädiktion für noch gesunde Neugeborene, die jedoch als Risikopatienten einzuordnen sind. In der Tat zeigte sich, daß diejenigen Neugeborenen, die bereits zum Zeitpunkt der Geburt erhöhte IgE-Konzentrationen im Blut der Nabelschnur aufwiesen (> 0,9 kU/l) in den darauffolgenden Jahren ein erhöhtes Sensibilisierungs- und Erkrankungsrisiko aufwiesen. Allerdings ist die prädiktive Wertigkeit dieses Befundes ebenso wie die der Familienanamnese nicht genau genug, um allein auf diesen Prädiktoren präventive Maßnahmen aufzubauen. Damit war gleichzeitig klar, daß ein allgemeines neonatales Atopiescreening, etwa im Sinne einer generellen IgE-Bestimmung aus dem Nabelschnurblut, abzulehnen ist.

5.16.1 Determinanten der Umwelt

Es sind keineswegs allein genetische Einflußfaktoren, die den Krankheitsverlauf der Atopiekrankheit gleichsam schicksalhaft bestimmen. Inzwischen haben sich zahlreiche Befunde ergeben, die deutlich machen, daß auch Determinanten des Lebensstils und der Umwelt die Allergikerkarriere im Kindesalter wesentlich mitbeeinflussen. Kinder in Westdeutschland haben häufiger allergische Sensibilisierungen als altersgleiche Kinder in Ostdeutschland. Das Sensibilisierungsrisiko nimmt mit der Zahl älterer Geschwister ab. Als wichtigster Umweltfaktor konnte in den letzten Jahren die Exposition gegenüber dem Allergen in Nahrung und Umwelt ermittelt werden. So zeigte sich, daß die bereits in den ersten Lebenswochen mit Kuhmilch ernährten Risikokinder häufiger spezifisch gegen Nahrungsmittel sensibilisiert sind und nahrungsmittelbezogene allergische Reaktionen der Haut entwickeln als Säuglinge, die über 4–6 Monate vollständig gestillt wurden. Für die Entwicklung einer Sensibilisierung gegen Umweltallergene scheinen ähnliche Beziehungen zu gelten. Diejenigen Kinder, die im häuslichen Bereich verstärkt gegenüber Innenraumallergenen (Hausstaubmilben, Haustieren) exponiert sind, zeigen nicht nur häufiger Zeichen der spezifischen Sensibilisierung, sondern auch frühzeitiger und häufiger allergische Atemwegserkrankungen, wie Asthma bronchiale.

Die Rolle adjuvanter Umweltfaktoren für die Allergieentwicklung im Kindesalter kann bis heute nicht abschließend eingeschätzt werden. Vermutlich sind Schadstoffe der Außenluft (SO_2, NO_2) in ihrer sensibilisierungsfördernden Bedeutung eher überschätzt worden; zur Rolle des Ozons als Adjuvans für eine Sensibilisierung liegen bisher keine abschließenden Befunde vor. In Innenräumen ist die passive Tabakrauchexposition als adjuvanter Faktor am intensivsten untersucht worden.

Zahlreiche Studien sprechen für einen sensibilisierungsfördernden Einfluß.

5.16.2 Atopisches Ekzem – Prodromalstadium allergischer Atemwegssymptome

Im allgemeinen manifestiert sich das atopische Ekzem bereits im Säuglingsalter (Abb. **1**). Vor allem bei Kindern mit familiärer Atopiebelastung können ekzematöse Hautveränderungen schon in den ersten drei Lebensmonaten auftreten. Prädilektionsstellen der meist akut nässenden, oft verkrustenden Herde sind die konvexen Gesichts- und Körperbereiche wie Stirn, Kinn, Wangen sowie die Nacken-Hals-Partie, später die Gelenkbeugen. Im Kindergarten- und Schulalter sind die Handrücken oft und hartnäckig befallen, im Laufe der Jahre verliert das Ekzem seinen akut entzündlichen Charakter, ist von seiner Morphe eher chronisch und zunehmend durch Lichenifizierung sowie in der Adoleszenz durch prominente, harte Prurigo-Knötchen charakterisiert. Der Krankheitsverlauf kann durch Infektionen (Staphylococcus aureus, Herpes) und durch Reaktionen auf Nahrungsmittelallergene (Ei, Milch etc.) kompliziert werden.

Differentialdiagnostisch sind vor allem die Skabies sowie Immundefizienzsyndrome wie die Ataxia teleangiectatica oder das Wiskott-Aldrich-Syndrom (Thrombopenie!) abzugrenzen.

5.16.3 Nahrungsmittelallergie

Die im Säuglingsalter auftretenden Nahrungsmittelallergien haben einen sehr ähnlichen natürlichen Verlauf wie das atopische Ekzem des Säuglings. Sie richten sich fast ausschließlich gegen natürliche Proteine aus der Nahrung und weit weniger gegen Zusatzstoffe. In Deutschland dominieren Hühnerei und Kuhmilch. Reaktionen umfassen Erscheinungen an der Haut (periorale Urtikaria, Quincke-Ödem, Ekzemschub), der Atemwege (Asthma bronchiale) sowie des Magen-Darm-Trakts (Erbrechen, Durchfall, Kolik). Eine Sensibilisierung sowie Auslösung allergischer Symptome kann auch gegen Proteine aus der mütterlichen Diät, die über die Muttermilch dem Kind zugeführt wurden, erfolgen. Die diagnostische Abklärung von infantilen Nahrungsmittelallergien gehört zu den aufwendigsten und anspruchsvollsten Aufgaben der pädiatrischen Allergologie. Für den Fall einer notwendigen diätetischen Intervention kann in der Regel davon ausgegangen werden, daß es sich um eine auf 2–6 Jahre limitierte Diät handelt, da in den meisten Fällen mit Einschulung eine klinische Toleranz gegenüber früher bedeutsamen Allergenen eingetreten ist. Hier unterscheiden sich die natürlichen Krankheitsverläufe infantiler Nahrungsmittelallergien grundsätzlich von später auftretenden Sensibilisierungen gegen Nahrungsmittel (Nüsse, Fisch etc.).

5.16.4 Rhinoconjunctivitis allergica

Die Sensibilisierung gegen Inhalationsallergene aus dem Innenraum- bzw. Außenluftmilieu erfordert längere Zeit als die gegen Nahrungsmittel. Eine allergische Rhinokonjunktivitis im Säuglingsalter ist eine extreme Rarität. Spezifische Antikörper gegen Pollen, Tierepithelien oder Hausstaubmilben lassen sich zwar in zunehmender Frequenz zwischen dem ersten und vierten Geburtstag nachweisen, allergische Rhinitis- und Augensymptome treten aber zumeist erst zwischen dem dritten und siebtem Geburtstag auf. Sie nehmen dann allerdings an Schwere zu und gehen mit einer Verbreiterung des Allergenspektrums einher.

5.16.5 Das allergisch geprägte Asthma bronchiale des Kindes

Im Säuglingsalter auftretende asthmatische Symptome (Husten, pfeifende Atmung, Tachypnoe) sind kaum von den charakteristischen klinischen Symptomen eines sich später manifestierenden Asthmas zu unterscheiden. Dennoch scheinen bezüglich der Pathogenese erhebliche Unterschiede zu bestehen. Das Asthma des Säuglings zeigt keinerlei Bezüge zur atopischen Familienamnese und zu spezifischen Sensibilisierungen. Vielmehr sind Asthmasymptome im Säuglingsalter eng gekoppelt an bestimmte virale Atemwegsinfektionen (vor allem RS-Virus). Zwischen dem 3. und 6. Lebensjahr spielen virale Infekte als Triggerfaktoren von Asthmaepisoden zwar immer noch eine große Rolle, doch kommt den inzwischen manifest gewordenen allergischen Sensibilisierungen als Wegbereiter einer generellen bronchialen Hyperreagibität zunehmend Bedeutung zu.

Die traditionelle Einteilung asthmakranker Kinder in Patienten mit „Infektasthma", „Belastungsasthma" oder „allergischem Asthma" ist eher artifiziell und wird der pädiatrischen Wirklichkeit nicht gerecht. Vielmehr scheint das Maß der Atemwegshyperreagibilität beim allergisch sensibilisierten Patienten nachdrücklich durch die Intensität der Allergenexposition beeinflußt zu werden (Abb. **2**). Ein auf diese Weise hyperreagibel gewordenes Kind reagiert ganz spezifisch asthmatisch auf Trigger wie körperliche Belastung und virale Infektionen, die bei anderen Patienten lediglich Symptome der oberen Luftwege auslösen.

5.16.6 Besonderheiten der Allergiediagnostik

Im Gegensatz zur allergologischen Diagnostik bei Schulkindern und Erwachsenen ist bis zum Alter von 4 Jahren in der Regel einer In-vitro-Testung der Vorzug zu geben. Dabei hat sich das Gesamt-IgE nicht als tauglicher Parameter für ein Atopie-Screening erwiesen, statt dessen kann ein Multiallergen-Suchtest (z.B. Phadiatop) als Entscheidungshilfe bei der differentialdiagnostischen Abklärung einer etwaigen allergischen Genese von Beschwerden der Atemwege oder des Gastrointestinaltrakts verwendet werden. Multiallergentests stehen für kindliche Nahrungsmittel sowie für eine Palette von Inhalationsallergenen zur Verfügung und scheinen ein gut brauchbares Instrument im Rahmen der ökonomisch vertretbaren Stufendiagnostik insbesondere für den nicht spezialisierten Untersucher darzustellen. Bestimmungen allergenspezifischer IgE-Antikörper sollten möglichst zielorientiert erfolgen, wobei in den ersten zwei Krankheitsjahren naturgemäß die wichtigsten Nahrungsmittelallergene (Ei, Milch, Soja, Weizen etc.), zwischen dem 3. und 5. Lebensjahr die wichtigsten Inhalationsallergene aus Innenraum und Außenluft (Hausstaubmilbe, Katze, Hund, Birkenpollen, Graspollen) im Vordergrund stehen.

Hauttestungen können zwar auch beim Säugling schon durchgeführt werden, jedoch ist die in der Regel unangemessene Traumatisierung der Patienten bei deutlich geringerer Hautreagibilität zu berücksichtigen. Für die meisten pädiatrischen Allergologen stellt der Hauttest ein Diagnostikum zweiter Wahl dar, welches möglichst gezielt und hinsichtlich der Zahl der Testungen in begrenztem Umfang verwendet werden sollte. Im allgemeinen können etwa 15–20 Hauttestungen die meisten pädiatrisch allergologischen Fragestellungen angemessen beantworten!

Provokationstests bei Kindern sind in erster Linie im Rahmen wissenschaftlicher Untersuchungen sinnvoll und notwendig. Im klinischen Alltag sind sie zumeist verzichtbar, lassen sich die meisten Fragestellungen doch durch Anamnese, Hauttestungen und spezifischen IgE-Nachweis angemessen bewältigen. Bei Verdacht auf Nahrungsmittelallergien freilich sind oft gezielte Provoka-

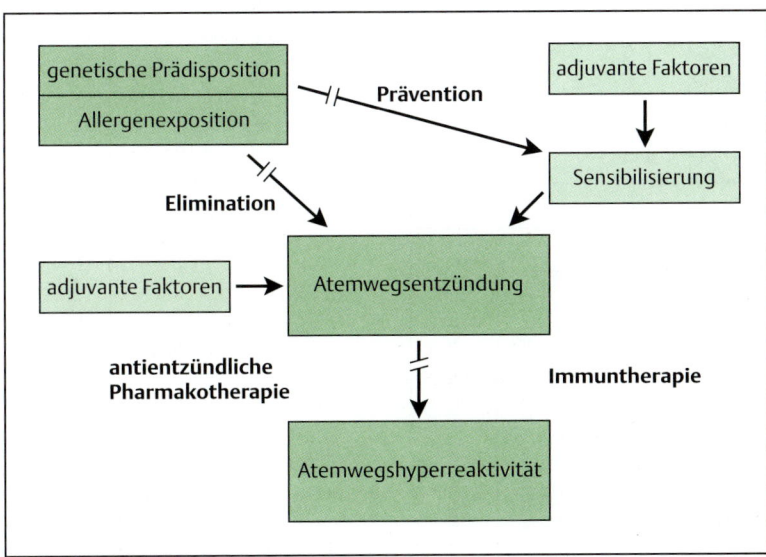

Abb. **2** Konzept zur Entstehung der bronchialen Hyperreagibilität

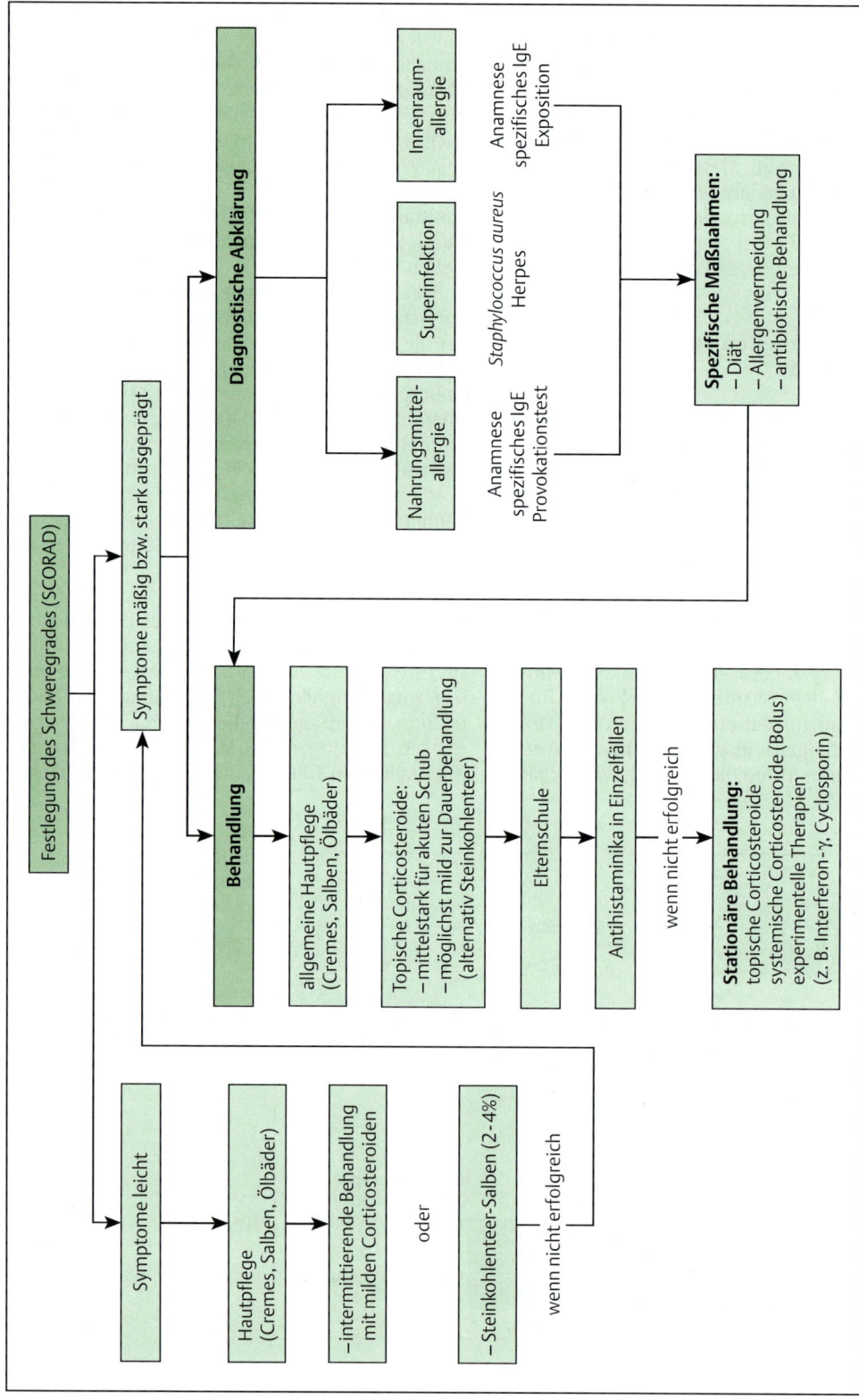

Abb. 3 Algorithmus zum diagnostischen und therapeutischen Vorgehen bei atopischem Ekzem im Kindesalter

tionstestungen, ggf. sogar als doppelblindplacebokontrollierte Provokation erforderlich, um Kinder vor irrationalen ungezielten Diäten zu schützen und eine adäquate diätetische Therapie zusammenzustellen. In besonderen Fällen ist auch eine Stichprovokation mit Insektengift unter stationärer Kontrolle gerechtfertigt, sei es zur Therapiekontrolle nach Hyposensibilisierung oder zur Vermeidung überflüssiger Hyposensibilisierungen bei fraglicher Indikationsstellung.

5.16.7 Spezielle Therapieempfehlungen

Atopisches Ekzem

Noch stärker als beim Erwachsenen müssen bei der Behandlung des atopischen Ekzems im Säuglings- und Kindesalter Allergene aus der Nahrung und Umwelt als potentielle Triggerfaktoren für das atopische Ekzem bei der Behandlung berücksichtigt werden. Vor allem bei mittelschweren und schweren Verlaufsformen des Ekzems ist daher neben einer professionellen Hautpflege und antiinflammatorischen Lokalbehandlung die gezielte Allergenelimination im Falle klinisch aktueller Sensibilisierungen ebenso erforderlich wie die gezielte Therapie von Superinfektionen (Abb. 3).

Nahrungsmittelallergie

Unabhängig davon, ob sich die in den ersten zwei Lebensjahren manifest gewordene Nahrungsmittelallergie am Gastrointestinaltrakt, den oberen oder unteren Atemwegen oder an der Haut manifestiert, ist eine diätetische Intervention in aller Regel nur für einige Jahre erforderlich. Die Indikation zur Diät ergibt sich aus einer durch Provokationstestung als klinisch aktuell gesicherten Nahrungsmittelallergie. Bei der Elimination einzelner Nahrungskomponenten ist dafür Sorge zu tragen, daß nutritive Defizite Wachstum und Entwicklung eines Kindes nicht gefährden.

Allergische Rhinitis

Die Therapie der saisonalen oder ganzjährig auftretenden allergischen Rhinitis unterscheidet sich kaum von der des Erwachsenen.
Zur symptomatischen Behandlung kann auf topische Corticosteroide (Budesonid, Beclometason) zurückgegriffen werden, deren gute therapeutische Breite auch im Kindesalter einen Einsatz rechtfertigt. Bei einer Dosierung bis zu 800 µg/Tag ist auch bei einer längerfristigen Therapie in aller Regel nicht mit Nebennierenrinden-Suppressionserscheinungen oder negativen Auswirkungen auf das Wachstum zu rechnen. Höhere Tagesdosierungen sollten insbesondere bei einer gleichzeitig durchgeführten topischen Steroidbehandlung der unteren Atemwege allerdings sorgfältig überwacht werden, ggf. unter Zuhilfenahme endokrinologischer Spezialuntersuchungen.

Die Behandlung mit topischen Corticosteroiden kann durch altersentsprechende Applikationsformen (Tropfen, Sirup) mit nicht sedierenden Antihistaminika (Loratadin, Cetirizin) nötigenfalls ergänzt werden. Die Behandlung mit topischen Antihistaminika stellt eine nicht steroidale Therapiealternative für milde Verlaufsformen dar, die topische Applikation von Dinatriumcromoglycat im Bereich der Nase hat keine überzeugenden Therapieresultate erbracht.

Die Indikation zur Hyposensibilisierung ergibt sich in aller Regel bei Pollenallergien (Sensibilisierung durch Frühblüher oder Gramineen) sowie bei Hausstaubmilbenallergien. In besonderen Fällen kann auch eine Hyposensibilisierung mit Allergenextrakten von Haustieren (Katze, Hund) gerechtfertigt sein. In jedem Falle sind alle Möglichkeiten der Allergenelimination auszuschöpfen. Die Einleitung einer Hyposensibilisierung sollte eine mindestens zweijährige Symptomatik voraussetzen und wegen der mit der Therapie verbundenen Traumatisierung der Kinder nicht vor dem 7. Lebensjahr erfolgen.

Die insbesondere für das Kindesalter konzipierte orale bzw. sublinguale Hyposensibilisierung wird seit mehreren Jahrzehnten eingesetzt, hat jedoch bisher ihren Wirkungsnachweis nicht eindeutig erbringen können. Aufgrund der derzeitigen Lage der publizierten Studien ist diese Behandlung daher auch für das Kindesalter nicht zu empfehlen.

Allergisches Asthma

Ein größerer Prozentsatz atopischer Kinder entwickelt zumindest zeitweise auch asthmatische Symptome, insbesondere gekoppelt mit Sensibilisierungen gegen Innenraumallergene (Hausstaubmilben, Tiere). Die Behandlungsstrategie umfaßt in diesem Fall neben einer konsequenten Reduktion der häuslichen Allergenexposition (Matratzenüberzüge etc.) in Einzelfällen eine spezifische Hyposensibilisierungsbehandlung, die in der Regel erst nach dem 6. Lebensjahr indiziert ist.

Das Schwergewicht der Behandlung liegt auf einer konsequenten antiinflammatorischen Langzeittherapie, die in Anlehnung an die Empfehlungen des Internationalen Pädiatrischen Asthma Therapie Consensus stufenweise erfolgen sollte. An erster Stelle der inhalativ applizierten Dauertherapie steht Dinatriumcromoglycat, ggf. in Kombination mit β-Mimetika. Erweist sich diese Therapie allein als nicht erfolgreich, ist auch im Säuglings- und Kleinkindesalter inzwischen die Indikation zur Dauerbehandlung mit inhalativen Corticosteroiden in niedriger (800 µg/Tag) oder hoher Dosis (1600 µg/Tag) gerechtfertigt, bevor eine systemische Steroidbehandlung diskutiert wird.

Ein wichtiges Problem in der Langzeitbehandlung des Asthma bronchiale bei Säuglingen und Kleinkindern ist die richtige Wahl der Applikationsform. In Abhängigkeit vom Einzelfall ist auf Druckvernebler (Pari-Inhalierboy), Pulverinhalationen bzw. Dosieraerosole bei gleichzeitiger Verwendung von Spacer-Systemen zurückzugreifen. Für Säuglinge haben sich speziell niedervolumige Spacer-Systeme in Kombination mit Atemmasken (Babyhaler) bewährt. Ziel der Therapie des kindlichen Asthmas ist die Gewährleistung eines ungestörten Nachtschlafs sowie die Ermöglichung einer altersentsprechenden körperlichen Belastbarkeit bei Spiel und Sport. Reproduzierbare differenziertere Analysen der Lungenfunktion sind zumeist nicht vor dem 6. Lebensjahr möglich, oft gelingt es jedoch bei Kleinkindern einen Langzeitverlauf mit Hilfe des Peak-Flowmeter angemessen zu überwachen.

Der Erfolg einer Langzeittherapie des kindlichen Asthma bronchiale wird wesentlich mitbestimmt durch das Maß an Co-Management der betroffenen Patienten. Hier haben sich strukturierte Asthma-Schulungsprogramme inzwischen bewährt.

Insektengiftallergien

Bei generalisierten Reaktionen auf Bienen- und Wespenstiche ergibt sich die Indikation zur Hyposensibilisierung im Kindesalter insofern in modifizierter Weise gegenüber Erwachsenen, als milde Allgemeinreaktionen (Schweregrad 1–2 nach Müller) im Kindesalter eine oft günstige Langzeitprognose haben. In Zweifelsfällen mag eine sequentielle Stichprovokation unter stationärer Kontrolle dazu beitragen, daß unnötige Hyposensibilisierungen vermieden werden.

5.16.8 Prävention

Ohne den Stellenwert präventiver Maßnahmen zu überschätzen, sollten vor allem Familien mit eindeutig erhöhtem Atopierisiko bereits vor der Geburt ihres Kindes auf die Möglichkeiten präventiver Maßnahmen hingewiesen werden:

Bereits vor, spätestens während der Schwangerschaft sollten alle Möglichkeiten genutzt werden, ein „hypoallergenes Heim" einzurichten. Gute Belüftung, niedrige Luftfeuchtigkeit, die Vermeidung von Teppichböden im Schlafzimmer sowie die Vermeidung jeglicher Haustierhaltung sind dabei wesentliche Elemente.

Nach Geburt eines Kindes mit erhöhtem Atopierisiko sollte auf die Notwendigkeit des konsequenten Stillens über 4 bis 6 Monate unter Vermeidung jeglicher Zufütterung von Kuhmilch hingewiesen werden. Die auf dem Markt erhältlichen hypoallergenen „Säuglingsformel-Nahrungen" sind untereinander keineswegs vergleichbar, umfassen sie doch sowohl partiell als auch stark hydrolysierte Produkte. In besonderen Fällen (Stillhindernisse) können vor allem stark hydrolysierte Produkte auf Casein- (Pregestimil, Nutramigen) oder Molkebasis (Hipp HA) einen Ersatz zur Muttermilch darstellen.

Die Beikostfütterung (alle Art von Zufütterung außer Milch) sollte nicht vor dem 4. bis 6. Lebensmonat erfolgen, die Gabe von Hühnerei nicht vor dem ersten Geburtstag. Angesichts der Tatsache, daß die passive Tabakrauchexposition möglicherweise als Adjuvans für allergische Sensibilisierungen eingeschätzt werden muß, ist das Rauchen in Atopikerfamilien zu vermeiden.

Literatur

Bergmann, R.L., K.E. J. Forster, C.P. Bauer, E. Schmidt, S. Lau-Schadendorf, U. Wahn: Atopische Erkrankungen im Kindesalter. Allergo J. 8 (1994) 437–441

Gebert, N., U. Wahn: Patiententraining bei asthmakranken Kindern und Jugendlichen. In Petro (Hrsg.): Pneumologische Prävention und Rehabilitation. Springer, Berlin 1994

Marsh, D., J.D. Neely, D.R. Breazeale, B. Ghosh, L.R. Freidhoff, E. Ehrlich-Kautzky, C. Schou, G. Krishnaswamy, T.H. Beaty: Linkage analysis of IL4 and other chromosome 5q31.1 markers and total serum immunoglobulin E concentrations. Science 264 (1994) 1152–56

v. Mutius, E., C. Fritzch, S.K. Weiland, G. Röll, H. Magnussen: Prevalence of asthma and allergic disorders among children in united Germany: a descriptive comparison. BMJ 305 (1992) 1395–99

v. Mutius, E., F.D. Martinez, C. Fritzsch, T. Nicolai, P. Reitmeir, H. Thiemann: Skin test reactivity and number of siblings. BMJ 308 (1994) 692–95

Niggemann, B., H.A. Sampson, U. Wahn.: Proposals for standardization of oral food challenge tests in infants and children. Pediatr. Allergy Immunol. 5 (1994) 11–13

Wahn U., R. Seger, V. Wahn (Hrsg.): Pädiatrische Allergologie und Immunologie, 2. Aufl., Fischer, Stuttgart 1994

Wahn U. (Hrsg.): International Symposium on Allergy and Asthma Prevention. Pediatr. Allergy Immunol. 5, Supplement, 1994

Wjst, M., P. Reitmeir, S. Dold, A. Wulff, T. Nicolai, E. v. Loeffelholz-Colberg, E. v. Mutius: Road traffic and adverse effects on respiratory health in children. BMJ 307 (1993) 596–600

5.17 Allergie und Psyche
G. Feller

Zusammenhänge zwischen psychischem Befinden und Ausprägung bestimmter Krankheitsbilder sind aus allen Bereichen der Medizin bekannt. Sie beruhen auf klinischen Beobachtungen und wissenschaftlichen Studien aus der Neuroimmunologie, die enge Beziehungen zwischen Nerven- und Immunsystem aufzeigen konnten. Auch bei allergischen Erkrankungen werden psychische Faktoren postuliert. Es gibt Hinweise, daß Allergien durch Autosuggestion beeinflußbar sind und Ängstlichkeit die Reaktionsfähigkeit der Haut auf potentielle Allergene steigert. Bei Patienten mit atopischer Dermatitis oder allergischem Asthma kommt es bei psychischer Belastung vielfach zu einer eindrucksvollen Verschlechterung ihres Krankheitsbildes, umgekehrt bei Ausgeglichenheit und psychischer Stabilität zu eher blanden Verläufen. Diese klinischen Beobachtungen sind durch kontrollierte Studien bestätigt. Stellvertretend sind hier Untersuchungen von Black zu nennen, der nachwies, daß Überempfindlichkeitsreaktionen durch hypnotische Suggestion gehemmt werden können.

5.17.1 Diskutierte Persönlichkeitsstrukturen

Wenngleich die Existenz psychosomatischer Aspekte allergischer Erkrankungen mittlerweile unumstritten ist, divergieren die Aussagen über die Beziehungen zwischen allergischen Krankheitsbildern und charakteristischen Verhaltensmustern bzw. Persönlichkeitsstrukturen (Psychoimmunologie). Studien, die Asthma-, Rhinitis- und Dermatitispatienten bestimmte psychologische Profile (Tab. 1) zuordnen, relativieren sich bei sorgfältiger empirischer Überprüfung. Es gibt weder die typische Asthma-Familie, noch das typische Neurodermitis-Kind, den klassischen Rhinitis-Patienten oder gar die charakteristische Allergiepersönlichkeit.

Auch Gedankenmodelle zur Frage der Kausalität zwischen psychologischer Störung und Allergieentstehung, müssen vorsichtig beurteilt werden. Die primär gestörte Mutter-Kind-Beziehung

Tabelle 1 Umstrittene Persönlichkeitsprofile bei verschiedenen allergischen Krankheitsbildern

Asthma:	Angst vor dem Erwachsensein, Schutzbedürfnis, regressives Verhalten
Rhinitis:	Unabhängigkeit, Empfindsamkeit, Harmonie, Selbstbeherrschung
Atopische Dermatitis:	feminin, mütterlich, narzißtisch, Wert auf Äußerlichkeiten, Angst vor Macht und Überheblichkeit

des Neurodermitiskindes, Kratzen als symbolischer Ersatz einer gehemmten Sexualität oder familienpsychologische Aspekte, wie die Überprotektion, mangelnde Konfliktlösungsfähigkeit und Rigidität der Eltern bei Asthmakindern sind mehr spekulativ und keinesfalls kausal für die Krankheitsentstehung. Ebenfalls ungeklärt ist bislang, ob allergische Reaktionslagen das sog. hyperkinetische Syndrom bedingen können und welchen Effekt eine antigenarme Eliminationsdiät besitzt.

5.17.2 Ergebnisse aus der Neuroimmunologie

Obwohl auf dem Gebiet der Neuroimmunologie noch viele Unklarheiten bestehen und gerade über Veränderungen auf molekularer Ebene bei Vorliegen bestimmter psychosozialer Strukturen und Persönlichkeitsprofile wenig bekannt ist, können aufgrund aktueller Forschungsergebnisse sowohl für die Haut als auch die Schleimhaut enge Beziehungen zwischen Nerven- und Immunsystem als gesichert gelten. Mac Queen und Russell gelang es im Tiermodell, die Konditionierbarkeit der Mastzellaktivierung bzw. Histaminausschüttung nachzuweisen. Williams zeigte, daß bei Ratten, die mit Eialbumin sensibilisiert wurden, mastzellspezifische Protease im Serum bei audiovisueller Stimulation in ähnlicher Weise ansteigt wie bei Antigenprovokation. Zusammen mit den Studien über die konditionierte Histaminfreisetzung belegen diese Ergebnisse eine zumindest partielle über das ZNS bzw. das autonome Nervensystem generierte IgE-unabhängige Mastzellaktivierung. Die Informa-

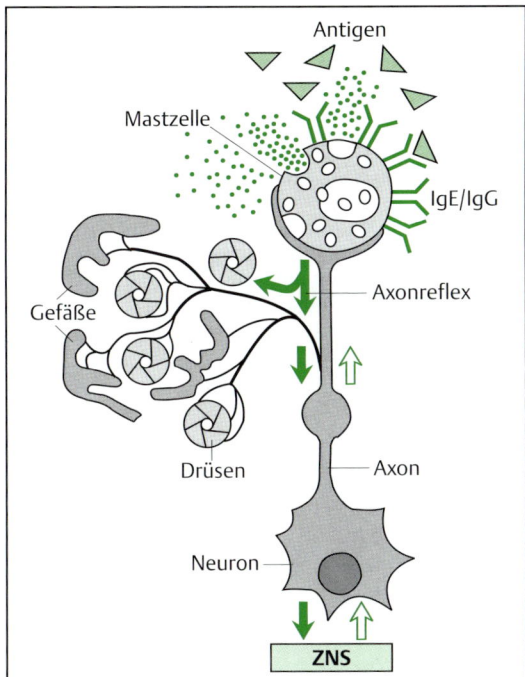

Abb. 1 Verbindung zwischen Nervensystem und Mastzellen mit bidirektionaler Informationsübertragung und lokalem Axonreflex (nach Michel 1994)

tionsübertragung zwischen Nerven und Mastzellen erfolgt nach heutigen Vorstellungen bidirektional; über Axonreflexe werden lokale Reaktionen, z.B. an Endothelien, glatter Gefäßmuskulatur und Drüsen, ausgelöst (Abb. 1).

Für die Steuerung der Interaktionen zwischen Nerven- und Immunsystem sind Botenstoffe, speziell Zytokine und Neuropeptide, verantwortlich. Zytokine werden, wie man heute weiß, nicht nur von immunkompetenten Zellen, sondern auch von Nervenzellen und Epithelien produziert und besitzen neben vielfältigen anderen Funktionen die Fähigkeit, neuronale Systeme zu steuern. Sie regulieren die Freisetzung von Neuropeptiden, Überträgerstoffen von Nervenfasern, die wiederum die Aktivität von Entzündungszellen kontrollieren. Für die bekanntesten Neuropeptide CGRP (calcitonin gene related peptide), VIP (vasoactive intestinal polypeptide), SP (substance P) und NPY (neuropeptide Y) konnte gezeigt werden, daß sie die Chemotaxis immunkompetenter Zellen, die Expression von Zelloberflächenmolekülen sowie die Freisetzung von Zytokinen beeinflussen. Unter den genannten Neuropeptiden scheint vor allem VIP eine besondere Rolle zu spielen. So wurde erst kürzlich bei Patienten mit allergischer Rhinitis in Biopsien der Nasenschleimhaut neben einer Vermehrung aktivierter eosinophiler Granulozyten und Mastzellen eine signifikante Zunahme VIP-haltiger Nervenfasern nachgewiesen (Abb. **2**, Tafel XXVIII).

Neben Neuropeptiden spielen bei der Immunmodulation sog. Neurohormone, wie Prolactin oder Wachstumshormone, eine wichtige Rolle. POMC-Peptidhormone, z.B. MSH (melanozytenstimulierendes Hormon), ACTH (Adrenocorticotropin) und ß-Endorphin, sind besonders bei allergischen Hauterkrankungen von Bedeutung und entstehen aus Proopiomelanocortin, einem Molekül, welches im Hypophysenvorderlappen isoliert wurde. Sie binden an Rezeptoren auf Nervenzellen und immunkompetenten Zellen und sind unter anderem in der Lage, die IL-4-bedingte IgE-Produktion zu modulieren.

Diese an der Haut gewonnenen Ergebnisse geben zusammen mit den an der Schleimhaut des Respirations- und Gastrointestinaltrakts beschriebenen Befunden einen Einblick in das enge Netzwerk zwischen Nervensystem und Immunsystem und lassen wage vermuten, wie kompliziert die Verbindungen zwischen Psyche und Allergie sind. Wenngleich der Wissensstand teilweise nur rudimentär ist, stellen die vorgestellten Studien das logische Grundgerüst für bestimmte Behandlungsformen, wie Verhaltenstherapie, psychologische Gruppentherapie oder autogenes Training dar und weisen auf neue Therapiemöglichkeiten, z.B. auf Neuropeptidebene hin. Dennoch ist vor einer Überbewertung der psychosomatischen Aspekte allergischer Erkrankungen zu warnen. Vor allem „neurotische bis wahnhafte" Ängste vor Überempfindlichkeitsreaktionen gegen Allergene und Umweltschadstoffe, dürfen nicht als neue Krankheitsentitäten fehlinterpretiert und unter Schlagwörtern wie „klinisches Ökosyndrom" oder „Sick Bilding Syndrom" eingeordnet werden.

Literatur

Aebischer, I., M.R. Stämpfli, A. Zürcher et al.: Neuropeptides are potent modulators of human in vitro immunoglobulin E synthesis. Europ. J. Immunol 24 (1994) 1908–1913

Bhardwaj, R.S., T.A. Luger: Proopiomelanocortin production by epidermal cells: evidence for an immune neuro-endocrine network in the epidermis. Arch. Dermatol. Res. 287 (1995) 85–90

Enquete Marion Merrell Dow France. Les mots des allergiques. Sofres 1993

Gieler, U.: Psychosomatische Aspekte bei allergischen Erkrankungen. Allergologie 18/9 (1995) 385–388

Gil, K.M., F.J. Keefe, H.A. Sampson, C.C. McCaskill, J. Rodin, J.E. Grisson: The relation of stress and family environment to atopic dermatitis symptoms in children. Psychosom. Res. 31 (1987) 673–684

Hein, U.R., B.M. Henz, K. Seikowski, W. Aberer, S. Lautenschlager, B.F. Klapp: Die Beziehung zwischen chronischer Urtikaria und Somatisierungsstörung bzw. Depression. Hautarzt 47 (1996) 20–23

Luger, T.A.: Allergie und Stress: Die Rolle von Neuropeptiden als Entzündungsmediatoren. Allergo J. 4/8 (1995) 427–429

Michel, F.B.: Psychology of the allergic patient. Allergy 49 (1994) 28–30

Zweng, M., C. Hauser-Kronberger, W. Heppt: Neuro-Immunmodulation bei der allergischen Rhinitis. 5. Tagung der AG Klin. Immunol. und Allergol. in der HNO-Heilk., Davos 06. 10. 1995

6 Differentialdiagnose allergischer Krankheitsbilder

6.1 Quincke-Ödem

M. Schönermark, M. Röcken

6.1.1 Definition und Klinik

Unter dem Begriff Quincke-Ödem, Angioödem oder angioneurotisches Ödem wird eine sehr unterschiedliche Gruppe von Krankheiten zusammengefaßt, die zu einem langanhaltenden Ödem der tiefen Kutis, Subkutis oder Submukosa führt. Das in der Regel einseitige Ödem tritt schnell auf, kann bis zu mehreren Tagen persistieren und kommt entweder solitär oder multipel an verschiedenen Körperstellen gleichzeitig vor. Betrachtet man die Gesamtheit aller Quincke-Ödeme, gibt es weder eine Geschlechtsabhängigkeit noch einen Altersgipfel.

Die kutanen Ödeme sind stark erhaben, prall, kaum eindrückbar und, da sie zur Kompression der Gefäße führen, nicht blaß, sondern eher rosa. Gelegentlich besteht Spannungsschmerz, Juckreiz ist selten. Das Gesicht (Abb. 1, Tafel XXVIII), die distalen Extremitäten und die Genitalregion gelten als Prädilektionsstellen. Bei Rezidiven werden bevorzugt immer die gleichen Lokalisationen befallen. Dem Krankheitsgeschehen können Prodromi wie Schmerzen, Parästhesien oder Juckreiz vorausgehen.

Extrakutane Manifestationen finden sich in erster Linie in Mundhöhle, Rachen und Kehlkopf, können aber auch verschiedene Regionen des Gastrointestinaltrakts betreffen. Die pharyngealen und laryngealen Manifestationen führen zu kloßiger Sprache, Heiserkeit, Schluckbeschwerden und Stridor mit teils dramatischer Luftnot. Das abdominelle Angioödem macht sich mit kolikartigen Schmerzen, Nausea und Erbrechen, Flatulenz und gelegentlich auch Obstipation bemerkbar. Über Laparotomien bei Verdacht auf ein akutes Abdomen ist berichtet worden.

Extrakutane Manifestationen werden überdurchschnittlich häufig bei Komplement-1-Esterase-Inhibitor-(C1-INH-)Mangel und anderen Komplementstörungen beschrieben, sind aber auch mögliche Folgen eines Hymenopterenstichs oder seltener einer Therapie mit einem Inhibitor des Angiotensin-converting-Enzyms (ACE) oder einer Urticaria pigmentosa. Das oropharyngeale Quincke-Ödem ist besonders gefürchtet, da es zu gefährlichen Obstruktionen der Atemwege führen kann, die dann oftmals eine Notfalltracheotomie erfordern.

Eine seltene Sonderform ist das Gleich-Syndrom, ein rezidivierendes Quincke-Ödem mit Eosinophilie in Blut und Gewebe, Urtikaria, Fieber und Leukozytose.

Prinizipiell teilt man Quincke-Ödeme ein (Tab. 1) in erworbene Angioödeme (AAE) mit normalem Komplementstoffwechsel, erworbene Angioödeme mit pathologischem Komplementstoffwechsel und genetisch bedingte Angioödeme (HAE), wie den bekannten C1-Esterase-Inhibitor-

Tabelle 1 Klassifikation der Angioödeme (modifiziert nach Möller 1993)

I. Erworbene Angioödeme, normaler Komplementstoffwechsel:
 1. Allergische Genese
 2. Pseudoallergische Genese
 3. Histamin-Liberatoren
 4. Physikalische Stimulatoren
 5. Immunkomplexkrankheiten (Urtikariavaskulitis; Serumkrankheit)
 6. Episodisches Angioödem mit Hypereosinophilie (Gleich-Syndrom)
 7. Urticaria pigmentosa
 8. Idiopathisches Angioödem
 9. ACE-Hemmer

II. Erworbene Angioödeme mit pathologischem Komplementstoffwechsel:
 1. Lymphoproliferative Erkrankungen mit normalem C1-INH
 2. Erworbener C1-INH-Mangel
 – Typ I: lymphoproliferative Erkrankung, B-Zell-Lymphome oder andere Systemerkrankung
 – Typ II: Anti-C1-INH-Antikörper (z.B. bei Lupus erythematodes, primär chronischer Arthritis)

III. Genetisch bedingte Angioödeme:
 1. Hereditäre Angioödeme
 – Typ I: mangelnde C1-INH-Synthese
 – Typ II: inaktiver C1-INH
 – Typ III: proteingebundener C1-INH
 2. Familiäres, durch Vibration auslösbares Angioödem

Mangel (s. Kap. 5.8.3). In Abhängigkeit der vorhandenen Komplementstörung (Abb. 2) unterscheidet man unterschiedliche Typen des hereditären (HAE) und erworbenen (AAE) Angioödems (Tab. 2).

6.1.2 Diagnostik

Im Rahmen der Diagnostik sind die in Tab. 1 aufgeführten Differentialdiagnosen des Angioödems zu berücksichtigen. Im speziellen sollte zunächst ei-

Tabelle 2 Differentialdiagnose des komplementinduzierten Angioödems

Angio-ödem-Form	C1-INH Konzentration	C1-INH Aktivität	C1-INH Konzentration	C1-INH Konzentration
HAE Typ I	< 30%	< 20%	normal	⇓
HAE Typ II	≥ 100%	< 20%	normal	⇓
AAE Typ III	⇓	⇓	normal	⇓
HAE Typ I	< 30%	< 20%	< 30%	⇓
AAE Typ II	60–70%	< 10%	⇓	⇓

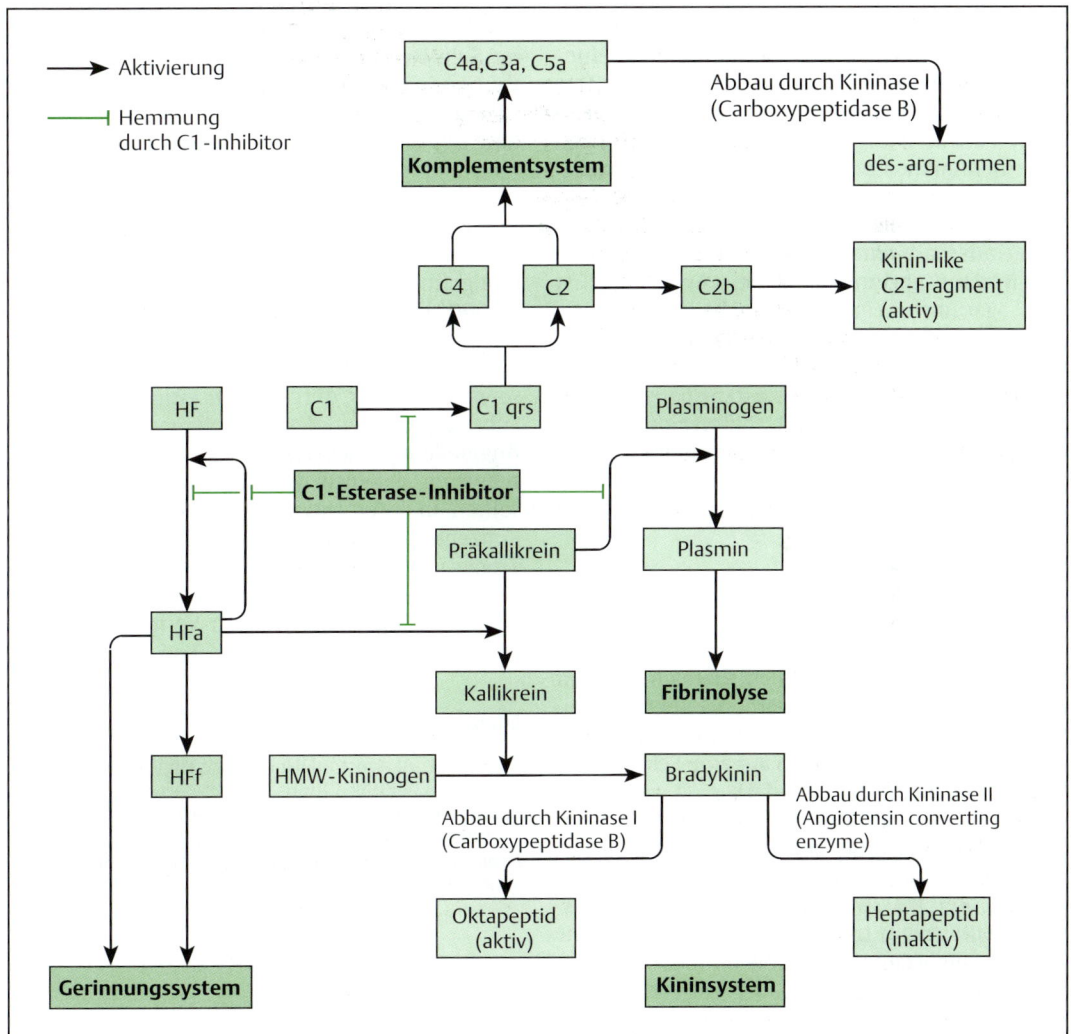

Abb. 2 Schema der Interaktionen des Komplementsystems mit der zentralen Rolle des C1-Esterase-Inhibitors.

ne allergische und pseudoallergische Genese abgeklärt sowie eine lymphoproliferative Erkrankung ausgeschlossen werden. Darüber hinaus ist eine Störung des Komplementsystems zu beurteilen. Eine Anamnese mit rezidivierenden Schwellungszuständen an Extremitäten, Gesicht und oberem Aerodigestivtrakt sowie wiederholt auftretende abdominelle krampfartige Schmerzen deuten insbesondere bei einer positiven Familiengeschichte auf das Vorliegen eines HAE hin. Um die Erkrankung zu diagnostizieren und sie insbesondere in eine der Unterformen einzuteilen, ist die quantitative und qualitativ-funktionelle Bestimmung des C1-INH und seiner Substrate innerhalb des Komplementsystems vonnöten (C1-INH-Konzentration und -Funktion, C1q- und C4-Konzentration, CH50). Die Schwere des klinischen Befundes korreliert jedoch nicht immer mit dem Ausmaß der funktionellen Störung. Zudem sind bei einigen Patienten die entsprechenden Störungen nur im Krankheitsschub, nicht jedoch im symptomfreien Intervall meßbar. Zur Analyse ist Zitrat- oder EDTA-Plasma zu verwenden. Das Plasma sollte innerhalb einer Stunde per Zentrifugation vom Vollblut abgetrennt werden. Andernfalls ist eine Lagerung für einige Stunden bei 4 °C möglich. Als erster Suchtest sollte die Bestimmung von C1-INH- und C4-Spiegel im Serum erfolgen (Norm: C1-INH = 0,11–0,26 g/l, C4 = 0,2–0,5 g/l). Ist C1-INH normal, C4 jedoch erniedrigt, sollten eine funktionelle Überprüfung des Inhibitorproteins (Norm: 70–130%), die CH50 (Norm: 19,5–60,0 U/ml) und der C1q-Spiegel (Norm: 0,05–0,25 g/l) bestimmt werden.

6.1.3 Therapie

Bei Quincke-Ödemen im Gesichtsbereich muß mit akuter Atemnot gerechnet werden. Daher kann eine Intubation, evtl. mit Tracheotomie indiziert sein. Des weiteren muß man auf eine Schockreaktion vorbereitet sein (s. Kap. 4.4).

Besteht der Verdacht auf das Vorliegen einer C1-INH-Störung, muß der Patient hospitalisiert und unter Tracheotomiebereitschaft beobachtet werden. Bei massiver lebensbedrohlicher Dyspnoe sollte zügig tracheotomiert werden, ohne frustrane und traumatisierende Intubationsversuche zu unternehmen. Intravenöse Corticoidgabe in Kombination mit einem Antihistaminikum (500 mg Solu-Decortin plus 1 Amp. Tavegil) kann ex juvantibus verabreicht werden, ist jedoch bei C1-INH-Störungen gänzlich wirkungslos. Zur Behandlung des lokalen Ödems eignet sich die Vernebelung oder lokale Applikation von Sympathomimetika (Micronephrin-Vernebelung). Therapie der Wahl bei nachgewiesenem C1-Esterase-Inhibitor-Mangel ist die rasche intravenöse Infusion von gereinigtem oder rekombinantem C1-INH (Berinert HS 500–1000 IU i.v.). Auch Frischplasma (fresh frozen plasma, FFP) kann zu einer Anfallskupierung führen, birgt jedoch ein gewisses Infektionsrisiko sowie die Gefahr, durch gleichzeitige Infusion von Substratproteinen des Komplementsystems das Angioödem zu verschlechtern. Patienten, die zu schweren, lebensbedrohlichen Anfällen neigen, sollten in ihrer Umgebung gereinigtes C1-INH-Konzentrat aufbewahren. Bei zu erwartenden Triggern wie einer Operation oder Zahnbehandlung sollten die Patienten frühzeitig eine Prophylaxe betreiben. Bei schweren Verlaufsformen ist eine Dauertherapie sinnvoll (s. Kap. 5.8.3).

Tabelle 3 Notfalltherapie des angioneurotischen Ödems

1. Tracheotomiebereitschaft, ggf. zügige Tracheotomie, keine Intubationsversuche
2. O_2-Nasensonde (5 l)
3. Großlumiger i.v.-Zugang, 500 mg Solu-Decortin plus 1 Amp. Tavegil
4. Inhalation mit Micronephrin (Ephedrin-HCl 1:1000), ggf. 0,2–0,3 ml Ephedrin-HCl 1:1000 subkutan halbstündlich
5. evtl. C1-INH-Konzentrat 500–1000 IU oder fresh frozen plasma

Literatur

Cicardi, M., A. Agostoni. Hereditary angioedema. N. Engl. J. Med. 334 (1996) 1666–1667

Czarnetzki, B.M., J. Grabbe: Urtikaria. Springer, Berlin (1993)

Peter, H.H.: Klinische Immunologie. Urban & Schwarzenberg 1996

6.2 Pseudoallergische Reaktionen auf nicht steroidale Antiphlogistika

A. Schapowal

Von den allergischen Reaktionen sind phänomenologisch gleichartige Reaktionen abzugrenzen, die weder durch Immunglobuline vermittelt werden, noch durch Toxizität erklärt werden können. Für diese Phänomene existieren unterschiedliche Begriffe: Ptolemaios prägte den Begriff Idiosynkrasie, Behring 1893 den Begriff Überempfindlichkeit; in der englischen Literatur findet man 1920 bei Coca die Bezeichnung „hypersensitiveness". Diese Begriffsverwirrung wird ergänzt durch die Bezeichnungen Intoleranz und Pseudoallergie. Hinzu kommt das von Cullen definierte „multiple chemical sensitivity (MCS) syndrome", welches polysymptomatische funktionelle Beschwerden bei erhöhter Empfindlichkeit auf Umweltchemikalien beschreibt und unter den Überbegriff „idiopathic environmental intolerances" (IES) einzuordnen ist. Eine gute Begriffsbestimmung finden man bei Ring (Abb. **1**).

Unter den pseudoallergischen Reaktionen am weitesten verbreitet sind Überempfindlichkeitsreaktion auf Aspirin und andere nichtsteroidale Antiphlogistika (NSAID), die zu dem sog. Analgetika-Asthma-Syndrom führen.

Dieses Krankheitsbild geht mit Asthma, Polyposis nasi, Urtikaria, Quincke-Ödem oder akuten anaphylaktoiden Reaktionen einher.

6.2.1 Phänomenologie und Prävalenz

Das Analgetika-Asthma-Syndrom tritt meist im Lebensalter zwischen 20 und 40 Jahren, gehäuft bei Frauen auf. Die Prävalenzrate bei Asthmatikern wird mit etwa 15–40% angegeben. 70% der Patienten mit Analgetikaintoleranz leiden unter einer Polyposis nasi, im Vergleich zu etwa 30% Asthmatikern. Während das Vollbild der Erkrankung durch eine meist ausgeprägte bronchiale Hyperreagibilität und ein cortisonpflichtiges Intrinsic-Asthma gekennzeichnet ist, können klinisch auch andere Manifestationen, wie eine Urtikaria oder eine chronische Rhinosinusitis, im Vordergrund stehen. Bei der sog. aspirin-sensitiven Rhinitis liegt eine perenniale, eosinophile Entzündung vor, die meist mit einer Hyp- oder Anosmie, frontotemporalen Kopfschmerzen und einer Polyposis nasi kombiniert ist. Interessanterweise ist sie bei Rezidiv-Polyposispatienten in bis zu 30% nachweisbar. Neben der Unverträglichkeit von nicht steroidalen Antiphlogistika liegt bei diesen Patienten mit Analgetika-Asthma-Syndrom oft eine Intoleranz von Tartrazin, Nahrungsmitteladditiva, Alkohol, Narkotika und Lokalanästhetika vor.

Die Intoleranzreaktion entwickelt sich meist innerhalb weniger Minuten nach Medikamenteneinnahme (mittlere Latenzzeit 20 Minuten). Es kommt zum Asthmaanfall, begleitet von Rhinorrhoe, Konjunktivitis und Flush von Kopf und Hals.

Etwa 17% der Attacken gehen mit einer Eintrübung des Bewußtseins einher, 8% verlaufen als Status asthmaticus, 0,8% als schwerer Schock mit Asystolie und Apnoe bis hin zum Exitus.

6.2.2 Pathogenese

Der Mechanismus der Analgetikaintoleranz ist immer noch nicht eindeutig geklärt.

Nach dem heutigen Wissen scheint er auf einer Störung im Arachidonsäuremetabolismus (Prostaglandin-, Leukotrienbildung) sowie im c-AMP gesteuerten Prostacyclin (PGI_2) und c-GMP gesteuerten Stickstoffmonoxid (NO)-Stoffwechsel beruhen. Da der Respirationstrakt die größte Quelle für Leukotriene, Prostacycline und NO ist, verwundert es nicht, daß sich die pathogenetischen Auswirkungen der Aspirinintoleranz primär dort niederschlagen. Bei der Aspirinintoleranz kommt es durch Hemmung der Zyklooxygenase zu einer überschießenden Bildung von Leukotrienen, wie LTC4 und LTD4, die eine starke spasmogene Wirkung an Bronchiolen entfalten (Abb. **2**). Neben diesen leukotrienvermittelten Reaktionen sind offenbar sekundäre proinflammatorische Effekte unter Beteiligung von eosinophilen, basophilen und neutrophilen Granulozyten, Mastzellen und Blutplättchen sowie eine direkte Komplementfreisetzung pathogenetisch bedeutsam. Eine besondere Rolle im Rahmen der Polypenentstehung scheint die Hemmung der Eosinophilen-Apoptose zu spielen (Abb. **3**, Farbtafel XXVIII). Interessant ist auch

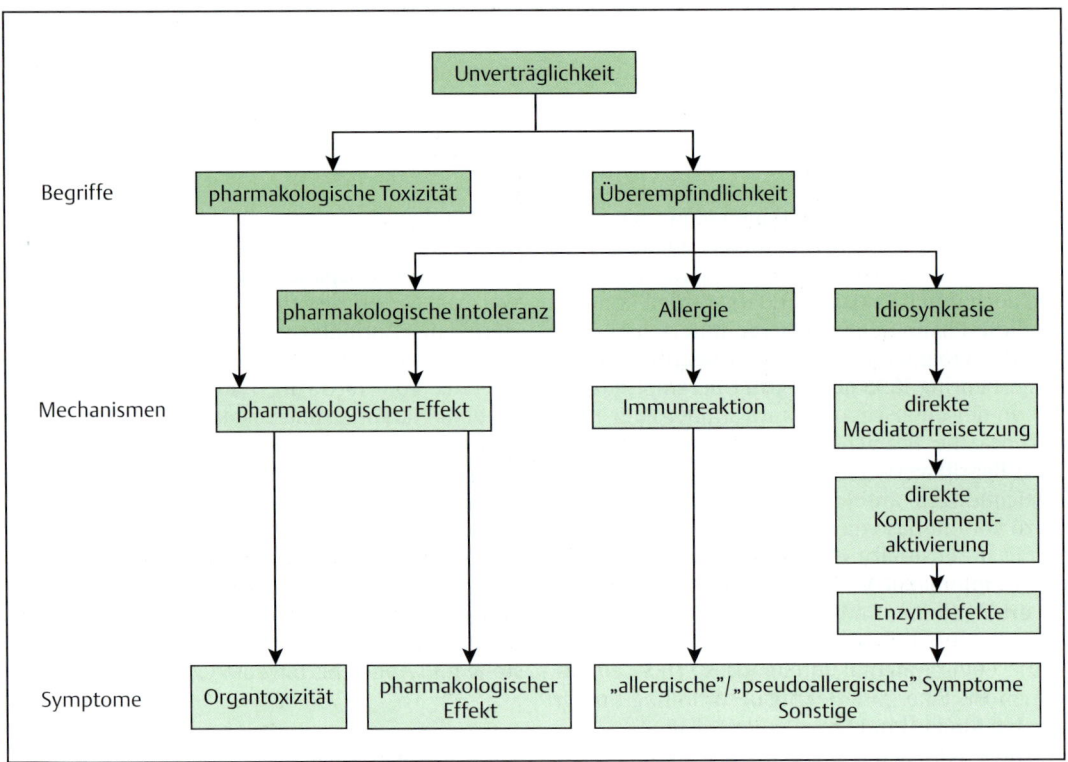

Abb. 1 Gliederung arzneimittelinduzierter Unverträglichkeitsreaktionen (nach Ring).

die Hypothese eines virusinduzierten Pathomechanismus. Hierbei geht man davon aus, daß die im Rahmen einer viralen Infektion gebildeten zytotoxischen T-Lymphozyten die klinische Symptomatik hervorrufen. Diese werden normalerweise durch PGE_2 kontrolliert, sind jedoch bei Hemmung der zyklooxygenaseabhängigen Produktion von PGE_2 in ihrer Aktivität gesteigert. Ob und in welchem Ausmaß die postulierten Pathomechanismen synergistisch wirken, ist zum heutigen Zeitpunkt noch nicht abzuschätzen.

6.2.3 Diagnostik

Die Diagnose der Analgetikaintoleranz basiert auf Provokationstests. Da kein IgE-vermittelter Mechanismus vorliegt, sind die klassischen Allergietestverfahren wie Hauttests und RAST ungeeignet. Nach Aspirin-Provokation kann die Reaktion durch Messung der Leukotrienfreisetzung in der nasalen oder bronchoalveolären Lavage sowie im Urin bestimmt werden. Eine Möglichkeit zur In-vitro-Messung der Sulfidoleukotrienfreisetzung bietet der CAST-ELISA.

Die Anamnese einer Unverträglichkeitsreaktion auf Aspirin ist wichtig, jedoch weniger verläßlich als ein objektiver Provokationstest. Patienten mit Asthma, Polyposis nasi und einer anamnestischen Aspirin-Unverträglichkeit reagieren allerdings nur zu 85% positiv auf eine orale Provokation. Die Provokation ist bei der aspirin-sensitiven Urtikaria nur oral, bei Rhinitis und Asthma auch bronchial und nasal möglich.

Orale Provokation

Während die orale Provokation bei Urtikaria und Rhinitis normalerweise relativ ungefährlich ist, kann es speziell bei Asthma oder anamnestisch bekannten anaphylaktoiden Reaktionen zu lebensbedrohlichen Zwischenfällen kommen. Deshalb sollte bei jedem Provokationstest Schockbereitschaft bestehen. Je nach Schwere der Erkrankung und anamnestischer Reaktionen auf Aspirin

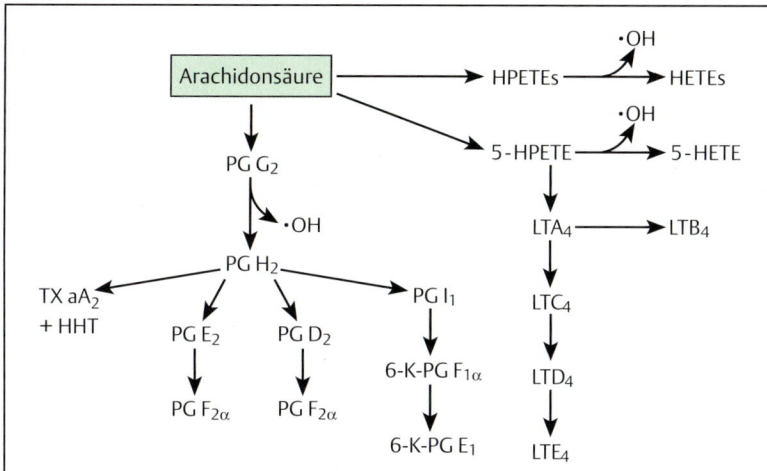

Abb. 2 Schematische Darstellung des Arachidonsäurestoffwechsels mit der Bildung von Prostaglandinen und Leukotrienen.

stehen für die orale Provokation Ein- und Zwei-Tages-Schemata zur Verfügung (Tab. 1). Der Test ist positiv, wenn die entsprechenden Symptome (Rhinitis, Asthma, Urtikaria, Quincke-Ödem) auftreten und bei der Rhinomanometrie ein > 40%iger Abfall des nasalen Flusses, bei der Spirometrie ein > 20%iger Abfall von FEV_1 nachweisbar ist.

Bronchiale Provokation

Die bronchiale Provokation wird mit Lysin-Acetylsalicylsäure (Lys-Ass, Aspisol®) durchgeführt und führt im positiven Fall zu Bronchokonstriktion, Mukosaödem und Hypersekretion. Diese Veränderungen werden als periphere obstruktive Ventilationsstörung, Dyspnoe, Husten und Auswurf faßbar. In weniger als einem Drittel der Fälle finden sich bronchialferne Reaktionen in Form von Rhinitis, Konjunktivitis und Quincke-Ödem. Der bei der oralen Provokation mit NSAID typische Flush wird nicht beobachtet. Der Test sollte nach den Richtlinien für die Durchführung von bronchialen Provokationen mit Allergenen und pharmakodynamischen Substanzen der Deutschen Gesellschaft für Allergie- und Immunitätsforschung durchgeführt werden und basiert auf spirometrischen Messungen (FEV_1, FVC, PEF). Die bronchiale Provokation sollte bei Asthmatikern nur durchgeführt werden, wenn die Baseline nicht schlechter als 20% der Norm ist.

Nasale Provokation

Bei der nasalen Provokation mit Lys-ASS wird zunächst der FEV_1-Wert (Spirometrie) und der nasale Flow (aktive anteriore Rhinomanometrie) bestimmt. Nach der Leerwertermittlung erfolgt auf der besser luftdurchgängigen Seite eine Kontrolle mit 20 µl NaCl, die mittels einer Eppendorf-Pipette auf den Kopf der unteren Nasenmuschel getropft wird. Die Provokation wird mit 0,5 mg oder 2 mg Lys-ASS durchgeführt (Tab. 2). Der Test ist positiv, wenn der nasale Fluß auf der Provokationsseite um > 40% abfällt und im Symptomscore von Sekretion, Irritation und Fernsymptomen mindestens 3 Punkte erreicht werden. In Anbetracht der hohen

Tabelle 1 Orale Provokation mit Aspirin (Stevenson)

A. Eintagesschema der oralen Provokation		
Zeit	Aspirin-Dosis (mg)	Kumulative Dosis (mg)
8.00	30	30
10.00	60	90
12.00	100	190
14.00	325	515
16.00	650	1.165
18.00	Testende	

B. Zweitagesschema der oralen Provokation		
Zeit	Tag 1	Tag 2
8.00	30	150
11.00	60	325
14.00	100	650
Kumulative Dosis	190	1125
17.00	Testende	Testende

Spezifität empfiehlt es sich zur Diagnostik des aspirin-sensitiven Asthmas zunächst die nasale Provokation und ggf. später die bronchiale Provokation durchzuführen. Fällt auch dieser Test negativ aus, ist bei eindeutigen anamnestischen Hinweisen auf eine Analgetika-Intoleranz der orale Provokationstest mit ASS oder anderen NSAID durchzuführen.

6.2.4 Therapie

Die Therapie der aspirin-sensitiven Rhinitis und des Analgetika-Asthma-Syndroms ist in Anbetracht des nicht geklärten Pathomechanismus und der offensichtlich vielfältigen Mechanismen schwieriger als bei anderen Rhinitis- und Asthmaformen. Neben den Maßnahmen der Schleimhautpflege, der Infektprophylaxe, der allgemeinen Rhinitis- und Asthmabehandlung, der Ernährungsberatung und psychosozialen Betreuung stehen folgende Therapieprinzipien im Vordergrund: 1. Karenzmaßnahmen, 2. Corticosteroid-Management, 3. mikrochirurgische Eingriffe an den Nasennebenhöhlen, 4. adaptive Desaktivierung mit ASS.

Karenzmaßnahmen

Der Patient sollte durch entsprechende Schulung gut über die Erkrankung informiert sein und einen Intoleranzausweis zum Analgetika-Asthma-Syndrom erhalten (Tab. **3**). Das Vermeiden von Aspirin und anderen NSAID ist dabei als notwendige Vorsichtsmaßnahme, weniger als Therapie zu verstehen, denn selbst ein striktes Vermeiden von NSAID hat keinen positiven Einfluß auf den Verlauf der Erkrankung. Ebensowenig sind bei der Rhinitis und beim Asthma Diäten empfehlenswert. Lediglich bei der aspirin-sensitiven Urtikaria haben salicylatarme Diäten positive Effekte gezeigt. Die Behandlung mit einer Fischöldiät, wodurch Zyklooxygenase und Lipooxygenase unter Umgehung des Arachidonsäurestoffwechsels dem Körper bereitgestellt werden, hat sich als wirkungslos erwiesen.

Die Unverträglichkeit gegen einzelne NSAID hängt vom Anti-Zyklooxygenase-Effekt des Medikaments und von der individuellen Sensitivität des Patienten ab. Bei den empfohlenen Alternativmedikamenten ist zu berücksichtigen, daß es bei Analgetika-Asthma-Syndrom in ca. 4% Unverträglichkeitsreaktionen auf Paracetamol gibt, bei Ni-

Tabelle 2 Nasale Provokation mit Lys-ASS (Schapowal)

Zeit (min) nach ASS-Gabe	Nasaler Fluß (ml/s) rechts	links	FEV_1 (l)
Leerwert NaCl-Kontrolle			
0,5 mg/20 µl Lys-ASS 10			
20			
30			
2,0 mg/20 µl Lys-Ass 10			
20			
30			
Histaminkontrolle			

mesulid, welches pharmakologisch keinen Einfluß auf den Zyklooxygenase-Stoffwechsel besitzt und eher hemmend auf die Bildung freier Sauerstoffradikale wirkt, in ca. 3%. Patienten sollten diese Medikamente in einschleichender Dosierung unter ärztlicher Kontrolle einnehmen.

Corticosteroidmanagement

Corticosteroide hemmen sowohl die beim Analgetika-Asthma-Syndrom relevanten immunologischen Vorgänge als auch den Arachidonsäurestoffwechsel durch Inhibition der Phospholipase A_2. Bei der aspirin-sensitiven Rhinitis muß in der Regel relativ hoch mit topischen Steroiden dosiert werden, beispielsweise mit einer Erhaltungsdosis von 600–1200 µg Budesonid/Tag. Bei massiver Po-

Tabelle 3 Vorschlag eines Patientenausweises bei Analgetika-Asthma-Syndrom

Definition der Erkrankung:
Nicht allergische Unverträglichkeit von nicht steroidalen Antiphlogistika, nicht-narkotischen Analgetika und Thrombozyten-Aggregationshemmern vom Typ der Zyklooxygenase-Inhibitoren, wie Aspirin, Amuno, Voltaren, Anturano, Colfarit

Ausweichpräparate:
Antiphlogistisch: Nimesulid (Aulin, Nisulid) einschleichend, sonst nur steroidale Antiphlogistika
Antipyretisch/analgetisch: Nimesulid oder Paracetamol (Ben-u-ron) einschleichend. Analgetisch: Nimesulid einschleichend, sonst nur narkotische Analgetika und deren Derivate, z.B. Buprenorphin (Temgesic), Piritramid (Dipidolor), Pentazocin (Fortral), Pethidin (Dolantin), Tramadol (Tramal), Tilidin (Valoron N)

lyposis nasi kann mit einem systemischen Corticosteroidstoß von 50 mg Prednisonäquivalent/Tag über eine Woche begonnen werden. Kommt es zu einer wesentlichen Befundbesserung, kann mit topischen Steroiden weiterbehandelt werden; andernfalls ist frühzeitig die Indikation zur mikrochirurgischen Operation zu stellen.

Rhinochirurgische Eingriffe

Mechanische Atemhindernisse wie eine Septumdeviation oder Septumleiste sollten ebenso operativ beseitigt werden wie Engstellen im Infundibulum ethmoidale und Polypen im gesamten Nasennebenhöhlen-Bereich. Eine subtile Nachbehandlung unter Einschluß langfristiger topischer Corticosteroidgabe ist zur Rezidivprophylaxe unerläßlich.

Adaptive Desaktivierung mit ASS

Die adaptive Desaktivierung mit Acetylsalicylsäure wurde aus der Beobachtung der Refraktärperiode nach Aspirin-Provokation und der Toleranzinduktion nach wiederholter Provokation entwickelt. Die Dauer dieser Refraktärzeit variiert individuell von 1–7 Tagen. Nach Ende der Desaktivierung mit ASS kommt die Intoleranz nach 2–7 Tagen wieder. Unter der Desaktivierung normalisieren sich die Leukotrienwerte in nasaler und bronchialer Lavage sowie im Urin. Ein positiver CAST-ELISA auf ASS wird negativ. Der genaue Wirkmechanismus der Desaktivierung ist noch unbekannt. Diskutiert wird, daß während der Zeit der irreversiblen Hemmung der Zyklooxygenase, prostanoidunabhängige Regulationsmechanismen greifen; der ursprüngliche Regulationsweg über die Arachidonsäure würde nach Ende der Desaktivierung mit der Fähigkeit des Gewebes, Prostaglandine zu bilden, zurückkehren. Eine andere Erklärungsmöglichkeit besteht in der Niederregulation der Leukotrienrezeptoren.

Die adaptive Desaktivierung ist bei Patienten mit Polyposis nasi, speziell der Rezidivpolyposis, indiziert und bei Fehlen von Asthma unproblematisch. Voraussetzung für ihre Durchführung ist eine pneumologische Abklärung einschließlich Bodyplethysmographie und Ausschluß einer bronchialen Hyperreagibilität. Aus Sicherheitsgründen ist für die adaptive Desaktivierung bei aspirin-sensitiver Rhinitis ein Zweitagesschema empfehlenswert (Tab. 4). Bronchiale Reaktionen werden durch die spirometrische Messung der FEV_1 beurteilt. Starke Rhinitissymptome, die bis zu 8 Stunden nach Provokation anhalten können, werden mit topischen Vasokonstriktoren und topischen Corticosteroiden behandelt. Die erreichte Erhaltungsdosis von 500 mg Aspirin/Tag wird als Dauertherapie angestrebt, der Therapieerfolg nach 6 Monaten evaluiert.

Beim Analgetika-Asthma-Syndrom ist die adaptive Desaktivierung zwingend stationär unter Intubationsbereitschaft mit der Möglichkeit der sofortigen intensivmedizinischen Behandlung durchzuführen. Zur Verbesserung der Lungenfunktionswerte ist ggf. vor Beginn der Desaktivierung ein systemischer Corticosteroidstoß durchzuführen. Die adaptive Desaktivierung bei Analgetika-Asthma-Syndrom ist nach verschiedenen Schemata möglich. Die größte Sicherheit besteht, wenn man von der inhalativ ermittelten Schwellendosis ausgeht und diese bei guter Verträglichkeit nach 8 Stunden verdoppelt. Ab 50 mg wird die Dosis oral gegeben und bis zur Erhaltungsdosis von 500 mg ASS/Tag gesteigert (Tab. 5). Zur Induktion der Toleranz werden durchschnittlich 5 Tage benötigt. In seltenen Fällen kann es 2 Wochen dauern, bis die Erhaltungsdosis toleriert wird. Die Nebenwirkungen der adaptiven Desaktivierung sind bei 500 mg ASS/Tag Magenbeschwerden aufgrund einer Gastritis in ca. 20%. Ist dies der Fall, wird zu-

Tabelle 4 Adaptive Desaktivierung mit Aspirin bei aspirinsensitiver Rhinosinusitis

Zeit	ASS-Dosis/Tag 1 (mg)	ASS-Dosis Tag 2 (mg)
08.00	50	250
14.00	100	500

Tabelle 5 Adaptive Desaktivierung bei Analgetika-Asthma-Syndrom

Tag 1 Aspirin-Schwellendosis inhalativ
Tag 2 Wiederholung der Schwellendosis inhalativ, bei guter Verträglichkeit nach 8 Stunden Verdopplung der Dosis bis 50 mg inhalativ, dann oral
Tag 3 Falls keine Reaktion an Tag 2, Verdopplung der Dosis, sonst Beginn mit der zuletzt vertragenen Dosis, ggf. Verdopplung nach 8 Stunden; gleiches Vorgehen an den Folgetagen, bis die Erhaltungsdosis von 500 mg Aspirin toleriert wird

nächst neben der symptomatischen Therapie die ASS-Dosis auf 200 mg oder auch 100 mg ASS/Tag reduziert. Wird auch diese Dosis nicht vertragen, ist die Desaktivierung zu beenden. Der Behandlungserfolg der adaptiven Desaktivierung liegt bei der Polyposis nasi durchschnittlich bei 60%, bei Asthma bei knapp 40%. Kein Erfolg ist bei aspirinsensitiver Urtikaria zu erzielen.

Literatur

Czech, W., E. Schöpf, A. Kapp: Release of sulfidoleukotrienes in vitro: Its relevance in the diagnosis of pseudoallergy to acetylsalicylic acid. Inflamm. Res. 44 (1995) 291–295

Mathison, D.A., W.W. Pleskow, R.A. Simon, D.D. Stevenson: Aspirin and chemical sensitivities and challenges in asthmatic patients. In Spector, S.L., ed.: Provocative Challenge Procedures: Bronchial, Oral, Nasal and Exercise, Vol. II. CRC Press, Boca Raton, Florida, (1983) 103–113

Ring, J.: Pseudo-allergische Arzneimittelreaktionen. In E. Fuchs, K.-H. Schulz: Manuale allergologicum. Dustri, München-Deisenhofen 1995

Schapowal, A., H.-U. Simon, M. Schmitz: Phenomenology, pathogenesis, diagnosis and treatment of aspirin-sensitive rhinosinusitis. Acta oto-rhino-laryngol. belg. 49 (1995) 235–250

Schmitz, M., A. Schapowal: Intrinsic Asthma und Analgetika-Asthma-Syndrom. Phänomenologie und Ätiologie. Atemw.-Lungenkrkh. 1 Suppl.-Heft 18 (1992) 2–11

Stevenson, D: D:, R. A. Simon, D. A. Mathison: Aspirin-sensitive asthma: tolerance to aspirin after positive oral aspirin challenge. J. Allergy Clin. Immunol. 66 (1980) 82–88

Szczeklik, A.: The cyclooxygenase theory of aspirin-induced asthma. Bur. Respir. 33 (1990) 588–593

Williams, W.R., A. Pawlowicz, B.H. Davies: In vitro tests for the diagnosis of aspirin-sensitive asthma. J. Allergy Clin. Immunol. 77 (1986) 693–698

6.3 Nasale Hyperreaktivität
C. Bachert

6.3.1 Begriffsbestimmung

Unter nasaler Hyperreaktivität versteht man eine übersteigerte Reaktion der Nasenschleimhaut auf unspezifische oder spezifische Reize. Dieses Phänomen findet man klassischerweise bei Pollenallergikern, die nach wiederholtem Allergenkontakt auf die gleiche Allergendosis stärker reagieren (allergenspezifische Hyperreaktivität, Priming-Effekt).

Die allergische Rhinitis ist aber nur eine Erkrankung unter vielen, die eine nasale Hyperreaktivität verursachen. Endokrine Störungen, pseudoallergische Reaktionen, Störungen des Gleichgewichts von Sympathikus und Parasympathikus oder der Neuropeptide können ähnliches bewirken. Diese Krankheitsbilder wurden bislang unter dem Begriff „vasomotorische Rhinitis" zusammengefaßt, wobei „vasomotorisch" mit „nicht allergisch" gleichgesetzt und somit als Ausschlußdiagnose verwendet wurde. Dies spiegelt sich auch in dem anglo-amerikanischen Ausdruck „nicht infektiöse, nicht allergische Rhinitis" (NINA) wider. Nachfolgend findet sich eine aktuelle Zusammenstellung der verschiedenen Formen einer nasalen Hyperreaktivität.

Während für die Diagnose der bronchialen Hyperreaktivität heute bereits ausreichend valide Testsysteme in Form der Histamin- oder Methacholinprovokation zur Verfügung stehen, stützt sich die Diagnose der nasalen Hyperreaktivität bislang vornehmlich auf die klinische Symptomatik. Eine für den individuellen Patienten geltende Grenzdosis, bei der man z.B. durch Histamin- oder Methacholinprovokation oder durch die Applikation kalter Luft eindeutig eine Hyperreaktivität der Schleimhaut feststellen könnte, kann bislang nicht angegeben werden.

Klinisch sprechen wir von Hyperreaktivität, wenn bereits alltägliche Stimuli zu den Symptomen Obstruktion, Sekretion oder Niesreiz führen. Die Symptome sind dabei für die verschiedenen Formen der Hyperreaktivität identisch oder zumindest vergleichbar, lassen also keinen Rückschluß auf die Genese der Reaktion zu. Ein Teil der Patienten beschreibt typische Auslöser für die Beschwerden, wie etwa Temperaturwechsel, Lageänderung, Tabakrauch, Alkoholgenuß, Gerüche oder Dämpfe; ein anderer Teil kann solche Auslöser nicht angeben und leidet rezidivierend oder kontinuierlich an Nasenbeschwerden, die sich infolge der Anatomie des Nasenskeletts auch einseitig zeigen können. Auch anhand der Schleimhautoberfläche oder der Beschaffenheit des Sekrets kann nicht auf die Ursachen rückgeschlossen werden. Dies gelingt erst durch den Einsatz einer differenzierten Diagnostik.

6.3.2 Klassifikation

Die Pathophysiologie, Klassifikation, Diagnose und Therapie der nasalen Hyperreaktivität wurde kürzlich von einer interdisziplinären Arbeitsgruppe zusammenfassend dargestellt. Demnach kann man heute neun verschiedene Entitäten trennen:
1. Die physikalische Form durch mechanische Reize oder durch Hitze und Kälte.
2. Die endokrine Form bei Schwangerschaft, Kontrazeption, Schilddrüsenerkrankungen oder Akromegalie.
3. Die nerval-reflektorische Form bei Patienten mit gustatorischer Rhinitis, Skifahrer, Flitterwochen- oder Athletennase.
4. Die allergische, durch inhalative oder nutritive Allergene ausgelöste Rhinitis.
5. Die irritativ-toxische Rhinitis z.B. durch Einwirkung von Metallen oder chemischen Stoffen.
6. Die durch Arzneimittelnebenwirkungen bedingte medikamentöse Form, einschließlich der Reaktion auf Xenobiotika (Farbstoffe, Konservierungsstoffe etc.). Hierbei unterscheidet man
    a) vorhersehbare, bekannte Nebenwirkungen (z.B. auf Antihypertonika, Anticholinergika, Antidepressiva und ACE-Hemmer) und
    b) nicht vorhersehbare Reaktionen, die eine individuelle Reaktionsweise des Patienten voraussetzen (z.B. pseudoallergische Reaktionen auf ASS) oder auf einem Enzymdefekt (Idiosynkrasie) beruhen.
7. Die postinfektiöse, nach viralen oder bakteriellen Infekten auftretende Form.

8. Die idiopathische Form ohne erkennbaren Pathomechanismus.
9. Die ungesicherte Form (z.B. fragliche Krankheitsbilder, wie die nasale Mastozytose oder das NARES-Syndrom).

Die Diagnostik (Abb. **1**) beginnt mit der sog. Basisdiagnostik, bestehend aus Anamnese, Rhinoskopie und Endoskopie der Nase. Es folgen die Allergietestungen, sofern nicht die Basisdiagnostik auf endokrine Störungen oder das Vorliegen einer vorhersehbaren Arzneimittelnebenwirkung (z.B. Privinismus) hinweist. Bei negativen Allergietests kommt eine nerval-reflektorische, eine postinfektiöse oder die physikalische Form der Hyperreaktivität in Frage, wobei sich die Differentialdiagnose aus der Anamnese ergibt. Mittels Exfoliativzytologie und Provokation kann eine ASS-Unverträglichkeit gesichert werden. Die idiopathischen Formen der Hyperreaktivität zeigen keine typischen zytologischen Veränderungen. Über den Nachweis von Schadstoffen im Serum, im Urin oder in der Raumluft und typische zytologische Veränderungen ist die Diagnose einer irritativ-toxischen Hyperreaktivität zu stellen.

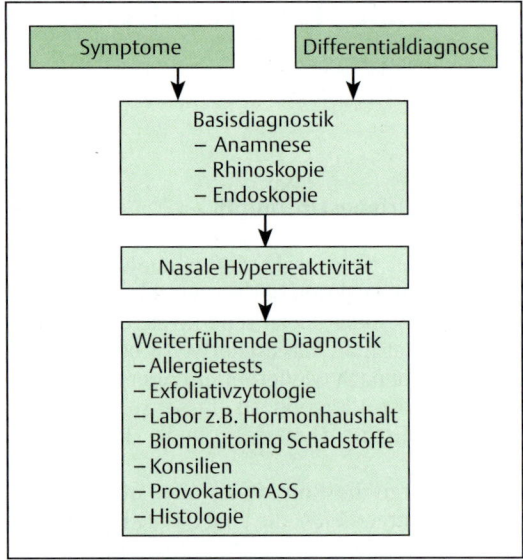

Abb. **1** Basis- und weiterführende Diagnostik bei der nasalen Hyperreaktivität.

6.3.3 Therapie

Die Therapie der Hyperreaktivität richtet sich nicht nur nach der Ätiologie und Pathogenese, sondern auch nach den vorherrschenden Symptomen. Karenz, Arzneimitteltherapie, Hyposensibilisierung, adaptive Desaktivierung, chirurgische Maßnahmen sowie die Therapie der Grunderkrankung stehen zur Verfügung.

Die medikamentöse Therapie stützt sich im wesentlichen auf die Antiallergika (s. Kap. 4.2). Antihistaminka lindern rasch die Symptome Niesreiz und Sekretion, nicht aber die nasale Obstruktion. Topische Steroide sind bei den meisten Formen der Hyperreaktivität, besonders den entzündlichen, indiziert und mindern vor allem die Obstruktion. Ipratropiumbromid steht als Anticholinergikum zur lokalen Behandlung einer Hypersekretion zur Verfügung. Capsaicin wirkt über die Entleerung der Neurotransmitterspeicher und ist für die Therapie der peptidergen nerval-reflektorischen Form der Hyperreaktivität geeignet.

Zur Indikation der Hyposensibilisierung bei der allergischen Rhinitis wird auf Kap. 4.3 verwiesen; die adaptive Desaktivierung ist in Kap. 6.2 dargestellt. Bei der mechanischen Form der Hyperreaktivität (Septumsporn mit Muschelkontakt) kann die Septumchirurgie die Ursache der Hyperreaktivität vollständig beseitigen.

Literatur

Borum, P.: Nasal methacholine challenge. J. Allergy clin Immunol. 63 (1979) 253–257

Holzer, P.: Capsaicin: Cellular targets, mechanisms of action, and selectivity for thin sensory neurons. Pharmacol. Rev. 43 (1991) 143–201

Konsensusbericht zur Pathophysiologie, Klassifikation, Diagnose und Therapie: Die nasale Hyperreaktivität – Die allergische Rhinitis und ihre Differentialdiagnose. HNO 45 (1997) 189–201

International Rhinitis Management Working Group. International consensus report on the diagnosis and management of rhinitis. Allergy [Suppl.] 19 (1994)

Mygind, N., R.M. Naclerio (Hrsg.): Allergic and non-allergic Rhinitis. Clinical Aspects. Munksgaard, Copenhagen 1993

Togias, A.G., R.M. Naclerio, D. Proud, et al.: Nasal challenge with cold, dry air results in the production of inflammatory mediators: Possible mast cell involvement. J. clin. Invest. 76 (1985) 1375–1381

Togias, A., D. Proud, A. Kagey-Sobotka, et al.: Cold dry air (CDA) and histamine (HIST) induce more potent responses in perennial rhinitics compared to normal individuals. J. Allergy clin. Immunol. 87 (1991) 148

7 Allergenkunde

7.1 Inhalationsallergene

S. Röseler

Der folgende Text beschränkt sich auf die klassischen und häufigen Typ-I-Allergene, die primär als Inhalationsallergene zur allergischen Rhinitis führen. Die Aufschlüsselung erfolgt alphabetisch.

Abkürzungen:
IC-Test = Intracutan-Test
LTT = Lymphozyten-Transformationstest
NNH = Nasennebenhöhlen
NPT = nasaler Provokationstest
RAST = Radio-Allergo-Sorbent-Test
+ = klinischer Beschwerdegrad mäßig
++ = klinischer Beschwerdegrad mittel
+++ = klinischer Beschwerdegrad stark

7.1.1 Samenpflanzen (Spermatophyta)

Zur Gruppe der Samenpflanzen gehören außer Algen, Flechten, Moosen und Farnen alle uns geläufigen Pflanzen. Ihre Fähigkeit, als weitestentwickelte Pflanzengruppe Blüten und Samen zu bilden, macht sie auch zu den gefürchtetsten Spendern von Inhalationsallergenen.

Vornehmlich der Pollen, der Gametophyt als Träger des männlichen Erbgutes, induziert aerogen Typ-I-Sensibilisierungen. Der Gametophyt besteht aus zwei Hüllen: der äußeren Exine und der inneren Intine, die das Zytoplasma umschließt. Die Allergene stammen in der Regel aus dem Zytoplasma und werden freigesetzt, sobald der Pollen durch Feuchtigkeit quillt. Dabei durchwandern die im Zytoplasma enthaltenen Proteine die Hüllen nach außen, um in Kontakt zur Blütennarbe zu kommen. Da Pollen einen feuchten Untergrund nicht weiter differenzieren können, vollzieht sich dieser Vorgang leider auch beim Kontakt mit menschlicher Schleimhaut.

Obwohl Pollensensibilisierungen die wichtigsten Typ-l-Sensibilisierungen ausmachen, sind die Major- und Minorallergene der Pflanzen nur zum Teil bekannt (Majorallergene = mehr als 50% der Sensibilisierten weisen auf dieses Allergen spezifische IgE-Antikörper auf).

Die bisher bekannten Allergene weisen ein Molekulargewicht zwischen 10–30 kD auf.

Die Gattung wird in der Regel mit drei Buchstaben abgekürzt, gefolgt von der Art und der Allergennummer, die in der Reihenfolge der Entdekung vergeben wird (z.B.: Birke, lat.: Betula verrucosa, bekannte Allergene: Bet v 1, Bet v 2).

Die Allergenpotenz der etwa 250.000 Arten von Samenpflanzen ist von verschiedenen Faktoren abhängig:
- **Verbreitung der Pflanzenart:** Weitverbreitete Pflanzen sind allergologisch relevanter.
- **Pollendichte:** Windbestäubende Arten, also Pflanzen mit kleinen unscheinbaren Blüten produzieren große Mengen kleiner Pollen und sind deshalb allergologisch potenter als buntblumige insektenbestäubende Arten mit wenigen schweren Pollen.
- **Aggressivität der Allergene:** Beifuß führt beispielsweise bei Schleimhautkontakt sehr viel schneller zu einer Sensibilisierung als Wiesenlieschgras. Beifuß macht aber nur 2–3% der Jahrespollenmenge aus, während Wiesenlieschgraspollen mit den übrigen Graspollen 15–30% der Jahrespollenmenge bilden; dementsprechend gibt es mehr Gräser- als Beifußallergiker. In Abhängigkeit von der Verbreitung einzelner Pflanzen gibt es regionale Unterschiede der Typ-l-Sensibilisierungen. In Europa machen Gräsersensibilisierungen die Hälfte aller Pollinosen aus, in den USA ist Ragweed, ein Unkraut, ein häufiges Allergen, in Japan Zedernpollen.

Saisonaler Blühkalender

Jede geographische Region hat ihre charakteristische Blütenfolge, so daß nicht nur anamnestisch die Verdachtsdiagnose „Heuschnupfen" geäußert, sondern auch das vermutete Allergen eingegrenzt werden kann. Leitallergen für unsere Region ist im Januar zunächst die Erle, dann diese in Kombination mit der Hasel bis März/April. Von April bis Mai dominieren die Birkenallergiker vor der eigentlichen „Saison" der Gräserallergiker. Den Ausklang des Blütenreigens bilden die Kräuter.

Pflanzenallergene zeigen oftmals Kreuzreaktivitäten innerhalb, aber auch außerhalb einer Pflanzenfamilie. Diese Sensibilisierungen können aber klinisch durchaus ohne Relevanz sein. So zeigten z.B. Treudler u. Mitarb. (1995), daß trotz häufiger Sensibilisierungen auf Ragweed-Pflanzen in Berlin selten eine klinisch relevante Ragweed-Allergie besteht. Es handelt sich statt dessen um eine Kreuzreaktivität bei Beifußsensibilisierung.

Dieses Beispiel ist besonders interessant, da Ragweed als hochaggressives Allergen einzustufen ist, aber aufgrund der geringen Verbreitung offensichtlich bislang kaum allergologische Bedeutung für unsere Region besitzt. Andererseits bewirkt die alleinige Zugehörigkeit zu der Pflanzenfamilie der Compositae auch eine kutane Kreuzsensibilisierung gegen ein hier kaum vorkommendes Allergen.

Über Kreuzreaktivitäten in den einzelnen Pflanzenfamilien hinaus scheint es auch sog. Panallergene zu geben, wie z.B. das Profilin, welches in vielen Pflanzen nachgewiesen werden kann.

Klinik: Pollinosen sind die klassischen akuten Typ-I-Sensibilisierungen, die vielfach bereits vom Patienten selbst diagnostiziert werden. Charakteristisch ist eine saisonal jährlich wiederkehrende Symptomatik mit Niesreiz, Rhinitis, Konjunktivitis, Juckreiz der Schleimhäute, manchmal auch des Genitales und der Gehörgänge. Nach Jahren, insbesondere bei unzureichender Therapie, können sich Asthma bronchiale, hyperplastische Nasenmuscheln und/oder eine chronische Sinusitis entwickeln. Einige Pflanzenallergene sind darüber hinaus in der Lage, Typ-IV-Sensibilisierungen auszulösen.

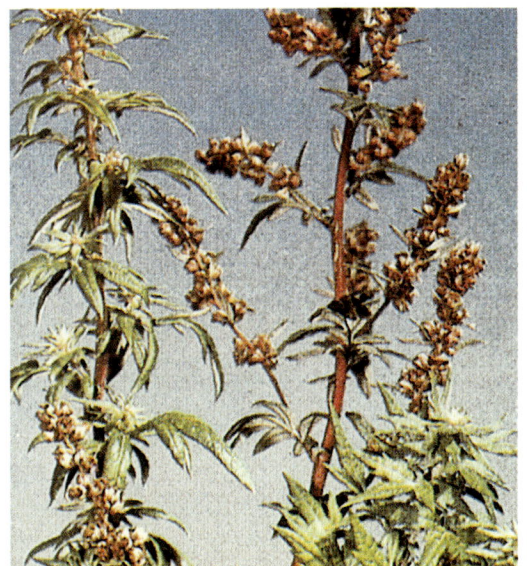

Beifuß (Artemisia vulgaris, Familie Compositae)

Aggressives Allergen, jedoch nur mäßig verbreitet, mit einem Anteil von ca. 2–3% an der Jahrespollenmenge. Das Sensibilisierungsrisiko ist bei ausreichendem Allergenkontakt deutlich höher als bei Graskontakt. Ca. 20% der Atopiker sind sensibilisiert, aber nur 48% der Sensibilisierten weisen klinische Symptome auf. Wesentlich scheint die Aggressivität des Allergens zu sein, welches zur Sensibilisierung zwar ausreicht, jedoch aufgrund der geringen Pollenmenge selten eine symptomverursachende Schwellenkonzentration erreicht. Weit verbreitet sind Kreuzreaktionen mit Nahrungsmitteln in Form des bekannten Sellerie-Karotten-Beifuß-Gewürz-Syndroms.
Vorkommen: Wegränder, Auenwälder, Schuttflure.
Verbreitung: Verbreitet und häufig, Windbestäuber.
Allergenexposition: Juli–September.
Allergenträger: Pollen (18–26 µm).
Klinik: Pollinose ++, Sellerie-Beifuß-Syndrom.
Diagnostik: Pricktest, NPT, ggf. RAST
Kreuzreaktivitäten: Sellerie, Arnika, Wermut, Kamille, Ragweed, Löwenzahn, multiple andere Gewürze, Pfaffenhütchenholz, Karotten.

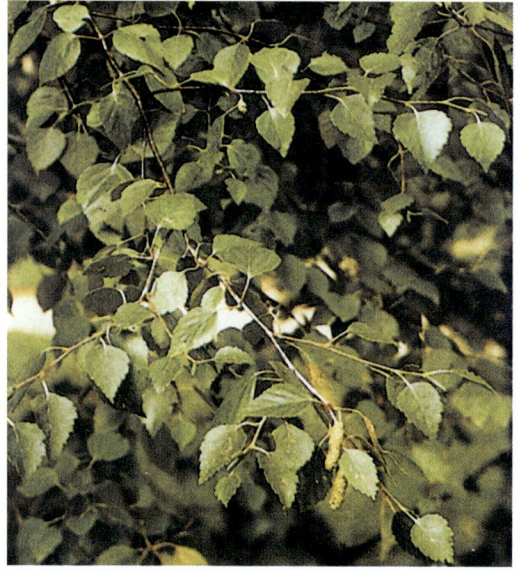

Birke (Betula verrucosa, Familie Betulaceae)

Die Birke ist das Hauptallergen in den Monaten April bis Mai. Das aggressive Allergen ist sehr verbreitet. Birkenpollen stellen bis zu 20% der Jahrespollenmenge. Sie gelten als wichtigste Baumallergene und führen klinisch dreimal häufiger zu Allergien als Beifußsensibilisierungen. Ca. 23% der Birkenpollensensibilisierten zeigen eine klinisch relevante Nuß- bzw. Kernobstsensibilisierung. Birkensensibilisierte mit einer RAST-Klasse 4 und mehr leiden zu 50% an einem oralen Allergiesyndrom.
Vorkommen: Nadel-, Laubwälder, Heidewiesen, Moor (anspruchslose Baumart).
Verbreitung: Verbreitet und häufig, Windbestäuber.
Allergenexposition: April–Mai.
Allergenträger: Pollen (16–30 µm).
Allergen: Bet v 1, Bet v 2.
Klinik: Pollinose +++.
Diagnostik: Pricktest, NPT.
Kreuzreaktivitäten: Nüsse (Hasel-, Baumnüsse, Mandeln); Kern-, Steinobst (z.B. Äpfel, Pfirsiche, Kirschen, Zwetschgen); Karotten, Tomaten; Erle, Hasel, Esche, Buche, Kastanie.

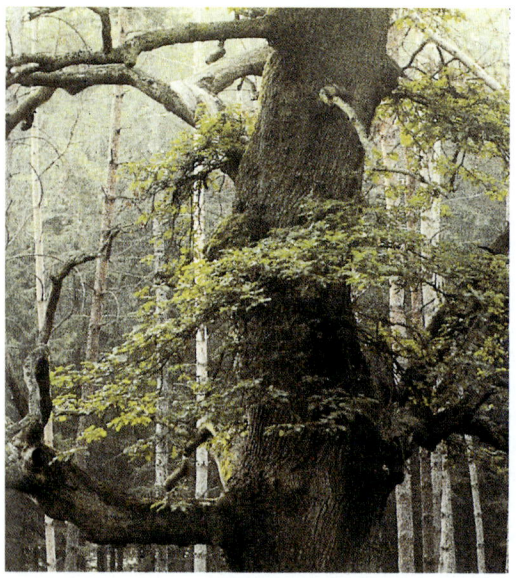

Eiche (Quercus alba, Familie Fagaceae)

Trotz häufiger kutaner Sensibilisierung und hohen Jahrespollenmengen von bis zu 10% besteht selten eine klinisch relevante Typ-I-Sensibilisierung auf Eichenpollen. Hingegen ist der Hartholzstaub der Eichen als Berufsallergen gefürchtet.
Vorkommen: Laub-, Auenwälder (u.a. als Nutzholz angebaut).
Verbreitung: Verbreitet und häufig, Windbestäuber.
Allergenexposition: April–Mai.
Allergenträger: Pollen (16–39 µm), Holzstaub (Tannine, Aldehyde)
Allergen: Que a 1.
Klinik: Pollinose +; Holzstaub: Typ-I-, Typ-IV-Sensibilisierung +++, toxisch-irritative Reaktionen, Adenokarzinome.
Diagnostik: Bei Verdacht auf Pollinose: Pricktest, NPT.
Bei Verdacht auf Holzstaubsensibilisierung: IC-Test, Scratchtest, NPT, RAST.

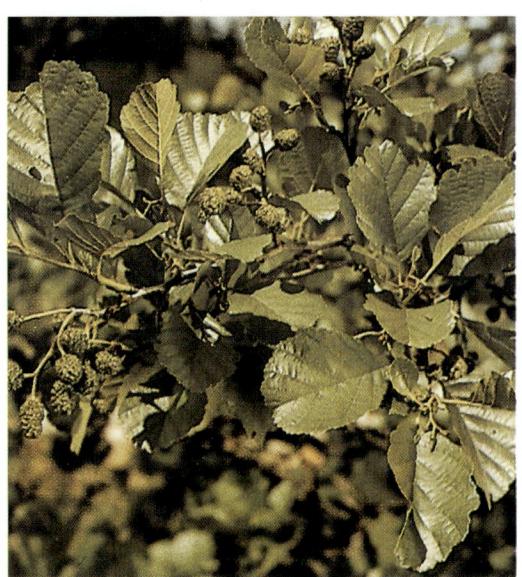

Erle (Alnus glutinosa, Familie Betulaceae)

In milden Wintern klagen die Patienten gelegentlich bereits im Dezember über „Heuschnupfen". Ursache sind die Erlenpollen, die bereits ab 10°C Außentemperatur fliegen und trotz des mäßigen Anteils von 5% der Jahrespollenmenge zu den hochpotenten Allergenen zählen.
Vorkommen: Fluß-, Bachufer, feuchte Wiesen, feuchte Wälder (anspruchsvolle Baumart, die auch forstlich angebaut wird).
Verbreitung: Verbreitet und häufig, Windbestäuber.
Allergenexposition: Februar–April.
Allergenträger: Pollen (25–45µm)
Allergen: Aln g 1.
Klinik: Pollinose ++.
Diagnostik: Pricktest, NPT.
Kreuzreaktivitäten: Nüsse (Hasel-, Baumnüsse, Mandeln), Kern-, Steinobst (z.B. Äpfel, Pfirsiche, Kirschen, Zwetschgen), Karotten, Tomaten, Birke, Hasel, Esche, Buche, Kastanie.

Gräser (Familie Poaceae)

Gräser sind die wichtigsten und häufigsten inhalativen Allergene in Europa. Die Hälfte aller Pollinosen sind Folge von Gräsersensibilisierungen; die Jahrespollenmenge beträgt 15% bis zu 30%. In der Familie der Gräser besteht eine ausgeprägte Kreuzantigenität. Gräser stellen mit etwa 8000 Arten in 700 Gattungen die viertgrößte Pflanzenfamilie dar. In Mitteleuropa sind die Gräser mit 200 Arten vertreten. Auch die verschiedenen Getreidearten gehören zu den Süßgräsern; allergologisch relevant ist allerdings nur der Roggen. Weizen, Gerste und Hafer sind wenig potente Allergene, da sie als Selbstbestäuber nur wenige Pollen ausbilden.

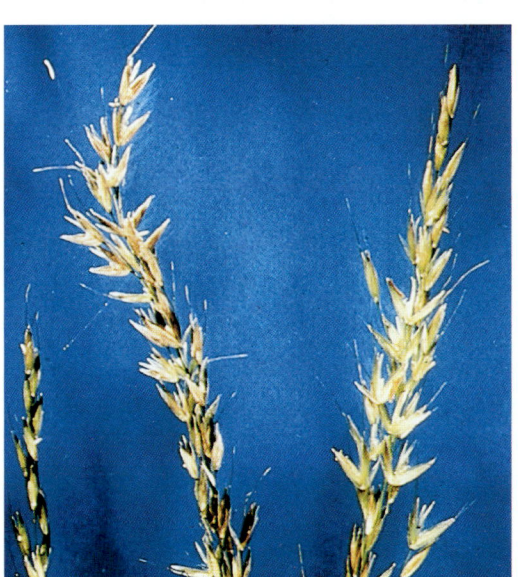

Glatthafer/Wiesenhafer
(Arrhenatherum elatius, Familie Poaceae)

Vorkommen: Fettwiese, Straßenränder, Unland, gutes Futtergras (Hauptbestandteil der gut gedüngten Wiesen).
Verbreitung: In Deutschland verbreitet (bis 1450 m), Windbestäuber.
Allergenexposition: Juni–Juli.
Allergenträger: Pollen (30–40 µm).
Klinik: Pollinose +++.
Diagnostik: Pricktest und NPT mit Gräsermischungen aufgrund o.g. Kreuzantigenität.
Kreuzreaktivitäten: Getreidemehl, Erdnuß, Sojamehl, rohe Kartoffeln.

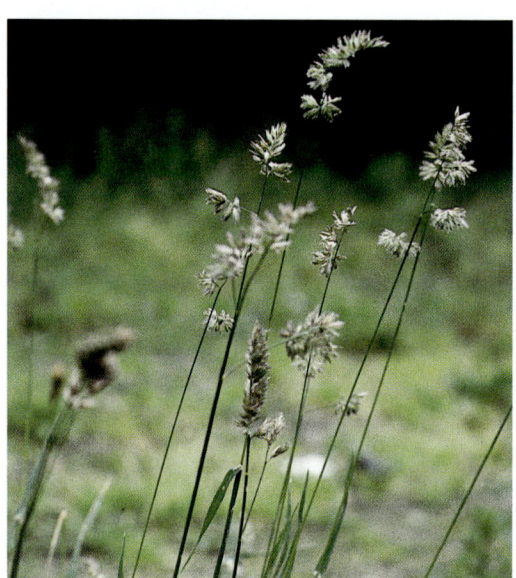

Knäuelgras
(Dactylis glomerata, Familie Poaceae)

Vorkommen: Wiese, Weide, Wegränder, lichte Wälder.
Verbreitung: Verbreitet und häufig (bis 1950 m), Windbestäuber.
Allergenexposition: Mai–August.
Allergenträger: Pollen (27–36 µm).
Allergen: Dac g 1, Dac g 2, Dac g 5.
Klinik/Diagnostik/Kreuzreaktivitäten: s.o.

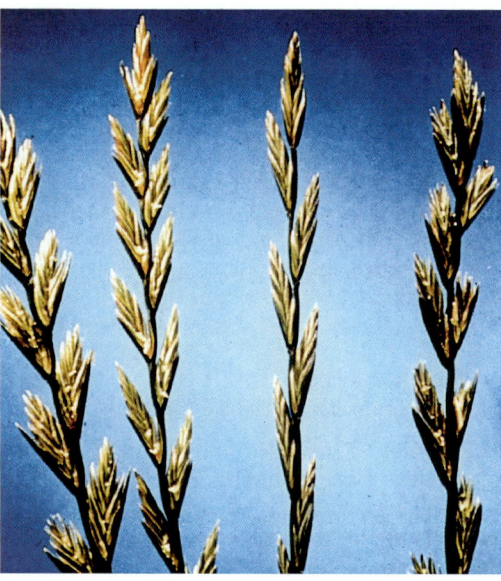

Raygras/Lolch/Deutsches Weidelgras
(Lolium perenne, Fa. Poaceae)

Vorkommen: Auf stickstoffhaltigen Böden und stark betretenen Flächen (z.B. Fußballplätze), „Grundlage des typ. engl. Rasens".
Verbreitung: Verbreitet und häufig (bis 1100 m), Windbestäuber.
Allergenexposition: Mai–Oktober.
Allergenträger: Pollen (30–35 µm).
Allergen: Lol p 1, Lol p 2, Lol p 3, Lol p 4, Lol p 5, Lol p 10.
Klinik/Diagnostik/Kreuzreaktivitäten: s.o.

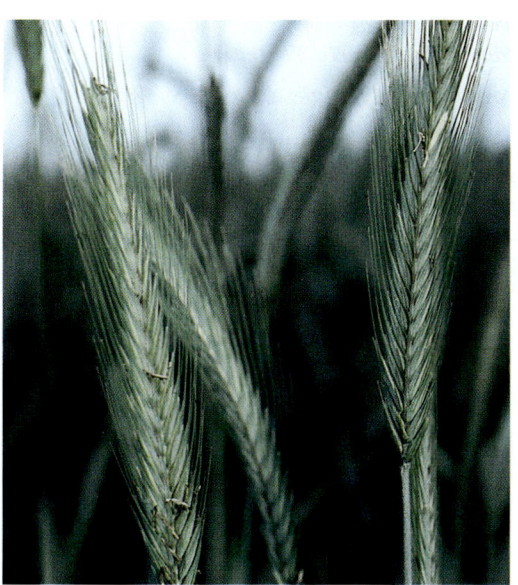

Roggen
(Secale cereale, Fa. Poaceae)

Roggen ist ein ausgeprägt aggressives Grasallergen; bereits 10–15 Pollen/m^3 verursachen bei sensibilisierten Patienten eine Pollinose. Eine Roggenähre setzt ca. 4.200.000 Pollenkörner frei.
Vorkommen: Genügsame Kulturpflanze, sandige Böden, Lehmboden.
Verbreitung: Kulturpflanze, selten verwildert, Windbestäuber.
Allergenexposition: Mai–Juli.
Allergenträger: Pollen (40–60 µm).
Allergen: Sec c 1.
Klinik/Diagnostik/Kreuzreaktivitäten: s.o.

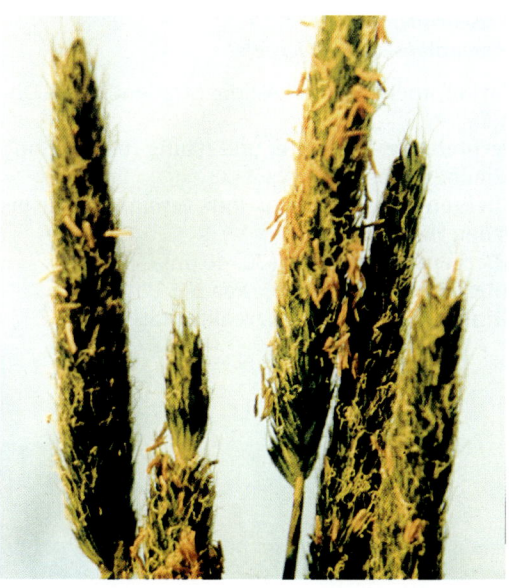

Wiesenfuchsschwanz
(Alopecurus pratensis, Fa. Poaceae)

Vorkommen: Fettwiese, Futtergras.
Verbreitung: Verbreitet und häufig (bis 1450 m), Windbestäuber.
Allergenexposition: April–Juli.
Allergenträger: Pollen (30–50 µm).
Klinik/Diagnostik/Kreuzreaktivitäten: s.o.

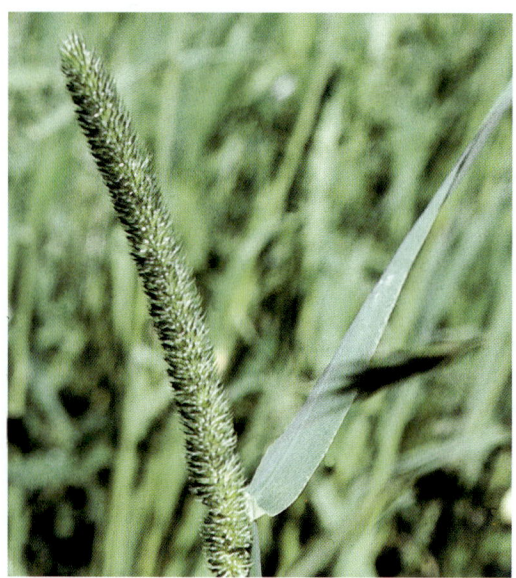

Wiesenlieschgras
(Phleum pratense, Fa. Poaceae)

Vorkommen: Fettwiese, Weide, Wegränder.
Verbreitung: Verbreitet und häufig (bis 1650 m), Windbestäuber.
Allergenexposition: Mai–September.
Allergenträger: Pollen (30–40 µm).
Allergen: Phl p 1, Phl p 4, Phl p 5, Phl p 6.
Klinik/Diagnostik/Kreuzreaktivitäten: s.o.

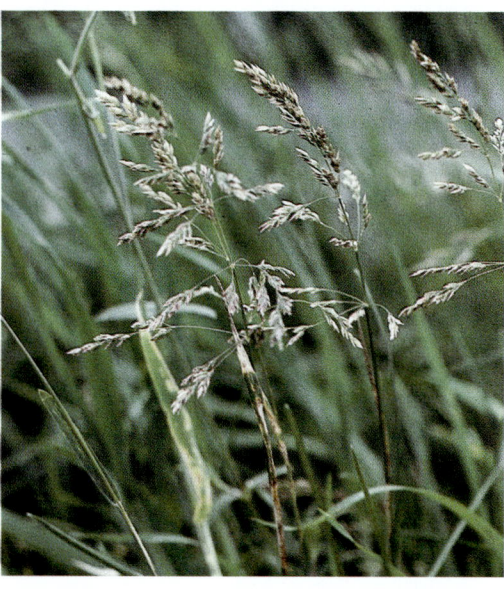

Wiesenrispengras
(Poa pratensis, Fa. Poaceae)

Vorkommen: Wiese, Weide, Straßenränder, Unland.
Verbreitung: Verbreitet und häufig (bis 2370 m), Windbestäuber.
Allergenexposition: Mai–Juni, vereinzelt auch bis in den Herbst.
Allergenträger: Pollen (30–40 µm).
Allergen: Poa p 1, Poa p5, Poa p 9, Poa p 10.
Klinik/Diagnostik/Kreuzreaktivitäten: s.o.

Inhalationsallergene **249**

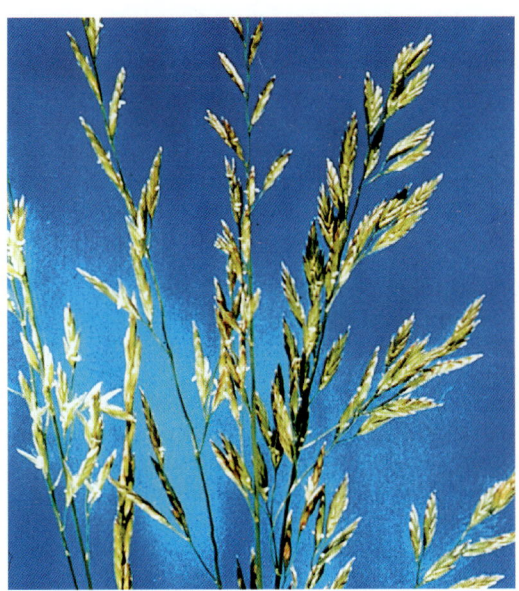

Wiesenschwingel
(Festuca pratensis, Fa. Poaceae)

Vorkommen: Fettwiese, Fettweide.
Verbreitung: Verbreitet und häufig (bis 1560 m), Windbestäuber.
Allergenexposition: Juni–August.
Allergenträger: Pollen (30–40 µm).
Klinik/Diagnostik/Kreuzreaktivitäten: s.o.

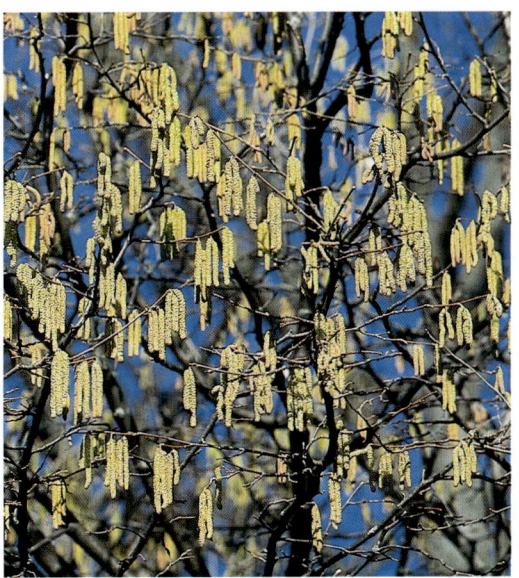

Hasel (Corylus avellana, Familie Betulaceae)

Aufgrund ihrer Zugehörigkeit zur Familie der Birkengewächse bestehen entsprechende Kreuzreaktivitäten ebenfalls zu Kernobst und Nüssen.
Vorkommen: Laubwälder, Büsche, kultivierte Nutzpflanze (seit 79 n. Chr.).
Verbreitung: Verbreitet und häufig (1–5% der Jahrespollenmenge), Windbestäuber.
Allergenexposition: Februar–März.
Allergenträger: Pollen (20–32 µm).
Allergen: Cor a 1.
Klinik: Pollinose +++.
Diagnostik: Prickest, NPT.
Kreuzreaktivitäten: Nüsse (Hasel-, Baumnüsse, Mandeln), Kern-, Steinobst (z.B. Äpfel, Pfirsiche, Kirschen, Zwetschgen), Karotten, Tomaten, Birke, Erle, Esche, Buche, Kastanie.

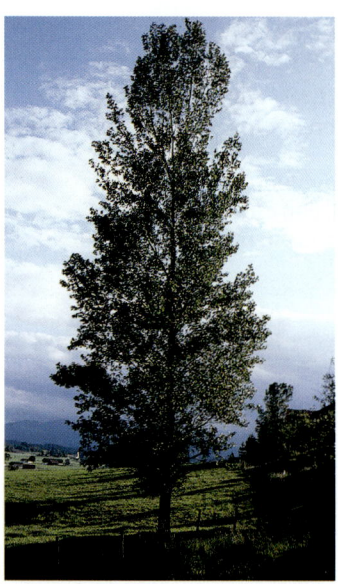

Pappel (Populus alba, Familie Salicaceae)

Allergologisch wenig interessante Pflanze(1% der Jahrespollenmenge), die jedoch von Laien oft als Ursache des „Heuschnupfens" angesehen wird, da die haarigen Samen in der Zeit der Gräserblüte (Mai–Juni) herumfliegen.
Vorkommen: Fluß-, Bachufer, Auenwälder, meist angepflanzt (Nutzholz u.a. für Zellwolle, Kunstseide, Zündhölzer).
Verbreitung: Verbreitet, Windbestäuber.
Allergenexposition: März–April.
Allergenträger: Pollen (29–35 µm).
Klinik: Pollinose +.
Diagnostik: Pricktest, NPT, ggf. RAST.
Kreuzreaktivitäten: Häufigere Kreuzsensibilisierungen mit Birke, Eiche und Erle als zu Weidengewächsen innerhalb der Pflanzenfamilie.

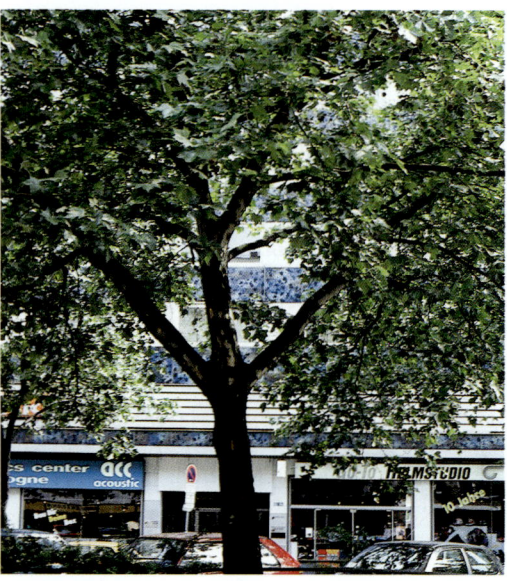

Platane (Platanus acerifolia, Familie Platanaceae)

Die Platane ist ein Allee- und Zierbaum unsicherer Herkunft. Ihre Gattung bildet zugleich die Pflanzenfamilie ohne weitere Mitglieder, so daß Kreuzreaktivitäten zu anderen Pflanzen bislang nicht bekannt sind.

Aufgrund ihrer Unempfindlichkeit gegen Ruß, schwefelige Säuren und Baumschnitt hat sie sich zum bevorzugten Alleebaum der Großstädte entwickelt. Im Wald gedeiht sie aufgrund des hohen Lichtbedarfs schlecht, eine Verwilderung ist selten.
Vorkommen: Park-, Straßenbaum.
Verbreitung: Künstl. Anpflanzungen, Windbestäuber.
Allergenexposition: Mai.
Allergenträger: Pollen (15–20 µm).
Klinik: Seltenst Pollinose.
Diagnostik: Pricktest, NPT, RAST.
Kreuzreaktivitäten: Nicht bekannt.

Inhalationsallergene **251**

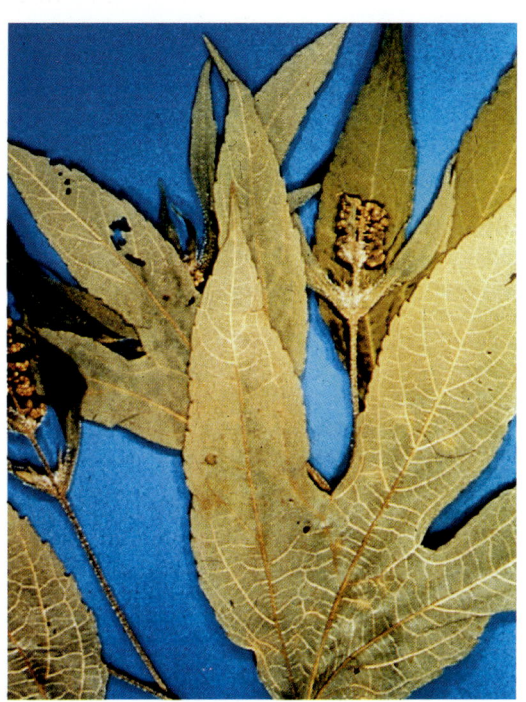

Ragweed (Ambrosia artemisiifolia, – psilostachya, Familie Compositae)

In den USA ist Ragweed (Spezies: Ambrosia psilostachya, – trifida, – eleator und Franseria acaanthicarpa) ein gefürchtetes Allergen, das die „Herbstheuschnupfenzeit" zu verantworten hat.

Ein Pollen reicht aus, um bei sensibilisierten Patienten eine Pollinose auszulösen. Eine Ragweedpflanze verbreitet ca. 1 Milliarde Pollen, auf eine Quadratmeile Ragweedpflanzen kommen 16 t Pollen.

Mit Besorgnis verfolgen wir deshalb die zunehmende Einbürgerung von Ragweedpflanzen in Europa und den damit in Zusammenhang stehenden gehäuften Nachweis von spezifischem IgE. Die Untersuchungen von Treudler zeigen jedoch, daß eine Sensibilisierung auf Ragweed hierzulande meist als Kreuzreaktivität bei Beifußsensibilisierung anzusehen ist (Familie Compositae). Eine klinisch relevante Sensibilisierung ist wegen der nach wie vor geringen Pollenkonzentration in Deutschland selten.

Vorkommen: Ödland, Schuttflure, kultivierte Flächen, nordamerikanische Spezies insbesondere an Verladeplätzen in Hafenanlagen, Bahnhöfen, Flughäfen.
Verbreitung: Selten, eingeschleppt aus Nordamerika, Windbestäuber.
Allergenexposition: August–Oktober.
Allergenträger: Pollen (19,8–21 µm).
Allergen: Amb a I-VI; Amb p V.
Klinik: Pollinose hierzulande selten.
Diagnostik: Pricktest, NPT, RAST (Spezies beachten).
Kreuzreaktivitäten: Melone und s. Beifuß.

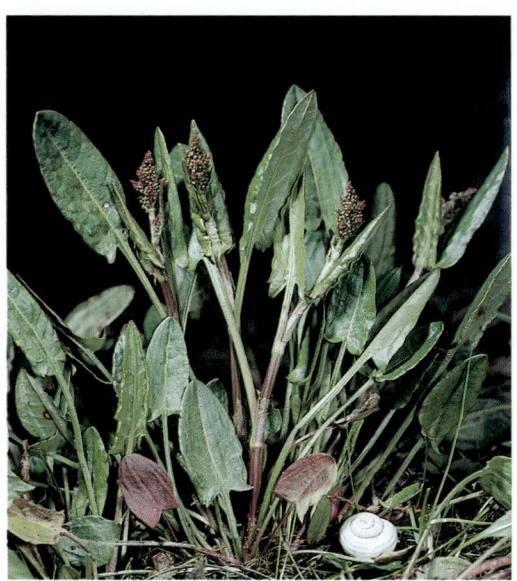

Sauerampfer
(Rumex acetosa, Familie Polygonaceae)

Selten klinisch relevantes Allergen. Demnach häufige positive kutane Sensibilisierung aufgrund der ausgeprägten Kreuzreaktivitäten zu anderen Unkräutern (Beifuß, Wegerich u.a.). Wegen des Gehalts an Kaliumoxalat, Oxalsäure, Flavonglykosid und Vitamin C gilt Sauerampfer als Heilpflanze. Tees werden als „blutreinigende" Frühjahrskuren eingesetzt.
Vorkommen: Ubiqutär.
Verbreitung: Verbreitet und häufig (1% der Jahrespollenmenge), Windbestäuber.
Allergenexposition: Mai–August.
Allergenträger: Pollen (21–33 µm).
Klinik: Pollinose +.
Diagnostik: Pricktest, NPT, RAST.
Kreuzreaktivitäten: Zu multiplen anderen Unkräutern; biologisch verwandt mit Rhabarber und Buchweizen. Über diesbezügliche nutritive Kreuzallergien ist nichts bekannt.

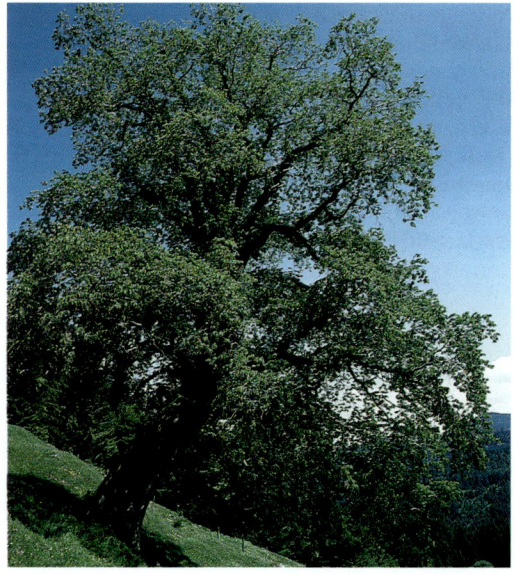

Ulme (Ulmus glabra, Familie Ulmaceae)

Vorkommen: Waldränder, Auenwälder, Parkbaum.
Verbreitung: Verbreitet in den großen Stromtälern (Elbe, Oder, Rhein, Weichsel, Donau), Ostseeküste, Parkanlagen (Jahrespollenmenge 1%), Windbestäuber.
Allergenexposition: März–April.
Allergenträger: Pollen (23–38 µm).
Klinik: Seltenst Pollinose, häufig positiver Prick-Test, aufgrund u.g. Kreuzreaktivitäten.
Diagnostik: Pricktest, NPT, RAST.
Kreuzreaktivitäten: multiple andere Baumpollen.

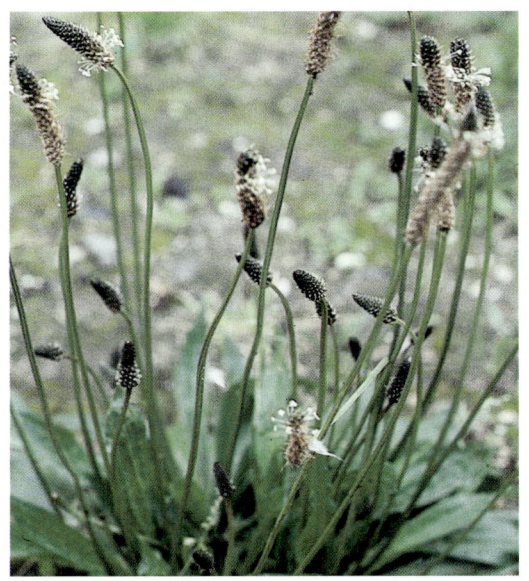

Wegerich/Spitzwegerich
(Plantago lanceolata, Familie Plantaginaceae)

Diese fast so häufig wie gegen Beifuß anzutreffende Sensibilisierung entspricht klinisch möglicherweise nicht der klassischen akuten saisonalen Typ-I-Sensibilisierung. Spitzwegerichpollen sollen durch ihre lange Blütezeit bei mäßiger Aggressivität eher Symptome einer chronisch perennialen Sensibilisierung vortäuschen, mit Verstärkung der allgemeinen Hyperreagibilität.

In der Volksheilkunde wird die Pflanze paradoxerweise bei chronischen Atemwegserkrankungen eingesetzt, und zwar wegen ihres Gehalts an Schleim, Gerbstoffen, Aucubin, Vitamin C und Kieselsäure.

Vorkommen: Fettwiesen, Fettweiden, Wegränder.
Verbreitung: Verbreitet und häufig bis 1860 m (1 % der Jahrespollenmenge), Windbestäuber.
Allergenexposition: April–September.
Allergenträger: Pollen (16–40 µm).
Klinik: Pollinose ++, fragl. chronische Typ-I-Sensibilisierung.
Diagnostik: Pricktest, NPT, RAST.
Kreuzreaktivitäten: Andere Unkräuter.

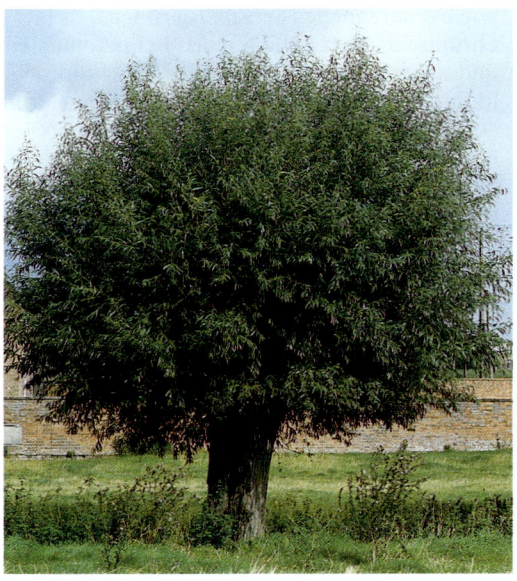

Weide (Salix alba, – fragilis, – viminalis, Familie Salicaceae)

Weiden und Pappeln gehören zu einer Familie und bilden untereinander leicht Bastarde, so daß die genaue Bestimmung der Art oft schwierig ist. Im Gegensatz zu den Pappeln gehören die Weiden jedoch zu den Insektenbestäubern, so daß Sensibilisierungen eher bei engem Kontakt entstehen (Korbmacher).

Vorkommen: Fluß-, Bachufer, Auenwälder, kommerzielle Anpflanzungen.
Verbreitung: Verbreitet, speziell im Flachland (1 % der Jahrespollenmenge), Insektenbestäuber.
Allergenexposition: März–April.
Allergenträger: Pollen (15–31 µm).
Klinik: Pollinose +, meist erst bei engem Kontakt.
Diagnostik: Pricktest, NPT, RAST.
Kreuzreaktivitäten: Selten trotz biologischer Verwandtschaft zur Pappel.

7.1.2 Pilze (Mycophyta)

Schimmel- und Hefepilze sind mikroskopisch kleine Pflanzen, denen das Chlorophyll fehlt.

Insgesamt existieren über 200.000 verschiedene Pilzarten (= Spezies). Sie spielen ökologisch eine wichtige Rolle, indem sie organisches Abfallmaterial in Humus umwandeln.

Schimmelpilze überleben auch unter ungünstigen Bedingungen, weil sie riesige Mengen von Sporen bilden (bis zu 20 Millionen Sporen pro Minute). Die Sporen sind wie die Pollen die Allergenträger. Neben den Sporen werden auch Myzelfragmente und Stoffwechselprodukte freigesetzt und sind so als aerogene Bestandteile inhalierbar. Pilze bilden Inhalations- oder Ingestionsallergene.

Die eigentliche Pilzpflanze besteht aus spinnwebfeinen weißlichen Zellfäden (= Hyphen), die den Nährboden durchwachsen. Dieses Pilzgeflecht (= Myzelium) kann jahrelang im Boden wuchern. Ideale Lebens- und Fortpflanzungsbedingungen sind bei einer Temperatur von ca. 20 °C und bei ca. 80%iger Luftfeuchtigkeit gegeben. Höhere Pilze bilden Fruchtkörper (Sporangien), in denen die Sporen heranreifen.

Begünstigend für eine hohe Sporulationsquote allergologisch relevanter Pilze ist feuchtwarmes Wetter, gefolgt von trockenen windigen Tagen. Einige Pilzspezies unterliegen saisonalen Blütezeiten.

Schimmelpilzquellen: Die Luftfeuchtigkeit in den Innenräumen wird durch die äußere Luftfeuchtigkeit, die Isolation der Wohnungen und den Wohnalltag (Kochen, Baden, Geschirrspülen, Waschen, Zimmerpflanzen) bestimmt. Gut isolierte Häuser zeigen eine deutlich höhere Luftfeuchtigkeit, ebenso wie ofenbeheizter Wohnraum. Klassische Brutstätten für Pilze sind Keller- und Badräume, Luftbefeuchter, Klimaanlagen, Matratzen und Holzverkleidungen.

In der Industrie werden Pilze vielfältigst eingesetzt und gelangen über die entwickelten Produkte ebenfalls wieder in den Wohnraum, wie z.B. bei der industriellen Verwendung von Enzymen und Stoffwechselprodukten von Pilzen (Enzyme von Aspergillus niger mazerieren Früchte vor der Fruchtsaftherstellung; Saccharomyces-Spezies verhindern das Auszuckern von Likören; Waschmittel verdanken Schimmelpilzen ihre Reinigungskraft usw.).

Die breite Verwendung von Schimmelpilzen in der Pharmaindustrie führt nicht selten dazu, daß schimmelpilzsensibilisierte Patienten bei gastroenteralen Symptomen Magen-Darm-Therapeutika erhalten (z.B. Perenterol, Multipretten, Enzym gallo sanol oder Combizym), die wiederum Schimmelpilzenzyme enthalten.

Klinik: Problematisch ist, daß trotz mehr als 50jähriger Forschung Pilzallergene noch weniger charakterisiert sind als Pflanzenallergene. Zudem sind das Allergenspektrum und die Möglichkeiten der Sensibilisierungen unüberschaubar.

So wird denn auch die allergologische Relevanz von Pilzsensibilisierungen widersprüchlich eingeschätzt. Die Literaturangaben, z.B. für die klinische Relevanz von Pilzsensibilisierungen bei Asthmatikern, schwanken zwischen 5 und 44%. Neben Sensibilisierungen sind Pilze auch für Mykosen und Intoxikationen verantwortlich.

Typ-I-Sensibilisierungen auf Pilze können sich klinisch unterschiedlich manifestieren:
– Akute allergische Rhinitis bei saisonalen Sensibilisierungen:
  akute Rhinitis, Konjunktivitis, attackenförmige Niesanfälle, Juckreiz der Schleimhäute, der Gehörgänge und der Haut, Spätkomplikationen wie bei perennialen Sensibilisierungen.
– Chronische allergische Rhinitis bei perennialen und saisonalen Sensibilisierungen: chronische Rhinitis, mäßige Ober-, Unterlidödeme am Morgen, chronische Sinusitis, Asthma bronchiale. Bei Erwachsenen: chronisch behinderte Nasenluftpassage mit Muschelhyperplasie; bei Kindern: rezidivierende virale und bakterielle Infekte.
– Bei NNH-Mykosen finden sich gehäuft monovalente Pilzsensibilisierungen ohne o.g. klinische Symptomatik. Inwieweit hier ein toxisch-reversibler Mechanismus eine Rolle spielt, läßt sich zur Zeit noch nicht beurteilen.

Generell gilt, daß große Allergenträger (20–30 µm) in der Hauptsache Konjunktivitis und Rhinitis verursachen, während kleinere Allergenträger, zu denen auch die Schimmelpilzsporen (3–10 µm) gehören, bevorzugt in die tieferen Atemwege gelangen und allergische Hauptsymptome wie Asthma bronchiale und Muschelhyperplasie auslösen.

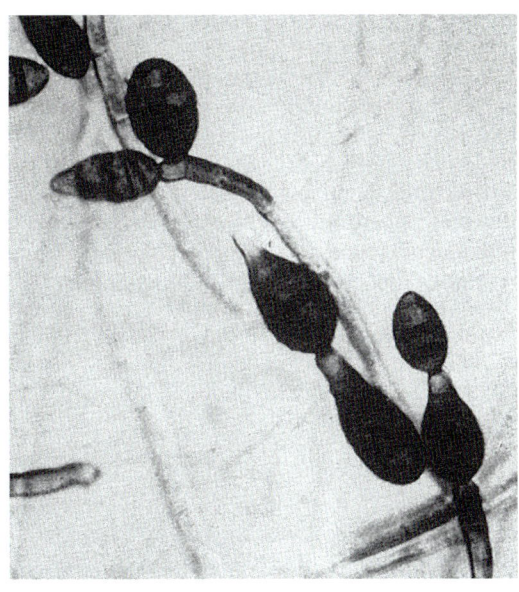

Alternaria alternata (tenuis)

Typischer Schwärzepilz mit sehr dunklen braunen bis schwarzen Konidien (ungeschlechtliche Sporen) und Myzel. Das Luftmyzel ist samtartig bis wollig.
Vorkommen: Ubiquitär (u.a. auf Obst, Gemüse, Getreide, Textilien, Holz, auf dem Erdboden).
Verbreitung: Verbreitet und häufig.
Allergenexposition: Sporulation Mai–November, Max. Juli/August.
Allergenträger: Sporen (10 µm).
Allergen: Alt a 1.
Klinik: Vorwiegend akute und chronische allergische Rhinitis bei saisonaler Typ-I-Sensibilisierung mit Maximum in der Gräserblüte +++, Typ-III-Sensibilisierung bei exogen-allergischer Alveolitis (Holzarbeiterlunge, Papierarbeiterlunge), Typ-IV-Sensibilisierung (Hautekzeme), nutritive Sensibilisierung.
Diagnostik: Pricktest, NPT, RAST

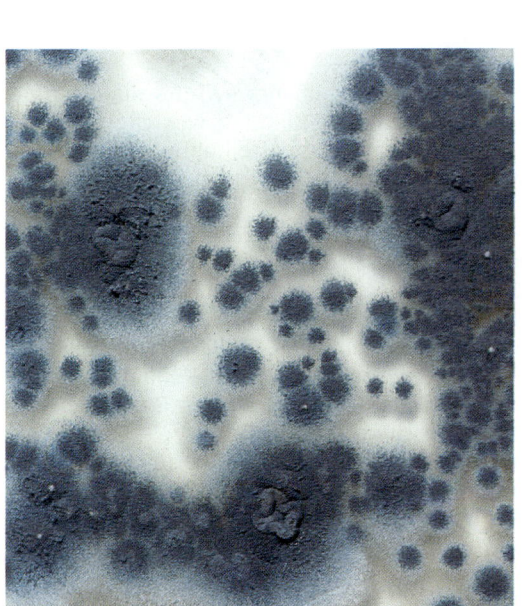

Aspergillus (Asp. candidus, – clavatus, – flavus, – fumigatus, – nidulans, –niger, – ochraeus, – oryzae, – terreus, – versicolor, – repens)

Myzel und Konidien können von weiß bis schwarz alle Pigmentierungen aufweisen. Typisch sind endständige blasige Auftreibungen der Pilzfäden, die sog. Aspergillusköpfchen, in denen sich die Konidien bilden. Aspergillusspezies bilden ganzjährig Konidien aus, insbesondere aber dort, wo abwechselnd Feuchtigkeit und Trockenheit üppige Vegetation und Sporenreifung erlauben (Fensterbänke, Bäder).
Die Spezies Asp. repens bereitet u.a. Hautschuppen auf, die den Hausstaubmilben wiederum als Nahrungsgrundlage dienen.
Vorkommen: Ubiquitär (auf Holz, Papier, Heu, im Straßenstaub, auf Fensterbänken).
Verbreitung: Verbreitet und häufig vor allem in wärmerem Klima.
Allergenexposition: Sporulation vorwiegend perennial, Maximum Mai–Oktober.
Allergenträger: Sporen (3–5 µm).
Allergen: Asp f 1 (Asp. fumigatus); Asp 0 2 (Asp. oryzae).
Klinik: Vorwiegend chronische Typ-I-Sensibilisierung +++, Typ-III-Sensibilisierung: Asp. clavatus (Malzarbeiterlunge), nutritive Sensibilisierung, Mykosen u.a. NNH-Affektionen, Mykotoxikosen.
Diagnostik: Pricktest, NPT, RAST.

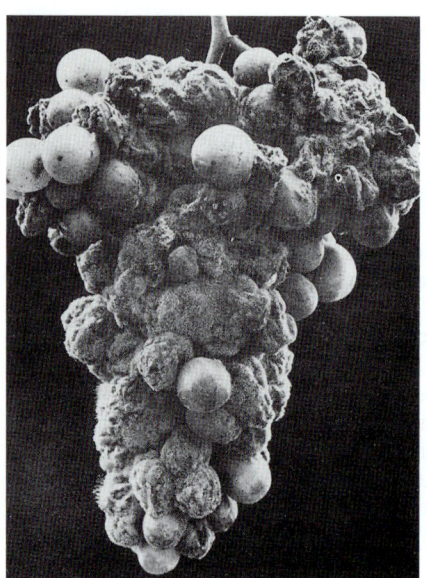

Botrytis cinerea (Grauschimmel, Edelfäuler)

Vorkommen: Auf Obst und Gemüse, evtl. auf Zimmerpflanzen, erwünscht als Edelfäule auf Trauben (charakteristischer Geschmack der „Beerenauslese", „Trockenbeerenauslese").
Verbreitung: Regional sehr unterschiedlich.
Allergenexposition: Sporulation Mai–Dezember, Max. Mai–Oktober.
Allergenträger: Sporen (5–12 µm).
Klinik: akute allergische Rhinitis bei engerem Kontakt ++, Typ-III-Sensibilisierung (Winzerlunge), nutritive Sensibilisierung.
Diagnostik: Scratchtest, NPT, RAST.

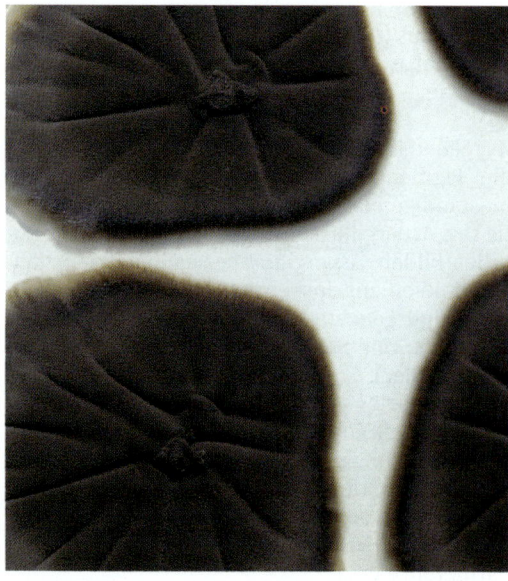

Cladosporium herbarum

Rasch wachsende, anfangs hell- bis dunkelgrüne, später fast schwarze Kulturen, wie schwarze Hefe. Ausgeprägt kälteadaptierte Kulturen, die auch in Kühlräumen und Tiefkühltruhen wachsen können (bis –50 °C).
  Dominierender Pilzsporengehalt in der Außenluft (42%) mit saisonalem Maximum während der Gräserblüte. Maximale Sporulation in den Morgen- und Abendstunden.
Vorkommen: Ubiquitär (parasitär auf fast allen Pflanzen, aber auch in Häusern, Kühlräumen), ausgeprägt hohe Sporenbelastung z.B. beim Baum- oder Grasschnitt in der Saison.
Verbreitung: Häufigste Sporenform in der Außenluft im Sommer in Europa.
Allergenexposition: Sporulation mäßig perennial, vorwiegend saisonal mit Max. Juni–August.
Allergenträger: Sporen (5 x 10 µm).
Allergen: Cla h 1, Cla h 2.
Klinik: Vorwiegend akute und chronische allergische Rhinitis bei ausgeprägt saisonaler Typ-I-Sensibilisierung +++, nutritive Sensibilisierung.
Diagnostik: Pricktest, NPT, RAST.
Kreuzreaktivitäten: Mäßig Alternaria alternata.

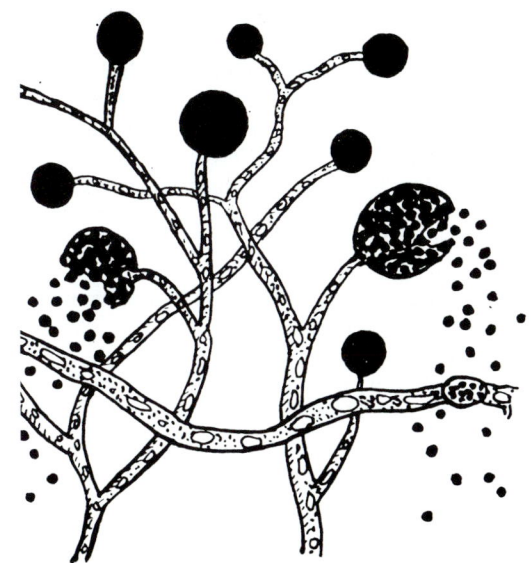

Mucor (M. mucedo, – racemosus)

Sehr rasch wachsende Kolonien mit grauem bis braunem, sehr losem und wolligem Luftmyzel, das bei der Reifung von zahlreichen kleinen schwarzen Pünktchen durchsetzt erscheint, den sog. Sporangien (= Fruchtkörpern), in denen die Sporen heranreifen.
Vorkommen: Ubiquitär (praktisch in jedem Unrat), Tierställe, Scheunen, feuchte Wohnungen, auf Nahrungsmitteln, auf Tapeten und Lacken.
Verbreitung: Verbreitet, spez. in der Landwirtschaft und Viehzucht.
Allergenexposition: Sporulation perennial, vermindert im November/Dezember.
Allergenträger: Sporen (5 x 10 µm).
Klinik: Chronische Typ-I-Sensibilisierung ++, nutritive Sensibilisierung, aggressive NNH-Mykosen bei Immundefizienz mit Penetration ins ZNS.
Diagnostik: Pricktest, NPT, RAST.

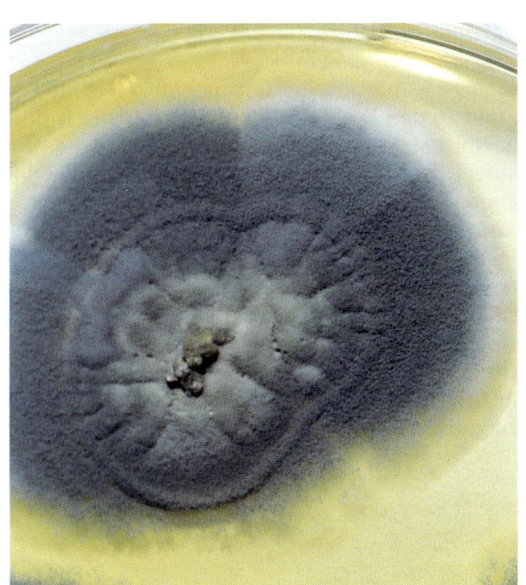

Penicillium (P. camemberti, – casei, – expansum, – roqueforti, – spinulosum, – notatum, – marneffei, – griseofulvum, – brevicompactum)

Die Schimmelpilzgattung Penicillium weist über 100 Arten auf, darunter eßbare (P. camemberti, P. roqueforti), pathogene (P. spinulosum, P. marneffei) und antibiotikabildende (P. notatum, P. griseofulvum). *Cave:* Eine Sensibilisierung z.B. auf P. notatum mit Typ-I-Manifestation ist nicht assoziiert mit einer Penicillinallergie!

Mikroskopisch unverwechselbar für die Schimmelpilzgattung Penicillium sind die Pinsel mit den Konidienketten (Pinselschimmel), ansonsten ist jede Art sehr verschieden in Farbe und Aussehen.
Vorkommen: Ubiquitär, z.B. im Hausstaub, auf feuchten Tapeten, Bildern, Büchern, Brettern, auf Obst und Gemüse, auch im Kühlschrank, Edelpilz, Antibiotikabildner.
Verbreitung: Weitverbreitet und sehr häufig.
Allergenexposition: perenniale Sporulation.
Allergenträger: Sporen (2 x 4 µm).
Klinik: Perenniale Typ-I-Sensibilisierung +++, Antibiotikasensibilisierung, nutritive Sensibilisierung, Typ-III-Sensibilisierung (exogen allergische Alveolitis): P. casei (Käsewäscherlunge), P. brevicompactum (Tomatenzüchterlunge).
Diagnostik: Pricktest, NPT, RAST, bei Antibiotikasensibilisierung: Scratch, RAST, LTT, orale Provokation.

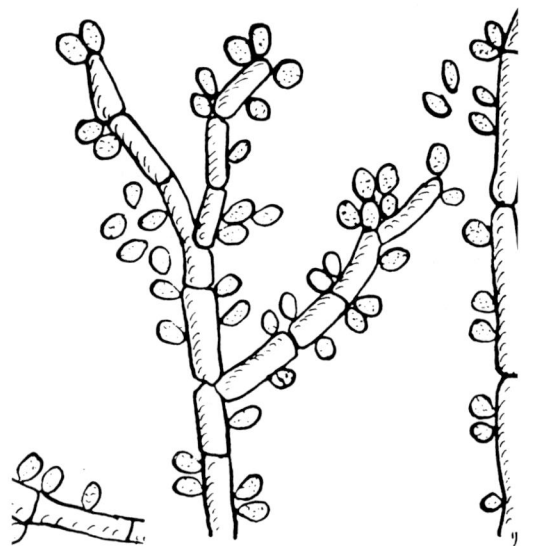

Pullularia pullulans (Aureobasidium pullulans)

Schimmelpilz, der als „rosa Hefe" auch den Charakter eines Sproßpilzes aufweist und somit leicht verwechselt wird. Land- und Gartenarbeiter sind vor allem im Sommer und Herbst exponiert.
Vorkommen: Bodenpilz u.a. auch auf Obst, Gemüse, feuchten Wänden, in Öl- und Emulsionsfarben.
Verbreitung: Verbreitet, spez. Land- und Gartenbau.
Allergenexposition: Sporulation Mai–November.
Allergenträger: Sporen.
Klinik: Chronische Typ-I-Sensibilisierung (Mai–November) +, nutritive Sensibilisierung.
Diagnostik: Pricktest, NPT, RAST.

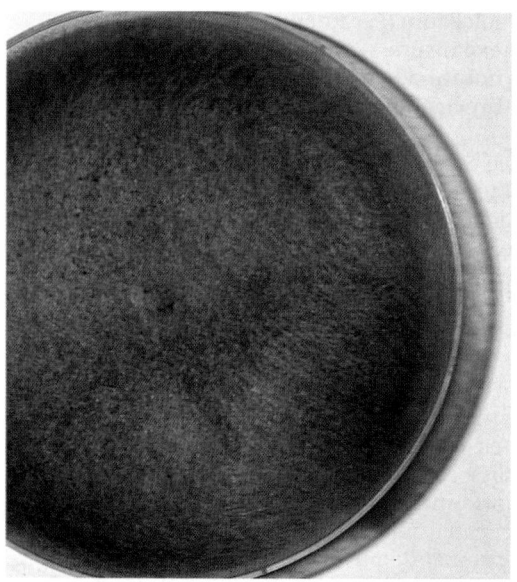

Rhizopus nigricans

Nahe verwandt mit der Gattung Mucor, beide gehören zu den Zygomyzeten. Charakteristisch sind die Rhizoide (Pilzfäden in Form wurzelartiger Ausläufer), die an derselben Stelle entstehen wie die Sporangienträger (Fruchtkörper).
Vorkommen: Bodenpilz, u.a. auf Gemüse, Früchten, Nüssen, im Haus- und Straßenstaub.
Verbreitung: Verbreitet, mäßig häufig.
Allergenexposition: Sporulation perennial.
Allergenträger: Sporen (9 x 14 µm).
Klinik: Chronische Typ-I-Sensibilisierung +, nutritive Sensibilisierung, NNH-Mykosen.
Diagnostik: Pricktest, NPT, RAST.

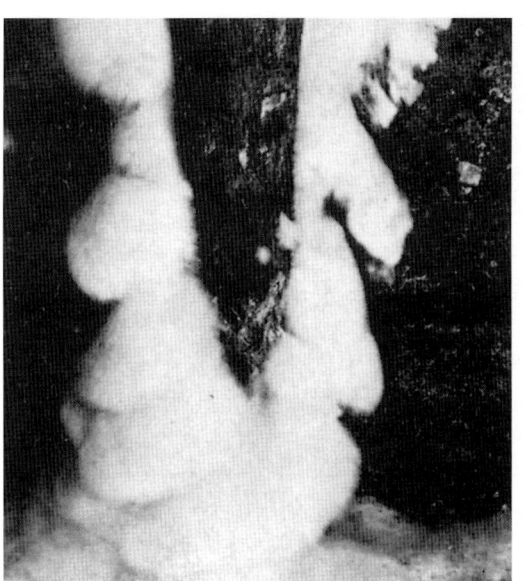

Serpula lacrymans (veralt.: Merulius lacrymans)

Der Hausschwamm dringt mit seinen Hyphen tief in das Bauholz und bildet oberflächlich watteartige Polster. Zur Zeit erlebt er eine Renaissance mit der Wiederentdeckung der Holzhäuser. Er zersetzt nur verbaute Hölzer. Gefährdet durch Einatmen der Sporen sind Hausbewohner und Abbrucharbeiter. Eine Kultur auf den üblichen künstlichen Nährböden im Labor gelingt nicht.
Vorkommen: Spezialisiert auf verbautes Holz.
Verbreitung: Noch selten.
Allergenexposition: Sporulation perennial.
Allergenträger: Sporen.
Klinik: Perenniale Typ-I-Sensibilisierung
Diagnostik: Scratchtest, NPT, RAST.

7.1.3 Säugetiere (Mammalia)

Sensibilisierungen gegen Säugetiere sind nach Pollensensibilisierungen die zweithäufigste Ursache für eine Inhalationsallergie. Anders als bei den übrigen Typ-I-Sensibilisierungen werden von Haustieren verursachte allergische Symptome gerne verdrängt oder dissimuliert.

Zirka 45% der Allergiker zeigen eine Sensibilisierung auf Säugetiere. Dabei ist eine Monosensibilisierung auf eine Säugetierspezies mit 14,8% selten.

Polyvalente Sensibilisierungen gegenüber verschiedenen Spezies sind die Regel. Dies ist verständlich aufgrund der gemeinsamen Zugehörigkeit zur Klasse der Säugetiere mit 4500 Arten. Bedingt durch Kreuzreaktivitäten kann es sogar zu Sensibilisierungen gegenüber Tieren kommen, zu denen nie eine Exposition bestand.

Auch menschliche Epithelien können Sensibilisierungen auslösen.

Die allergologische Relevanz verschiedener Spezies hängt von der Aggressivität der Allergene ab, unterliegt aber auch den Schwankungen der Popularität der einzelnen Spezies. So wurde 1981 infolge der Verbreitung von schweineborstenhaltigen Teppichböden die Sensibilisierungshäufigkeit auf Schweine mit 64% angegeben, eine Sensibilisierungshäufigkeit, die derzeit kaum mehr zu beobachten ist. Statt dessen wächst derzeit die Anzahl der gegen Schaffelle sensibilisierten Kinder. Bei einer Sensibilisierungshäufigkeit von 20,5% auf Schafe besteht derzeit auf ungefärbte Schaffelle bereits ein Sensibilisierungsgrad von 32,5%, ein wachsender Trend, der durch die Unsitte, Schaffelle in die Wiege von Neugeborenen zu legen, unterhalten wird.

Dieses Beispiel verdeutlicht, warum im Unterschied zu anderen Typ-I-Sensibilisierungen die Sensibilisierung gegen Säugetiere dem wechselnden Zeitgeist unterliegt. Sensibilisierungshäufigkeiten, die derzeit noch unter 30% liegen (Kaninchen 29%, Goldhamster 25%, Schafe 20% und Ziegen 19%), können im nächsten Jahr bereits allergologisch interessant werden.
Klinik: Selbst wenn ein Allergiker ganzjährig Kontakt zu seinem Tier hat, besteht klinisch das Bild einer akuten allergischen Rhinitis mit Konjunktivitis, attackenförmigen Niesanfällen und Juckreiz. Im chronischen Zustand kommt eine behinderte Nasenluftpassage hinzu.

Bei den größeren Säugetieren sind meist nicht die Haare, sondern Hautschuppen und Speichelbestandteile die Hauptallergene. Bei den kleinen Säugetieren (Mäuse, Meerschweinchen u.a.) ist der Urin als Allergenquelle potenter als die Schuppen. Das staubige Material in den Käfigen ist stark kontaminiert; die körperliche Bewegung der Tiere fördert große Mengen von Urinproteinen in die Luft, so daß sie als Inhalationsallergene wirksam werden.

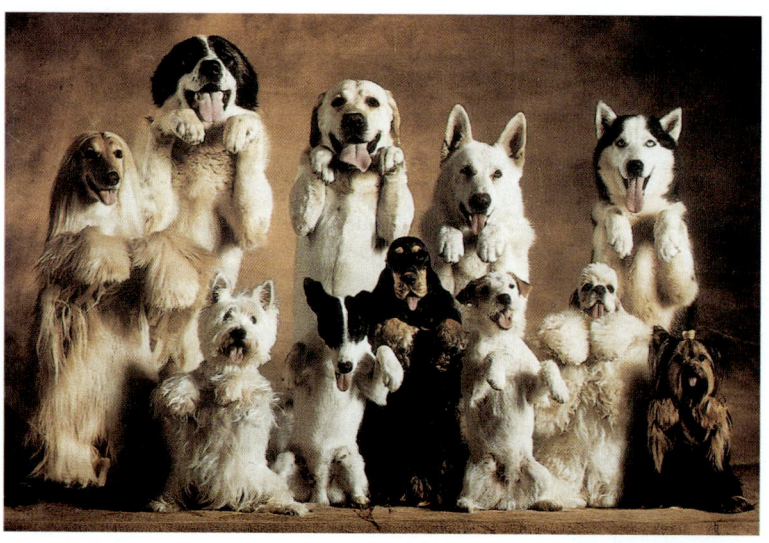

Hunde (Canis domesticus)

Bei keiner anderen Haustierart ist die Mannigfaltigkeit der Rassen so groß wie bei den Hunden. Etwa ein Viertel der Allergiker zeigt eine Sensibilisierung auf Hunde. Interessanterweise ist die Sensibilisierungshäufigkeit rassenspezifisch. So kann durchaus eine kommerzielle Prick-Lösung bzw. der NPT negativ ausfallen, der Scratchtest mit den Haaren/Epithelien des Haushundes aber positiv sein.

Die nachfolgende Aufstellung zeigt das Sensibilisierungsrisiko (%) nach Rassen geordnet:

Boxer	31,6%	Schnauzer	23,8%
Dackel	18,9%	Pudel	16,7%
Chow-Chow	16,7%	Deutscher Schäferhund	15,5%
Mischlinge	14,9%		
Cockerspaniel	13,1%	Yorkshire-Terrier	14,3%
Foxterrier	12,2%	Pekinese	12,5%

Verbreitung: Verbreitet und häufig.
Allergenträger: Epithelien, unwesentlicher sind Haare, Speichel, Exkremente.
Allergen: Can d 1, Can d 2, weitere 9 bekannte Antigene, die spez. IgE binden, darunter ein Albumin mit einem Molekulargewicht von 69 kD, das eine ausgeprägte Kreuzreaktivität zu Katzenalbumin aufweist. Die Antigenkonzentrationen sind wahrscheinlich hunderassenabhängig.
Klinik: Akute Typ-I-Sensibilisierung.
Diagnostik: Pricktest eingeschränkt verwertbar, Scratchtest, NPT ggf. rassenspezifisch erforderlich (RAST nicht unbedingt verwertbar).
Kreuzreaktivitäten: Partiell zu Katzenepithelien.

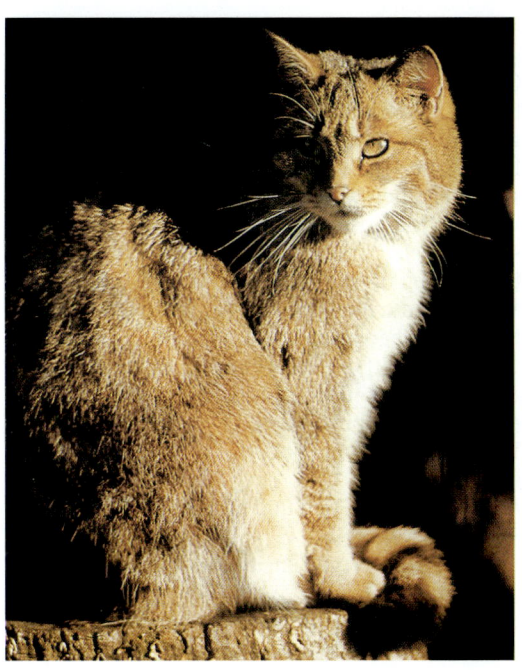

Katzen (Felis domesticus)

Katzensensibilisierungen sind zur Zeit die häufigsten Tiersensibilisierungen in Europa. Mehr als die Hälfte der Allergiker (56,1%) sind gegen Katzen sensibilisiert.

Die Zahl der Katzen in deutschen Haushalten wird auf 5,6 Millionen geschätzt. Ursächlich für die Vielzahl der Sensibilisierungen ist nicht allein die große Anzahl von Katzen, sondern auch die Verbreitung ihrer Majorallergene. So findet sich auch in privaten, nicht von Katzen betretenen Räumen, in öffentlichen Gebäuden, insbesondere auch in Schulen und Kindergärten, Fel d 1 in Konzentrationen, die zu Sensibilisierungen führen können. Fel-d-1-Konzentrationen von 8 µg/g Hausstaub reichen aus, um bei Katzenallergikern Symptome auszulösen. Selbst nach sorgfältiger Wohnraumsanierung und Weggabe der Katze persistieren die Allergene noch über Jahre, so daß nur langsam mit einer klinischen Besserung der Symptomatik zu rechnen ist.

Im Unterschied zu Hunden ist die Rassenzugehörigkeit der Katzen vernachlässigbar. Im Gegenteil, es bestehen sogar deutliche Kreuzreaktivitäten zu vielen Wildkatzen (Tiger, Leopard, Luchs, Puma u.a.), so daß Katzenallergiker vor dem Tragen von Pelzen gewarnt werden sollten.

Verbreitung: Sehr häufiges Haustier in engem menschlichen Kontakt (ca. 5,6 Millionen Katzen in Deutschland).
Allergenträger: Speichel, unwesentlicher sind Haare, Schuppen und Exkremente.
Allergen: Fel d 1A, Fel d 1B, weitere 10 bekannte Antigene, die spezifisches IgE binden.
Klinik: Akute Typ-I-Sensibilisierung, Berufsallergose u.a. bei Kürschnern, Pelznähern, Pelzhändlern.
Diagnostik: Pricktest, ggf. Scratchtest (meist nur als Überzeugungshilfe erforderlich, weniger zur zusätzlichen diagnostischen Information), NPT (RAST).

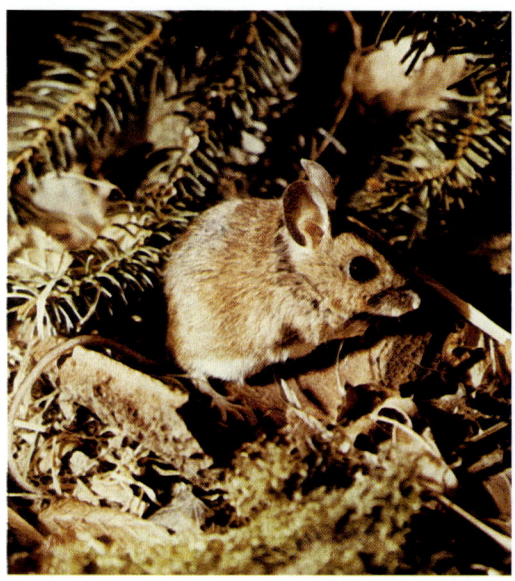

Mäuse (Mus musculus)

Obwohl die Sensibilisierungshäufigkeit für Mäuse in der Literatur nur mit 24% bei Allergikern angegeben wird, so zählen Mäuse doch oft zu den unbemerkten Haustieren, die in der Routinediagnostik übersehen werden. Mitunter fällt eine monovalente Mäusesensibilisierung erst nach Ausschluß vieler anderer perennialer Allergene im Hausstaub auf. Die tatsächliche Anwesenheit der Mäuse wird schließlich erst nach Aufstellung einer Mäusefalle bewiesen.

Querschnittsuntersuchungen in Laboratorien zeigen das ca. 10% des Personals (Non-Atopiker/ Atopiker) sensibilisiert sind.

Verbreitung: Häufig unbemerktes Haustier, häufiges Labortier.
Allergenträger: Harn und Epithel, Mäuseserum.
Allergen: Mus m 1.
Klinik: Akute Typ-I-Sensibilisierung, Berufsallergose.
Diagnostik: Pricktest, NPT, (RAST).

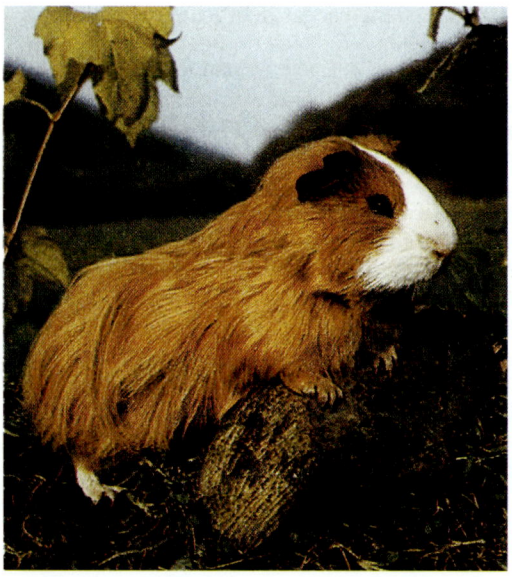

Meerschweinchen (Cavia porcellus)

Meerschweinchen sind potente Allergieauslöser, Sensibilisierungen nach mehrjähriger Tierhaltung sind häufig (59,6% bei Allergikern). Da die Popularität dieser Spezies in den letzten Jahren jedoch rückläufig ist, sind auch die Sensibilisierungen stark zurückgegangen.

Bei den Berufsallergosen sind sie unverändert häufig für Sensibilisierungen verantwortlich.

Verbreitung: Rückläufig als Haustier, häufiges Labortier.
Allergenträger: Harn und Epithel, Speichel.
Allergen: Cav p 1.
Klinik: Akute Typ-I-Sensibilisierung, Berufsallergose.
Diagnostik: Pricktest, Scratchtest, NPT, (RAST).

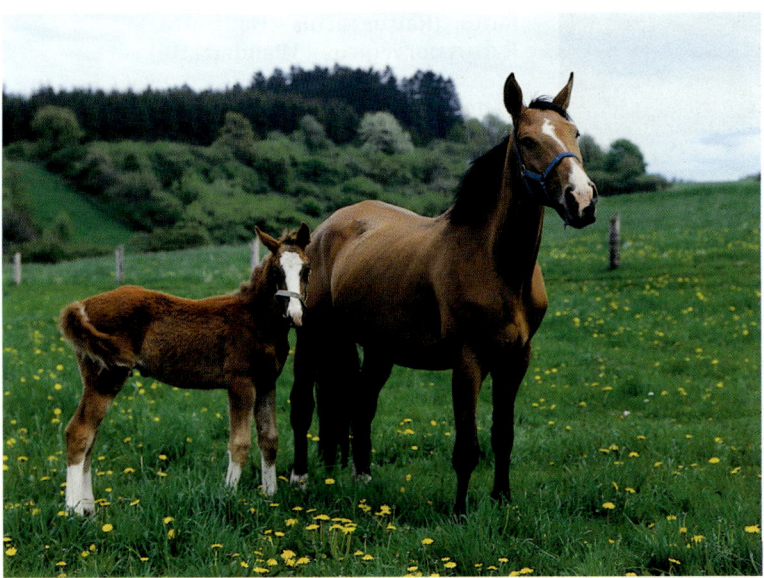

Pferde (Equus caballus)

In ländlichen Regionen zweithäufigste Säugetiersensibilisierung nach Katzenallergien. In städtischen Gebieten rückläufige Sensibilisierungshäufigkeit, insbesondere da auch sekundäre Allergenquellen abnehmen (Pferdehaare zur Herstellung von Matratzen und Polstermöbeln, Decken, Pferdefelle).

Bislang wurde außerdem immer wieder auf Kreuzreaktivitäten zwischen Pferdeserum- und Pferdeepithel-Sensibilisierung hingewiesen, da bis Mitte der 70er Jahre viele Massenimpfstoffe aus Pferdeserum hergestellt wurden (Tetanus, Diphtherie, Tollwut u.a.). Derzeitig werden u.a. noch Schlangengift-Antiseren, Botulismus-Antitoxine, Gasbrand-Antitoxine und antilymphozytäre Seren zur Immunsuppression aus Pferdeserum hergestellt.

Anhand von 80 Pferdehaarallergikern konnten Bresser u. Mitarb. (1994) einen Zusammenhang zwischen Pferdeepithel- und Pferdeserum-Sensibilisierung jedoch nicht bestätigen.

Verbreitung: Rückläufig (in den Städten eher selten).
Allergenträger: Pferdeepithel, unwesentlicher sind Haare, Exkremente und Speichel.
Allergen: Equ c 1, Equ c 2, Equ c 3; weitere 18 bekannte Antigene, die spezifisches IgE binden.
Klinik: Akute Typ-I-Sensibilisierung, Berufsallergose.
Diagnostik: Pricktest, ggf. Scratchtest, NPT, RAST.

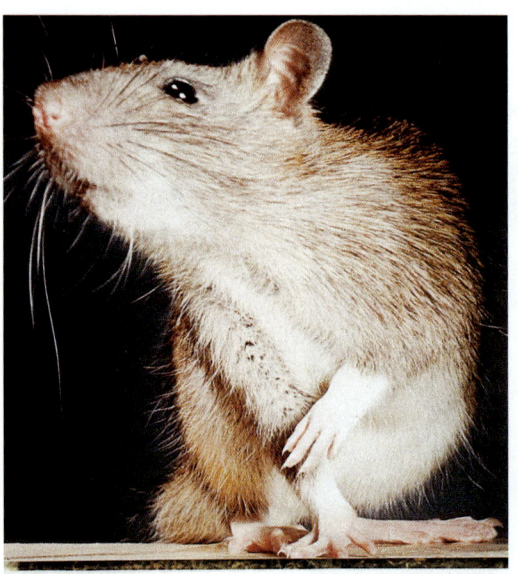

Ratten (Rattus rattus – Hausratte, Rattus norvegicus – Wanderratte)

Ratten und Mäuse gehören nicht nur zoologisch derselben Unterfamilie an, sondern ähneln sich auch in Verbreitung und Klinik. Die Sensibilisierungshäufigkeit liegt etwas höher als bei Mäusen und wird für Atopiker mit 32,5% angegeben.
Verbreitung: Häufig unbemerktes Haustier, häufiges Labortier.
Allergenträger: Urin, unwesentlicher sind Serum, Speichel, Epithel.

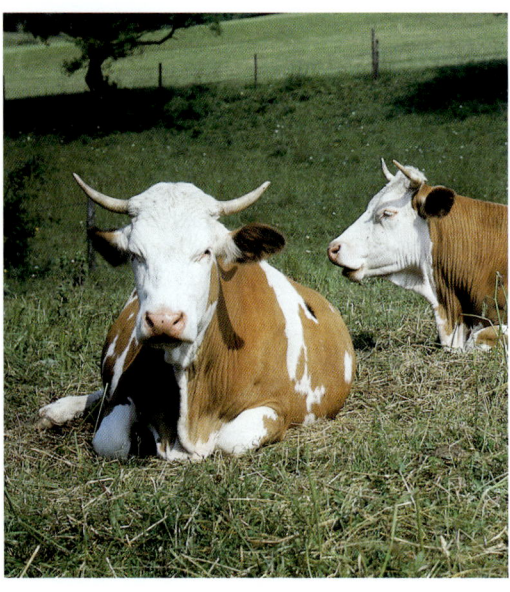

Rinder (Bos domesticus)

Rindersensibilisierungen treten eher selten auf. Dies liegt am mangelnden Kontakt zu den Nutztieren, aber auch am mäßigen Sensibilisierungspotential. Die ersten Symptome einer Rinderhaarallergie zeigen sich nach einer durchschnittlich 33jährigen Rinderexposition bei landwirtschaftlich tätigen Personen und Tierärzten. Die bei Rinderhaar-Sensibilisierten diagnostisch häufig zu beobachtende Kreuzreaktivität zu Kuhmilch scheint klinisch keine Bedeutung zu haben.
Verbreitung: Allergenkontakt, vor allem Landwirte, Viehhändler, Schlachter, Veterinäre.
Allergenträger: Rinderhaar und -epithelien, unwesentlicher sind Exkremente und Molke.
Allergen: Bos d 1, Bos d 2, Bos d 3 und weitere 8 Antigene binden spezifisches IgE, Kreuzreaktivität besteht zwischen Bos d 1 und Bos d 2.
Klinik: Akute Typ-I-Sensibilisierung, meistens Berufsallergose.
Diagnostik: Pricktest, ggf. Scratchtest, NPT, (RAST).
Kreuzreaktivitäten: Insgesamt zur Gruppe der Säugetiere (s. Einleitung), speziell hier: Kuhmilch (diagnostisch positiv, klinisch meist nicht relevant).

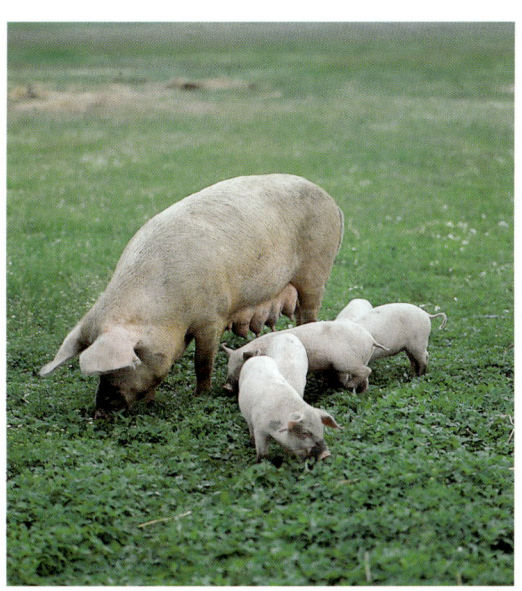

Schweine (Sus scrofa domestica)

Für Schweine gilt ähnliches wie für o.g. Rindersensibilisierungen. Nach Rudolph u. Mitarb. (1981) betrug die Sensibilisierungsrate 64% der Atopiker. 0,6% hiervon wiesen eine monovalente Sensibilisierung auf. Als Ursache wurden die damals beliebten Teppichböden aus Schweineborsten angesehen.
Verbreitung: Allergenkontakt, vor allem Landwirte, Viehhändler, Schlachter, Veterinäre, sekundär über Teppichböden.
Allergenträger: vorwiegend Epithel und Borsten.
Klinik: Akute Typ-I-Sensibilisierung, meistens Berufsallergose.
Diagnostik: Pricktest, ggf. Scratchtest, NPT, (RAST).

7.1.4 Vögel (Aves)

Vögel besitzen offenbar insgesamt eine sehr geringe Allergenpotenz, obschon Vögel in der Beliebtheitsskala der Haustiere weit oben rangieren. Sie induzieren sowohl IgE- als auch IgG-Antikörper und sind deswegen die häufigste Ursache für die exogen allergische Alveolitis im Kindesalter.

Von klinischer Bedeutung ist, daß sowohl in Haushalten mit Ziervögeln als auch in Bettfedern deutlich erhöhte Konzentrationen an Hausstaubmilben meßbar sind.

Allergenträger bei Vögeln sind nicht in erster Linie die Federn, sondern der Kot und die Serumproteine, die beim Putzen des Gefieders als getrockneter Feinstaub anfallen und bei Bewegungen in die Luft geschleudert werden. Die häufig von Laien als Auslöser ihrer Allergie angeschuldigten Bettfedern sind von untergeordneter Bedeutung; für Hühnerfedern wird bei Atopikern eine Sensibilisierungshäufigkeit von 3,6% angegeben. Enten- und Gänsefedern-Sensibilisierungen sind sehr selten.

Prozentuale Sensibilisierungen, nach Vogelarten aufgeschlüsselt:

Taube	21,1%	Beo	18,2%
Papagei	15,9%	Wellensittich	10,0%
Zebrafink	4,8%	Kanarienvogel	4,1%

Klinik: Ob Vögel klinisch eine akute oder eher eine chronische Typ-I-Sensibilisierung auslösen, ist anhand der wenigen gegen Vögel sensibilisierten Patienten schwierig zu beurteilen. In der Literatur wird vor allem die klinisch häufige und eindrucksvolle Typ-III-Sensibilisierung mit dem Vollbild der exogen allergischen Alveolitis in den Vordergrund gestellt.

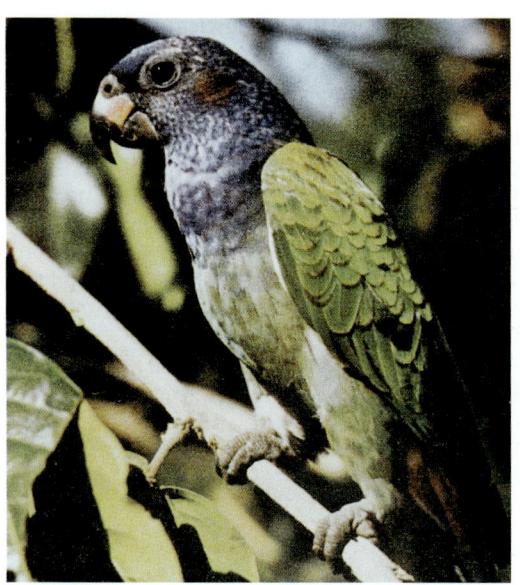

Papageien (Psittacidae)

Zu der zoologischen Familie der Papageien gehören auch die Wellensittiche, Kakadus und Nymphensittiche. Die Gruppe ist die zweitwichtigste Allergenquelle bei Vogelsensibilisierungen.
Verbreitung: Progredient.
Allergenträger: Exkremente, Serumproteine, selten Federn.
Klinik: Typ-I- und Typ-III-Sensibilisierung, Berufsallergose (Vogelhalterlunge).
Diagnostik: (Pricktest für einige Spezies verfügbar), Scratchtest (auch mit Federn sinnvoll, da kontaminiert mit o.g. Allergenträgern), NPT (RAST).

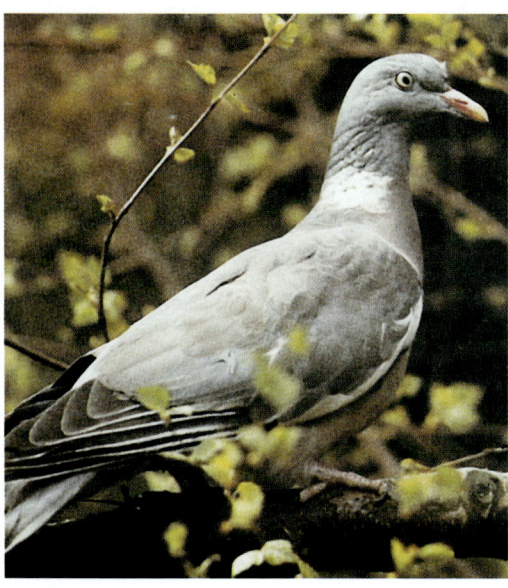

Tauben (Columbidae)

Zu der Familie der Tauben gehören 292 Arten. An mögliche Sensibilisierungen sollte auch in städtischen Gebieten bei Wohnräumen unter dem Dach gedacht werden. Tauben-Sensibilisierungen sind die häufigsten Vogel-Sensibilisierungen.
Verbreitung: Rückläufiges Hobby, verbreitete Vogelspezies („Ratten der Lüfte").
Allergenträger: Exkremente (bei engem Kontakt in schlecht durchlüfteten Räumen, selten bei Züchtern); Federn (häufige Allergenquelle bei Züchtern).
Allergen: Taubenkot – 6 bekannte Antigene, (IgE- und IgG-Antikörperbildung).
Klinik: Typ-I- und Typ-III-Sensibilisierung, Berufsallergose (Vogelhalterlunge).
Diagnostik: Scratchtest, NPT (kommerzielle Lösungen nur auf Anfrage), RAST.

7.1.5 Arachnida (Spinnentiere)

Mit über 12.000 bekannten Arten sind die Milben die artenreichsten Spinnentiere. Viele leben als Parasiten, wie z.B. Zecken und Krätzmilben. Die im Arbeits- und Wohnbereich angesiedelten Milben gehören zu 98% zur Ordnung Astigmata. Diese gliedert sich in die Familien der Skabies, Hausstaubmilben und Vorratsmilben. Die Gruppe der Vorratsmilben wird aufgrund ihrer ökologisch gemeinsamen Nische zusammengefaßt und nicht aufgrund gemeinsamer biologischer Charakteristika.

Franz u. Mitarb. fanden bei Untersuchungen in Nordrhein-Westfalen folgende Milbenspezies in absteigender Häufigkeit im Wohnbereich von Bauernhöfen (Feb.–März): Dermatophagoides > Blomia tjibodas > Euroglyphus longior > Glycophagus domesticus (Dermatophagoides wurde stellvertretend für Der. f, Der. pt. und Der. m. aufgeführt; Blomia tjibodas wurde nur in einigen Proben in hoher Konzentration nachgewiesen). Im Arbeitsbereich von Bauernhöfen fanden sich im gleichen Zeitraum: Glycophagus domesticus > Lepidoglyphus destructor > Acarus siro > Typophagus longior > Blomia tjibodas > Thyreophagus entomophagus.

Die Sensibilisierung in einem vorwiegend städtischen Krankengut (Großraum Düsseldorf) zeigt folgende Verteilung:

Dermatophagoides pteronyssinus > Dermatophagoides microceras > Dermatophagoides farinae > Euroglyphus maynei > Acarus siro > Tyrophagus putrescentiae > Lepidoglyphus destructor > Glycophagus domesticus.

Zur Diagnostik verwendet wurden soweit verfügbar Prick-, NPT-Lösung oder RAST.

Eine monovalente Sensibilisierung ist ähnlich wie in den anderen zoologischen Familien selten; meist bestehen polyvalente Sensibilisierungen.

Insgesamt geht man von ca. 5% Milbenallergikern in der Bevölkerung aus. Bei Patienten mit chronischer Rhinitis liegt in schätzungsweise 20% eine Milben-Sensibilisierung vor.

Bei Kindern sind Hausstaubmilben die häufigste Ursache für ein Asthma bronchiale.

Ökologie der Milben

Milben leben bevorzugt bei Temperaturen von 25 °C und 80% relativer Luftfeuchtigkeit. Bei 85%iger verglichen mit 65%iger Luftfeuchtigkeit frißt die Milbe das Zehnfache. Sinkt die Feuchtigkeit unter 50%, trocknen die Milben aus und sterben ab. Haustiere jeglicher Spezies, Kohleheizungen, Kachelöfen und offene Kamine begünstigen das Milbenwachstum.

Nahrungsgrundlage der Milben sind Hautschuppen von Menschen und Tieren, Mikroorganismen wie Schimmelpilze, aber auch Lebensmittel und Pollen.

In einem Gramm Bettstaub fanden englische Wissenschaftler 4241 Milben, des weiteren 1088 Milben pro Gramm Staub des Schlafzimmerfußbodens und 80 Milben pro Gramm Staub des Küchenfußbodens. Diese Zahlen wurden in ihrer Relation durch eine Reihe anderer Studien bestätigt, so daß ersichtlich wird, wo eine Wohnraumsanierung ansetzen sollte.

Je stärker die häusliche Allergenexposition ist, desto höher ist das Sensibilisierungsrisiko. Als Schwellenwert werden 2 µg Allergen auf ein Gramm Staub angegeben.

Klinik: Milben sind die klassischen Vertreter der chronischen Typ-I-Sensibilisierung mit perennialer Symptomatik: chronische Rhinitis, mäßige Ober-, Unterlidödeme am Morgen, chronische Sinusitis, Asthma bronchiale. Bei Erwachsenen: chronisch behinderte Nasenluftpassage mit Muschelhyperplasie; bei Kindern: rezidivierende virale und bakterielle Infekte. Da die Symptomatik weit weniger eindrucksvoll als die akute Typ-I-Sensibilisierung ist, wird die allergische Sensibilisierung oft übersehen und der Patient oft erfolglos operiert.

Im folgenden sind die klinisch relevanten Milbenspezies aufgeführt, die untereinander ein hohes Maß der Kreuzreaktivität zeigen.

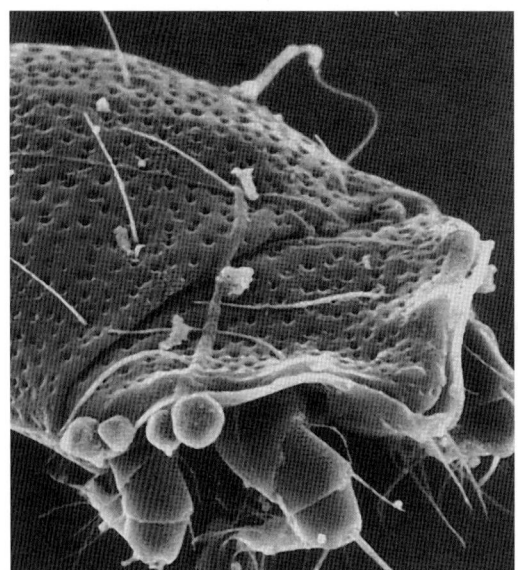

Acarus siro (Mehlmilbe, Fa. Vorratsmilben)

Vorkommen: In Ställen, Wohnungen, Cerealien und im Korn (spez. Mehl).
Verbreitung: Verstärkt in ländlichen/städtischen Wohngegenden.
Allergenexposition: perennial, saisonale Schwankungen, z.B. in Heulagern, Maximum im Herbst.
Allergenträger: Im wesentlichen Fäzes (95%).
Klinik: Chronische Typ-l-Sensibilisierung.
Diagnostik: Pricktest, NPT, ggf. RAST.

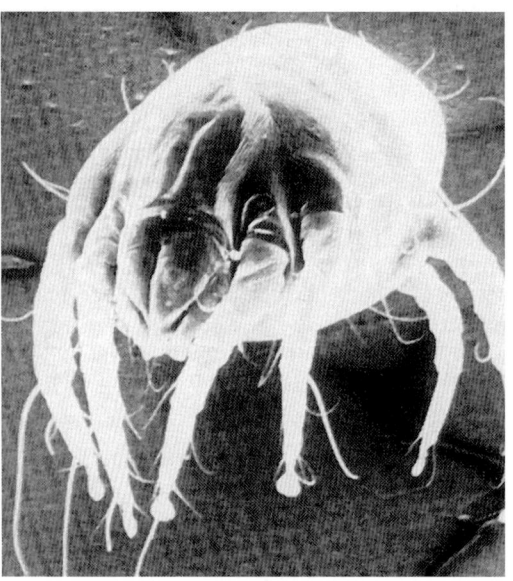

Dermatophagoides farinae (Mehlmilbe, synonym amerikanische Hausstaubmilbe, Fa. Hausstaubmilben)

Vorkommen: Bett-, Sofa-, Schlafzimmerstaub, weniger im übrigen Hausstaub.
Verbreitung: Verbreitet und häufig, in den USA häufigste Hausstaubmilbe.
Allergenexposition: Perennial.
Allergenträger: Im wesentlichen Fäzes (95%).
Allergen: Der f1 – Der f 3.
Klinik: Chronische Typ-l-Sensibilisierung.
Diagnostik: Pricktest, NPT, ggf. RAST.

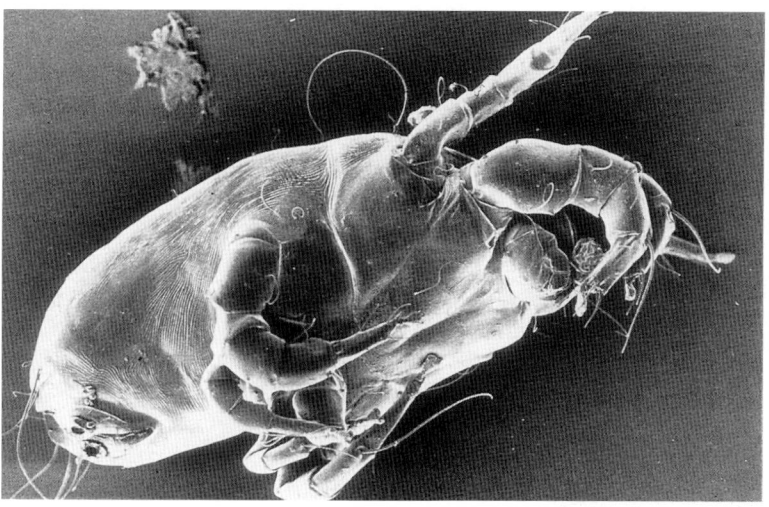

Dermatophagoides microceras
(Hausstaubmilbe, Fa. Hausstaubmilben)

Das Vorhandensein dieser Spezies wird von einigen Biologen bestritten, statt dessen soll Derm. microceras eine Formvariante von Derm. farinae sein. Spezifisches IgE auf Derm. microceras konnte bislang nicht nachgewiesen werden, Prick- oder NPT-Lösungen stehen nicht zur Verfügung.

Vorkommen: Bett-, Sofa-, Schlafzimmerstaub, weniger im übrigen Hausstaub.
Verbreitung: Seltene Milbe in westeuropäischen Haushalten.
Allergenexposition: Perennial.
Allergenträger: Im wesentlichen Fäzes (95%).
Allergen: Der m 1 (identisches Molekulargewicht mit Der f 1 und Der p 1 (Cysteinprotease).
Klinik: Chronische Typ-I-Sensibilisierung.
Diagnostik: RAST.

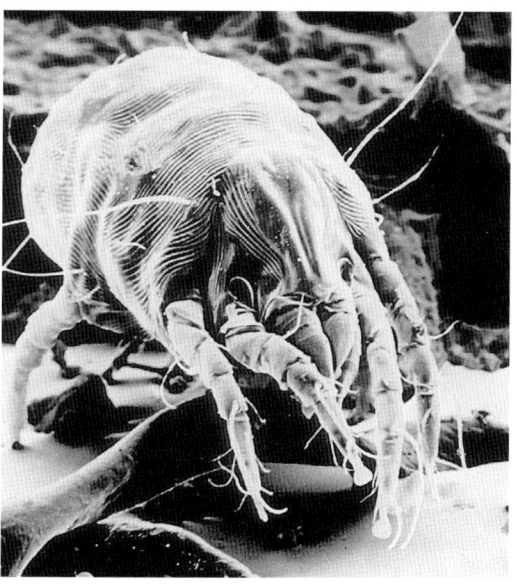

Dermatophagoides pteronyssinus
(Hausstaubmilbe, Fa. Hausstaubmilben)

Vorkommen: Bett-, Sofa-, Schlafzimmerstaub, weniger im übrigen Hausstaub.
Verbreitung: Häufigste Milbe in westeuropäischen Haushalten.
Allergenexposition: perennial, saisonale Schwankungen, z.B. mit Maximum im August bis September.
Allergenträger: Im wesentlichen Fäzes (95%).
Allergen: Der p1 – Der p 7.
Klinik: Chronische Typ-I-Sensibilisierung.
Diagnostik: Pricktest, NPT, ggf. RAST.

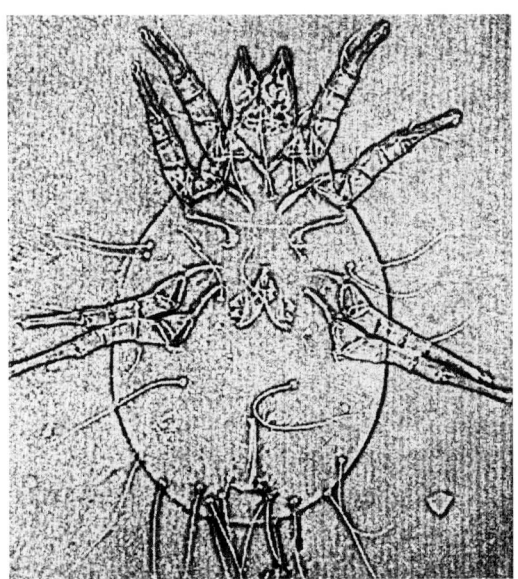

Euroglyphus maynei (Fa. Hausstaubmilben)

Diese zu den Hausstaubmilben zählende Spezies bevorzugt ein noch feuchteres Wohnmilieu als die Dermatophagoides-Spezies.
Vorkommen: Im Hausstaub feuchter Wohnräume.
Verbreitung: Weniger verbreitet.
Allergenexposition: Perennial.
Allergenträger: Im wesentlichen Faeces (95%).
Allergen: Eur m ist zu 85% identisch mit Der f 1 und Der p 1.
Klinik: Chronische Typ-I-Sensibilisierung.
Diagnostik: Derzeit nur RAST-Diagnostik möglich.

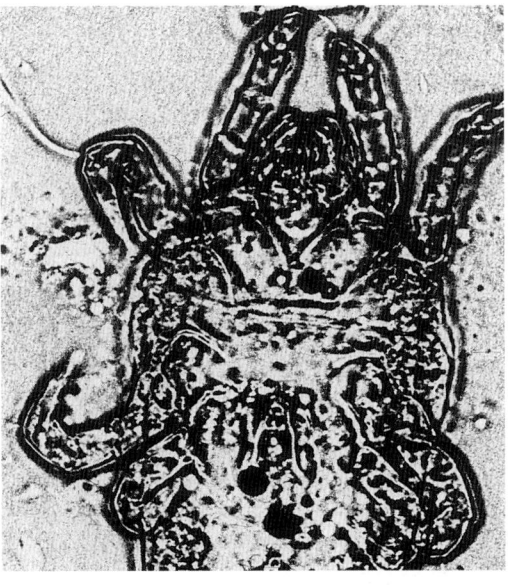

Glycophagus domesticus (Hausmilbe, Fa. Vorratsmilben)

Diese seltenere, im Hause lebende Vorratsmilbe ist meist gemeinsam mit den Schimmelpilzen Aspergillus versicolor und Penicillium brevicompactum anzutreffen.
Vorkommen: Im Hausstaub und auch in Nahrungsmitteln (spez. Gemüse).
Verbreitung: Weniger verbreitet.
Allergenexposition: Perennial.
Allergenträger: Im wesentlichen Fäzes (95%).
Klinik: Chronische Typ-I-Sensibilisierung.
Diagnostik: Nur RAST-Diagnostik derzeitig möglich.

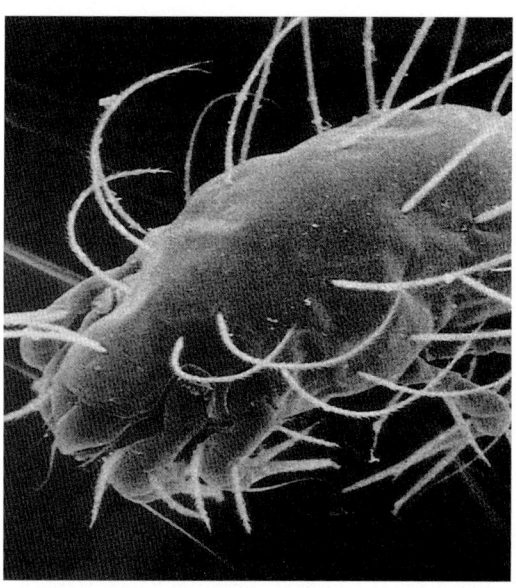

Lepidoglyphus destructor
(Heumilbe, Fa. Vorratsmilben)

Die Heumilbe gedeiht nur bei einer relativen Mindestluftfeuchtigkeit von 70–75%.
Vorkommen: Insbesondere in Heulagern, im Stroh, in Ställen; selten im Hausstaub und in Lebensmittelvorräten, Cerealien.
Verbreitung: Wesentlichste Vorratsmilbe in ländlichen Wohngegenden.
Allergenexposition: Perennial, saisonale Schwankungen mit Maximum im Frühling in Heulagern.
Allergenträger: Im wesentlichen Fäzes (95%).
Allergen: Lep d 1.
Klinik: Chronische Typ-I-Sensibilisierung.
Diagnostik: Pricktest, NPT, ggf. RAST.

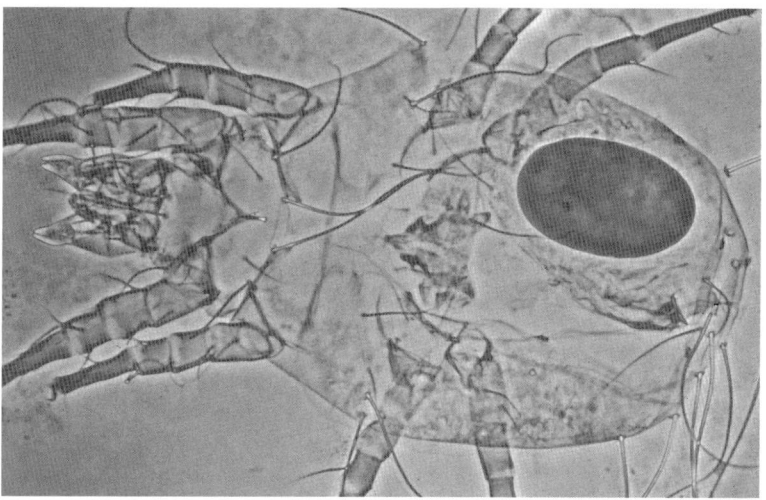

Tyrophagus putrescentiae
(Speisemilbe, Fa. Vorratsmilben)

Die Speisemilbe ernährt sich ihrem Namen entsprechend von Käse, Nüssen, Leinsamen, Korn, Trockenei und Schimmelpilzen, Epithelien sollen als Nahrung für Tyr. putrescentiae eher von untergeordneter Bedeutung sein. Die Speisemilbe ist in Städten im Unterschied zur ländlichen Region häufig Ursache einer Sensibilisierung auf Vorratsmilben.

Vorkommen: In Ställen, Wohnungen, Vorratslagern und Lebensmitteln.
Verbreitung: Fraglich verstärkt in städtischen Wohngegenden.
Allergenexposition: Perennial.
Allergenträger: Im wesentlichen Fäzes (95%).
Klinik: Chronische Typ-I-Sensibilisierung.
Diagnostik: Pricktest, NPT, ggf. RAST.

Literatur

Arlian, L.G.: Biology and ecology of house dust mites, Dermatophagoides spp. and Euroglyphus spp. Immunol. Allerg. Clin. N. Amer. 9 (1989) 339

Bresser, H., D. v. Uslar, J. Rakoski: Pferdeserumpräparate für Pferdehaarallergiker – welche Vortestungen sind sinnvoll? Allergologie 17 (1994) 490

Eriksson, N.E., H. Formgren, E. Svenonius: Food hypersensitivity in patients with pollen allergy. Allergy 37 (1982) 437

Franz, J.-Th., G. Masuch, H. Müsken, K.-Ch. Bergmann: Untersuchungen zur Vorratsmilbenfauna von Bauernhöfen in Nordrhein-Westfalen: Ostwestfalen. Allergologie 18 (1995) 25

Helbling, A.: IgE-vermittelte Inhalationsallergie auf Pilzsporen. Allergologie 17 (1994) 530

Hinze, S., K. Bergmann, H. Løwenstein, G. Nordskov-Hansen: Bestimmung und Bewertung des Rindermajorallergens Bos d2 im Hausstaub von Rinderhaarasthmatikern. Allergo J. 5 (1996) 25

Illing, St.: Allergische Erkrankungen im Kindesalter. Hippokrates, Stuttgart 1988

Liebers, V., V. v. Kampen, I. Sander, M. Raulf-Heimsoth, P. Rozynek, X. Baur: Aktuelle Aspekte der Allergieforschung. Allergo J. 4 (1995) 280

Mygind, N., R. Dahl, S. Pedersen, K. Thestrup-Pedersen: Essential Allergy. Blackwell Science, Oxford 1996

Newman-Taylor, A.J.: Laboratory animal allergy. Europ. J. Respir. Dis. 63 (1982) 60

Pichler, W.J., O. Stich: Nahrungsmittelallergien bei Pollensensibilisierungen. Allergologie 16 (1993) 494

Platts-Mills, T.A.E., W.R. Solomon: Aerobiology and inhalant allergens. In Middleton, E., C.E. Reed, E.F. Ellis, N.F. Adkinson, J.W. Yunginger, W.W. Busse eds.: Allergy Principles and Practice, Vol. 1, Mosby, St Louis 469 (1993)

v. Ree, R., M. Fernandez-Rivas, M. Cuevas, M. v. Wijngaarden, R.C. Aalberse: Pollenrelated allergy to peach and apple: An important role for profilin. J. Allergy Clin. Immunol. 95 (1995) 726

Rudolph, R., G. Kunkel, B. Blohm, R. Muckelmann, H. Mast, E. Kirchhof, M. Sladek: Zur Häufigkeit und klinischen Bedeutung von Allergien gegen Tierepithelien. Allergologie 4, 5 (1981) 230

Schata, M., W. Jorde: Allergische Erkrankungen durch Schimmelpilze. Dustri, München-Deisenhofen 1989

Stich, O., W.J. Pichler: Nahrungsmittelallergien bei Pollensensibilisierungen. Allergologie 16 (1993) 288

Thomson, N.C., E.M. Kirkwood, R.S. Lever: Handbook of Clinical Allergy. Blackwell, Oxford 125 (1990)

Tovey, E.R.: Allergen exposure and control. Exp. appl. Acarol. 16 (1992) 181

Treudler, R., M. Kitay, R. Rudolph, G. Kunkel: Assoziation von Ragweed-Allergie und Beifuß-Sensibilisierung bei Berliner Heuschnupfenpatienten. Allergo J. 4, 5 (1995) 271

Valenta, R., M. Duchene, W.R. Sperr, P. Valent, S. Vrtala, R. Hirschwehr, F. Ferreira, D. Kraft, O. Scheiner: Profilin represents a novel plant pan-allergen. In Kraft, D., A. Sehon eds.: Molecular Biology and Immunology of Allergens. CRC Press, London 47 (1993)

Vieths, S., H. Aulepp, B. Schöning, R. Tschirnich: Untersuchungen zur Apfelallergie bei Birkenpollenallergikern. Allergologie 18 (1995)

Bildnachweis

Allergopharma J. Ganzer KG, Hermann-Körner-Straße 52, 21462 Reinbek: Glatthafer, Raygras, Wiesenfuchsschwanz, Wiesenschwingel, Ragweed, Pullularia pullulans, Serpula lacrymans, Mucor, Dermatophagoides farinae.

ALK-SCHERAX Arzneimittel GmbH, Süddorfer Landstraße 128, 22589 Hamburg: Dermatophagoides pteronyssinus.

Behrendt, Heidrun, Prof. Dr., Abt. Exp. Dermatologie und Allergologie, Univ.-Krankenhaus Eppendorf, Martinistraße 52, 20246 Hamburg: Acarus siro, Lepidoglyphus destructor, Tyrophagus putrescentiae.

Bender, Rolf, Dipl.-Ing., Tier- und Naturfoto, Raumelstraße 40, 66636 Tholey Theley: Stute mit Fohlen.

Riedmiller, Andreas, Fotograf, Füssener Straße 17A, 87466 Oberzollhaus: Hasel, Ulme, Pappel, Weide.

Schrempp, Heinz, Sandrißlen 6, 79206 Breisach-Oberrimsingen: Sauerampfer.

Silvestris Fotoservice: Altöttinger Straße 7, 84556 Kastl: Rinder.

7.2 Klinisch relevante Kontaktallergene
Nanna Y. Schürer

Die allergische Kontaktdermatitis ist dadurch gekennzeichnet, daß primär nicht toxische Substanzen bei bestimmten Personen nach wiederholtem Kontakt eine Dermatitis auslösen. Diese Form der Dermatitis entwickelt sich meist an den Stellen, an denen das Allergen mit der Haut in Berührung gekommen ist. Die Auslösung der Hautreaktion nach dem Kontakt ist bei einem sensibilisierten Individuum im Epikutantest reproduzierbar (s. Kap. 4.3). Sie beruht auf einer Typ-IV-Reaktion nach Coombs und Gell.

7.2.1 Allergene der allergischen Kontaktdermatitis

Tabelle 1 zeigt eine Zusammenstellung der 20 häufigsten vom IVDK (Informationsdienst Dermatologischer Kliniken) erhobenen Sensibilisierungen (Stand 1994).

Vorkommen, Eigenschaften, chemische Angaben und mögliche Kreuzreaktionen (Gruppenallergie) der in Tabelle 1 aufgeführten Allergene finden sich in Tabelle 2.

Tabelle 1 Zusammenstellung der 20 Allergene, die 1994 relativ häufig zu einer allergischen Kontaktdermatitis führten (nach Schnuch und Geier 1995)

Substanz	Positive Reaktion [%]
Nickelsulfat	16,9
Duftstoffmix	15,3
Benzoylperoxid	12,7
Perubalsam	8,3
Palladiumchlorid	7,5
Thiomersal	6,6
p-Phenylendiamin	6,1
Amerchol L 101	6,1
Phenylquecksilberacetat	5,6
Kobaltchlorid	5,4
Kaliumdichromat	5,2
Kolophonium	4,2
Thiuram-Mix	3,7
Quecksilber(II)-Amidchlorid	3,7
Neomycinsulfat	3,7
Wollwachsalkohole	3,0
Formaldehyd	2,8
Paraben-Mix	2,8
CMI/MI	2,6
Dibromdicyanobutan	2,3

Tabelle 2 Vorkommen, Eigenschaften und chemische Angaben der häufigsten Kontaktallergene (nach Schnuch und Geier 1995)

Allergen	Vorkommen Eigenschaften/Hinweise	Chemische Angaben	Gruppenallergie
Nickelsulfat	Bestandteil oder Verunreinigung vieler Metalle und Edelmetalle. Nickelsalze werden in vielen Industriezweigen verwendet. Dermatitiden können beim Umgang mit nickelhaltigen Haushaltsgegenständen und beruflich bedingt auftreten.	$NiSO_4 \cdot 6H_2O$	Kobalt Palladium
Duftstoffmix	Eine Mischung aus Zimtalkohol, -aldehyd, α-Amylzimtaldehyd, Iso- und Eugenol, Hydroxycitronellal, Geraniol und Eichenmoos. D. ist ein Screener für eine Duftstoffsensibilisierung. Duftstoffe werden in vielen Gebrauchsmitteln eingesetzt, z.B. Kosmetika, medizinischen Zubereitungen, Reinigungsmitteln, Lebensmitteln und technischen Flüssigkeiten.		Perubalsam Holzteere Kolophonium
Benzoylperoxid	Arzneimittel: Externa zur Therapie der Akne bzw. Ulcus cruris. Vorkommen in Shampoos, medizinischen Kunststoffen, Zahnprothesenmaterialien. Im technischen Bereich Verwendung in der Kunststoff-, Gummi- und Metallindustrie. B. ist hautreizend und deshalb im Epikutantest häufig falsch positiv.	Dibenzoylperoxid	

Tabelle 2 Fortsetzung

Allergen	Vorkommen Eigenschaften/Hinweise	Chemische Angaben	Gruppenallergie
Perubalsam	Gewinnung aus dem Baum Myroxylon balsamum. Hauptbestandteil von P. sind Zimt- und Benzoesäurebenzylester. Arzneimittel: Externa zur Therapie von Wundheilungsstörungen. Vorkommen in Kosmetika als Duftstoff, in Tabak, in der Zahnheilkunde und in Ölfarben	Naturprodukt, deshalb ist P. eine Zusammensetzung verschiedener Substanzen	Kolophonium, Propolis Zimtsäure, Duftstoffe, Tolubalsam, Terpentin Dipenten, α-Pinen Benzoesäure, Benzoin
Palladiumchlorid	Edelmetall das zur Galvanisierung von Metallen, in der Zahntechnik, bei der Porzellan- und Schmuckherstellung Verwendung findet. Bei der Epikutantestung werden häufig unspezifische Hautreaktionen ohne klinische Relevanz beobachtet.	$PdCl_2$	Nickel, Chrom, Kobalt
Thiomersal	Konservierungsmittel in Arzneimitteln (Ophthalmika, Nasensprays, Hautdesinfektionsmittel und Impfstoffe), in Kosmetika und Reinigungslösung für Kontaktlinsen. Bei der Epikutantestung werden häufig positive Hautreaktionen ohne klinische Relevanz beobachtet.	$C_9H_9HgNaO_2S$	
p-Phenylendiamin	Farbstoff in Haarfärbemitteln, Azo-, Pelz- und Lederfarbstoffen. Farbstoff in photographischen Entwicklern, Fotokopiersystemen und Druckfarbstoffen.	$C_6H_8N_2$	Parastoffe
Amerchol L 101	Emulgator in Externa von Arzneimitteln und Kosmetika. Grundlage in Fetten und Schneideölemulsionen.		Wollwachsalkohole Lanolin
Phenylquecksilberacetat	Konservierungsmittel in Arzneimitteln (Ophthalmika, Injektions-, Verhütungs- und Hautdesinfektionsmitteln), in Kosmetika (Haarwaschmittel, Mundwasser und Zahnpasta.	$C_8H_8HgO_2$	Quecksilberverbindungen
Kobaltchlorid	Bestandteil oder Verunreinigung vieler Metalle und Edelmetale. Kobaltsalze werden in vielen Industriezweigen verwendet. Dermatitiden können beim Umgang mit kobalthaltigen Haushaltsgegenständen und beruflich bedingt auftreten.	$CoCl_2 \cdot 6H_2O$	Nickel
Kaliumdichromat	Bestandteil oder Verunreinigung vieler Metalle und Edelmetalle. Kontaktmöglichkeiten bestehen ubiquitär im Haushalt und in vielen Berufen. K. ist ein Screener für allergische Spättypreaktionen auf Metalle der Chrom-VI-Säure. Bei der Epikutantestung werden auch irritative Hautreaktionen ohne klinische Relevanz beobachtet.	$K_2Cr_2O_7$	Chromverbindungen
Kolophonium	Kolophonium und seine Derivate werden eingesetzt bei der Herstellung von Papier, Pflaster, Klebstoffen, Polituren und Wachsen, Kosmetika, Lacken und Farben, Dichtungs-, Trocknungs- und Löthilfsmitteln, medizinischen Externa und Zahnmaterialien.	Naturprodukt, deshalb ist K. eine Zusammensetzung verschiedener Substanzen.	Fichten-, Kiefern-, Perubalsam, Duftstoffe, Styrax Holzteere, Terpentin, α-Pinen, Abietinsäure
Thiuram-Mix	Eine Mischung aus Tetramethylthiurammonosulfid, Tetramethylthiuramdisulfid, Tetraethylthiuramdisulfid, Dipentamethylenthiuramdisulfid. Thiurame finden Verwendung als Vulkanisationsbeschleuniger in der Gummi- und Automobilindustrie, als Konservierungsstoffe in Medikamenten, Insektiziden und technischen Ölen, Holzschutzmitteln, als Antidot gegen Nickelvergiftungen.		Carbamate

Tabelle 2 Fortsetzung

Allergen	Vorkommen Eigenschaften/Hinweise	Chemische Angaben	Gruppenallergie
Quecksilber(II)-Amidchlorid	Q. findet Verwendung als Antiseptikum in Arzneimitteln. Q. dient dem Nachweis einer Quecksilberallergie, d.h. auch auf Quecksilber in Thermometern, Farben, Desinfektions- und Konservierungsmitteln.	NH_2H_9Cl	
Neomycinsulfat	Antibiotikum in peroral appl. Medikamenten und diversen Externa.	Aminoglykosidantibiotikum	Kana-, Paromo-, Streptomycin, Framycetin, Gentamycin
Wollwachsalkohole	Externa von Arzneimitteln und Kosmetika. In Druckfarben, Möbelpolitur, Schneideemulsionen, Imprägnierungsmitteln, Kabelisolierung und Skiwachsen. W. sind die Allergene der Salbengrundlagen Lanolin und Wollwachsalkoholsalbe.	Alkoholkomponente von Adeps lanae	Wollwachsalkoholsalbe Adeps lanae, Amerchol
Formaldehyd	Ausgangsprodukt bei der Herstellung von Kunststoffen und -harzen. F. findet Verwendung als Desinfektions- und Konservierungsmittel, Fixierer, Farb-, Gummi-, Pelz- und Lederindustrie, im Pflanzenschutz und entsteht bei der Verbrennung von organischem Material (Tabak, Holzkohle). Einige Konservierungsstoffe sind sog. Formaldehydabspalter. Bei der Epikutantestung werden häufig schwer interpretierbare Hautreaktionen beobachtet.	HCHO	
Paraben-Mix	Eine Mischung aus Methyl-, Ethyl-, Propyl- und Butyl-4-hydroxybenzoat. Parabene finden Verwendung als Konservierungsmittel in der pharmazeutischen und technischen Industrie, in Kosmetika und Lebensmitteln.		Parastoffe
CMI/MI	Eine Mischung aus 5-Chlor-2-methyl-4-isothiazolon und 2-Methyl-4-isothiazolon. CMI/MI finden Verwendung als Konservierungsmittel in Kosmetika und in der technischen Industrie. Vorkommen in Haushaltsprodukten (Spülmittel, Wasserfarben, Polituren).		
Dibromdicyanobutan	Konservierungsstoff in der technischen Industrie, Farben, Latexfarben und -emulsionen, Klebestoffe, Öle und Emulsionen in der Metallverarbeitung. Vorkommen im täglichen Leben in Pflegeprodukten, Duschbädern und Massageölen.	$C_6H_6Br_2N_2$	EuxylK400

7.2.2 Wichtige Kontaktallergene (Externa) in der HNO-Heilkunde

Die in der Hals-, Nasen- und Ohrenheilkunde verwendeten Externa können am Applikationsort zu einer allergischen Kontaktdermatitis führen. Einige der in der Hals-, Nasen- und Ohrenheilkunde verwendeten Externa sowie deren Handelsname, Wirkstoffe, Eigenschaften und chemische Angaben sind in Tabelle 3 aufgeführt.

Tabelle 3   Wirkstoffe, Vorkommen, Eigenschaften und chemische Angaben häufiger in der Hals-, Nasen- und Ohrenheilkunde verwendeter Externa

Handelsname	Wirkstoff	Vorkommen/Eigenschaften/Hinweise	Chemische Angaben
Dibromol Tinktur	3,5-Dibrom-4-hydroxybenzolsulfonsäure, Natriumsalz	Antiseptikum/Desinfektionsmittel. Dibromol Tinktur enthält Lavendel als Parfumöl.	$C_6H_3Br_2NaO_4S$
Mercurochrom 2% Lsg.	Merbromin	Antiseptikum/Desinfektionsmittel. Merbromin enthält 2 Hg, berechnet auf die Trockensubstanz. Photosensibilisierung und Kontaktallergie sind mögliche Nebenwirkungen	$C_{20}H_8Br2H_g\,Na_2O_6$
Panotile	Polymyxin-B-sulfat	= Polypeptid-Antibiotikum (gegen gramnegative Keime)	
	Fludrocortisonacetat	= Glucocorticosteroid. Corticoide führen im Epikutantest zum Rebound-Erythem, eine Bewertung sollte deshalb erst nach 72 Stunden erfolgen.	
	Lidocain	= Lokalanästhetikum (LA), Kreuzreaktionen mit anderen LA sind möglich.	
Solutio Castellani cum colore	Fuchsin/ seit 1989 Neufuchsin	Externes Antimykotikum. Kontaktallergien sind selten. Findet Verwendung in der Färbung von Bakterien und Zellen in der Mikroskopie.	Triphenylmethanfarbstoff: Rosanilin
Volon A Tinktur	Triamcinolon	= Corticosteroid. Corticoide führen im Epikutantest zum Rebound-Erythem, eine Bewertung sollte deshalb erst nach 72 Stunden erfolgen.	Triamcinolon-16α, 17α-acetonid
	Salicylsäure	= Keratolytikum, Vorsicht, bei großflächiger Anwendung kann es zur Resorption toxischer Dosen kommen.	2-Hydroxybenzoesäure
Swansol-Wundsalbe	Zinkoxid Oleum Jecoris	= wichtiger Bestandteil von Zinkpasten. = Lebertran. Swansol findet Anwendung zur Wundbehandlung.	
Linola	Linolsäure	Essentielle Fettsäuren sollen die Granulation fördern. Linola enthält Parabene als Konservierungsmittel.	9, 12-Octadecadiensäure
Aureomycin	Chlortetracyclin-HCl	Topisch appl. Breitbandantibiotikum, allergische Reaktionen sind selten.	Breitbandantibiotika mit Naphthacenringsystemen
Methylviolett	Syn: Pyoctanin/ Gentianaviolett	Externes Antiseptikum. Kontaktallergien sind sehr selten. Konzentrationen > 1% können zu Nekrosen führen.	Triphenylmethanfarbstoff: Gemisch von Methylrosaniliumchloriden: Pentamethylrosaniliumchlorid und Hexamethylrosaniliumchlorid

Tabelle 3 Fortsetzung

Handelsname	Wirkstoff	Vorkommen/Eigenschaften/Hinweise	Chemische Angaben
Granugenol	Mineralölraffinat	Granugenol fördert die Regeneration von Bindegewebe.	Gemisch gereinigter Kohlenwasserstoffe
Canesten	Clotrimazol	Antimykotikum, Azolderivat Kontaktallergien sind beschrieben. Canesten enthält Benzylalkohol (= E136) als Konservierungsmittel.	1-(α-2-Chlorotrityl) imidazol
Zovirax-Salbe	Aciclovir	Virostatikum, Kontaktallergien sind selten.	2-Amino-1,9-dihydro-9-[(2-hydroxy-ethoxy)methyl]-6H-purin-6-on
Leukase Kegel	Framycinsulfat	= Antibiotikum, häufig Kreuzreaktionen mit Neomycin, Streptomycin, Gentamycin und Kanamycin.	Aminoglykosidantibiotikum
	Trypsin	= Serinprotease aus dem Pankreas, die spezifisch die Carboxylgruppe der basischen Aminosäuren Arginin und Lysin lysiert.	
	Lidocain	= Lokalanästhetikum (LA), Kreuzreaktionen mit anderen LA sind möglich.	
Rivanol	Ethacridinlactat	Antiseptikum/Desinfektionsmittel Relativ hohe Sensibilisierungsrate an der Haut.	$C_{18}H_{21}N_3O_4$ Synthetischer Acridinfarbstoff
Braunovidon Salbe	Polyvidon-Iod	Antiseptikum/Desinfektionsmittel. Die Epikutantestung von Jod sollte offen erfolgen, da irritative Reaktionen relativ häufig vorkommen.	$(C_6H_9NO)_n \cdot xI$

Literatur

De Groot, A.C.: Patch testing. Test Concentrations and Vehicles for 2800 Allergens. Elsevier Amsterdam (1986)

Frosch, P.J.: Aktuelle Kontaktallergene. Hautarzt 41 (1990) 129–133

Hausen, B.M.: Kontaktallergie auf die Triphenylmethanfarbstoffe Malachitgrün und Gentianaviolett. Akt. Dermatol. 18 (1992) 167–172

Schnuch, A., W. Lejmacher: Epidemiologische Überwachung des Kontaktekzems. Dermatosen 40 (1992) 177–189

Schnuch, A., J. Geier: Die häufigsten Kontaktallergene im Jahr 1994. Dermatosen 43 (1995) 275–278

Mily, H., M. Agathos: Allergische Kontaktdermatitis auf Pyoktanin. Dermatosen 41 (1993) 145–149

Rycroft, R.J. G.T. Menné, P.J. Frosch: Textbook of Contact Dermatitis. Springer, Berlin (1995)

Anhang

Fragebogen zur Anamnese allergischer Atemwegserkrankungen

nach Prof. Dr. G. Schultze-Werninghaus, Bochum

Name: _____ Vorname: _____
geb. _____ Telefon **privat:** (_____) _____ **dienstl.:** (_____) _____
Straße _____ PLZ _____ Wohnort _____

Bitte kreuzen Sie das entsprechende Kästchen so an: ☒ Bitte ergänzende Bemerkungen am Rand eingetragen!

A.   **I.**   **Wer füllt den Fragebogen aus?**
☐ Patient selbst ☐ Mutter ☐ Vater ☐ Sonstiger (wer?) _____
II.   **Welche Beschwerden sind der Grund für den Arztbesuch?** (Bitte sämtliche Beschwerden angeben!)
_____
III.   **Welches sind die Hauptbeschwerden?** _____
IV.   **In welchem Alter sind die ersten Beschwerden aufgetreten?**   Mit _____ Jahren.
V.   **Beruf:** Erlernt _____ (von _____ bis _____)
Jetzige Tätigkeit: _____ (seit _____)

B. Bestehen oder bestanden früher folgende Krankheitserscheinungen?   (Monat) Jahr   (Monat) Jahr

☐   1. Spastische Bronchitis als Kind   seit (von): _____ bis: _____
☐   2. Krupphusten als Kind   seit (von): _____ bis: _____
☐   3. Milchschorf, Säuglingsekzem   seit (von): _____ bis: _____
☐   4. Asthma, Atemnot, erschwertes Atmen   seit (von): _____ bis: _____
☐   5. Husten, Bronchitis, Reizhusten   seit (von): _____ bis: _____
☐   6. Heuschnupfen, häufiger Schnupfen   seit (von): _____ bis: _____
☐   7. Niesanfälle (mehr als 5× nacheinander)   seit (von): _____ bis: _____
☐   8. behinderte Nasenatmung, Stockschnupfen   seit (von): _____ bis: _____
☐   9. Kieferhöhlen-, Stirnhöhlenentzündung   seit (von): _____ bis: _____
☐   10. Nasenpolypen   seit (von): _____ bis: _____
☐   11. Augentränen, Augenjucken   seit (von): _____ bis: _____
☐   12. Schwellung von Augenpartien, Augenlidern   seit (von): _____ bis: _____
☐   13. Hautquaddeln, Urticaria, Nesselausschlag   seit (von): _____ bis: _____
☐   14. Schwellung, Juckreiz von Lippen, Gaumen, Rachen   seit (von): _____ bis: _____
☐   15. Neurodermitis, atopisches Ekzem   seit (von): _____ bis: _____
☐   16. Kontaktekzem (Schmuckekzeme)   seit (von): _____ bis: _____
☐   17. Migräne, halbseitiger Kopfschmerz   seit (von): _____ bis: _____
☐   18. Magen-Darm-Beschwerden, Durchfallsneigung   seit (von): _____ bis: _____
☐   19. Häufige fieberhafte Erkältungskrankheiten   seit (von): _____ bis: _____

C. Leidet oder litt ein Verwandter an Atemwegs- oder Hautbeschwerden?
☐   20. Nein, nicht bekannt.
☐   21. Ja, ich weiß von folgender Erkrankung bei dem angegebenen Verwandten:

Bitte Art der Beschwerden angeben

Bitte erkrankten Verwandten ankreuzen	Asthma, Bronchitis	Heuschnupfen	Hauterkr.	Sonstiges
☐ 22. Vater	☐	☐	☐	_____
☐ 23. Mutter	☐	☐	☐	_____
☐ 24. Sohn (Söhne)	☐	☐	☐	_____
☐ 25. Tochter (Töchter)	☐	☐	☐	_____
☐ 26. Bruder (Brüder)	☐	☐	☐	_____
☐ 27. Schwester(n)	☐	☐	☐	_____
☐ 28. Großvater väterlicherseits	☐	☐	☐	_____
☐ 29. Großmutter väterlicherseits	☐	☐	☐	_____
☐ 30. Großvater mütterlicherseits	☐	☐	☐	_____
☐ 31. Großmutter mütterlicherseits	☐	☐	☐	_____
☐ 32. Bruder oder Schwester des Vaters	☐	☐	☐	_____
☐ 33. Bruder oder Schwester der Mutter	☐	☐	☐	_____
☐ 34. Andere Verwandte _____	☐	☐	☐	_____

D. Wie sind Wohnung und Arbeitsplatz beschaffen? Einzug in die jetzige Wohnung: _____ (Jahr)
Wohnung:
☐ 35. Großstadt   ☐ 36. Kleinstadt   ☐ 37. Dorf, ländliche Umgebung
☐ 38. Altes Haus   ☐ 39. Neues Haus   ☐ 40. Gas (Küche/Heizung)

Büro/Arbeitsplatz:
☐ 41. Klimaanlage   ☐ 42. Sonstige Beobachtung: _____

E. **Wann treten die Hauptbeschwerden auf? (Nur die am besten passende Frage ankreuzen!)**
☐ 43. Die Beschwerden sind als **Dauerbeschwerden** während des ganzen Jahres vorhanden.
☐ 44. Die Beschwerden treten **in unregelmäßigen Abständen während des ganzen Jahres** auf (wie oft?):
  ☐ 45. 1–4 × pro Jahr ☐ 46. 5–10 × pro Jahr ☐ 47. häufiger als 10 × pro Jahr
☐ 48. Die Beschwerden treten zwar **während des ganzen Jahres** auf, sie sind aber **in bestimmten Monaten regelmäßig schlimmer.**
☐ 49. Die Beschwerden treten **ausschließlich in bestimmten Monaten** auf.

F. **In welchen Monaten treten die regelmäßigen Beschwerden auf (siehe Frage 49)?**
In welchen Monaten sind die Beschwerden am schlimmsten (siehe Frage 48)?
☐ 50. Januar   ☐ 53. April   ☐ 56. Juli   ☐ 59. Oktober
☐ 51. Februar   ☐ 54. Mai   ☐ 57. August   ☐ 60. November
☐ 52. März   ☐ 55. Juni   ☐ 58. September   ☐ 61. Dezember

G. **Treten die Beschwerden vorwiegend zu einer bestimmten Tageszeit auf?**
☐ 62. Nein, die Beschwerden sind ständig vorhanden.
☐ 63. Nein, die Beschwerden können zu jeder Tageszeit auftreten.
  ☐ 64. Ja, besonders starke Beschwerden bestehen oft zu folgenden Tageszeiten:
  ☐ 65. Morgens nach dem Aufstehen   ☐ 67. Nach Feierabend, abends
  ☐ 66. Nach Beginn der Berufstätigkeit ☐ 68. Nachts
                                          von _____ bis _____ (Uhr)

H. **Treten die Beschwerden vorwiegend an bestimmten Orten auf?**
☐ 69. Nein, die Beschwerden sind ortsunabhängig.
  ☐ 70. Ja, besonders starke Beschwerden treten an folgenden Orten auf:
  ☐ 71. In der Wohnung (welche Räume: _____)
  ☐ 72. Am Arbeitsplatz (welche Tätigkeit: _____
  ☐ 73. Bei Tierkontakt (Stall, Zoo, Zirkus, usw.) Ort: _____
  ☐ 74. Im Freien (Wiesen, Felder, Schwimmbad, usw.) Ort: _____
  ☐ 75. Sonstige Beobachtungen: _____

I. **Treten die Beschwerden vorwiegend bei bestimmten Tätigkeiten auf?**
☐ 76. Nein, die Beschwerden sind nicht unmittelbar mit einer bestimmten Tätigkeit verbunden.
  ☐ 77. Ja, die Beschwerden treten vor allem bei folgenden Tätigkeiten auf:
  ☐ 78. Hausarbeiten, Bettenmachen, Teppichkehren, Staubsauben, Bücherabstauben, usw.
  ☐ 79. Berufstätigkeit (welche Tätigkeit: _____)
  ☐ 80. Umgang mit Tieren (Haustiere, Reiten, Jagd, Beruf, etc.: Tier: _____)
  ☐ 81. Bei anderen Hobbies (welches: _____
  ☐ 82. Bei körperlichen Anstrengungen; beim Sport; bei Joggen _____
  ☐ 83. Beim Rasenmähen
  ☐ 84. Bei anderen Tätigkeiten (welche? _____)

J. **Treten die Beschwerden bei intensivem Geruch, Dämpfen, Staub oder anderen Atemwegsreizen auf?**
☐ 85. Nein
  ☐ 86. Ja, die Beschwerden werden durch folgende Reize ausgelöst:
  ☐ 87. Hausstaub   ☐ 92. Desinfektionsmittel
  ☐ 88. Mehlstaub   ☐ 93. Fett-, Braten-, Kochdünste
  ☐ 89. Bau-, Zementstaub   ☐ 94. Kälte, rascher Temperaturwechsel
  ☐ 90. Waschmittelstaub   ☐ 95. Nebel, Feuchtigkeit
  ☐ 91. Haar-, Körper-, Farbspray ☐ 96. Lachen
  ☐ 97. Sonstige Reize: _____

K. **Bestehen (oder bestanden früher) Kontakte zu Tieren, z. B. in der Wohnung, bei Freunden, bei Verwandten, im Beruf?**
Wurden früher in der Wohnung Tiere gehalten?
☐ 98. Nein; Tierkontakt besteht weder heute noch in früheren Jahren. Tiere wurden nicht gehalten.
  ☐ 99. Ja, zu folgenden Tieren bestehen oder bestanden Kontakte:

		seit (von) bis (Jahr)	wie oft pro Woche			seit (von) bis (Jahr)	wie oft pro Woche
☐	100. Hund	_____	_____	☐	106. Kaninchen	_____	_____
☐	101. Katze	_____	_____	☐	107. Rind	_____	_____
☐	102. Pferd	_____	_____	☐	108. Schwein	_____	_____
☐	103. Meerschwein	_____	_____	☐	109. Wellensittich	_____	_____
☐	104. Ratte, Maus	_____	_____	☐	110. Kanarienvogel	_____	_____
☐	105. Aquarium	_____	_____	☐	111. Taube	_____	_____

  ☐ 112. Sonstige Tierkontakte: _____

L. **Sind bei Tierkontakten Beschwerden aufgetreten?**
☐ 113. Nein, nicht aufgefallen.
  ☐ 114. Ja (Tiere: _____)
       Beschwerden: _____

M. Besteht zeitweilig eine völlige oder weitgehende Beschwerdefreiheit?
- ☐ 115. Nein, es besteht nie Beschwerdefreiheit oder deutliche Besserung.
- ☐ 116. Ja, besonders gut geht es mir bei folgenden Gelegenheiten:
  - ☐ 117. An der See
  - ☐ 118. Im Hochgebirge
  - ☐ 119. Im Urlaub, an Wochenenden
  - ☐ 120. Bei Regen, Feuchtigkeit
  - ☐ 121. Im Sommer
  - ☐ 122. Im Winter
  - ☐ 123. Sonstige Beobachtungen: _____

N. Bestehen bei Nahrungsmitteln Abneigung (A) oder Unverträglichkeit (U)? Bitte A oder U ankreuzen!
- ☐ 124. Nein, ist nicht aufgefallen.
- ☐ 125. Ja, ich habe eine Abneigung (A) oder eine Unverträglichkeit (U) beobachtet bei:
  - ☐ 126. Fisch (A)(U)
  - ☐ 127. Muscheln, Krabben (A)(U)
  - ☐ 128. Ei (A)(U)
  - ☐ 129. Milch (A)(U)
  - ☐ 130. Käse, Joghurt, Quark (A)(U)
  - ☐ 131. Apfel (A)(U)
  - ☐ 132. Pfirsich (A)(U)
  - ☐ 133. Hasel-, Walnuß (A)(U)
  - ☐ 134. Sellerie (A)(U)
  - ☐ 135. Kräuter, Gewürze (A)(U)
  - ☐ 136. Wein, Sekt (A)(U)
  - ☐ 137. Fruchtsäfte (A)(U)
  - ☐ 138. Erbsen, Bohnen (A)(U)
  - ☐ 139. Kartoffeln (A)(U)
  - ☐ 140. Zitronen, Apfelsinen (A)(U)
  - ☐ 141. Anderes: _____

O. Welche Beschwerden werden durch Nahrungsmittel ausgelöst?
- ☐ 142. Keine Beschwerden
- ☐ 143. Asthma, Atembeklemmungen
- ☐ 144. Wässriger Schnupfen, Niesen
- ☐ 145. Lipen-, Rachenschwellung
- ☐ 146. Gaumen-, Ohrenjucken
- ☐ 147. Übelkeit, Erbrechen, Durchfall
- ☐ 148. Heftiger Kopfschmerz, Migräne
- ☐ 149. Ekzem-Verschlimmerung
- ☐ 150. Nesselsucht, Urticaria, Hautjucken
- ☐ 151. Sonstige Beschwerden: _____

P. Besteht eine Überempfindlichkeit gegen Medikamente?
- ☐ 152. Nein
- ☐ 153. Ja, eine Überempfindlichkeit ist aufgefallen gegen:
  - ☐ 154. Penicillin, andere Antibiotika (welche? _____)
  - ☐ 155. Schmerz-, Grippemittel (welche? _____)
  - ☐ 156. Kontrastmittelunverträglichkeit bei Röntgenuntersuchungen (Jodallergie)
  - ☐ 157. Andere Medikamente (welche? _____)

Q. Bestehen (weitere) Hautallergien?
- ☐ 158. Nein
- ☐ 159. Ja, es kommt bei Kontakt mit folgenden Stoffen zu Hautjucken, Ekzemen oder Quaddeln:
  - ☐ 160. Schmuck, Metall
  - ☐ 161. Heftpflaster
  - ☐ 162. Berufsstoffe (_____)
  - ☐ 163. Sonstiges: _____

R. Besteht eine Überempfindlichkeit gegen Instektenstiche (Biene, Wespe)?
- ☐ 164. Nein
- ☐ 165. Ja, es sind nach dem Stich einer _____ folgende Reaktionen aufgetreten:
  - ☐ 166. Starke Schwellung (mehr als 5 cm Durchmesser)
  - ☐ 167. Hautquaddeln am ganzen Körper
  - ☐ 168. Atemnot
  - ☐ 169. Schwächeanfall

S. Ist bereits ein Allergietest durchgeführt worden? Testergebnis?
- ☐ 170. Nein
- ☐ 171. Ja (Jahr: _____, Arzt, Klinik: _____)
- ☐ 172. Das Testergebnis ist mir nicht bekannt.
- ☐ 173. Bei der Testung fanden sich keine Hinweise für eine Allergie.
- ☐ 174. Folgende Allergien wurden festgestellt:
  - ☐ 175. Pollen
  - ☐ 176. Hausstaub(milben)
  - ☐ 177. Schimmelpilzsporen
  - ☐ 178. Tierhaare (welche? _____)
  - ☐ 179. Andere Allergien (welche? _____)

T. Ist eine Hyposensibilisierung (= Desensibilisierung) durchgeführt worden?
- ☐ 180. Nein
- ☐ 181. Ja (Jahre: von _____ bis _____)
- ☐ 182. Mit gutem Erfolg (Krankheit deutlich gebessert oder geheilt).
- ☐ 183. Ohne wesentlichen Erfolg (Krankheit wie vor der Behandlung oder schlechter).
- ☐ 184. Mit starken Nebenwirkungen (welche? _____)
- ☐ 185. Mit Abbruch der Behandlung (warum? _____)

U. Wurden bereits bestimmte Dinge abgeschafft? Wurde eine Wohnungssanierung durchgeführt?
- ☐ 186. Nein
- ☐ 187. Ja, folgende Dinge wurden abgeschafft:
  - ☐ 188. Federbetten, Federkissen, Matratzen. Wann? _____ (Jahr)
  - ☐ 189. Haustier (welches? _____) Wann? _____ (Jahr)
  - ☐ 190. Sonstige Maßnahmen (was? _____) Wann? _____ (Jahr)
  - ☐ 191. Mit Erfolg (deutliche Besserung)
  - ☐ 192. Ohne Erfolg (unveränderte Beschwerden)

V. **Sind bereits Operationen wegen der Erkrankung durchgeführt worden?**
- ☐ 193. Nein
  - ☐ 194. Ja, folgende Operationen sind durchgeführt worden:
    - ☐ 195. Nasenpolypen (wie oft? _____ mal)
    - ☐ 196. Rachenmandel, Adenotomie
    - ☐ 197. Gaumenmandel, Tonsillektomie
    - ☐ 198. Nasennebenhöhlen, Kieferhöhlen
    - ☐ 199. Nasenscheidewand, Nasenmuscheln
    - ☐ 200. Sonstige Operationen: _____
- ☐ 201. Beschwerden wie zuvor ☐ 202. Deutl. Besserung ☐ 203. Verschlechterung

W. **Welche sonstigen Maßnahmen wurden schon wegen der Erkrankung durchgeführt? Welche Ärzte wurden aufgesucht?**
Behandlung erfolgten bei/in:
- ☐ 204. Hausarzt
- ☐ 205. Hautarzt
- ☐ 206. Hals-Nasen-Ohrenarzt
- ☐ 207. Kinderarzt
- ☐ 208. Internist
- ☐ 209. Lungenarzt
- ☐ 210. Psychotherapeut
- ☐ 211. Heilpraktiker
- ☐ 212. Homöopathischem Arzt
- ☐ 213. Kurklinik, Spezialklinik
- ☐ 214. Krankenhaus, stationär
- ☐ 215. Krankenhaus, ambulant
- ☐ 216. Sonstige Ärzte, Kliniken: _____
- ☐ 217. Wieviele Ärzte wurden insgesamt aufgesucht: _____

Welche Behandlungsverfahren sind sonst noch durchgeführt worden?
- ☐ 218. Akupunktur
- ☐ 219. Autogenes Training
- ☐ 220. Atemtherapie, Atemschule
- ☐ 221. Andere Behandlungen (welche? _____)
- ☐ 222. Welche Behandlung hat gut geholfen? _____
- ☐ 223. Welche Behandlung hat keinen Erfolg gehabt? _____

X. **Wie ist der Auswurf beschaffen?**
- ☐ 224. Es besteht nie Auswurf
- ☐ 225. Es besteht Auswurf

wann?	wieviel?	wie ist er beschaffen?
☐ 226. Ganzjährig	☐ 229. Sehr wenig	☐ 232. Weißlich, zäh
☐ 227. Einige Wochen im Jahr	☐ 230. Reichlich	☐ 233. Gelblich, grünlich
☐ 228. Nur selten	☐ 231. Sehr viel	☐ 234. Blutig, bräunlich

Y. **Wird geraucht?**
- ☐ 235. Nein, noch nie
- ☐ 236. Nein, nicht mehr seit _____ (Jahr). Zuvor (was, wieviel?) _____ Stück pro Tag.
- ☐ 237. Ja, ich rauche (was?) _____ (wieviel?) _____ pro Tag, seit _____ (Jahr).
- ☐ 238. Ja, ein anderes Mitglied des Haushaltes raucht.

Z. **Welche Medikamente werden oder wurden zuletzt eingenommen/angewendet? Bitte sämtliche Mittel angeben!**
- ☐ 239. Keine Medikamente
- ☐ 240. Folgende Medikamente:

Präparat (Name)	Dosis (Hübe, Tabletten, Anwendung etc.) pro Tag	seit (Jahr)
_____	_____	_____
_____	_____	_____
_____	_____	_____
_____	_____	_____
_____	_____	_____
_____	_____	_____

Raum für weitere Eintragungen:
_____
_____
_____
_____
_____

Bitte geben Sie die genaue Adresse Ihres Hausarztes an, sofern dieser einen Bericht erhalten soll:

| (Name) | (Straße, Nr.) | (PLZ) | (Ort) |

Allergopharma Joachim Ganzer KG

21462 Reinbek · Telefon (0 40) 7 27 65-0 · Telefax (0 40) 7 22 77 13

Vorschlag eines strukturierten Interviews für die Allergie-Anamnese
nach Prof. Dr. C. Bachert, Gent

Familienanamnese:
- Allergien
- Asthma
- Ekzeme

Eigenanamnese:
- Kindheit: Allergien, Ekzeme, Atemwegskrankheiten, Nahrungsmittelunverträglichkeit, Operationen an Nase, NNH, Sonstiges
- Medikamente
- Allergietests
- Hyposensibilisierungen

Jetztanamnese:
- Hauptsymptome: Rhinitis (wäßrig, grün-gelb), Niesreiz, Juckreiz, Obstruktion, Trockenheit, Sinusitis, Konjunktivitis, Asthma, gastrointestinale Beschwerden, Hauterscheinungen, andere Symptome
- Jahreszeitliche Abhängigkeit
- Tageszeitliche Abhängigkeit
- Örtliche Zusammenhänge
- Wohnverhältnisse
- Haustiere

- Beruf
- Hobbys

- Nahrungsmittelunverträglichkeiten
- Medikamentenunverträglichkeiten

Sachverzeichnis

A

Abdruckmaterial 143f, 166
ABPA s. Aspergillose, bronchopulmonale, allergische
Abrißtest 47, 51
Abstoßungsreaktion 150
Abstrich, konjunktivaler 155, 157
Abwehr, unspezifische 80
Acarex-Test 45, 89
Acarus siro 267f
ACE-Hemmer 106, 170
– Angioödem, pseudoallergisches 177
– Kontraindikation 183
Acetylcholin 22
Acetylcholinrezeptor 22
Acetylsalicylsäure (s. auch Aspirin) 30
– Desaktivierung, adaptive 237
– Urtikaria 170f
Aciclovir 277
Acrylat 65, 149
Additiva-Intoleranz 36
Adenoidenbehandlung 128
Adenotomie 117
Adhäsionskaskade 19
Adhäsionsmolekül 13, 18, 21, 28, 77
Adhäsionsmolekül-Antagonisten 19
Adrenalin 102, 107f
– Gabe, intramuskuläre 108
β-Adrenergika 49
Aeroallergen 34
β₂Agonisten 22
Agranulozytose 177
AIPT s. Provokationstest, inhalativer, arbeitsplatzbezogener
Airborn dust 44
Akarizide 89
Aktinomyceten, thermophile 24
Akupunktur 122, 126f
Akupunkturpunkt 128
Alginatstaub 145
Allergen 6f, 242ff
– Aggressivität 242
– am Arbeitsplatz 45
– hitzelabiles 111
– hitzestabiles 111
– Hymenopterengift 182
– Molekularbiologie 6f
– Molekulargewicht 242
– natives 58f
– perenniales 49
– Quantifizierung 43f

– rekombinantes 6f
– Rhinitis, allergische 132
– zahnärztliches Material 143
Allergenbelastung 2
Allergenblock 49, 52
Allergencharakterisierung 78
Allergendenaturierung 140
Allergenexposition 220
Allergenextrakt, Anforderung 48
– Herstellung 40ff, 45f
– Injektion 103
– für Intrakutantestung 50
– aus nativem Material 45f
– Qualität 48
Allergenidentifikation 40ff
Allergenkarenz 86ff, 135
Allergenkontakt, früher 3
Allergenpotenz 242
Allergenscheiben-EAST 75
Allergen-Stimulationstest, zellulärer (CAST) 74, 76f
Allergensuchkost 69
Allergie des Auges 155ff
– Auslösungsphase 176
– auf Dentalprodukte 141
– Disposition, genetische 3f
– intestinale 33ff, 211ff
– – Therapie 212f
– im Kindesalter 218ff
– – Diagnostik 222f
– – Prävention 224f
– der Mundhöhle 139f
– des Ohres 152ff
– perenniale 38
– Prädisposition, genetische 218
– und Psyche 226f
– Schutz 2
– Sensibilisierungsphase 176
– Umweltfaktor 220
Allergiepaß 53
Allergiesyndrom, orales 139f, 173, 244
Allergikerfalte 133
Allergologie, zahnärztliche 142ff
Allium cepa 123
Allopurinol 178
Alternaria alternata 255
– tenuis 49, 91
Alveolarmakrophagen, aktivierte 25
Alveolitis, exogen allergische 24f, 205ff, 265
– – als Berufskrankheit 208ff
– – Diagnostik 206f
– – Differentialdiagnose 207

– – Prognose 208
– – Therapie 207f
– lymphozytäre 24f
Amalgam 141, 143f, 165
Amerchol 274
Amine, biogene 36, 113, 182
– – Asthma bronchiale 200
p-Aminobenzoesäure 166
p-Aminobenzoesäureester 143
Ampel-Schema 196
Amyloidose 174
Analgetika, narkotische 236
Analgetika-Asthma-Syndrom 192
– Desaktivierung, adaptive 237f
– Klinik 233
– Prävalenz 233
– Therapie 236ff
Analgetika-Intoleranz 176f
– Diagnostik 180, 234f
– Pathogenese 234
– Provokation, bronchiale 235f
– – nasale 236
– – orale 235
Anämie, autoimmunhämolytische 216
– perniziöse 216
Anamnese 38f
Anaphylatoxine 30
Anaphylaxie 47, 106
– Stichprovokation 72
Angioödem 26, 106
– abdominelles 230
– bei Druckurtikaria 172
– Entstehung 30
– erworbenes 230
– hereditäres 32, 173ff, 230ff
– – Therapie 175, 232
– Klassifikation 230
– Latexallergie 173
– medikamentös bedingtes 170, 177
– Prädilektionsstelle 169
Angry-Back-Syndrom 53, 148
Angulus infectiosus 165
Anosmie 233
Anstrengungsasthma 62
Anstrengungstest 173
Antibiotika 170, 200
Antibiotikalösung 150
Anticholinergika 95
Antidepressiva, trizyklische 61
Antifremdprotein-Antikörper 215
Antigen, endogenes 8
– exogenes 6, 8
Antigen-Antikörper-Reaktion 7

Antigenität 6
Antigenpräsentation 8
Antigenrezeptor 6
Antigenverarbeitung 8
Antihistaminika 11
- Angriffspunkt 94
- Einfluß auf Hauttestung 49
- Kälteurtikaria 173
- Karenz 57, 60
- Konjunktivitis, allergische 157
- Kontraindikation 98
- Nebenwirkung, kardiale 96
- Rhinitistherapie 95f, 99
- Schock, anaphylaktischer 108f
- Schwangerschaft 98
- Urtikariatherapie 171
Antihuman-IgE-Antikörper 82
Antihypertensiva 57
Antikonvulsiva 178
Antiphlogistika, nichtsteroidale 192
- - Reaktion, pseudoallergische 177, 233ff
- - Urtikaria 170
Anti-Protamin-IgG 177
Antiseptikum 276f
Anti-Streptokokken-Antikörper 216
α₁-Antitrypsin-Mangel 190
Aphthenbildung 140f
Apoptose 7, 10
- Hemmung 13
Aprotinin 150
Arachidonsäuremetabolismus 234
Arachnida 267ff
Arbeitsplatz 45
Arrhythmie 106
Arsenicum album 122f
Arthritis 150
Arthus-Reaktion 32, 216
- reverse 216
Arum triphyllum 123
Arzneimittel, Autoimmunekrankung 179
- Einfluß auf Hauttest 49
- homöopathisches 123
- Kreuzreaktion 178f
- pflanzliches 124f
- Urtikaria 169f
Arzneimittelexanthem 178f
- morbilliformes 177
Arzneimittelreaktion, bullöse 178
- fixe 178
- photoallergische 179
- phototoxische 179
- pseudoallergische 177f
- unerwünschte 176ff
- - Diagnostik 179f
- - vom Soforttyp 176f
- - Spätreaktion 176f
- - Typ-A 176
- - Typ-B 176
- - verzögerte 176f
Aspergillose, bronchopulmonale, allergische 192f

- - - Stadien 194
Aspergillus 19, 43, 49, 91, 254f
- Sporulation 255
Aspergillusköpfchen 255
Aspirin s. Acetylsalicylsäure
Aspirinintoleranz 116
- Pathogenese 234
Aspirin-Provokation 235
Astemizol 57, 96
Asthma bronchiale 21ff, 186ff
- - Anamnese 187ff
- - aspirin-sensitives 236
- - berufsbedingtes 64, 198ff
- - Blutgasanalyse 191
- - Differentialdiagnose 192ff
- - Eosinophilie 13
- - Exazerbationsfaktor 188
- - immunologisches 198
- - Immuntherapie, spezifische 101ff
- - Laboruntersuchung 189f
- - Lungenfunktion 190f
- - medikamentös bedingtes 177
- - Milben-Sensibilisierung 267
- - Pathogenese 21f
- - Persönlichkeitsprofil 226
- - Pilzallergie 254
- - Prädispositionsfaktor 188
- - Prävalenz 2, 218
- - Rhinitis, allergische 20
- - Säuglingsalter 222
- - Schweregrade 188
- - Therapie 224
- - Untersuchung, klinische 189
Asthmaanfall 187, 189
Asthma-Management 195f
Atemmaske 56
Atemnot, nächtliche 186
Atemstillstand 106, 109
Atemstörung, schlafbezogene 194
Atemwegsobstruktion 186, 198
Atemwiderstand 61, 64
- nasaler 55
Atemzange 55
Atopene 28, 168
Atopie 218f
Atopie-Patchtest 53
Atopierisiko 4
Atopie-Screening 49
Atropin 61
Aufbaukost 112
Augenentzündung, endogene 155
Augenlid, Aufbau 155
- Kontaktekzem 156f
Augentropfen 159
Aureobasidium Pullulans 49
Aureomycin 276
Autoantikörper 216
- gegen IgE 30
Autoimmunerkrankung 179
Azelastin 96
Azofarbstoffe 113
Aztreonam 179

B

Baboon-Syndrom 166
Bacitracin 159
Bäckerschnupfen 137
BAL s. Lavage, bronchoalveoläre
Basalmembran, Verbreiterung 82
Basalzellen 80
Basalzellhyperplasie 81
Basiskost, allergologische, individuelle 111f
Basophile 18
- Färbung 81
Basophilen-Degranulationstest 76
Basophileneinstrom 96
Bauchkrämpfe 106f
Bauchschmerzen 211
Becherzellen 80
Becherzellhyperplasie 81f
Beifuß 49, 113, 243
- Allergenaggressivität 242
- Kreuzreaktivität 140, 243
Belastungsdyspnoe 60
Benzalkoniumchlorid 99
Benzocain 52
Benzodiazepine 150
Benzoesäure 36, 89, 113
Benzoylperoxid 144, 178, 273
Benzylalkohol 89
Benzylbenzoat 89
Berufsallergen 137, 208ff, 244
- Allergenkarenz 93
- atemwegsrelevantes 199f
- Meerschweinchen 262
- Pferd 263
Berufsasthma 198ff
- Diagnostik 201f
- Epidemiologie 198f
- gutachterliche Aspekte 203f
- Kriterien 198
- Latenzperiode 201
- Prävention 200f
- Prognose 200
Berufskrankheit 167, 199, 204
- Alveolitis, exogen allergische 208f
Berufsrhinitis 137f
Beryllium 148
Betablocker 170
- Kontraindikation 183
Betasympatholytika 61
Bewegungstherapie 119
- chinesische 122
Bienengift 6, 92
Bienengiftallergie 182ff
Bioallethrin 89
Bioresonanztherapie 128f
Bipolaris 19
Birke 49, 244
Birkenpollen 34, 87
- Kreuzreaktivität 244
Birkenpollenallergie 140, 242
Bläschen, dyshidrosiformes 163

Blastogenese, antigeninduzierte 25
Blaue Liste 93
Blomia tjibodas 267
Blühkalender, saisonaler 242f
Blütenpollen 43, 157
Blutgasanalyse 191
Botrytis cinerea 49, 256
BPPS (bronchiale Provokation mit pharmakodynamischen Substanzen) 60
Bracket 145
Braunovidon-Salbe 277
Bromum 122
Bronchialmuskulatur 22
Bronchialobstruktion 14
Bronchialspasmus 22, 31
Bronchitis, chronisch obstruktive 191ff
– spastische 188
Bronchodilatator 22
Bronchokonstriktor 22
Bulbusmotilitätstörung 116
Burkard-Pollenfalle 40ff
Butylphenol 52
B-Zellen 9, 11
B-Zell-Epitop 6

C

C2 32
C2b 32
C3a 30
C4 32
C4a 30
C5a 30f
Cadmium 137
Calciumantagonisten 61
Candida albicans 124
Canesten 277
Capsaicin 22
CAP-System 75
Carbachol 61
Carbamazepin 178
Carbapenim-Derivat 179
Carbo vegetabilis 122f
Carboxypeptidase 31
Carotin 113
Carrageen 113
CAST 74, 76f
Cataracta dermatogenes 168
– syndermatotica 160
CD4/CD8-Quotient, erniedrigter 206
CD4⁺-T-Zellen 7
– Aktivierung 8
– Wachstum, autokrines 9
– Zytokinsekretionsmuster 9, 29
CD8⁺-T-Zellen 9
CD23 21
CD28 8
Cephalosporin 178f
– Asthma bronchiale 200
C1-Esterase-Inhibitor 231

– Mangel 32
C1-Esterase-Inhibitor-Defekt 173f
C1-Esterase-Inhibitor-Konzentrat 175
Cetirizin 57, 96, 171
Cetylstearylalkohol 52
C-Faser 22
Charcot-Leyden-Kristalle 21, 81f
Cheilitis 139, 164
Chemikalien 208
Chemosis 155, 157
Chemotaxis 18
Chloramphenicol 159
Chlorphenol 89
Chrom 145, 148
Chymase 31
CIE s. Immunelektrophorese, gekreuzte
CLA s. cutaneous lymphocyte antigen
Cladosporium 43
– herbarum 49, 256
Clemastin 96, 107
Clotrimazol 277
CMI/MI 275
COLAP-Test 70
Colitis ulcerosa 213
Colon irritabile 214
Concha bullosa 115f
Conjunctiva palpebrae, Hypertrophie, papilläre 159
Conjunctivitis medicamentosa 158
– vernalis 158f
Cor pulmonale 205
Cortison-Glaukom 156f
Cortison-Katarakt 157
Creola bodies 21
CRIE s. Radioimmunelektrophorese, gekreuzte
Crohn-Krankheit 213
Cromoglycinsäure 60, 94, 97f, 212f
Cross-linking 8
Curschmann-Spirale 21
Curvularia 19
Cutaneous lymphocyte antigen CLA 27
Cytochrom P450 96

D

Darmepithel 33
Darmerkrankung, entzündliche 211, 213
– funktionelle 214
Darmflora, physiologische 124
Darmkolik 31
DBPCOP (doppelblinde, placebokontrollierte orale Provokation) 69f
Defäkation 106
Deltamethrin 89
Denaturierungsmittel 150
Dentalpharmaka 141f, 146

Dermatitis, atopische 27ff, 167ff
– – Befund, immunologischer 28
– – Cheilitis 164
– – Diagnose 168
– – Differentialdiagnose 162
– – Disposition, genetische 28
– – Immuntherapie, spezifische 102
– – Infektion 168f
– – Keratokonjunktivitis 160
– – Major-Kriterien 168
– – Minor-Kriterien 168
– – Pathogenese 29
– – Persönlichkeitsprofil 226
– – Prävalenz 2
– – Schubfaktor 167
– – Therapie 30, 169
Dermatophagoides 267
– farinae 88, 268
– microceras 269
– pteronyssinus 49, 88, 269
Dermis, Infiltrat, mononukleäres 27
Dermographismus 172
– positiver 50
– weißer 168
Desensibilisierung, unspezifische 124f
Desinfektionsmittel 150, 276f
Determinante, antigene 6
Detritus 127
Diabetes mellitus, insulinresistenter 216
Diarrhoe 133, 174, 211
Diät, additivaarme 171
– salicylatarme 236
Diazepam 178
Dibromdicyanobutan 275
Dibromol-Tinktur 276
Dieselruß 2
Dimetindenmaleat 96
Dinatriumcromoglycinsäure 60, 94
– Allergie, intestinale 212f
– Wirkung 97f
Dinitrochlorbenzol 26
Diphenylpyralin 96
cDNA 6
DNCG s. Dinatriumcromoglycinsäure
Dobutamin 108
Druckurtikaria 31, 172
Druckvernebler 224
Duftstoff 52
Duftstoff-Mix 166, 273
Dyspnoe 106ff, 140, 189

E

EAA s. Alveolitis, exogen allergische
Early asthmatic raction (EAR) 64
Ebastin 96
Echinacea purpurea 124
Echinococcus-Infektion 174

Eczema herpeticatum 168
Edelfäuler 256
Ei 120
EIA s. Exercise-induced-Asthma
Eiche 244
Eichenmoos 273
Eigenbluttherapie 125
Eigenharntherapie 125
Einsekundenkapazität 61, 64
Ekzem 162
– akutes 162
– atopisches, Diagnostik 221
– – Differentialdiagnose 220
– – Geschlechtsabhängigkeit 4
– – Krankheitsverlauf 220
– – Prädilektionsstelle 220
– – Therapie 221, 223
– – Verlauf 218
– chronisches 162
– dysregulativ mikrobielles 162
– hämatogenes 112
– infraorbitales 167
– nässendes 152
– periorales 164f
– photoallergisches 179
– retroauriküläres 167
– schuppendes 152
– seborrhoisches 167
ELAM-1 27
Elastase 77
Elektroaerosolvernebler 64
Elektroakupunktur nach Voll 128
Elektronenmikroskopie 83
Eliminationsdiät 69, 112
ELISA-Technik 43, 74
Embolie, pulmonale 195
Encasing 90
Endothelial leukocyte adhesion molecule 1 27
Endotoxin 25
Engwinkelglaukom 95
Enteritis, eosinophile 214
Entspannungstechnik 119
Entzündung, allergische 8
– – Blockieren 94
– – Gastrointestinaltrakt 35
– chronisch-allergische, eosinophile 9, 13f
Entzündungsmediator 77
– Rhinitis, allergische 15f
– Wirkung, epitheltoxische 82
Entzündungszellen 132
Enzymallergie 200, 203
Enzym-Allergo-Sorbent-Test (EAST) 75
Enzymdefekt 36
Eosinophil cationic protein (ECP) 14, 17, 153
– – – Bestimmung 77
– peroxidase (EPO) 13
Eosinophil-derived neurotoxin (EDN) 13f
Eosinophile 18

– Aktivierung 21, 77
– Apoptose 234
– bronchoalveoläre Lavage 21
– Differenzierung 30
– Einstrom, Hemmung 82, 96
– Nachweis 82
– Proliferation 30
– Transmigration, selektive 30
Eosinophilie 13, 82, 186
– Tränenflüssigkeit 67
Ephedrin 94
Epidemiologie 2ff
Epidermis, Auflockerung, schwammige 27
Epikutantest 50ff
– geschlossener 51
– Komplikation 53
– Kontaktallergen 166
– Nebenwirkung 53
– offener 51
– Standardblock 51f
– Variante 53
Epikutantestreaktion 51
– falsch negative 52
– – positive 52
– toxische 51f
Epimukosatest 142
Epoxidharz 52, 65
Erbrechen 106, 174
Erkrankung, allergische, Diagnostik 37ff
– – Häufigkeitsverteilung, altersabhängige 3
– – Prävalenz, erhöhte 2
– – Therapie 85ff
Erle 242, 245
Ernährungstherapie 111ff, 119
Erstickungsanfall 140
Erythem 169
– nummuläres 178
Erythema exsudativum multiforme 178
Erythrodermie 179
Esbiol 89
Etagenwechsel 2, 20
Ethacridinlactat 277
Ethylendiamin 178
Eugenol 143f, 273
Euphrasia 123
Euroglyphus longior 267
– maynei 270
EuxylK400 52
Exanthem 178f
Excited-skin syndrome 148, 150
Exercise-induced anaphylaxis 106
Exercise-induced-Asthma 192
Exercise-induced-Asthma-Test 63
Exfoliativzytologie 80
Exine 86
Externa 273ff
Extrakt s. Allergenextrakt
Extrinsic-Asthma, allergisches 186

F

Faktor XII, Aktivierung 31f
Familienanamnese 38
Farbstoff 36
Fastentherapie 119
Fcε-RI 21
Fcε-RII 21
Fexofenadin 96
Fibrinkleber 150
Fieber 25, 179
Fingerkuppenekzem 163
Fisch 120
Fleisch 120
Flimmerepithel, mehrreihiges 80
Flimmerzelldegeneration 82
Flowwert 55
Flunisolid 98
Flush 106
Flüssigkeitssubstitution 108
Fokussierung, isoelektrische 78
Formaldehyd 52, 137, 162, 275
Formaldehydharz 52
Formalin 143
Fragebogen 38
Framycinsulfat 277
Frühphase 132
Fuchsin 276
Fusarium roseum 49

G

Gametophyt 242
Ganzkörperplethysmographie 64, 190
Gaumenanomalie 133
Gefäßdilatation 169
Gefäßpermeabilität 32, 97
Gefäßwandnekrose 216
Gehörgang 152
Gehörgangsekzem 164f
Gehörgangsstenose 152
Gelatine 113
Gemüse 120
Gesamt-IgE-Bestimmung 74
Getränk 120
Getreide 120
Gewebsüberempfindlichkeit, allgemeine 148
Giemen 186f, 189
Glasionomerzement 149
Glatthafer 245
Gleich-Syndrom 230
Glossitis 139f
Glucocorticoide 57
– Angriffspunkt 94
– Augensalbe 156
– Einfluß auf Hauttestung 49
– inhalative 195
– beim Kind 98, 223
– Klassifikation 167

- Kontaktdermatokonjunktivitis 159
- Nebenwirkung 97
- β_2-Rezeptorzahl 22
- Rhinitistherapie 96f, 99
- topische 97, 223
- Urtikaria, chronische 171
- Wirkung 82, 96f
Glutamat 113
Glycerin 48
Glycophagus domesticus 267, 270
GM-CSF 18
Gold 145, 148f
Goodpasture-Syndrom 207, 216
Granugenol 277
Granulom 149f
- epitheloidzelliges 205
Granulozyten, neutrophile 18, 24
Gräser 245ff
Grauschimmel 256
Guakernmehl 113
Guanin-Test 45, 89
Gummi 113, 143
Gummiallergie 149f
Guttapercha 143

H

Haarfärbemittel 274
Haarshampoo 152, 273
HAE s. Angioödem, hereditäres
Hagemann-Faktor 31f
Halo, orbitaler 168
Hämolyse 182
Handekzem 163f
- bei atopischer Dermatitis 168
- Differentialdiagnose 164
Handlinienzeichnung, verstärkte 168
Handödem 172
Hapten, niedermolekulares 26
Hartholzstaub 244
Hasel 242, 249
- Kreuzreaktivität 249
Haselnuß 140
Hausmilbe 270
Hausschwamm 259
Hausstaub, Probengewinnung 44f
Hausstaubmilbe (s. auch Milbe) 44f, 88, 268ff
Hausstaubmilbenreduktion 169
Hautekzem 255
Hautmastzellen, Aktivierung 31
Hautreaktion, toxische 52
Hautschuppe 259
Hauttestung 47ff
- Applikationsort 48
- Nebenwirkung 47
H_1-Blocker 95, 173
H_2-Blocker 171
Hefe, rosa 258
Heilpflanze 119, 121

Heiserkeit 106, 139
Heißpolymerisation 143
Helicobacter-pylori-Infektion 170
Heliox 194
Herzerkrankung, koronare 102
Heufieber 40
Heumilbe 271
Heuschnupfen, Epidemiologie 2f
- Prävalenz 218
Heuschnupfenkonjunktivitis 157f
Hirnabszeß 116
Histamin 11
- Kälteurtikaria 31
- in Lebensmitteln 113
- Nasensekret 15, 17
- Reaktion, urtikarielle 31
Histaminfreisetzung, konditionierte 226
Histaminfreisetzungstest 180
Histaminliberatoren, unspezifische 36
Histaminprovokation, bronchiale 61
- nasale 58
Histamin-Release Assay 74, 76
Histamin-Releasing-Faktor 31
HLA-Typ 219
Hochgebirge 87
Holzarbeiterlunge 255
Holzstaub 137, 244
Homingfaktor 27
Homöopathie 122f
Hornisse 92
HRA s. Histamin-Release Assay
HRF s. Histamin-Releasing-Faktor
Hühnerei-Allergie 169, 220
Hühnerfeder 265
Hülsenfrüchte 26, 120
Hund 260
Huneke-Phänomen 125
Husten, persistierender 60
- trockener 187
Hustenäquivalent, asthmatisches 188
Hyaluronidase 182
Hydralazin 179
Hydrochinon 144
Hydrotherapie 118f
Hydroxin 173
Hydroxyethylstärkelösung 177
Hydroxyzin 96
Hymenopterengift 182
Hymenopterenstich 72
Hypereosinophiles Syndrom 207
Hyperkapnie 191
Hyperpigmentierung 171
Hyperplasie, lymphatische 139
Hyperreagibilität, bronchiale 14, 21, 186
- - Entstehungskonzept 219
- - Quantifizierung 60
- - Schweregradeinstufung 62
- - Ursache 60
- - Verstärkung 61

- Herabsetzung 94
- nasale 239f
Hypertension, arterielle 102
Hyperventilation, alveoläre 191
Hyphen 254
Hyposensibilisierung 6f
- kosaisonale 103
- sublinguale 223
Hyposmie 132
- Therapie 99
Hypotension 106
Hypoxämie 191

I

ICAM-1 21, 28
- Bestimmung 77
Idiosynkrasie 176, 233f
IEF (isoelektrische Fokussierung) 78
IgA 34
IgE 21
- Bestimmung 76
- insektengiftspezifische 183f
- Serumkonzentration 74
- spezifisches 74ff, 102
IgE-Bridging 94
IgE-mRNA 11
IgE-Produktion 9, 11f
- verstärkte 2, 218
IgE-Rezeptor 21
- hochaffiner 30
- Kreuzvernetzung 30
- niedrigaffiner 30
IgE-Rezeptor-Expression 28
IgE$^+$-Zellen 82
IgG 106, 205
- spezifisches 76
Ileus 174
Imidazolderivat 94
Immunantwort 10, 31
- Dysregulation 28
Immundefekt 9, 52
Immunelektrophorese, gekreuzte 74, 77f
Immunhistochemie 82f
Immunkomplex 215
Immunkomplex-Anaphylaxie 106
Immunkomplexvaskulitis 32, 216
Immunmodulation 31, 227
- Arzneimittel, pflanzliches 124f
Immunoblot 77f
Immunogenität 6
Immunologie 6ff
Immunoprint 78
Immunozytom 174
Immunreaktion, allergische 6
- humorale 17
- zelluläre 17, 80
Immunsystem, intestinales 33
Immuntherapie, spezifische 6f, 101ff
- - Dauer 103

Immuntherapie, spezifische, Dosismodifikation 105
– – Durchführung 103f
– – Erfolgskontrolle 82
– – Erhaltungsphase 103
– – Indikation 101f
– – Insektengiftallergie 184f
– – Kontraindikation 102, 104
– – Nebenwirkung 104f
– – Patientenanamnese 104
– – Steigerungsphase, initiale 103
– – Wirksamkeit 102f
– – – Dokumentation 104
Impfstoff 8
Impfung 105
Implantat 124
Implantatunverträglichkeit 148ff
– Diagnostik 150
Impregum 144
Infektionskrankheit 173
Informationsübertragung 227
Inhalationsallergen 34, 242ff
Innenohr 154
Innenraumluft, Schimmelpilzbelastung 43
Insektengift 92, 182
Insektengiftallergie 182ff
– Diagnose 183
– Hyposensibilisierung 72f, 184f
– Kindesalter 224
– Schock, anaphylaktischer 109f
– Therapie 183ff
Insektenstichprovokation 72f
Integrine 19, 21
Intercellular adhesion molecule 21, 28, 77
Interferon-γ 9, 18
– Dermatitis, atopische 30
Interleukin-1β 18
Interleukin-2 9, 18
Interleukin-2-Gen 9f
Interleukin-3 18
Interleukin-4 7, 9, 18
– IgE-Produktion 11
– Wirkung 30
Interleukin-5 7, 9, 18
– Eosinophilie 13
– Wirkung 30
Interleukin-5-Rezeptor 13
Interleukin-6 18
Interleukin-8 18
Interleukin-10 18
Interleukin-12 18
Interleukin-13 11, 18
Intermediärzellen 80
Intine 86
Intoleranz 176, 233
Intrakutantest 50
– Beurteilung 50
Intrinsic-Asthma 22, 188
– Diagnose 192
– postinfektiöses, nicht allergisches 186

In-vitro-Diagnostik 74ff, 170
Inzidenz 2
Ipratropiumbromid 95
Irritant receptor 22
Isocyanat 64, 199f
Isocyanatlunge 208
Isoniazid 179
Isothiazolonderivat 51

J

Juckreiz 15, 31, 106
– Hydroxyethylstärke 177
– periokulärer 157
– Therapie 95, 99

K

Kalium jodatum 123
Kaliumdichromat 52, 166, 274
Kallikrein-Kinin-System, Aktivierung 25, 32
Kälteapplikationstest 172
Kälteurtikaria 31, 172f
– C1-Inhibitor-Mangel 174
– familiäre 174
– Krankheit, assoziierte 173
– Therapie 173
Kaltluftprovokation, inhalative 62
Kaltpolymerisation 143
Kanamycin 159
Kartagener-Syndrom 116
Kartoffeln 120
Käse 113
Käsewäscherlunge 257
Katarakt 160
Kathon 166
Katze 92, 261
Katzenalbumin 260
Katzenepithelienallergenextrakt 78
Katzenhaare 49
Keratinozyten 27f
Keratitis superficialis punctata 158
Keratokonjunktivitis 158, 160
Keratokonus 160, 168
Kernobstsensibilisierung 244
Ketotifen 60, 96
Kieferanomalie 147
Kieferorthopädie 145f
Killerzellen, natürliche 28
Kinesiologie 128
Kinine 31
Klimaanlage 87, 91
Kloßgefühl 140
Knäuelgras 246
Kobalt 148
– Soforttypasthma 200
Kobalt-chlorid 52, 166, 274
Kobalt-Chrom-Molybdän-Legierung 145
Kochsalz-Spray 99

Kolik 174, 211
Kollagenose 150
Kolophonium 52, 166, 274
– Asthma bronchiale 200
Komplementsystem, Interaktion 231
Komplementsystemaktivierung 24, 30f
– Serumkrankheit 215
Komposit 143f
Konchotomie 115
Konduktanz, spezifische 61, 64
Konjunktiva 155
– Hypertrophie, papilläre 159
Konjunktivalabstrich 155, 157
Konjunktivitis, allergische 155
– – Diagnostik 67
– – Differentialdiagnose 158
– – vom Heuschnupfentyp 157f
– – Typ-IV-Reaktion 158f
– bakterielle 155
– makropapilläre 160
– Therapie 99
Konservierungsmittel 150, 274f
Kontaktallergen 26, 162f, 273ff
– in der HNO-Heilkunde 276f
– in Otologika 152
– Vorkommen 166
Kontakt-Anaphylaxie 106
Kontaktdermatitis, allergische 26f, 152, 162ff
– aerogen vermittelte 166
– Allergen 273ff
– Diagnostik 163
– Differentialdiagnose 162
– Epikutantest 50
– Prädisposition, genetische 26
– Restimulationsphase 27
– Sensibilisierungsphase 27
– Therapie 166f
– hämatogene 166
– periorale 142
– photoallergische 53, 165f
Kontaktdermatokonjunktivitis 158f
Kontaktekzem des Augenlides 156f
Kontaktlinse 160
Kontaktlinsenpflegemittel 159
Kontaktstomatitis, allergische 26, 142, 165
– – Epikutantest 50
– – Symptome 165
Kontakturtikaria 173
Kontrazeptiva, orale 173
Kopfschmerzen 115
– frontotemporale 233
Kopplungsallergie 166
Kosmetika 93, 124, 156, 166, 273ff
Kostform, diagnostische 112f
– präventive 112
– therapeutische 112
Krämpfe, abdominelle 106f
Krankheit, immunkomplexvermittelte 215ff

Kreislaufstillstand 106, 109
Kreuzallergen 34
Kreuzreaktivität 139f, 166, 242ff
– Arzneimittel 178f
Kryoglobuline 31, 173
Kuhmilchallergie 112, 169, 220
Kunststoff, medizinischer 273
Küstenlandschaft 87

L

β-Lactam-Antibiotika 178f
Langerhans-Zellen, epidermale 26
– IgE-Rezeptor-Expression 28
– Nasenschleimhaut 15
Lanolin 166
Laryngitis, akut stenosierende 141
– chronische 141
Laryngospasmus 193f
Larynxödem 106, 139
– akutes 140f
– Angioödem, hereditäres 174
Late asthmatic reaction (LAR) 64
Latexallergie 149
– Kontakturtikaria 173
– Kreuzreaktion 173
Lavage, bronchoalveoläre 21, 206
Lebensmittelfarbstoff 171
Lepidoglyphus destructor 267, 271
Leukase Kegel 277
Leukoplakie 141
Leukotrien-Antagonisten 19
Leukotriene 14
– Bestimmung 76
– Bildung, überschießende 234
– Nasensekret 15
Leukotrienrezeptorantagonisten 213
Levocabastin 96
Lichenifikation 162
Lidocain 276f
Lidödem, Differentialdiagnose 156
– Milben-Sensibilisierung 267
– urtikarielles 155f
Lieschgras 49
Linolsäure 276
Lipidmediator 14
Lipopolysaccharid 11, 25
5-Lipoxygenase-Inhibitor 19
Lippenleckekzem 165, 167
Lokalanästhetika 139, 142, 146
Lolch 246
Loratadin 57, 96, 171
Lösungsmittel 57
Luftfiltermaske 208
Luftverschmutzung 188
Lungenemphysem 192f
Lungenerkrankung, interstitielle 24, 193
Lungenfibrose 24, 205
– idiopathische 207
Lungenfunktionsanalyse 61, 190f
Lungenkrankheit 208f

Lupus erythematodes 174, 179, 206, 216
Lyell-Syndrom 177f
Lymphatisches System, konjunktivaassoziiertes 68, 155
Lymphfluß 125f, 128
Lymphokine 26
Lymphozytentransformationstest 150, 180
Lysin-Acetylsalicylsäure 235

M

Major basic protein (MBP) 13, 22
Majorallergen 242
Makrophageninhibitionstest 150
Malz 113
Malzarbeiterlunge 255
Mamillenekzem 168
Mastozytose, nasale 240
Mastzellen, Färbung 81
Mastzellenaktivierung 30f
– IgE-vermittelte 11f
– Konditionierbarkeit 226
– Rhinitis, allergische 82
Mastzellendegranulation 21
– Urtikaria 30
Mastzelleneinstrom, Hemmung 96
Mastzellstabilisator, Konjunktivitis, allergische 157
– Nahrungsmittelallergie 213
– Rhinitistherapie 97ff
– topischer 82
Mastzellstabilisierung 94
Material, kieferorthopädisches 145f
Maus 262
MdE 204
Mediatoren 15f, 82
– Bestimmung 77
– eosinophile 14
– Urtikaria 31
Mediatorenantagonismus 94
Mediatorenfreisetzung 97
Mediatorensynthese 94, 96
Medikamentenallergie 93
Medizin, chinesische 120ff
Meerschweinchen 262
Mehl 137, 199f
Mehlmilbe 268
Menthol 143
Menzanium 145
Merbromin 276
Mercapto-Mix 52
Mercurochrom 276
Meridiane 122f
Merthiolat 150
Metallegierung 145
Meteorismus 211
Methacholin 61
Methämoglobinämie 176
Methylisothiazolon 52, 166
Methylmetacrylat 143

Methylviolett 276
MHC-Klasse-I-Antigen 8
MHC-Klasse-II-Antigen 7, 26f, 205
Micronephrin 232
Mikroaspiration 194
Mikrosystem 126
Milbe 88ff, 267ff
– Lebensbedingung, ungünstige 91
– Ökologie 267
Milbenallergenbelastung, signifikante 89
Milbensanierung 89f
Milben-Sensibilisierung 267
Milch 120
– hypoallergene 168
Milchschorf 167
Mineralölraffinat 277
Mittelohr 153f
Mittelohrentzündung 133
Mittelohrimplantat 148, 153
Mizolastin 96
Molluscum-contagiosum-Virus 168
Monobactam 179
Mononukleose 173
Monozyten-Chemotaxis 28
Mucor 43, 91, 257
– racemosus 49
Mukosa-Mastzellen 15
Mukoviszidose 116
Multiallergen-Suchtest 222
Multiple chemical sensitivity syndrome 233
Multiple-Drug-Allergy-Syndrom 179
Multitest 75
Mundbrennen 140
Mundhöhle 139
Mundschleimhaut 142
– Rötung 165
Mundwinkelrhagade 152
Muskelfunktionstest 128
Muskelrelaxantien 180
Muttermilch 222
Muzin 33
Myalgie 179
Myasthenia gravis 216
Myeloperoxidase 77
Myokardinfarkt 182
Myzelium 254
M-Zellen 33f

N

NaCl-Kontrolle, falsch positive 50
Nahrungsmittel, nickelhaltige 26
– Wertigkeit nach Kollath 119f
Nahrungsmittelallergen 34, 211
Nahrungsmittelallergie 33
– Allergenkarenz 92f
– Basiskost, individuelle 111f
– Diagnostik 211f
– Differentialdiagnose 211

Nahrungsmittelallergie, Ernährungstherapie 111ff
- intestinale 36, 211ff
- im Kindesalter 220, 222
- pollenassoziierte 39, 113, 133, 139f
- - Beschwerden 140
- - Diagnostik 140
- - Hauttestung 133
- - Therapie 140
- Prävalenz 2
- Prognose 213
- Provokationstest 69f
- Schock, anaphylaktischer 109f
- Symptomatik 211
- Therapie 213, 223
Nahrungsmittelunverträglichkeit 35f
- Diagnostik 111
Nahrungsmittelzusatzstoff 36, 92, 113
NANC s. Nervensystem, nonadrenerg-noncholinerges 22
Naphazolin 94f, 157
Nasenatmung, chronisch behinderte 139
Nasenmuschelhyperplasie 115, 254
Nasenmuschelkaustik 115
Nasennebenhöhlen-Mykose 19, 254, 258
Nasenöl 99
Nasenschleimhaut, allergische 15
- Aufbau 80
- Sekretion, gesteigerte 15, 240
- Stimulation, sympathische 56
- trockene 132
- Zytologie 80ff
Nasensekret 17
Nasenwiderstand 55
Natamycin 89
Natriumsalz 276
Naturheilverfahren 118ff
Nausea 106
Nedocromil 60, 97f
- Angriffspunkt 94
Nekrolyse, epidermale, toxische 178
NEM-Legierung 145
Neomycin 159, 166
Neomycinsulfat 52, 166, 275
Nervensystem, nonadrenerg-noncholinerges 22
Neuraltherapie 125
Neurodermitis 133, 218
Neurohormon 227
Neuroimmunologie 226f
Neuropeptide 15, 227
Neutrophilen-Chemotaxis 28
Nickel 112, 148
- Kontaktdermatitis, hämatogene 166
- Sensibilisierungsrate 148
- Soforttypasthma 200
- Vorkommen 166

Nickelallergie 26, 142
Nickel-Chrom-Molybdän-Legierung 145
Nickelsulfat 26, 52, 162, 273
Niesen 15, 240
- Therapie 95, 99
Nimesulid 236f
N-isopropyl-N'phenyl-PPD 52
Nitritpökelsalz 113
Nocturnal-Asthma 194
Notfallset 109, 173
Nulldiät 111
Nüsse 120
Nux vomica 123

O

Obstipation 211
Obstruktion, bronchiale 21
- nasale 15, 132
- - Therapie 99
- pharyngeale 194
Odds Ratio 2
Ödem 27
- angioneurotisches s. Angioödem
- subepidermales 174
Ohrentropfen 152, 165
Ohrläppchenrhagaden 167
Ohrmuschel 152
Ohrmuschelekzem 164f
Ökologie, klinische 123f
Ophthalmika 274
Ophthalmotest 157
Opiate 31
Orbitaödem 116
Ordnungstherapie 119f
Orthopnoe 189
Otitis, chronisch sekretorische 153
- externa 164
Otovent 153
Overlap-Syndrome 194
Oxidationstherapie, hämatogene 125
Oxymetazolin 94f
Ozontherapie 125

P

PAF 14
Paladon 149
Palakos 149
Palladium 148
Palladiumchlorid 274
Palladiumlegierung 145
Panallergen 243
Panotile 276
Pansinusitis 19
Papagei 265f
Papierarbeiterlunge 255
Papillomaviren, humane 168
Pappel 250

Papulovesikel 162
PAR s. Reaktion, pseudoallergische
Parabene 113, 143, 150, 166
Paraben-Mix 52, 275
Paracetamol 237
Paraformaldehyd 143
Paraphenylendiamin 52, 166
Paraproteinämie 174
Parasitose 170
Parästhesie 182
Parasympathomimetika 61
Pari-Provokationstest II 61
Patch-Test s. Epikutantest
Paukenerguß 133
- Therapie 153
Paukensekret 153
Peak-Flow-Messung 190, 202
Peak-Flow-Monitoring 191, 196
Pektin 113
Pelz 261
Pemphigoid, bullöses 216
Pemphigus 179, 216
Penicillin, Asthma bronchiale 200
- Kälteurtikaria 173
- Lyell-Syndrom 178
- Urtikaria 170
Penicillinallergie 179f
- Kreuzreaktion 179
Penicillium 43, 49, 91, 257
Peptid, nickelhaltiges 26
Perikarditis 179
Persönlichkeitsstruktur 226
Perubalsam 52, 162, 166, 274
Pferd 263
Pferdehaarallergie 92
Pflanzenallergen 166
- Kreuzreaktivität 242
Phadiatop 168
Pharyngitis 140
Pharyngolaryngitis 139
Phenobarbital 178
Phenol 48
p-Phenylendiamin 166, 178, 274
Phenylephrin 98
Phenylpropanolamin 94f
Phenylquecksilberacetat 274
Phenytoin 178
Phoma herbarum 49
Phosphodiesterasehemmer 22
Phospholipase A_2 6, 182
- Inhibition 237
Phospholipase C 9
Photoallergie 163
Photopatchtest 53, 166
Photophobie 157
Phytotherapeutika 121
Phytotherapie 119, 122
Pilze 91, 254ff
- extramurale 91
- intramurale 91
Pilzinfektion, allergische 19
Pilzsensibilisierung, Klinik 254
Pilzspore 43, 208

Pinselschimmel 257
Piperonylbutoxid 89
Pirimiphos-Methyl 89
Plasmaexpander 177
Platane 250
Platinsalz 137, 200
Plattenepithel 80
Plattenepithelmetaplasie 81f
Pollen 86f, 242
– Allergenität 43
– Bestimmung 40ff
– Flugeigenschaft 40
– Hyperreaktivität, nasale 239f
– Sammlung 40ff
Pollendichte 242
Pollenfalle 40ff
Pollenfilter 87
Pollenflug 43, 86
Pollenflugvorhersage 43, 87
Pollenkonzentration, hohe 86
– Rhythmik, zirkadiane 86
Pollinose 243
Polyamid 149
Polyarteriitis nodosa 216
Polyesterkunststoff 144
Polymethylmethacrylate 143
Polymyxin 159
Polymyxin-B-Sulfat 276
Polypenentstehung 234
Polyposis nasi 19, 192
– – Corticosteroidstoß 237
– – Desaktivierung, adaptive 237f
– – et sinum 116
– – Rezidivneigung 19
Polyurethan 90
Polyvidon-Jod 277
Postoperationssyndrom 115
Poststreptokokken-Glomerulo-
  nephritis 216
Poststreptokokkenvaskulitis 215
Prävalenz 2
Pricktest 45, 48ff
– Applikationsort 48
– Beurteilung 50
– Durchführung 49
– Late-phase-Reaktion 49f
Pricktestlösung 48f
Prick-zu-Prick-Test 133
Primärprävention 86
Primin 53
Privinismus 95
Procain 179
Profilin 34, 243
Propylenglykol 99
Prostacylin 234
Prostaglandine 15
Protamin 177
Protease 31
Protein, kationisches 13f
– tierisches 209
Protein-Tyrosin-Kinase 8f
Protein-Tyrosin-Phosphatase 8
Prothesenmaterial 141, 143f, 165

Provokationstest, bronchialer 60ff
– – mit Allergenen 62ff
– – Aspisol 235f
– – Berufsasthma 202
– – Beurteilung 62
– – Blutgasanalyse 62
– – Eigenschaft 65
– – Frühreaktion 63
– – mit Kaltluft 62
– – Karenzempfehlung 60f
– – Late asthmatic reaction
     (LAR) 64
– – Lungenfunktionsmessung 61
– – mit pharmakodynamischen
     Substanzen 60ff
– – Spätreaktion 63
– – Technik 61f
– – Verneblerleistung 61
– inhalativer, arbeitsplatzbezoge-
   ner 64ff
– – – Eigenschaft 65
– – – Reaktionsmuster 66
– intestinaler 69f
– – Vorteile 70
– beim Kind 223
– koloskopischer 70, 212
– konjunktivaler 67f
– nasaler 55ff, 81, 133f
– – Allergen, natives 58f
– – Beurteilung 58
– – Beurteilungsschema nach
     Bachmann 59
– – Histaminprovokation 58
– – Indikation 57
– – Karenz, medikamentöse 57
– – Kontraindikation 57
– – Lysin-ASS 236
– – Meßprotokoll 56
– – positiver 58
– – Symptomscore 58
– – Technik 56ff
– oraler 69f
– – Aspirin 235
Prurigo simplex subacuta 177
Pseudoallergen 30, 170
Pseudoallergie (s. auch Reaktion,
   pseudoallergische) 36
Pseudoephedrin 95
Pseudokrupp 141
Psoriasis 157, 163
Psyche 226f
Psychopharmaka 49, 57
Ptosis 158
Pullularia pullulans 258
Pulsus paradoxus 189
Purpura 26
– thrombozytopenische 216
Pyrazolone 178

Q

QT-Verlängerung 96
Quaddel, follikuläre 173
Quecksilber 124, 141, 144, 165
Quecksilber-Amidchlorid 52, 275
Quecksilbersensibilisierungsrate
  144
Quincke-Ödem 142, 230ff
– des Augenlides 155f
– Diagnostik 231f
– Differentialdiagnose 231
– bei Druckurtikaria 172
– Klassifikation 230
– Klinik 230
– oropharyngeales 230
– Prädilektionsstelle 230
– Therapie 232

R

Radio-Allergo-Sorbent-Test
  (RAST) 7
Radioimmunelektrophorese, ge-
  kreuzte 74, 77f
RADS (reactive airways dysfunction
  syndrome) 198
Ragweed 242, 251
– Kreuzreaktivität 243, 251
RANTES 18
RAST-Inhibition 44
Ratte 264
Rauchen 3, 188, 193, 201
Raygras 246
Reactive airways dysfunction syn-
  drome 198
Reaktion, allergische, Arzneimittel
  176
– – Einteilung nach Coombs und
     Gell 26
– – Gastrointestinaltrakt 34
– anaphylaktische, lokale 216
– – Schweregradskala 106
– – Stufentherapie 107ff
– anaphylaktoide 106
– pseudoallergische 36, 106, 113f
– – Antiphlogistika, nichtsteroidale
     233ff
– – Arzneimittel 177f
– urtikarielle 31
Reanimation, kardiopulmonale 108f
Reflex, nasobronchialer 20
– vagaler 22
Reflexerythem 172
Reflextherapie 125ff
– nasale 128
Reflux, gastroösophagealer 22, 193f
Regulationstherapie, energetische
  128f
Reibtest 47
Reinigungsmittel 273
Reizhusten 141

Rematitan 145
Reservoirmethode 61
Residualkapazität, funktionelle 61
Resistance, oszillatorische 62
– spezifische 61
Respiratory heat exchange (RHE) 62
Retinitis 155
α_1-Rezeptor 94
α_2-Rezeptor 94
β_2-Rezeptor 22
– Down-regulation 22
Rezeptor, cholinerger, muscarinartiger 95
Rhabdomyolyse 182
Rhinitis, allergische 15 ff
– – Allergen 132
– – Allergenkarenz 135
– – berufsbedingte 137 f
– – Diagnostik 67 f, 133 f
– – Differentialdiagnose 132, 134
– – Entzündungsmediator 15 f
– – Etagenwechsel 2, 20
– – Folgekrankheit 133
– – Histologie 82 f
– – Immuntherapie, spezifische 103
– – Kieferanomalie 147
– – im Kindesalter 222
– – Krankheitsaktivität 82
– – perenniale 81 f, 132
– – Persönlichkeitsprofil 226
– – Prävalenzmaximum 218
– – saisonale 81, 132
– – Schwangerschaft 98
– – Spätphase 15, 17 f
– – Symptomatik 15, 132 f
– – Teerezeptor 121
– – Therapie 94 ff, 134 f, 223 f
– – – insuffiziente 99
– – – beim Kind 98
– – – Therapiekontrolle 82
– – Zytokine 18
– aspirin-sensitive 233, 237
– atrophische 58
– chronische 132
– – Milben-Sensibilisierung 267
– gustatorische 95, 239
– irritativ-toxische 239
– medicamentosa 94
– nichtallergische 17, 239
– Pilzsensibilisierung 254
– vasomotorische 239
– virale 15
– Zytologie 80 ff
Rhinochirurgie 115 ff
Rhinokonjunktivitis, allergische 132 ff, 222
– – Pathophysiologie 132
– – Prävalenz 2
Rhinologika 99
Rhinomanometrie 55 f
– anteriore, aktive 55
– Fehlerquelle 56

– Kontraindikation 55
Rhinoplastik 150
Rhinorrhoe, paroxysmale 95, 99
Rhinosinusitis, allergische 15 ff
Rhinoskopie 133
Rhizopus 43
– nigricans 49, 258
Riechstörung 116
Riesenpapillenkonjunktivitis 160
Rindersensibilisierung 264
Ritztest 47 f
Rivanol 277
Röder-Methode 127 f
Roggen 49, 247
Rosenkatarrh 40
Rotationsdiät 112

S

Sabadilla 123
Saccharomyces 254
Salicylsäure 113, 276
– in Lebensmitteln 113
Salothymol 89
Salut, allergischer 133
Samenplanze 242 ff
Sanguinaria 123
Sarkoidose 207
Sauerampfer 252
Sauerstofftherapie 125
Säugetier 259 ff
Säuglingsekzem, seborrhoisches 167
Säuglingsernährung 112
Säuglingsnahrung, hypoallergene 93, 224
Sauna 119
Schädelakupunktur nach Yamamoto 126
Schadstoff 2
Schaffell 259
Schilddrüsenerkrankung 170
Schimmelpilz 24
Schimmelpilze 91, 254 ff
– Erfassung 43 f
– Identifikation 43 f
Schimmelpilzenzym 254
Schimmelpilzextrakt 49
Schimmelpilzquelle 254
Schlaf-Apnoe-Syndrom, obstruktives 194
Schleimhauthyperreaktivität 97
Schleimhautödem 174
Schleimhautreaktion, allergische 139
Schleimhautschutz 34
Schleimproduktion 14
Schluckbeschwerden 139 f
Schock, anaphylaktischer, Insektengiftallergie 109 f
– – Nahrungsmittelallergie 109 f
– – Schwangerschaft 102

– – Symptome 104
– – Therapie 106 ff
– – Ursache 107
Schokolade 26
Schüttelfrost 25
Schwäche 182
Schwangerschaft 98, 102
– Anaphylaxie 182
Schwärzepilz 255
Schwefeldioxid 113
Schweinsensibilisierung 265
Schwindel 182
Scratchtest 47 f
Scutan 144
SDS-Page 78
Segmentbehandlung 125
Sekreteosinophilie 186
Sekretionshemmung 95
Sekundärprävention 86
Sellerie-Karotten-Beifuß-Gewürz-Syndrom 113, 243
Sensibilisierung 111
– IgE-vermittelte 101 f
– orale 33 f
– gegen Säugetiere 259 ff
– vom Soforttyp, Aufdeckung 47
Sensibilisierungsrisiko 220
Septumdeviation 99
– Korrektur 115
Septumperforation 55
Septumsporn 240
Sequentialtherapie nach Zenner 116
Serotonin 36, 113
Serpula lacrymans 259
Serumkrankheit 215 ff
– akute 215
– chronische 215
Sesquiterpenlactone 166
Settled dust 44
Sharp-Syndrom 206
Siebbeinverschattung 116
Silastic 149
Silber 148
Silent chest 189
Silicium 150
Silicon 149 f
Sinapis nigra 123
Sinubronchiales Syndrom 116 f
Sinusitis, allergische 19
– – Therapie, operative 115 f
– ethmoidalis 156
– Komplikation 116
SIT s. Immuntherapie, spezifische
Sjögrensyndrom 206
Skleritis 155
Sklerose, progressive 206
Sklerosiphonie 206
Slow reacting substance of anaphylaxis (SRS-A) 76
SO_2-Test 190
Sofortreaktion 11, 21
– Arzneimittelreaktion 177

- Hemmung 97
- IgE-vermittelte 106, 132
- Klinik 22
- Symptome 15f

Soja 26
Solutio Castellani cum colore 276
Somatotopie 126
Sommerkatarrh 40
Sonnenschutzmittel 152, 165f
Sorbinsäure 113
Spacer-System 224
Spätphase 132
Spätreaktion 12, 21
- asthmatische 21
- Ursache 14

Speichel 259ff
Speicheldrüse, Entzündungsreaktion, allergische 140
Spinnentier 267ff
Spirometer 61
Spirometrie 190
Spitzwegerich 253
Spongiose 27
Sporen 254
Sport 87, 192
Sputum, glasig-zähes 186
Sputumeosinophilie 186
Staphylococcus aureus 168
Staphylokokkeninfekt 178
Staub 157
- organischer 25, 205

Staubmaske 207f
Staubprobengewinnung 44
Staubsaugen 87
Stevens-Johnson-Syndrom 178
Stichprovokationstest 72, 185
Stickstoffmonoxid 15, 22
Sticta pulmonaria 123
Stillen 93, 98, 168, 224
Stomatitis 139f
Störfeldbehandlung 125
Streifentest 76
Stridor, exspiratorischer 186
- inspiratorischer 140

Submukosa 82
Substanz P 22, 31, 227
Suchkost 111
Sulfamethoxazol 178
Sulfanilamid 179
Sulfite 171
Sulfonamide 159, 178
Summations-Anaphylaxie 106
Suppressor-Zellen 28
Suprarenin 107f
Süßungsmittel 120
Swansol-Wundsalbe 276
Symbioselenkung 124
α-Sympathomimetika 61, 94f
- beim Kind 98
- Nebenwirkung 95
- Rhinitistherapie 99

β$_2$-Sympathomimetika, inhalative 195

- Karenz 60

Syndrome of drug irritation 158

T

Tachykardie 106f
Tachyphylaxie 94f
Tachypnoe 189
Tanninsäure 89
Tartrazin 171, 233
Taube 265f
T-cell growth factor 9
Teerezeptur 121
Terfenadin 57, 96
Terpentin 52
Terpineol 89
Testextrakt s. Allergenextrakt
Testpflaster 51
Tetracain 143
Tetramethylthiurammonosulfid 274
Tetryzolin 95, 98
Textilie, allergenundurchlässige 90
Textilstaub 137
T-Helferzellen 7
Theophyllin 22, 49, 60, 107f
Therapie, antiallergische, Angriffspunkt 94
- - insuffiziente 99
- - beim Kind 98
- mikrobiologische 124

Thiomersal 52, 162, 274
Thiuram-Mix 52, 162, 274
Thrombin 150
Thuja occidentalis 124
Thyreophagus entomophagus 267
Th0-Zellen 29
Th1-Zellen 9, 17
- Zytokinsekretionsmuster 18, 29f

Th2-Zellen 9, 13, 17
- Zytokinsekretionsmuster 18, 29f

Tierallergen 92, 200
Tinea 163
TNF-α 18
Tomatenzüchterlunge 257
Tonsillenbehandlung, lokale 128
Tonsillitis, chronische 128
Tracheotomie 109, 232
Tramazolin 95
Tränenfluß 157
Tränenflüssigkeit, Eosinophilie 67
Triamcinolon 276
Trimethoprim 178
Tromanthadin 178
Trypsin 277
Tryptase 15, 31
- Messung 77
- Nasensekret 17

Tubenschleimhaut, Veränderung, entzündliche 153
Tubenventilationsstörung 115, 133
Tubenventilationsübung 153
Tyrophagus longior 267

Tyramin 36, 113
T-Zell-Aktivierung 6ff
T-Zellen, zytotoxische 8, 28
T-Zell-Epitop 6
T-Zell-Rezeptor 7f
T-Zell-Wachstumsfaktor 9

U

Übelkeit 174
Überempfindlichkeitsreaktion 139
- Begriffsbestimmung 106f
- intestinale 33f
- gegen Medikamente 159
- Typ I 26, 242
- - Milbe 267ff
- - Pilzallergen 254ff
- Typ II 26, 215
- Typ III 24, 26, 215
- - Nahrungsmittelallergie 34
- - Pilzallergen 255ff
- Typ IV 24ff, 215
- - Dentalprodukt 142f
- - Eiche 244
- - Nahrungsmittelallergie 34

Übergangsepithel 80
Ulme 252
Umweltallergen 28, 186
Umweltschadstoff 2f
Unterlidfalte, doppelte 168
Unterschenkelekzem 166
Unverträglichkeitsreaktion, arzneimittelinduzierte 234
Urin 259
Urlaubsplanung 87
Urticaria factitia 31, 172
- - tarda 172

Urtikaria 26, 30ff, 106, 169ff
- akute 169f
- Analgetika-Intoleranz 177
- cholinerge 31
- - Therapie 171
- medikamentös bedingte 170, 177
- physikalische 31, 171ff

Urtikariavaskulitis 26, 30, 32, 171
Uveitis 155
UV-Licht, Immunsuppression 52

V

Vascular cell adhesion molecule 18, 21
Vaselin 52
Vaskulitis 24, 216f
- antikörperinduzierte 215
- Laborbestimmung 206
- leukozytoklastische 32, 171

Vasoactive intestinal peptide (VIP) 22, 227
Vasodilatator 31
Vasokonstriktion 94

Vasopermeabilität 32, 97
VCAM-1 18, 21
Venole, Infiltrat, neutrophiles 30
Ventilationsstörung, obstruktive 22
Vernebler 61
Verruca vulgaris 168
Verschlußdruckresistance 62
Vibrations-Angioödem, hereditäres 174
VIP 22, 227
Viscum album 124
VLA-4 18
Vocal cord dysfunction 193f
Vogelhalterlunge 205
Vogelsensibilisierung 265f
Vollwerternährung 119
Volon A Tinktur 276
Vorratsmilbe 267f, 270f
Vulvovaginitis 133

W

Wachstumsstörung 112
Waldeyer-Rachenring, Hyperplasie 133, 139
Wärmeaustausch, respiratorischer 62
Wärmeurtikaria, cholinergische 173
Wegerich 253
Weide 253
Weidelgras 246
Wespengift 92
Wespengiftallergie 182ff
– Hyposensibilisierung 173
Western-Blot 77f
Wheezy bronchitis 188
Wiesenfuchsschwanz 247
Wiesenhafer 245
Wiesenlieschgras 242, 248
Wiesenrispengras 248
Wiesenschwingel 249
Winzerlunge 256
Woakes-Syndrom 116
Wollwachsalkohole 52, 275

X

Xylometazolin 94f

Z

Zahnabdruckmaterial 143f, 166
Zahnfüllung 124, 144
Zahnpasta 143, 166, 274
Zahnstellungsanomalie 133, 147
Zahnzement 141, 165f
Zedernpollen 242
Zelleinstrom, reduzierter 94
Zellen, Antigen-präsentierende 7f, 15
– dendritische 26f
– lymphomonozytäre 80
– metachromatische 81
Zelltod, programmierter s. Apoptose
Zement 143
Zimtalkohol 166, 273
Zink-diethyldithiocarbamat 52
Zinkoxid Oleum Jecoris 276
Zirconium 148f
Zöliakie 211
Zovirax-Salbe 277
Zungenbrennen 139f
Zungengrundödem 139
Zytokinantikörper 19
Zytokine, antiallergische 101
– proallergische 101
– Rhinitis, allergische 18
– Wirkung 17f, 227
Zytokinproduktion 9, 7
Zytokin-Rezeptorantagonisten 19